The Oncology Volume

Interpretation
of Clinical Pathway
2022年版

临 床 路 径 释 义
INTERPRETATION OF CLINICAL PATHWAY
肿瘤疾病分册

主 编 石远凯 顾 晋

中国协和医科大学出版社
北 京

图书在版编目（CIP）数据

临床路径释义·肿瘤疾病分册/石远凯，顾晋主编 . —北京：中国协和医科大学
出版社，2022.5
　ISBN 978-7-5679-1951-8

　Ⅰ.①临…　Ⅱ.①石…②顾…　Ⅲ.①临床医学-技术操作规程 ②肿瘤-诊疗-技术
操作规程　Ⅳ.①R4-65

中国版本图书馆 CIP 数据核字（2022）第 042083 号

临床路径释义·肿瘤疾病分册

主　　　编：石远凯　顾　晋
责 任 编 辑：许进力　王朝霞
丛书总策划：张晶晶　冯佳佳
本 书 策 划：张晶晶　刘　雪

出版发行：**中国协和医科大学出版社**
　　　　　（北京市东城区东单三条 9 号　邮编 100730　电话 010-65260431）
网　　址：www. pumcp. com
经　　销：新华书店总店北京发行所
印　　刷：北京虎彩文化传播有限公司

开　　本：787mm×1092mm　　1/16
印　　张：36
字　　数：940 千字
版　　次：2022 年 5 月第 1 版
印　　次：2022 年 5 月第 1 次印刷
定　　价：168.00 元

ISBN 978-7-5679-1951-8

编 委 会

乔学英　河北医科大学第四医院
刘　鹏　国家癌症中心/国家肿瘤临床医学研究中心/中国医学科学院北京协和医学院肿瘤医院
刘文胜　国家癌症中心/国家肿瘤临床医学研究中心/中国医学科学院北京协和医学院肿瘤医院
刘彦国　北京大学人民医院
刘爱民　中国医学科学院北京协和医院
刘跃平　国家癌症中心/国家肿瘤临床医学研究中心/中国医学科学院北京协和医学院肿瘤医院
孙　辉　吉林大学中日联谊医院
孙　燕　国家癌症中心/国家肿瘤临床医学研究中心/中国医学科学院北京协和医学院肿瘤医院
孙永琨　国家癌症中心/国家肿瘤临床医学研究中心/中国医学科学院北京协和医学院肿瘤医院
杜向慧　浙江省肿瘤医院
杜晓辉　中国人民解放军总医院
李　肖　国家癌症中心/国家肿瘤临床医学研究中心/中国医学科学院北京协和医学院肿瘤医院
李　青　国家癌症中心/国家肿瘤临床医学研究中心/中国医学科学院北京协和医学院肿瘤医院
李　明　北京大学肿瘤医院
李书梅　河北医科大学第四医院
李正江　国家癌症中心/国家肿瘤临床医学研究中心/中国医学科学院北京协和医学院肿瘤医院
李高峰　北京医院
杨　林　国家癌症中心/国家肿瘤临床医学研究中心/中国医学科学院北京协和医学院肿瘤医院
杨　晟　国家癌症中心/国家肿瘤临床医学研究中心/中国医学科学院北京协和医学院肿瘤医院
杨　跃　北京大学肿瘤医院
陈　伟　中国医学科学院北京协和医院
肖　刚　北京医院/国家老年医学中心
肖文彪　福建医科大学附属协和医院
肖泽芬　国家癌症中心/国家肿瘤临床医学研究中心/中国医学科学院北京协和医学院肿瘤医院
宋　岩　国家癌症中心/国家肿瘤临床医学研究中心/中国医学科学院北京协和医学院肿瘤医院
宋永文　国家癌症中心/国家肿瘤临床医学研究中心/中国医学科学院北京协和医学院肿瘤医院
张　俊　上海交通大学医学院附属瑞金医院
张　彬　北京大学肿瘤医院
张　雯　国家癌症中心/国家肿瘤临床医学研究中心/中国医学科学院北京协和医学院肿瘤医院
张福泉　中国医学科学院北京协和医院
陈舒兰　国家癌症中心/国家肿瘤临床医学研究中心/中国医学科学院北京协和医学院肿瘤医院
武爱文　北京大学肿瘤医院
林岩松　中国医学科学院北京协和医院
易俊林　国家癌症中心/国家肿瘤临床医学研究中心/中国医学科学院北京协和医学院肿瘤医院
周　俭　复旦大学附属中山医院
周永建　福建医科大学附属协和医院
周宗玫　国家癌症中心/国家肿瘤临床医学研究中心/中国医学科学院北京协和医学院肿瘤医院
周爱萍　国家癌症中心/国家肿瘤临床医学研究中心/中国医学科学院北京协和医学院肿瘤医院
周福祥　武汉大学中南医院
赵　琳　首都医科大学宣武医院
律　方　国家癌症中心/国家肿瘤临床医学研究中心/中国医学科学院北京协和医学院肿瘤医院
姜志超　国家癌症中心/国家肿瘤临床医学研究中心/中国医学科学院北京协和医学院肿瘤医院

姚宏伟　首都医科大学附属北京友谊医院
秦安京　首都医科大学附属复兴医院
高　黎　国家癌症中心/国家肿瘤临床医学研究中心/中国医学科学院北京协和医学院肿瘤医院
高树庚　国家癌症中心/国家肿瘤临床医学研究中心/中国医学科学院北京协和医学院肿瘤医院
高禹舜　国家癌症中心/国家肿瘤临床医学研究中心/中国医学科学院北京协和医学院肿瘤医院
黄鼎智　天津医科大学肿瘤医院
彭亦凡　北京大学肿瘤医院
蒋宁一　中山大学附属第七医院
谢丛华　武汉大学中南医院
蔡红兵　武汉大学中南医院
谭　建　天津医科大学总医院
熊　斌　武汉大学中南医院
樊　英　国家癌症中心/国家肿瘤临床医学研究中心/中国医学科学院北京协和医学院肿瘤医院
樊　嘉　复旦大学附属中山医院

序 言

李克强总理提出，"十二五"期间，我国地市级城市要开展建立肿瘤防治机构，全面开展普查肿瘤早期诊断是未来的发展方向。我坚信，经过社会各界和肿瘤学专家付出极大的努力和积极治理，我国在 2020 年后将能"让肿瘤低头"，实现肿瘤发病率、死亡率双下降的目标，因为统计资料表明我国癌症死亡率在 2000~2011 年已经持平，发病率的上升已经趋缓。现在我国十几个肿瘤综合防治医疗机构的治愈率高于全国水平，肿瘤治愈率已与国际水平接近或一致。"不少早期患肺癌、乳腺癌的医护人员都治愈了，一是相关知识较多，二是注重定期查体，早期肿瘤发现率高，治愈率也就会相应提高。"

然而，我国恶性肿瘤发病形势依旧严峻，恶性肿瘤在消耗了大量的医疗、社会资源，给社会经济带来巨大压力的同时，也给患者本人和家庭带来沉重的经济负担。对于广大肿瘤患者来说，规范医疗行为、提高医疗质量、保障医疗安全和降低医疗费用等问题至关重要。而当前公认的途径是：根据所了解的病因开展有效的预防；早期发现早期治疗和提供最新、最好诊疗选择的规范。

原国家卫生和计划生育委员会于 2013 年 9 月 16 日公布的《国家卫生计生委办公厅关于切实做好临床路径管理工作的通知》中对临床路径管理工作提出以下要求："一、加大工作力度，扩大临床路径管理覆盖面；二、完善相关制度规范，提高临床路径管理水平和工作质量；三、做好数据上报、分析工作，加强临床路径管理信息化建设。"所谓临床路径即为"同病同治"，临床路径管理能够通过循证医学研究建立医学共识，以共识规范医疗行为，从而达到整合资源、节省成本、避免不必要检查与药物应用、建立较好医疗组合、减少文书作业、减少人为疏失、提高医疗服务质量等诸多方面的目标。因此，实施临床路径管理既是医疗质量管理的重要工作，也在医药卫生体制改革中扮演着重要角色。

因此，受国家卫生健康委员会委托，由中国医学科学院、中国协和医科大学出版社及石远凯、顾晋教授等多位国内权威肿瘤疾病专家精心策划并编著的《临床路径释义·肿瘤疾病分册》具有重要的意义。这样有可能使我们的诊疗更规范化，从而使医疗水平一下子提高到接近国际高水平。

真诚希望各位医护人员和卫生管理人员依据此书，能更准确地理解把握和运用临床路径，从而结合本院实际情况合理配置医疗资源，规范医疗行为，提高医疗质量，保证医疗安全。对于本书存在的不足之处，也深望指出，以便下一版修订时参考。

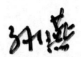

中国医学科学院肿瘤医院

GCP 中心名誉主任

前　言

开展临床路径工作是我国医药卫生改革的重要举措。临床路径在医疗机构中的实施为医院医疗质量管理提供标准和依据，是医院管理的抓手，是实实在在的医院内涵建设的基础，是一场重要的医院管理革命。

为更好地贯彻国务院深化医药卫生体制改革的有关精神，帮助各级医疗机构开展临床路径管理，保证临床路径工作顺利进行，自2011年起，受国家卫生健康管理部门委托，中国医学科学院承担了组织编写《临床路径释义》的工作。

在医院管理实践中，提高医疗质量、降低医疗费用、防止过度医疗是世界各国都在努力解决的问题。其重点在于规范医疗行为，控制成本过快增长与有效利用资源。研究与实践证实，临床路径管理是解决上述问题的有效途径，尤其在优化资源利用、节省成本、避免不必要检查与药物应用、建立较好医疗组合、提高患者满意度、减少文书作业、减少人为疏失等诸多方面优势明显。因此，临床路径管理在医改中扮演着重要角色。2016年11月，中共中央办公厅、国务院办公厅转发《国务院深化医药卫生体制改革领导小组关于进一步推广深化医药卫生体制改革经验的若干意见》，提出加强公立医院精细化管理，将推进临床路径管理作为一项重要的经验和任务予以强调。国家卫生健康管理部门也提出了临床路径管理"四个结合"的要求，即临床路径管理与医疗质量控制和绩效考核相结合、与医疗服务费用调整相结合、与支付方式改革相结合、与医疗机构信息化建设相结合。2021年1月，国家卫健委、医保局、财政部等8部委联合下发《关于进一步规范医疗行为促进合理医疗检查的指导意见》，明确要求国家卫健委组织制定国家临床诊疗指南、临床技术操作规范、合理用药指导原则、临床路径等；并要求截至2022年底前，三级医院50%出院患者、二级医院70%出院患者要按照临床路径管理。

临床路径管理工作中遇到的问题，既有临床方面的问题，也有管理方面的问题，最主要是对临床路径的理解一致性问题。这就需要统一思想，在实践中探索解决问题的最佳方案。《临床路径释义》是对临床路径的答疑解惑及补充说明，通过解读每一个具体操作流程，提高医疗机构管理人员和医务人员对临床路径管理工作的认识，帮助相关人员准确地理解、把握和正确运用临床路径，合理配置医疗资源，规范医疗行为，提高医疗质量，保证医疗安全。

本书由石远凯教授、顾晋教授等数位知名专家亲自编写审定。编写前，各位专家认真研讨了临床路径在实施过程中各级医院遇到的普遍性问题，在专业与管理两个层面，从医师、药师、护士、患者多个角度进行了释义和补充，供临床路径管理者和实践者参考。

对于每个病种，我们在临床路径原文基础上补充了"医疗质量控制指标""疾病编码"和"检索方法""国家医疗保障疾病诊断相关分组"四个项目，将临床路径表单细化为"医师表单""护士表单"和"患者表单"，并对临床路径及释义中涉及的"给药方案"进行了详细的解读，即细化为"给药流程图""用药选择""药学提示""注意事项"，同时补充了"护理规范""营养治疗规范""患者健康宣教"等内容。在本书最后，为帮助实现临床路径病案质量的全程监控，我们在附录中增设"病案质量监控表单"，作为医务人员书写病案时的参考，同时作为病案质控人员在监控及评估时评定标准的指导。

"疾病编码"可以看作适用对象的释义，兼具标准化意义，使全国各医疗机构能够有统一标准，明确进入临床路径的范围。对于临床路径公布时个别不准确的编码我们也给予了修正和补充。增加"检索方法"是为了使医院运用信息化工具管理临床路径时，可以全面考虑所有因素，避免漏检、误检数据。这样医院检索获取的数据才能更完整，也有助于卫生行政部门的统计和考核。增加"国家医疗保障疾病诊断相关分组"是将临床路径与 DRG 有机结合起来，临床路径的实施可为 DRG 支付方式的实施提供医疗质量与安全保障，弥补其对临床诊疗过程监管的不足。随着更多病例进入临床路径，也有助于 DRG 支付方式的科学管理，临床路径与 DRG 支付方式具有协同互促的效应。

依国际惯例，临床路径表单细化为"医师表单""护士表单"和"患者表单"，责权分明，便于使用。这些仅为专家的建议方案，具体施行起来，各医疗机构还需根据实际情况修改。

实施临床路径管理意义重大，但同时也艰巨而复杂。在组织编写这套释义的过程中，我们对此深有体会。本书附录对制定/修订《临床路径释义》的基本方法与程序进行了详细的描述，因时间和条件限制，书中不足之处难免，欢迎同行诸君批评指正。

编　者
2022 年 2 月

目 录

第一章

鼻咽癌临床路径释义

【医疗质量控制指标】（专家建议）

指标一、诊断需结合临床表现、临床分期检查和病理学结果。

指标二、多学科团队应结合分期给予个体化标准治疗推荐。

指标三、非远处转移患者应选择以放疗为主的综合治疗。

指标四、远处转移患者应选择化疗为主的治疗，视疗效补充局部区域放疗。

一、鼻咽癌编码

疾病名称及编码：鼻咽癌（ICD-10：C11）

二、临床路径检索方法

C11

三、国家医疗保障疾病诊断相关分组（CHS-DRG）

MDC 编码：MDCD（头颈、耳、鼻、口、咽疾病及功能障碍）

ADRC 编码：DR1（头颈、耳、鼻、咽、口恶性肿瘤）

四、鼻咽癌临床路径标准住院流程

（一）适用对象

第一诊断为鼻咽癌（ICD-10：C11）。

> **释义**
>
> ■ 适用对象编码参见第一部分。
>
> ■ 本路径适用对象为临床新诊断为非转移性鼻咽癌（M_0）的患者，如晚期患者姑息对症支持治疗，常规采用非放化疗、非手术的治疗手段，不适用于本路径。

（二）诊断依据

根据《临床诊疗指南·耳鼻咽喉头颈外科分册》（中华医学会编著，人民卫生出版社，2009 年）。

1. 症状：涕血、鼻出血、鼻塞、耳鸣、听力减退、头痛、颈部淋巴结肿大、脑神经损害或远端转移症状。

2. 体征：鼻咽部新生物、颈部肿大淋巴结。

3. 辅助检查：间接鼻咽镜、纤维或电子鼻咽镜、鼻咽部增强 CT 和 MRI、血清 VCA-IgA，EBV-DNA 全身骨扫描或 PET 检查。

4. 病理学（鼻咽部和/或颈部转移灶）明确诊断。

> **释义**
>
> ■ 本路径的制订主要参考国内权威诊疗指南及由 CSCO/ASCO 共同制定的国际指南。
>
> ■ 病史和典型的临床症状是诊断鼻咽癌的初步依据，鼻咽肿物侵犯鼻咽周围组织会导致涕血、鼻出血、鼻塞、耳鸣、听力减退、头痛以及面部麻木、复视等脑神经损害症状，鼻咽癌容易出现颈部淋巴结转移。体格检查和鼻咽镜检查可见鼻咽占位和/或颈部淋巴结肿大，合并有脑神经损害时有相应的临床体征。鼻咽活检病理和/或颈部淋巴结穿刺细胞学可明确诊断，需尽可能获取鼻咽原发灶病理诊断，申请检测原发肿瘤 EGFR 表达情况。避免单纯采用颈部淋巴结穿刺和/或活检替代鼻咽原发灶诊断，除非鼻咽原发灶经过多次活检未能获得原发灶病理。采用颈部淋巴结作为诊断者，颈部淋巴结需要原位杂交检测 EBER 阳性，增加诊断的准确性。骨扫描等分期检查是确保患者后续接受正规治疗的必需检查。其他分期相关检查还需要增加胸部 CT（推荐）或 X 线胸片，腹部超声或 CT（推荐）除外远端转移。对于具有远转高危因素的患者（T_4 和/或 N_{2-3}），建议行 PET-CT 检查除外隐匿的远地转移。
>
> ■ 还需要增加血常规、血生化检查，以便判断是否能够接受同期放化疗以及营养状态好坏。
>
> ■ 治疗前需要检查甲状腺功能，垂体功能等以了解基线水平；并请专业口腔医师进行放疗前口腔状况评估和处理；应监测 EBV-DNA 拷贝数变化以指导患者预后判定。

（三）治疗方案的选择

根据《临床治疗指南·耳鼻咽喉头颈外科分册》（中华医学会编著，人民卫生出版社，2009年）、《头颈肿瘤综合治疗专家共识》（中国抗癌协会头颈肿瘤专业委员会，中国抗癌协会放射肿瘤专业委员会，中华耳鼻咽喉头颈外科杂志，2010年）、《中国鼻咽癌诊疗指南》（中国抗癌协会鼻咽癌专业委员会，2007年）、《2010鼻咽癌调强放疗靶区及剂量设计指引专家共识》（中国鼻咽癌临床分期工作委员会，中华放射肿瘤学杂志，2011年）、《2012ESMO临床实践指南：鼻咽癌的诊断、治疗与随访》（欧洲肿瘤内科学会）、《CSCO/ASCO指南：Ⅱ-ⅣA期鼻咽癌根治性放化疗》（中国临床肿瘤学会和美国临床肿瘤学会，2021年）。

鼻咽癌分期对预后意义重大，也是影响治疗方案选择的主要因素。目前主要采用2017中国鼻咽癌分期和2017第八版世界抗癌联盟/美国癌症联合委员会标准，以 MRI 检查作为分期依据。根据分期选择不同治疗方案，其原则是：放射治疗为主，辅以化学治疗和手术治疗。

1. 早期：鼻咽癌Ⅰ期（$T_1N_0M_0$），单纯放射治疗。

2. 中期：鼻咽癌Ⅱ期（$T_1N_1M_0$，$T_2N_0M_0$，$T_2N_1M_0$），无淋巴结转移者可考虑单纯放疗；伴淋巴结转移者同步放化疗。

3. 晚期：鼻咽癌Ⅲ、ⅣA、ⅣB期。多采用同步放化疗，联合辅助治疗；Ⅲ-ⅣA期（除 $T_3N_0M_0$ 外）可采用新辅助诱导化疗+同步放化疗。

4. 出现远处转移者，采用化疗为主的治疗模式，可在保证患者耐受性和临床安全的前提下选择化疗联合免疫治疗，或化疗联合抗 EGFR 靶向治疗，或化疗联合抗 VEGF 靶向治疗，根据全身治疗后缓解情况以及转移病灶数量补充局部区域放疗。

5. 放疗后残留或复发局限者可考虑手术切除。

6. 复发鼻咽癌，早期（rT_{1-2}）可选择手术治疗或放射治疗；局部晚期（rT_{3-4}）可选择放疗或放化疗。

7. 放疗技术包括：调强放疗、适形放疗、近距离放疗及立体定向放疗；外照射放射源采用直线加速器或^{60}Co；近距离采用^{192}Ir。对行放射治疗的鼻咽癌患者，推荐每日在影像指引下进行调强放疗，每周5天，1次/天，2~2.12Gy/次，总剂量70Gy。

8. 化疗药物：同步放化疗，化疗药物多选择顺铂（P），对有顺铂相关禁忌的患者，可选择奈达铂、卡铂或奥沙利铂；辅助及新辅助化疗方案为顺铂+5-FU（PF）、顺铂+紫杉醇（TP）、顺铂+紫杉醇+5-FU（TPF）或吉西他滨+顺铂（GP），每21天重复1次，4~6个疗程。

> **释义**
>
> ■ 本病确诊后，应根据临床分期和治疗原则，给予合适的治疗，鼻咽癌首选放射治疗，以根治性放疗或以放疗为主的综合性治疗为主要治疗选择，早期一般采用单纯放射治疗；局部晚期采用同步放化疗±辅助化疗；Ⅲ-ⅣA期（除$T_3N_0M_0$外）推荐采用新辅助诱导化疗+同步放化疗；治疗后残存或早期复发病例可行手术挽救治疗。
>
> ■ 放疗一般推荐采用适形或调强放疗技术，以最大程度保护正常组织，保证患者远期生活质量。腔内近距离放疗及立体定向放疗多用于外照射后残存灶的补量照射。鼻咽癌靶区中大体肿瘤区（GTV）包括鼻咽原发肿瘤（GTVnx）及咽旁（GTVr-pn）/颈部转移淋巴结（GTVnd）；临床靶区（CTV）根据受累的危险程度分为：CTV1（鼻咽原发灶周围以及阳性淋巴结引流区）和CTV2（需要预防照射的淋巴引流区）；计划靶区（PTV）应根据系统误差和摆位误差实测和计算获得，调强放疗技术建议在GTV/CTV基础上外放3~5mm形成PTV。同期放化疗条件下，建议采用常规分割模式。调强放疗技术建议采用同期补量技术（SIB-IMRT）。建议有条件的单位在定位CT的体位下，行磁共振定位并与CT图像融合，以指导靶区的勾画；当多学科团队决定患者先接受诱导化疗时，需要先行诱导化疗前的放疗定位，诱导化疗后需要重新定位，将两次定位图像进行融合，以帮助评估诱导化疗后肿瘤大小和位置改变对后续放疗的靶区确定的影响。放射治疗需要在诱导化疗后3~4周内开始。
>
> ■ 鼻咽癌计划性的化疗、放疗综合治疗包括新辅助化疗、同步放化疗和辅助化疗。临床研究数据表明同步放化疗时以铂类单药获得好的疗效同时不良反应可以耐受。新辅助化疗可以降低局部和区域的肿瘤负荷和消除微小转移灶，从而提高局部控制率、降低远端转移率，常用的新辅助化疗放疗为TPF或PF。同步放化疗不仅可以提高局部控制，还可以降低远端转移的发生。单纯的辅助化疗未能提高鼻咽癌的疗效。同步放化疗±辅助化疗可以作为局部晚期鼻咽癌的治疗手段之一，常用的辅助化疗方案为TPF/PF/GP。
>
> ■ 挽救性手术对于放疗后鼻咽部或颈部未控或复发的早期病例有效，患者全身状况较好，鼻咽肿物无咽旁或颅底骨质侵犯，颈部淋巴结未固定并未累及颈部血管鞘。挽救手术后是否需要再行放化疗，应视手术术式和病理结果而定。

（四）标准住院日

1. 单纯放疗和同步放化疗者≤63天。
2. 非首次化疗者≤7天。
3. 原发部位或颈部残留或复发采用手术切除者≤21天。

> **释义**
>
> ■ 鼻咽癌行放射治疗/化疗/挽救手术入院前完成临床所需各项检查及治疗前准备，治疗定位和治疗计划设计需要1~2周时间。放射治疗时间为6.5~7.5周（根据肿瘤分期不同而异），治疗结束需要约1周时间完成疗效评价相关检查，总住院时间为8.5~10.5周。
>
> ■ 如患者先行诱导化疗，根据化疗方案，每化疗周期住院天数可以≤7天。
>
> ■ 如果患者为原发部位或颈部残存淋巴结，或者早期复发病例，选择手术治疗时，包括术前准备、手术后恢复时间，需要观察手术恢复及术后并发症，总住院时间为21天符合本路径要求。

（五）进入路径标准

1. 第一诊断必须符合鼻咽癌疾病编码（ICD-10：C11）。
2. 当患者同时具有其他疾病诊断，但在住院期间不需要特殊处理也不影响第一诊断的临床路径流程实施时，可以进入路径。

> **释义**
>
> ■ 进入本路径的患者第一诊断为非转移性鼻咽癌，需除外鼻咽大出血、严重感染和恶病质等肿瘤相关并发症。
>
> ■ 入院后常规检查发现有基础疾病，如高血压、冠状动脉粥样硬化性心脏病、糖尿病、肝肾功能不全等，经系统评估后对肿瘤诊断治疗无特殊影响者，可进入路径。但可能增加医疗费用，延长住院时间。

（六）住院期间检查项目

1. 必需的检查项目：
（1）血、尿常规。
（2）肝功能、肾功能、电解质、血糖、凝血功能。
（3）感染性疾病筛查（乙型肝炎、丙型肝炎、梅毒、艾滋病等）。
（4）胸部X线片、心电图、腹部超声。
（5）间接鼻咽镜、纤维或电子鼻咽镜、鼻咽部增强MRI和/或CT。
（6）标本送病理学检查，并可加做EGFR、VEGF、P53、Ki-63、PD-L1免疫组化检查。
2. 根据患者病情，可选择检查项目：颅脑、胸部、腹部CT或MRI，血清VCA-IgA，EB-DNA，肺功能，输血准备，全身骨扫描或PET检查等。

> **释义**
>
> ■ 血常规、尿常规、便常规是最基本的三大常规检查，感染性疾病筛查、肝肾功能、电解质、血糖、凝血功能、心电图、X线胸片或者胸部CT可评估有无基础疾病及肺部转移灶，是否影响住院时间、费用及其治疗预后；鼻咽镜可明确鼻咽肿物腔内及黏膜下浸润范围，通过鼻咽镜或直视下活检可获得病理确诊，并可通过免疫组化协助判断患者预后及指导下一步生物靶向治疗的实施。鼻咽CT或MRI可协助判

断鼻咽及邻近结构受侵情况，明确分期及判断预后，胸腹影像、骨扫描等检查可排除是否存在远端转移，胸腹影像学、骨扫描等分期检查应该在入院前完成，以便明确诊断和制订治疗方案。

■ 分子指标如 EGFR、VEGF、P53、Ki-63、PD-L1 可以用来帮助评估对治疗敏感性，预后分析和指导综合治疗方案指定。

■ 本病需与其他引起鼻咽肿块和颈部淋巴结肿大的疾病相鉴别，如恶性淋巴瘤、纤维血管瘤、脊索瘤、鼻咽结核或慢性炎症增殖性疾病以及腺样体肥大等，鼻咽镜活检病理组织学检查是最为直接的鉴别手段。

（七）预防性抗菌药物选择与使用时机

按照《抗菌药物临床应用管理办法》（卫生部令〔2012〕84 号）和《抗菌药物临床应用指导原则（2015 年版）》（国卫办医发〔2015〕43 号）合理选用抗菌药物。

释义

■ 应严格按照国内相关原则把握预防性抗菌药物使用，选用的抗菌药物必须是疗效肯定、安全、使用方便及价格相对较低的品种，总的用药时间不超过 24 小时，个别情况可延长至 48 小时。对于手术前已形成感染者，抗菌药物使用时间应按照治疗性应用而定。

（八）需要采取手术者手术日为入院后 5 天内

1. 麻醉方式：全身麻醉。
2. 手术：见"（三）治疗方案的选择"。
3. 术中用药：止血药、抗菌药物。
4. 输血：视术中情况而定。
5. 标本送病理检查。

释义

■ 应依据手术术式及拟切除范围决定抗菌药物、止血药物以及是否需要进行输血。

■ 手术标本必须送病理检查，证实是否有癌，残存患者同时可以了解肿瘤对治疗的反应。

（九）术后住院治疗 7~16 天

1. 抗菌药物：按照《抗菌药物临床应用管理办法》（卫生部令〔2012〕84 号）和《抗菌药物临床应用指导原则（2015 年版）》（国卫办医发〔2015〕43 号）合理选用抗菌药物。
2. 鼻腔冲洗。
3. 伤口换药。

> **释义**
>
> ■ 应严格按照国家标准合理应用抗菌药物。鼻腔冲洗对于促进黏膜早日恢复，有利于防止分泌物和坏死物局部附着引发感染，如无禁忌，应鼓励患者长期保持，并应对其进行相应指导。

（十）出院标准

1. 一般情况良好。
2. 没有需要住院处理的并发症。

> **释义**
>
> ■ 患者出院前应完成所有治疗后评估，一般情况良好，无明确的药物相关或治疗相关不良反应，如存在可门诊处理的并发症可予以口服药物对症处理。

（十一）变异及原因分析

1. 治疗过程中出现并发症，需要特殊诊断治疗措施，延长住院时间。
2. 伴有影响本病治疗效果的合并症，需要采取进一步检查和诊断，延长住院时间。

> **释义**
>
> ■ 按标准治疗方案出现需要住院特殊处理的并发症，则需要延长总的治疗时间，观察直至临床医师评估可安全出院，治疗中出现病情变化，如新出现远端转移等，则需要终止目前路径，转入相应路径继续治疗。
>
> ■ 认可的变异原因主要是指患者入选路径后，在检查及治疗过程中发现患者合并存在事前未预知的、对本路径治疗可能产生影响的情况，需要终止执行路径或延长治疗时间、增加治疗费用。医师需在表单中明确说明。
>
> ■ 因患者方面的主观原因导致执行路径出现变异，需医师在表单中予以说明。

五、鼻咽癌常用化疗方案

（一）用药选择

根据近期指南推荐，常用的鼻咽癌化疗方案如下。

1. 顺铂+5-FU（PF）：5-FU 1000mg/m^2 civ 96 小时，第 1~4 天；顺铂 100mg/m^2 ivgtt，第 1 天（正规水化利尿 3 天），21 天为 1 周期。

2. 顺铂+紫杉醇（TP）：紫杉醇 135mg/m^2 ivgtt，第 1 天；顺铂 75mg/m^2 ivgtt，第 1 天（正规水化利尿），21 天为 1 周期。

3. 顺铂+紫杉醇+5-FU（TPF）：紫杉醇 135mg/m^2 ivgtt，第 1 天；顺铂 20mg/m^2 ivgtt，第 1~4 天，5-FU 500mg/m^2 civ 120 小时，第 1~5 天。

4. 多西他赛+顺铂+5FU（TPF）：多西他赛 60mg/m^2 ivgtt，第 1 天；顺铂 60mg/m^2 ivgtt，第 1 天，5-FU 600mg/m^2 civ 120 小时，第 1~5 天。

5. 吉西他滨+顺铂（GP）：吉西他滨 1 g/m^2 ivgtt 第 1 天和第 8 天；顺铂（80 mg/m^2 ivgtt，第 1 天。

（二）药学提示

1. 顺铂不良反应包括：①消化道反应：严重的恶心、呕吐为主要限制性毒性；②肾毒性：累积性及剂量相关性肾功能不良是顺铂的主要限制性毒性，一般剂量每日超过 90mg/m² 即为肾毒性的危险因素。主要为肾小管损伤。急性损害一般见于用药后 10~15 天，血尿素氮（BUN）及肌酐（Cr）增高，肌酐清除率降低，多为可逆性，反复高剂量治疗可致持久性轻至中度肾损害。目前除水化外尚无有效预防本品所致的肾毒性的手段；③神经毒性：神经损害如听神经损害所致耳鸣、听力下降较常见。末梢神经毒性与累积剂量增加有关，表现为不同程度的手、脚套样感觉减弱或丧失，有时出现肢端麻痹、躯干肌力下降等，一般难以恢复。癫痫及视盘水肿或球后视神经炎则较少见；④骨髓抑制：骨髓抑制（白细胞和/或血小板下降）一般较轻，发生概率与每疗程剂量有关，若≤100mg/m²，发生概率约 10%~20%，若剂量≥120mg/m²，则约 40%，但亦与联合化疗中其他抗癌药骨髓毒性的重叠有关；⑤过敏反应：可出现脸肿、气喘、心动过速、低血压、非特异斑丘疹类皮疹；⑥其他：心脏功能异常、肝功能改变少见。

2. 紫杉醇不良反应：①可有白细胞、血小板减少、贫血（血红蛋白减少）、感染、黏膜炎、出血、过敏反应、低血压、心动过缓、心电图异常、关节痛、肌肉痛、转氨酶和胆红素升高、脱发、恶心及呕吐；②对紫杉醇有过敏者及骨髓抑制患者忌用。

3. 5-FU 不良反应：①骨髓抑制：主要为白细胞减少、血小板下降；②食欲缺乏、恶心、呕吐、口腔炎、胃炎、腹痛及腹泻等胃肠道反应；③注射局部有疼痛、静脉炎或动脉内膜炎；④其他：常有脱发、红斑性皮炎、皮肤色素沉着手足综合征及暂时性小脑运动失调，偶有影响心脏功能。

4. 多西他赛主要不良反应：①可有中性粒细胞减少，贫血常见，少数患者有重度血小板减少；②过敏反应，轻度过敏反应表现为瘙痒、潮红、皮疹、药物热、寒战等，严重过敏反应不多见，其特征为支气管痉挛、呼吸困难和低血压；③体液潴留和水肿；④皮肤反应，主要见于手、足，亦可在臂部、脸部和胸部出现皮疹，可伴瘙痒。⑤胃肠道反应，表现为恶心、呕吐和腹泻。

5. 吉西他滨主要不良反应：①可有贫血、白细胞减少症和血小板减少症，发热性中性粒细胞减少症也常有报告；②肝功能异常非常常见，但是往往只是轻度和非进展性的；③恶心和恶心伴有呕吐非常常见，腹泻和口腔炎也经常被报告。

（三）注意事项

1. 顺铂用药时，为了减轻毒性反应，用药期间应多饮水或输液，强迫利尿；药前先给甲氧氯普胺和氯丙嗪等减轻消化道反应。

2. 紫杉醇使用前先用地塞米松、苯海拉明及 H₂ 受体拮抗剂。

3. 鼻咽癌的化疗分为诱导化疗、辅助化疗和同步放化疗，目前常用的诱导和辅助化疗方案为 TPF 或 TP/GP；同步放化疗推荐方案为单药顺铂 100mg/m²，21 天/周期，共 2~3 周期。

六、鼻咽癌护理规范

1. 放疗期间患者要穿柔软舒适的无领或者是低领的衣服，对照射区域皮肤要尽量保持清洁、干燥，不要使用酒精等刺激性的化学药品。

2. 注意观察涕中带血或鼻腔口腔出血情况，避免鼻部碰撞，勿抠鼻、大力擤鼻等冲击力强的动作；保持鼻黏膜湿润。

3. 加强血象观察。

4. 观察患者精神、情绪变化情况。

5. 记录患者饮食、睡眠，情绪状态。

6. 观察和记录患者同期放化疗的相关副作用，如恶心、呕吐，有无便秘等症状。

七、鼻咽癌营养治疗规范

1. 所有患者入院后应常规进行营养筛查和营养状况评估和综合测定。

2. 治疗过程中每周至少为患者评估 1 次，以便尽早发现患者出现营养风险并采取早期干预。

3. 营养治疗方式的选择：①为了降低感染风险，首选经口摄入；②出现重度口腔/口咽黏膜炎影响吞咽功能者或产生较强的胃肠道反应的患者，肠内营养应经管饲给予。

4. 患者的每日供给量推荐为每日 25～30kcal/kg，如患者合并严重消耗，每日供给量推荐为每日 30～35kcal/kg。

5. 蛋白质供给量为每日 1.0～1.5g/kg。

6. 根据胃肠功能状况尽早经口营养补充肠内营养制剂。如口服摄入不足目标量的 60%时，推荐管饲肠内营养。肠内营养不能达到目标量 60%时可选用肠外营养药物，胃肠耐受情况好转立即过渡到肠内营养。根据病情变化及营养耐受性选择或调整肠外肠内营养方案。

八、鼻咽癌患者健康宣教

1. 鼻咽癌患者在接受放疗之前，阅读放疗相关科普知识，对放疗有一定的了解，可以消除紧张和害怕心理，对可能发生的并发症有一定的了解。

2. 在放疗期间一定要保持口腔的卫生，用软毛刷和含氟的牙膏刷牙，进食后立即漱口，保持口腔干净。

3. 鼻咽癌目前治疗效果好，大部分患者可以治愈。调整心态，消除紧张情绪，积极配合治疗。

4. 禁烟禁酒，保证充足的睡眠，足够的营养，保持健康生活饮食习惯，保证治疗顺利进行。

九、推荐表单

(一) 医师表单

鼻咽癌手术临床路径医师表单

适用对象：第一诊断为鼻咽癌 (ICD-10：C11)
　　　　　拟行原发灶或颈部残留或复发灶切除术

患者姓名：	性别： 年龄： 门诊号：	住院号：
住院日期： 年 月 日	出院日期： 年 月 日	标准住院日：≤21 天

时间	住院第 1 天	住院第 1~3 天 （手术准备日）	住院第 2~5 天 （手术日）
主要诊疗工作	□ 询问病史及体格检查 □ 完成病历书写 □ 上级医师查房与治疗前评估 □ 初步确定治疗方式和日期 □ 完善检查	□ 上级医师查房 □ 完成术前准备与术前评估 □ 进行术前讨论，确定手术方案 □ 完成必要的相关科室会诊 □ 签署手术知情同意书、自费用品协议书、输血同意书 □ 向患者及家属交代围术期注意事项 □ 麻醉前评估，签署麻醉同意书	□ 手术 □ 术者完成手术记录 □ 住院医师完成术后病程 □ 上级医师查房 □ 向患者及家属交代病情及术后注意事项
重点医嘱	**长期医嘱：** □ 耳鼻咽喉科护理常规 □ 二级护理 □ 饮食：根据患者情况 □ 患者既往疾病基础用药 **临时医嘱：** □ 血常规、尿常规 □ 肝功能、肾功能、血糖、电解质、凝血功能、感染性疾病筛查（乙型肝炎、丙型肝炎、梅毒、艾滋病等） □ 胸片、心电图、腹部超声 □ 电子鼻咽镜检查 □ 病理学检查 □ 酌情增强 CT 和/或 MRI 或超声，肺功能和输血准备	**长期医嘱：** □ 耳鼻咽喉科护理常规 □ 二级护理 □ 普通饮食 □ 患者既往基础用药 **临时医嘱：** □ 术前医嘱：明日全身麻醉下行鼻咽部肿物切除和/或颈部淋巴结清扫术 * □ 术前禁食、禁水 □ 术前抗菌药物 □ 术前准备 □ 留置鼻饲管（术前或术中，激光手术除外） □ 其他特殊医嘱	**长期医嘱：** □ 全身麻醉术后常规护理 □ 鼻咽部肿物切除和/或颈部淋巴结清扫术 * 术后常规护理 □ 气管切开术后常规护理 □ 一级护理 □ 鼻饲饮食 □ 抗菌药物 □ 其他特殊医嘱 **临时医嘱：** □ 标本送病理检查 □ 酌情心电监护 □ 酌情吸氧 □ 其他特殊医嘱
病情变异记录	□ 无　□ 有，原因： 1. 2.	□ 无　□ 有，原因： 1. 2.	□ 无　□ 有，原因： 1. 2.
医师签名			

　　*：实际操作时需明确写出具体的术式

时间	住院第 3~19 天 （术后 1~18 天）	住院第 7~21 天 （术后 5~19 天，出院日）
主要诊疗工作	□ 上级医师查房 □ 住院医师完成常规病历书写 □ 注意病情变化 □ 注意观察生命体征 □ 注意引流量，根据引流情况明确是否拔除引流管	□ 上级医师查房，进行手术及伤口评估 □ 完成出院记录、出院证明书 □ 向患者交代出院后的注意事项
重点医嘱	**长期医嘱：** □ 一/二级护理 □ 酌情停用鼻饲饮食 □ 酌情停用抗菌药物 □ 其他特殊医嘱 **临时医嘱：** □ 换药 □ 其他特殊医嘱	**出院医嘱：** □ 出院带药 □ 酌情肿瘤综合治疗 □ 门诊随诊
病情变异记录	□ 无　□ 有，原因： 1. 2.	□ 无　□ 有，原因： 1. 2.
医师签名		

（二）护士表单

鼻咽癌手术临床路径护士表单

适用对象：第一诊断为鼻咽癌（ICD-10：C11）
拟行原发灶或颈部残留或复发灶切除术

患者姓名：	性别： 年龄： 门诊号：	住院号：
住院日期： 年 月 日	出院日期： 年 月 日	标准住院日：≤21 天

时间	住院第 1 天	住院第 1~3 天 （手术准备日）	住院第 2~5 天 （手术日）
主要护理工作	□ 入院宣教 □ 介绍主管医师、护士 □ 介绍病室环境、设施 □ 介绍常规制度及注意事项 □ 介绍疾病相关注意事项 □ 核对患者，佩戴腕带 □ 建立住院病历 □ 评估患者并书写护理评估单 □ 卫生处置：剪指（趾）甲、沐浴，更换病号服 □ 一/二/三级护理 □ 晨晚间护理 □ 患者安全管理 □ 遵医嘱通知实验室检查	□ 宣教、备皮等术前准备 □ 手术前物品准备 □ 手术前心理护理	□ 一级护理 □ 酌情心电监护 □ 酌情吸氧生命体征记录 □ 24 小时出入量记录 □ 全身麻醉术后常规护理 □ 鼻咽部肿物切除和/或颈部淋巴结清扫术* 术后常规护理 □ 气管切开术后常规护理 □ 鼻饲管护理 □ 术后心理与生活护理
重点医嘱	□ 详见医嘱单	□ 详见医嘱单	□ 详见医嘱单
病情变异记录	□ 无 □ 有，原因： 1. 2.	□ 无 □ 有，原因： 1. 2.	□ 无 □ 有，原因： 1. 2.
护士签名			

* ：实际操作时需明确写出具体的术式

时间	住院第 3~19 天 （术后 1~18 天）	住院第 7~21 天 （术后 5~19 天，出院日）
主要护理工作	□ 观察日常护理 □ 术后常规护理 □ 气管切口护理 □ 鼻饲管护理 □ 饮食指导 □ 执行医嘱 □ 术后心理与生活护理	□ 指导患者办理出院手续 □ 指导术后随访时间
重点医嘱	□ 详见医嘱	□ 详见医嘱
病情变异记录	□ 无　□ 有，原因： 1. 2.	□ 无　□ 有，原因： 1. 2.
护士签名		

（三）患者表单

鼻咽癌手术临床路径患者表单

适用对象：第一诊断为鼻咽癌（ICD-10：C11）

患者姓名：	性别：　年龄：　门诊号：	住院号：
住院日期：　　年　月　日	出院日期：　　年　月　日	标准住院日：≤21天

时间	住院第1天	住院第1~3天 （手术准备日）	住院第2~5天 （手术日）
医患配合	□ 配合询问病史 □ 请务必详细告知既往史、用药史、过敏史 □ 配合测量生命体征，进行体格检查 □ 接受入院宣教 □ 遵守医院的相关规定和家属探视制度 □ 有不适症状及时告知医师和护士	□ 配合医师完成术前评估 □ 签署手术知情同意书、自费用品协议书、输血同意书 □ 向患者及家属交代围术期注意事项 □ 麻醉前评估，签署麻醉同意书	□ 手术 □ 术者完成手术记录 □ 住院医师完成术后病程 □ 上级医师查房 □ 向患者及家属交代病情及术后注意事项
重点诊疗及检查	□ 准备好既往相关医学资料 □ 熟悉病房情况 □ 熟悉消防应急通道 □ 熟悉医院相关规定 □ 知晓管床医师和主治医师 □ 配合医师完成病史采集、体格检查和专科检查 □ 了解治疗大致方案	□ 配合医师完成术前准备 □ 详细了解手术方案 □ 了解自费项目 □ 了解手术风险，麻醉风险 □ 确定手术日 □ 术前备皮 □ 了解手术前夜准备 □ 了解手术当天准备 □ 签署手术知情同意书、自费用品协议书、输血同意书 □ 麻醉前评估，签署麻醉同意书	□ 手术 □ 手术后的护理 □ 知晓饮食要求和方法 □ 支持治疗 □ 了解伤口自我护理
完成情况	□ 完成　□ 未完成，原因： 1. 2.	□ 完成　□ 未完成，原因： 1. 2.	□ 完成　□ 未完成，原因： 1. 2.
患者签名			

时间	住院第3~19天 （术后1~18天）	住院第7~21天 （术后5~19天，出院日）
医患配合	□ 等待伤口愈合 □ 等待鼻饲管拔除 □ 营养支持治疗 □ 了解手术病理情况	□ 配合进行手术及伤口评估 □ 确定能否出院 □ 了解出院后相关事宜 □ 了解随访要求
重点诊疗及检查	□ 检查伤口 □ 定期伤口换药 □ 监测体温，生命体征 □ 保证足够营养支持 □ 知晓手术病理结果 □ 鼻饲管是否能拔除 □ 气管套管能否拔除	□ 了解出院后随访要求 □ 办理出院相关手续 □ 了解出院后饮食要求 □ 如带鼻饲管出院，了解鼻饲管拔除条件 □ 如带气管套管出院，了解拔除气管套管条件
完成情况记录	□ 完成　□ 未完成，原因： 1. 2.	□ 完成　□ 未完成，原因： 1. 2.
患者签名		

（四）医师表单

鼻咽癌放疗/放化疗临床路径医师表单

适用对象：第一诊断为鼻咽癌（ICD-10：C11）

患者姓名：	性别： 年龄： 门诊号：	住院号：
住院日期： 年 月 日	出院日期： 年 月 日	标准住院日：≤54 天

时间	住院第 1 天	住院第 2~3 天	住院第 4~10 天
主要诊疗工作	□ 询问病史及体格检查 □ 完成病历书写 □ 补充疗前检查 □ 上级医师查房	□ 上级医师查房，完善疗前检查 □ 根据体检、检查等确定临床分期、初步确定治疗方案 □ 完成放疗前口腔处理 □ 完成颅神经检查 □ 完成间接鼻咽镜及纤维鼻咽镜检查 □ 制作体位固定装置及预约模拟定位 CT 扫描 □ 签署放疗+化疗知情同意书、自费用品协议书（酌情）、向患者及家属交代放疗注意事项	□ 完成模拟定位 CT（增强）扫描（有条件行磁共振定位并融合） □ 完成相关靶区及危及器官的勾画 □ 上级医师确认及修改靶区、提交 IMRT 计划 □ 物理师完成计划制订 □ 评估、确认计划 □ 完成靶区、计划必要病程记录 □ 向患者及家属交代病情及放疗注意事项
重点医嘱	长期医嘱： □ 鼻咽癌护理常规 □ 一/二/三护理 □ 饮食：普通饮食/糖尿病饮食/其他 临时医嘱： □ 血常规、尿常规、大便常规 □ 肝肾功能、电解质、血糖、血型、凝血功能、垂体、甲状腺功能、EBV □ 颈部、腹部彩超、心电图 □ 鼻咽和颈部 MRI 或 CT，胸部 CT（N_3 病变者），肺功能，超声心动图等（必要时）	长期医嘱： □ 同前 临时医嘱： □ 鼻咽活检，或会诊病理（包括免疫组化），生物标志物检测，或必要时颈部淋巴结超声引导下针吸细胞学检查 □ 骨扫描或 PET-CT 检查 □ 其他特殊医嘱	长期医嘱： □ 同前 临时医嘱： □ 其他特殊医嘱
病情变异记录	□ 无 □ 有，原因： 1. 2.	□ 无 □ 有，原因： 1. 2.	□ 无 □ 有，原因： 1. 2.
医师签名			

时间	住院第 11~55 天（放疗过程）	住院第 56~61 天（疗末评估）	住院第 62~63 天（出院日）
主要诊疗工作	□ 放疗开始（同步化疗、靶向、增敏等治疗） □ 定期观察病情、并发症变化 □ 上级医师查房，相关病历书写 □ 记录放疗开始后不良反应的评估和准确记录 □ 完成疗中疗效复查，评估肿瘤消退情况，决定是否修改治疗计划 □ 修改靶区（必要时） □ 提交第二计划（必要时） □ 上级医师确认第二计划 □ 执行第二计划	□ 加速器治疗结束 □ 上级医师查房，相关病例书写 □ 疗末检查结果回报记录和分析 □ 总体疗效评估和分析 □ 不良反应总结和分析	□ 完成疗末检查和疗效评估 □ 上级医师查房 □ 根据疗终检查结果、肿瘤消退情况决定是否加量 □ 如需加量可提请科查房讨论（必要时） □ 根据患者肿瘤情况和不良反应的程度，制订出院后处理意见及下一步治疗计划疗效评估及不良反应的处理 □ 完成出院记录、病案首页、出院证明书等 □ 向患者及家属告知出院后的注意事项
重点医嘱	**长期医嘱：** □ 输液治疗（包括化疗、靶向、增敏），放疗中出现 2 度以上黏膜反应、2 度以上骨髓不良反应时改为二级护理 **临时医嘱：** □ 鼻饲（必要时） □ 支持疗法（必要时） □ 雾化（必要时） □ 抗菌药物（必要时） □ 每周复查 1 次血常规、1 个月复查 1 次肝肾功能（合并化疗、靶向、增敏治疗者） □ 疗中复查鼻咽、颈部 MRI 或 CT、颈部 B 超、纤维鼻咽镜检等 □ 疗终复查肝肾功能、EBV	□ 疗终复查鼻咽、颈部 MRI 或 CT、颈部、腹部 B 超、胸部正侧位 X 线片、纤维鼻咽镜检	**长期医嘱：** □ 同前 **临时医嘱：** □ 同前 **出院医嘱：** □ 出院带药 □ 门诊随诊或下一步处理
病情变异记录	□ 无　□ 有，原因： 1. 2.	□ 无　□ 有，原因： 1. 2.	
医师签名			

（五）护士表单

鼻咽癌放疗/放化疗临床路径护士表单

适用对象：第一诊断为鼻咽癌（ICD-10：C11）

患者姓名：	性别： 年龄： 门诊号：	住院号：
住院日期： 年 月 日	出院日期： 年 月 日	标准住院日：≤63 天

时间	住院第 1 天	住院第 2~3 天	住院第 4~10 天
主要诊疗工作	□ 入院宣教 □ 介绍主管医师、护士 □ 介绍病室环境、设施 □ 介绍常规制度及注意事项 □ 介绍疾病相关注意事项 □ 核对患者，佩戴腕带 □ 建立住院病历 □ 评估患者并书写护理评估单 □ 卫生处置：剪指（趾）甲、沐浴，更换病号服 □ 一/二/三护理 □ 晨晚间护理 □ 患者安全管理 □ 遵医嘱通知实验室检查	□ 放疗前宣教 □ 宣教疾病知识、放疗前准备及放疗过程 □ 告知准备物品 □ 告知放疗过程中饮食、活动及探视注意事项 □ 告知放疗后可能出现的不良反应及应对方式、正常组织保护等 □ 告知家属探视须知 □ 一/二/三护理 □ 晨晚间护理 □ 患者安全管理 □ 遵医嘱完成相关检查 □ 给予患者及家属心理支持	□ 观察患者病情变化情况 □ 定时巡视病房 □ 再次明确探视陪伴须知 □ 一/二/三护理 □ 晨晚间护理 □ 患者安全管理 □ 给予患者及家属心理支持
重点医嘱	□ 详见医嘱执行单	□ 详见医嘱执行单	□ 详见医嘱执行单
病情变异记录	□ 无 □ 有，原因： 1. 2.	□ 无 □ 有，原因： 1. 2.	□ 无 □ 有，原因： 1. 2.
护士签名			

时间	住院第 11~55 天 （放疗过程）	住院第 56~61 天 （出院日）	第 62~63 天 （出院日）
主要诊疗工作	□ 观察患者病情变化 □ 定期巡视病房 □ 患者放疗期间宣教：观察放疗后可能出现的不良反应及应对方式、正常组织保护等 □ 按照医师要求行同步治疗及相关并发症处理	□ 观察患者病情变化 □ 定期巡视病房 □ 指导患者出院后宣教：观察放疗后可能出现的不良反应及应对方式、正常组织保护等 □ 按照医师要求行同步治疗及相关并发症处理	□ 指导患者放疗结束后注意事项 □ 出院指导 □ 协助办理出院手续
重点医嘱	□ 详见医嘱执行单	□ 详见医嘱执行单	
病情变异记录	□ 无 □ 有，原因： 1. 2.	□ 无 □ 有，原因： 1. 2.	
护士签名			

（六）患者表单

鼻咽癌放疗/放化疗临床路径患者表单

适用对象：第一诊断为鼻咽癌（ICD-10：C11）

患者姓名：	性别： 年龄： 门诊号：	住院号：
住院日期： 年 月 日	出院日期： 年 月 日	标准住院日：≤54天

时间	住院第1天	住院第2~3天	住院第4~10天
医患配合	□ 配合询问病史，收集资料，务必详细告知既往史、用药史、过敏史 □ 配合测量生命体征，进行体格检查 □ 接受入院宣教 □ 遵守医院的相关规定和家属探视制度 □ 有不适症状及时告知医师和护士	□ 配合完善放疗前相关实验室检查，如采血、留尿、心电图、鼻咽镜、MRI和活检等 □ 医师向患者及家属介绍病情及治疗计划，告知放疗方案及风险，并签字 □ 有不适症状及时告知医师和护士	□ 晨起配合测量生命体征 □ 遵医嘱配合定位及面罩制作 □ 有不适症状及时告知医师和护士
重点诊疗及检查	**诊疗重点：** □ 协助医师记录病史 □ 和医师探讨病情初步确定鼻咽癌治疗方案 □ 告知医师既往的基础疾病并继续治疗 **重要检查：** □ 测量生命体征，身高体重 □ 进行全身体格检查	**诊疗重点：** □ 按照预约时间完成必要的实验室检查 □ 了解病情和可选择的治疗方案 □ 根据病情和医师建议选择适合自己的治疗方案 **重要检查：** □ 完成血尿常规、血型、血凝常规、生化全项、EBV、垂体、甲状腺功能等实验室检查 □ 完成口腔处理、MRI、CT、超声等检查 □ 根据专科情况完成必要的检查，如ECT/PET-CT等	**诊疗重点：** □ 配合医师和护士完成定位 □ 等待放疗计划的完成

时间	住院第 11~55 天 （放疗过程）	住院第 56~61 天 （疗末评估阶段）	住院第 62~63 天 （出院日）
主要诊疗工作	□ 配合定时测量生命体征等 □ 配合标记划线 □ 出现不适症状及时告知医师和护士，如口干、咽痛、鼻堵、进食疼痛、皮肤破溃等，并配合进行相应实验室检查 □ 张口及颈部功能锻炼，鼻腔冲洗 □ 注意活动安全，避免坠床或跌倒 □ 配合执行探视及陪伴制度	□ 配合定时测量生命体征等 □ 出现不适症状及时告知医师和护士，如口干、咽痛、鼻堵、进食疼痛、皮肤破溃等 □ 根据需要完成各项疗末检查 □ 张口及颈部功能锻炼，鼻腔冲洗 □ 注意活动安全，避免坠床或跌倒 □ 配合执行探视及陪伴制度	□ 接受出院前指导 □ 获取出院诊断书 □ 获取出院带药 □ 知晓服药方法、作用、注意事项 □ 遵医嘱进行适度张口、颈部功能锻炼，注意动作禁忌 □ 知晓复查的时间及程序 □ 知晓在院外出现不适症状时应及时就诊 □ 接受出院宣教 □ 办理出院手续
重点诊疗及检查	□ 配合医师完成疗中、疗末复查 □ 配合医师完成二程计划的更改 □ 如出现新发症状及并发症等需及时告知医师及护士并接受相应诊疗措施 □ 按照医师要求进行功能锻炼、鼻腔冲洗等		

附：原表单（2016年版）

鼻咽癌临床路径表单 1（单纯手术）

适用对象：第一诊断为鼻咽癌（ICD-10：C11）
　　　　　拟行原发灶或颈部残留或复发灶切除术

| 患者姓名： | | 性别：　　年龄：　　门诊号： | 住院号： |
| 住院日期：　　年　月　日 | | 出院日期：　　年　月　日 | 标准住院日：≤21 天 |

时间	住院第 1 天	住院第 1~3 天 （手术准备日）	住院第 2~5 天 （手术日）
主要诊疗工作	□ 询问病史及体格检查 □ 完成病历书写 □ 上级医师查房与治疗前评估 □ 初步确定治疗方式和日期 □ 完善检查	□ 上级医师查房 □ 完成术前准备与术前评估 □ 进行术前讨论，确定手术方案 □ 完成必要的相关科室会诊 □ 签署手术知情同意书、自费用品协议书、输血同意书 □ 向患者及家属交代围术期注意事项 □ 麻醉前评估，签署麻醉同意书	□ 手术 □ 术者完成手术记录 □ 住院医师完成术后病程 □ 上级医师查房 □ 向患者及家属交代病情及术后注意事项
重点医嘱	**长期医嘱：** □ 耳鼻咽喉科护理常规 □ 二级护理 □ 饮食：根据患者情况 □ 患者既往疾病基础用药 **临时医嘱：** □ 血常规、尿常规 □ 肝功能、肾功能、血糖、电解质、凝血功能、感染性疾病筛查（乙型肝炎、丙型肝炎、梅毒、艾滋病等） □ X 线胸片、心电图、腹部超声 □ 电子鼻咽镜检查 □ 病理学检查 □ 酌情增强 CT 和/或 MRI 或超声，肺功能和输血准备	**长期医嘱：** □ 耳鼻咽喉科护理常规 □ 二级护理 □ 普通饮食 □ 患者既往基础用药 **临时医嘱：** □ 术前医嘱：明日全身麻醉下行鼻咽部肿物切除和/或颈部淋巴结清扫术 * □ 术前禁食、禁水 □ 术前抗菌药物 □ 术前准备 □ 留置鼻饲管（术前或术中，激光手术除外） □ 其他特殊医嘱	**长期医嘱：** □ 全身麻醉术后常规护理 □ 鼻咽部肿物切除和/或颈部淋巴结清扫术 * 术后常规护理 □ 气管切开术后常规护理 □ 一级护理 □ 鼻饲饮食 □ 抗菌药物 □ 其他特殊医嘱 **临时医嘱：** □ 标本送病理检查 □ 酌情心电监护 □ 酌情吸氧 □ 其他特殊医嘱
主要护理工作	□ 介绍病房环境、设施和设备 □ 入院护理评估	□ 宣教、备皮等术前准备 □ 手术前物品准备 □ 手术前心理护理	□ 观察患者病情变化 □ 术后心理与生活护理
病情变异记录	□ 无　□ 有，原因： 1. 2.	□ 无　□ 有，原因： 1. 2.	□ 无　□ 有，原因： 1. 2.
护士签名			
医师签名			

　*：实际操作时需明确写出具体的术式

鼻咽癌临床路径表单2（非手术）

适用对象：第一诊断为鼻咽癌（ICD-10：C11）

患者姓名：	性别：	年龄：	门诊号：	住院号：
住院日期：　　　年　月　日	出院日期：　　　年　月　日		标准住院日：≤42天	

时间	住院第1天	住院第2天
主要诊疗工作	□ 询问病史及体格检查 □ 完成病历书写 □ 开实验室检查单 □ 病情告知，必要时向患者家属告病重或病危通知，并签署病重或病危通知书 □ 患者家属签署输血同意书、骨髓穿刺同意书、腰椎穿刺同意书、静脉插管同意书	□ 上级医师查房 □ 完成入院检查 □ 淋巴组织活检 □ 完成必要的相关科室会诊 □ 完成上级医师查房记录等病历书写 □ 确定放疗或放化疗方案和日期
重点医嘱	**长期医嘱：** □ 耳鼻咽喉科护理常规 □ 二级护理 □ 饮食：根据患者情况 □ 患者既往疾病基础用药 **临时医嘱：** □ 血常规、尿常规 □ 病毒学检测：EB病毒抗体 □ 肝功能、肾功能、血糖、电解质、凝血功能、感染性疾病筛查（乙型肝炎、丙型肝炎、梅毒、艾滋病等）、VCA-IgA □ 影像学检查：酌情增强CT和/或MRI或超声，肺功能检查、输血准备（根据临床表现增加其他部位）、全身PET检查 □ 胸部X线片、心电图、腹部超声 □ 电子鼻咽镜检查 □ 病理学检查 □ 静脉插管术 □ 输血医嘱 □ 其他医嘱	**长期医嘱：** □ 患者既往基础用药 □ 二级护理 □ 抗菌药物（必要时） **临时医嘱：** □ 骨髓穿刺 □ 骨髓形态学、骨髓活检、免疫分型、染色体检测 □ 淋巴组织活检 □ 淋巴组织常规病理、免疫病理 □ 输血医嘱（必要时） □ 其他医嘱
主要护理工作	□ 介绍病房环境、设施和设备 □ 入院护理评估	□ 宣教（鼻咽癌知识） □
病情变异记录	□ 无　□ 有，原因： 1. 2.	□ 无　□ 有，原因： 1. 2.
护士签名		
医师签名		

时间	住院第 3~41 天
主要诊疗工作	□ 患者家属签署放疗或放化疗知情同意书 □ 上级医师查房，制订化疗方案 □ 住院医师完成病程记录 □ 放疗±化疗 □ 重要脏器功能保护 □ 止吐
重点医嘱	**长期医嘱：** □ 放疗医嘱（总剂量 60~76Gy，时间 7 周左右） □ 放疗 CT 定位 □ 常规分割：1.9~2.0Gy/次，每天 1 次，每周 5 天照射。总剂量：鼻咽原发灶：66~76Gy/6~7.5 周；颈淋巴结转移灶：60~70Gy/6~7 周；颈淋巴结阴性及预防照射区域：50~56Gy/5~5.5 周 □ 化疗医嘱（每 21 天 1 个疗程，耐受性好的患者可每 14 天 1 个疗程；通常用 6~8 个疗程） □ P 方案 □ PF 方案 □ TP 方案 □ TPF 方案 □ GP 方案 □ 补液治疗 □ 止吐、保肝、抗感染等医嘱 □ 其他医嘱 **临时医嘱：** □ 输血医嘱（必要时） □ 心电监护（必要时） □ 血常规 □ 血培养（高热时） □ 静脉插管维护、换药 □ 鼻腔冲洗 □ 其他医嘱
主要护理工作	□ 观察患者病情变化 □ 心理与生活护理 □ 化疗期间嘱患者多饮水
病情变异记录	□ 无　□ 有，原因： 1. 2.
护士签名	
医师签名	

时间	住院第 11~41 天	住院第 42 天 （出院日）
主要诊疗工作	□ 上级医师查房，注意病情变化 □ 住院医师完成常规病历书写 □ 复查血常规 □ 注意观察体温、血压、体重等 □ 成分输血、抗感染等支持治疗（必要时） □ 造血生长因子（必要时）	□ 上级医师查房，确定有无并发症情况，明确是否出院 □ 完成出院记录、病案首页、出院证明书等 □ 向患者交代出院后的注意事项
重点医嘱	**长期医嘱：** □ 洁净饮食 □ 抗感染等支持治疗 □ 其他医嘱 **临时医嘱：** □ 血常规、尿常规、便常规 □ 肝功能、肾功能、电解质 □ 输血医嘱（必要时） □ 影像学检查（必要时） □ 血培养（高热时） □ 病原微生物培养（必要时） □ 静脉插管维护、换药 □ 其他医嘱	**出院医嘱：** □ 出院带药 □ 定期门诊随访 □ 监测血常规、肝功能、肾功能、电解质
主要护理工作	□ 观察患者情况 □ 心理与生活护理 □ 化疗期间嘱患者多饮水	□ 指导患者办理出院手续
病情变异记录	□ 无　□ 有，原因： 1. 2.	□ 无　□ 有，原因： 1. 2.
护士签名		
医师签名		

第二章

下咽癌临床路径释义

【医疗质量控制指标】(专家建议)

指标一、尽可能保留咽、喉等功能，提高患者术后生活质量。

指标二、依据患者的病情制定个体化治疗方案。

指标三、治疗后实施疗效评价和不良反应评价。

一、下咽癌编码

1. 原编码：

疾病名称及编码：下咽癌（ICD-10：C12/C13）

手术操作名称及编码：下咽切除术、下咽加喉部分或全喉切除术（ICD-9-CM-3：29.33/30.2-30.4）

2. 修改编码：

疾病名称及编码：下咽癌（ICD-10：C12/C13）

手术操作名称及编码：咽部分切除术（ICD-9-CM-3：29.33）

下咽及喉部分切除术（ICD-9-CM-3：30.29）

全喉切除术（ICD-9-CM-3：30.3）

根治性喉切除术（ICD-9-CM-3：30.4）

二、临床路径检索方法

（C12/C13）伴（29.33/30.29/30.3-30.4）

三、国家医疗保障疾病诊断相关分组（CHS-DRG）

MDC 编码：MDCD（头颈、耳、鼻、口、咽疾病及功能障碍）

ADRC 编码：DA1（头颈恶性肿瘤大手术）

四、下咽癌临床路径标准住院流程

（一）适用对象

第一诊断为下咽癌（ICD-10：C12/C13）。

> 释义
>
> ■ 适用对象编码参见第一部分。
>
> ■ 本路径适用对象为临床诊断为下咽癌的患者，下咽癌是发生于喉咽部的恶性肿瘤，病理类型多为鳞状细胞癌。临床根据原发部位分为梨状窝癌、咽后壁癌和环状软骨后癌 3 种。如合并食管癌，口咽癌等相邻其他肿瘤，需进入其他相应路径。

行下咽切除术、下咽加喉部分或全喉切除术（ICD-9-CM-3：29.33/30.2-30.4）。

> **释义**
>
> ■ 本临床路径适用对象为下咽癌需要行下咽切除、下咽加喉部分或喉全切除术的患者，包括需要行单侧或双侧颈淋巴结清扫手术者。
> ■ 手术方式包括：下咽切除术；下咽部分切除术；伴或不伴有喉部分或全喉切除术。颈部淋巴结清扫术包括：根治性淋巴结清扫术；功能性淋巴结清扫术；择区性淋巴结清扫术。
> ■ 本路径不适用于选择非手术治疗方式的下咽癌类型（极早期）及晚期下咽癌仅适合姑息治疗或侵犯食管等重要结构需要一并行游离皮瓣修复或胃上提等巨大手术的患者。
> ■ 本路径不适用于复发患者的治疗。

（二）诊断依据

根据《临床诊疗指南·耳鼻咽喉头颈外科分册》（中华医学会编著，人民卫生出版社，2009 年）。
1. 症状：咽异物感、咽痛、吞咽困难、颈部包块等。
2. 体征：下咽部新生物。
3. 辅助检查：喉镜、梨状窝及食管钡剂造影、胃镜、CT 或 MRI 检查提示下咽部占位病变。
4. 病理组织学活检：可明确诊断。

> **释义**
>
> ■ 初起症状不明显，仅有咽喉部不适、异物感。随病情发展，可出现咽痛、咳嗽、血痰、反射性耳痛等，晚期出现吞咽困难、声音嘶哑、呼吸困难、局部顽固性疼痛等。
> ■ 下咽癌起病部位隐匿，临床症状不典型，早期病变间接喉镜检查易漏诊，电子喉镜检查更有利于发现病变。检查时应特别注意梨状窝尖、咽后壁和环状软骨后区。肿瘤累及食管时，需胃镜检查食管入口和颈段食管。
> ■ 检查时应注意观察声带运动是否受限或固定，颈部有无肿大淋巴结，喉体有无增大和固定，颈部软组织和甲状腺有无肿块等。
> ■ 下咽癌患者易合并食管病变，胃镜和食管钡剂造影有利于发现食管病变。
> ■ CT 或 MRI 检查可以明确肿瘤的侵袭范围，CT 平扫的组织层次分辨率差，通常需增强 CT；MRI 对软组织的分辨率优于 CT，必要时可结合 MRI；对碘剂过敏的患者，需要 MRI 检查。
> ■ 根据症状、体征、辅助检查可以明确下咽肿物，确诊应依据病理组织学检查。临床分期参照 2018 年 AJCC 第 8 版标准。

（三）治疗方案的选择

根据《临床诊疗指南·耳鼻咽喉头颈科分册》（中华医学会编著，人民卫生出版社，2009 年）、《临床技术操作规范·耳鼻咽喉-头颈外科分册》（中华医学会编著，人民军医出版社，2009 年）、《头颈肿瘤综合治疗专家共识》（中国抗癌协会头颈肿瘤专业委员会，中国抗癌协会放射肿瘤专业委员会，中华耳鼻咽喉头颈外科杂志，2010 年）。
1. 保留喉功能下咽癌切除术：T_1、T_2 下咽癌，有保喉意愿、肿瘤条件允许。

2. 下咽及全喉切除术：T_2、T_3、T_4 下咽癌，不能保留喉功能或患者无保喉意愿。

3. 下咽缺损修复：根据缺损情况，选择合理的修复材料和修复方法。

4. 颈淋巴结清扫术：根据颈淋巴结转移情况而定。

释义

■ 喉功能非常重要，下咽癌的治疗上，应在不降低生存率的前提下，尽量保留喉功能。

■ T_1、T_2 下咽癌，可选择放射治疗或手术，多数可以保留喉功能，包括下咽部分切除术、下咽部分+喉部分切除术等。

■ T_2、T_3、T_4 下咽癌，如手术不能保留喉功能，可采用新辅助放化疗或新辅助化疗。新辅助放化疗和新辅助化疗后如原发灶达到完全缓解，可行根治性放化疗；如仍有肿瘤残留，需行手术治疗；新辅助化疗后再行手术的患者，根据有无不良预后因素，决定是否行术后放疗。新辅助放化疗或新辅助化疗后的手术治疗，根据肿瘤的变化，仍应在不降低生存率的前提下，尽量保留喉功能。

■ T_2、T_3、T_4 下咽癌，如患者不保喉意愿强烈，可行下咽及喉全切除术。

■ 下咽癌肿瘤切除后，如缺损大，不能自身缝合，需进行修复。局部转移瓣：带状肌瓣、颏下岛状皮瓣、锁骨上皮瓣等；游离组织瓣：前臂皮瓣、股前外侧皮瓣、游离空肠等；带蒂肌皮瓣：胸大肌肌皮瓣等。

■ T_2、T_3、T_4 下咽癌，如手术不能保留喉功能，可采用术前放疗或诱导化疗。术前放疗和诱导化疗后如原发灶达到完全缓解，可行根治性放疗；如仍有肿瘤残留，需行手术治疗；诱导化疗后再行手术的患者，根据有无不良预后因素，决定是否行术后放疗。术前放疗或诱导化疗后的手术治疗，根据肿瘤的变化，仍应在不降低生存率的前提下，尽量保留喉功能。

■ T_2、T_3、T_4 下咽癌，如患者不保喉意愿强烈，可行下咽及喉全切除术。

■ 下咽癌肿瘤切除后，如缺损大，不能自身缝合，需进行修复。局部转移瓣：带状肌瓣、颏下岛状皮瓣、锁骨上皮瓣等；游离皮瓣：前臂皮瓣、股前外侧皮瓣等，带蒂肌皮瓣：胸大肌肌皮瓣等。

■ 下咽癌有较高的淋巴结转移率，需同期进行颈部治疗。N+患者需同期行颈淋巴结清扫术。N_0 患者应进行术中颈部淋巴结探查，如术中冷冻提示淋巴结转移，应进行颈淋巴结清扫术。

（四）标准住院日

标准住院日≤21 天。

释义

■ 下咽癌患者入院后，术前准备 1~4 天，在第 3~5 天实施手术，术后恢复 7~14 天，总体住院天数不超过 21 天，均符合本临床路径要求。

■ 不适用于术前放疗的患者：放疗会导致组织愈合能力下降。

■ 肿瘤侵犯范围大，手术需要转移组织瓣修复的患者，如为邻近组织瓣修复缺损者，仍适用本临床路径；如为带蒂组织瓣或游离组织瓣修复者，因组织瓣问题引起的住院时间延长者，不属于本路径要求。

（五）进入路径标准

1. 第一诊断符合下咽癌疾病编码（ICD-10：C12/C13）。
2. 当患者同时具有其他疾病诊断，但住院期间不需要特殊处理也不影响第一诊断的临床路径流程实施时，可以进入路径。

> **释义**
>
> ■进入本路径的患者为第一诊断为下咽癌，如患者同时患有其他疾病影响第一诊断的临床路径流程实施时，如合并食管癌，不适合进入该临床路径。
>
> ■入院后常规检查发现有基础疾病，如高血压、冠状动脉粥样硬化性心脏病、糖尿病、肝肾功能不全等，经系统评估后对下咽癌诊断治疗无特殊影响者，可进入路径。需要相关科室诊治，病情稳定后才能手术者，术前准备过程应进入相应内科疾病的诊疗路径。

（六）术前准备

术前准备≤4天。

1. 必需的检查项目：
（1）血、尿常规。
（2）肝功能、肾功能、电解质、血糖、凝血功能。
（3）感染性疾病筛查（乙型肝炎、丙型肝炎、梅毒、艾滋病等）。
（4）胸部X线片、心电图。
（5）喉镜。
（6）增强CT或MRI。
（7）标本送病理学检查。
2. 根据患者情况可选择下咽-食管胃造影、纤维食管-胃镜、输血准备等。

> **释义**
>
> ■下咽癌患者的术前检查可分为四类：一类是明确肿物性质的检查：组织病理学检查，可结合免疫组化排查风险因素；二类是明确侵犯范围的检查：喉镜、胃镜、增强CT或MRI；三类是明确有无转移的检查：肺CT、骨扫描、腹部超声等，酌情全身PET-CT；四类是明确患者全身情况的检查：血型、血尿常规、血生化、凝血、感染性疾病检查、心电图等，必要时肺功能、超声心动等。为保证治疗安全，这四类检查必须完善。其中具体项目可根据患者病情和经济情况酌情考虑。
>
> ■术前必须有病理组织学诊断。
>
> ■为缩短患者术前住院日，部分检查可以在门诊完成。
>
> ■术前必查项目是确保手术治疗安全有效开展的基础，必须及时完成，手术前应认真分析检查结果，排除手术禁忌，合理选择手术方式，及时处理异常情况。
>
> ■合并乙型肝炎和丙型肝炎的患者，需做腹部检查明确肝、脾情况；因胸部X线的分辨率低，目前逐步被胸部CT代替。

（七）预防性抗菌药物选择与使用时机

按照《抗菌药物临床应用管理办法》（卫生部令〔2012〕84号）和《抗菌药物临床应用指导原则（2015年版）》（国卫办医发〔2015〕43号）执行，合理使用抗菌药物，术前预防性用药为1天。

> **释义**
>
> ■ 下咽癌手术切口属于Ⅱ类切口，手术创伤较大，患者年龄多偏高，并可能合并基础疾病，一旦感染可能导致严重后果。可按照原则规定，适当给予预防性治疗，通常选择联合广谱用药，覆盖厌氧和需氧菌。

（八）手术日

手术日为入院5日内。

1. 麻醉方式：全身麻醉。
2. 手术：见"（三）治疗方案的选择"。
3. 术中用药：止血药、抗菌药物。
4. 输血：视术中情况而定。
5. 标本送病理检查。

> **释义**
>
> ■ 本路径规定的手术均为在全身麻醉下进行。如下咽肿瘤不影响麻醉气道插管，则按常规全身麻醉程序进行；如肿瘤遮挡咽喉气道，须先于局部麻醉下气管切开，再置入麻醉插管实施全身麻醉。
>
> ■ 手术方案应在术前拟定，但因下咽部位较隐匿，术前检查有时难以准确定位，具体手术方案可以根据术中切除范围再行确定，但不应超出术前备选方案。
>
> ■ 围术期使用抗菌药物参考《抗菌药物临床应用指导原则》（国办卫医发〔2015〕43号）执行。对于手术时间较长的患者，可以在术中加用一次抗菌药物。
>
> ■ 一般不需要输血，止血药物应根据术中伤口渗血状况确定，止血药物临床应用选择成分单一、安全性较高的药物，如注射用尖吻蝮蛇血凝酶。对于前期营养状况较差，手术创面大，手术时间长的患者，术中可酌情输血。
>
> ■ 需要进行游离组织瓣修复吻合血管的手术，按照相应规范，术中使用抗凝药物和改善微循环及扩张血管的药物。
>
> ■ 手术标本应保证其完整性；术中切缘应送冷冻病理检查，确保切缘阴性。

（九）术后

术后住院恢复7~19天。

1. 抗菌药物：按照《抗菌药物临床应用管理办法》（卫生部令〔2012〕84号）和《抗菌药物临床应用指导原则（2015年版）》（国卫办医发〔2015〕43号）合理选用抗菌药物。
2. 漱口。
3. 鼻饲。
4. 伤口换药。

> **释义**
>
> ■ 抗菌药物参考《抗菌药物临床应用指导原则》（国办卫医发〔2015〕43号）执行。术后应注意及时对伤口分泌物做细菌培养和药敏检测，有针对性地使用抗菌药物。术前放疗的患者因放疗后组织的抗感染能力减弱，可适当提高抗菌药物的级别和用药时间。监测血常规的变化。
>
> ■ 患者术后7~10天不能经口进食、进水，应加强口腔卫生的护理。
>
> ■ 除游离空肠修复的患者外，术后第2天开始鼻饲，应保证鼻饲营养液的营养平衡，监测血生化的变化；术后7~10天开始经口进食、进水，待恢复正常饮食后拔除鼻饲管。如因误吸或咽瘘需长时间鼻饲者，需做好鼻饲管的护理。
>
> ■ 下咽癌手术一般都需做气管切开或气管造瘘，术后应做好气切护理和气道护理。部分喉切除者需待恢复正常饮食，无误吸后，关闭气管切开。
>
> ■ 手术伤口按外科常规换药，气管切开伤口按气切护理常规换药。伤口感染或咽瘘，需伤口切开引流换药，换药每日1~2次，伤口分泌物的细菌培养和药敏检测，及时调整抗菌药物的使用。
>
> ■ 术后定期复查血常规、肝肾生化，监测伤口恢复情况和营养状况。使用抗凝药物的患者，定期复查凝血指标。
>
> ■ 对既往有胃病史患者，或鼻饲患者伴胃部烧灼感，可应用抑酸药物，避免应激性胃溃疡发生。

（十）出院标准

1. 一般情况良好。
2. 没有需要住院处理的并发症。

> **释义**
>
> ■ 生命体征稳定，血常规和血生化指标恢复到基本正常，伤口检查无感染体征。
>
> ■ 一般在术后7~10天经口进食、进水后观察2~3天，无严重误吸和咽瘘迹象后出院休养。如为加快床位周转，可以在术后7天，检查伤口无感染体征后出院，院外观察2~3天后开始经口进食水，如存在严重误吸和咽瘘，再住院治疗。
>
> ■ 出院时患者一般都带有鼻饲管和气管套管，应教会患者相应的护理知识和可能发生的意外情况的处理措施，并告知患者和家属拔除鼻饲管和气管套管的指征和就诊程序。
>
> ■ 伤口感染和咽瘘的患者，伤口稳定，无风险因素后，可出院门诊换药。

（十一）变异及原因分析

1. 术中、术后出现并发症（如咽瘘等），需要特殊诊断治疗措施，延长住院时间。
2. 伴有影响本病治疗效果的合并症，需要采取进一步检查和诊断，延长住院时间。

> **释义**
>
> ■ 微小变异：因为医院检查及检验项目的时间性，不能按照要求完成检查；因为节假日不能按要求完成检查；患者不愿配合完成相应检查，短期不愿按照要求出院随诊。
>
> ■ 重大变异：因基础疾病需要进一步诊断和治疗；因各种原因需要其他治疗措施；医院与患者或家属发生医疗纠纷，患者要求离院或转院；不愿按照要求出院随诊而导致住院时间明显延长。
>
> ■ 下咽癌手术可能存在的延长住院时间并发症：术中术后大出血、严重误吸、吸入性肺炎、肺栓塞、术后肿瘤复发或转移、伤口感染、咽瘘、皮瓣坏死等。
>
> ■ 糖尿病、术前放疗等，组织愈合能力降低，存在延长住院时间的风险。
>
> ■ 食管、下咽和喉狭窄等术后并发症，会影响治疗效果。
>
> ■ 甲状腺切除者须终身服药。

五、下咽癌护理规范

1. 口腔护理：下咽癌术后暂时不能经口进食，为避免口腔内细菌滋生，应定时的进行口腔清洁，一般每天 2 次口腔清洁护理，做 3~5 天。

2. 气管切开护理：气管切开口或气管造瘘口需定时清洁，更换喉垫，避免感染。

3. 气道护理：保持气道通畅，按需吸痰；气管套管定时清洁消毒，避免气管套管堵塞；定时气道雾化吸入，保持气道湿化，避免痰痂形成，尤其冬季，避免气道堵塞，必要时气道滴注 0.45% 的稀释生理盐水。

4. 饮食护理：下咽癌术后，往往暂时不能经口进食，通常术后 7~10 天通过鼻饲管进食。需观察鼻饲管的刻度，及时更换固定胶布，避免鼻饲管滑脱；保持鼻饲管的清洁干净，保证鼻饲液的滴速和温度，避免不良反应。记录每日鼻饲量，观察患者的胃肠道症状。

5. 负压引流护理：下咽癌患者术后伤口内往往放置负压引流，以引流创面渗出的液体。应定期检查引流是否通畅，避免堵塞；观察引流液的颜色，记录引流量。

6. 伤口护理：定期检查伤口是否肿胀，有无渗出或瘀斑等，排除术后出血的可能；观察伤口有无异常分泌物及异味，及时发现感染等情况。

7. 皮瓣护理：严密观察皮瓣血运情况，早发现，早处理。维持有效血液循环，同时遵医嘱予抗痉挛、抗血栓等治疗。保持正确体位，保证皮瓣的血供和静脉回流。注意保暖，减轻疼痛刺激，促进皮瓣存活。早期及时合理应用抗菌药物，严格无菌技术操作，预防伤口感染。

六、下咽癌营养治疗规范

1. 所有患者入院后应常规进行营养筛查和营养状况评估和综合测定。

2. 治疗过程中每周至少为患者评估 1 次，以便尽早发现患者出现营养风险并采取早期干预。

3. 营养治疗方式的选择：①为了降低感染风险，首选经口摄入；②出现重度口腔/口咽黏膜炎影响吞咽功能者或产生较强的胃肠道反应的患者，肠内营养应经管饲给予。

4. 患者的每日供给量推荐为每日 25~30kcal/kg，如患者合并严重消耗，每日供给量推荐为每日 30~35kcal/kg。

5. 蛋白质供给量为每日 1.0~1.5g/kg。

6. 根据胃肠功能状况尽早经口营养补充肠内营养制剂。如口服摄入不足目标量的 60% 时，推荐管饲肠内营养。肠内营养不能达到目标量 60% 时可选用肠外营养药物，胃肠耐受情况好转立即过渡到肠内营养根据病情变化及营养耐受性选择或调整肠外肠内营养方案。

七、下咽癌患者术后的健康宣教

1. 戒烟戒酒，养成良好的生活习惯。
2. 保持气管切开口或造瘘口清洁通畅，每日清洗消毒气管套管。
3. 全喉切除患者积极参加无喉发音培训。
4. 定期返回医院复诊，了解肿瘤复发的信号。

八、推荐表单

（一）医师表单

下咽癌临床路径医师表单

适用对象：第一诊断为下咽癌（ICD-10：C12/C13）

行下咽或下咽加部分或全喉切除术（ICD-9-CM-3：29.33/30.2-30.4）

患者姓名：		性别：　　年龄：　　门诊号：	住院号：
住院日期：　　年　月　日		出院日期：　　年　月　日	标准住院日：≤21 天

时间	住院第 1 天	住院第 2~3 天 （手术准备日）
主要诊疗工作	□ 询问病史及体格检查 □ 完成病历书写 □ 上级医师查房与术前评估 □ 初步确定手术方式和日期 □ 完善检查	□ 上级医师查房 □ 完成术前准备与术前评估 □ 进行术前讨论，确定手术方案 □ 完成必要的相关科室会诊 □ 签署手术知情同意书、自费用品协议书、输血同意书 □ 向患者及家属交代围术期注意事项 □ 麻醉前评估，签署麻醉同意书
重要医嘱	**长期医嘱：** □ 耳鼻咽喉科护理常规 □ 二级护理 □ 普通饮食 □ 患者既往疾病基础用药 **临时医嘱：** □ 血常规、尿常规 □ 肝功能、肾功能、血糖、电解质、凝血功能、感染性疾病筛查（乙型肝炎、丙型肝炎、梅毒、艾滋病等） □ 胸部 X 线片、心电图 □ 喉镜检查 □ 增强 CT 或 MRI □ 病理学检查 □ 下咽-食管造影 □ 输血准备（根据手术情况） □ 手术必需的相关检查	**长期医嘱：** □ 耳鼻咽喉科护理常规 □ 二级护理 □ 普通饮食 □ 患者既往疾病基础用药 **临时医嘱：** □ 明日全身麻醉下行喉部分或全切除术 * □ 术前禁食、禁水 □ 术前抗菌药物 □ 术前准备 □ 留置鼻饲管 □ 其他特殊医嘱
病情变异记录	□ 无　□ 有，原因： 1. 2.	□ 无　□ 有，原因： 1. 2.
护士签名		
医师签名		

时间	住院第 3~5 天 （手术日）	住院第 4~20 天 （术后 1~17 天）	住院第 7~21 天 （出院日）
主要诊疗工作	□ 手术 □ 术者完成手术记录 □ 住院医师完成术后病程 □ 上级医师查房 □ 向患者及家属交代病情及术后注意事项	□ 上级医师查房 □ 住院医师完成常规病历书写 □ 注意病情变化 □ 注意观察生命体征 □ 注意引流量，根据引流情况 □ 明确是否拔除引流管	□ 上级医师查房，进行手术及伤口评估 □ 完成出院记录、出院证明书向患者交代出院后的注意事项
重点医嘱	长期医嘱： □ 全身麻醉术后常规护理 □ 下咽或下咽加部分或全喉切除术 * 术后常规护理 □ 气管切开术后常规护理 □ 一级护理 □ 鼻饲饮食 □ 抗菌药物 □ 酌情静脉营养 □ 其他特殊医嘱 临时医嘱： □ 标本送病理检查 □ 酌情心电监护 □ 酌情吸氧 □ 静脉补液 □ 其他特殊医嘱	长期医嘱： □ 一/二级护理 □ 酌情停用静脉营养 □ 酌情停用鼻饲饮食 □ 酌情停用抗菌药物 □ 其他特殊医嘱 临时医嘱： □ 换药 □ 其他特殊医嘱	出院医嘱： □ 出院带药 □ 酌情肿瘤综合治疗 □ 门诊随诊
病情变异记录	□ 无 □ 有，原因： 1. 2.	□ 无 □ 有，原因： 1. 2.	□ 无 □ 有，原因： 1. 2.
护士签名			
医师签名			

*：实际操作时需明确写出具体的术式

（二）护士表单

下咽癌临床路径护士表单

适用对象：第一诊断为下咽癌（ICD-10：C12/C13）

行下咽或下咽加部分或全喉切除术（ICD-9-CM-3：29.33/30.2-30.4）

患者姓名：	性别：	年龄：	门诊号：	住院号：
住院日期：　年　月　日	出院日期：　年　月　日		标准住院日：≤21天	

时间	住院第1天	住院第2~3天 （手术准备日）
健康宣教	□ 入院宣教 □ 介绍主管医师、护士 □ 介绍环境、设施 □ 介绍住院注意事项 □ 介绍探视和陪伴制度 □ 介绍贵重物品制度 □ 提醒患者次日检查注意事项	□ 主管护士与患者沟通，了解并指导心理应对 □ 宣教疾病知识、用药知识及特殊检查操作的过程 □ 告知检查、操作及手术前后饮食、活动及探视等注意事项及应对方式 □ 术前宣教及术前准备 □ 提醒患者术晨禁食、禁水
护理处置	□ 核对患者，佩戴腕带 □ 建立入院护理病历 □ 卫生处置：剪指甲、沐浴、更换病号服 □ 协助医师完成各项检查及实验室检查	□ 随时观察患者病情变化 □ 遵医嘱正确用药和相关护理操作 □ 协助医师完成各项检查及实验室检查
基础护理	□ 二级护理 □ 晨晚间护理 □ 患者安全管理	□ 二级护理 □ 晨晚间护理 □ 患者安全管理
专科护理	□ 护理查体 □ 生命体征检测 □ 必要时留陪护人员 □ 心理护理	□ 遵医嘱完成相关检查和相关护理操作 □ 心理护理
重点医嘱	□ 详见医嘱执行单	□ 详见医嘱执行单
病情变异记录	□ 无　□ 有，原因： 1. 2.	□ 无　□ 有，原因： 1. 2.
护士签名		

时间	住院第 3~5 天（手术日）	住院第 4~20 天（术后 1~17 天）	住院第 7~21 天（出院日）
健康宣教	□ 手术当日宣教 □ 告知饮食、体位要求 □ 告知手术后需禁食、禁水 □ 给予患者及家属心理支持 □ 再次明确探视陪伴须知	□ 手术后宣教 □ 药物作用及频率 □ 饮食、活动指导 □ 指导患者术后恢复锻炼方法	□ 指导患者术后恢复锻炼方法 □ 术后随访的时间和方法 □ 出院后服药方法 □ 饮食、休息等注意事项，肿瘤综合治疗方案介绍
护理处置	□ 与手术室人员交接 □ 摘除患者义齿 □ 核对患者资料及术中带药 □ 手术后接患者 □ 核对患者及资料，交接注意事项	□ 随时观察患者病情变化 □ 遵医嘱正确用药	□ 办理出院手续 □ 书写出院小结
基础护理	□ 一级护理 □ 晨晚间护理 □ 排泄管理 □ 患者安全管理	□ 一/二级护理 □ 晨晚间护理 □ 协助或指导进食、进水 □ 协助或指导活动 □ 患者安全管理	□ 二/三级护理 □ 晨晚间护理 □ 患者安全管理
专科护理	□ 遵医嘱予补液 □ 引流管护理 □ 胃管护理 □ 尿管护理 □ 气切护理 □ 病情观察 □ 伤口和生命体征监测 □ 心理护理	□ 遵医嘱予补液 □ 引流管护理 □ 胃管护理 □ 尿管护理 □ 气切护理 □ 病情观察 □ 伤口和生命体征监测 □ 心理护理	□ 病情观察 □ 评估患者生命体征 □ 心理护理
重点医嘱	□ 详见医嘱执行单	□ 详见医嘱执行单	□ 详见医嘱执行单
病情变异记录	□ 无 □ 有，原因： 1. 2.	□ 无 □ 有，原因： 1. 2.	□ 无 □ 有，原因： 1. 2.
护士签名			

（三）患者表单

下咽癌临床路径患者表单

适用对象：第一诊断为下咽癌（ICD-10：C12/C13）

行下咽或下咽加部分或全喉切除术（ICD-9-CM-3：29.33/30.2-30.4）

患者姓名：	性别： 年龄： 门诊号：	住院号：
住院日期： 年 月 日	出院日期： 年 月 日	标准住院日：≤21天

时间	入院	手术前	手术当天
医患配合	□ 配合询问病史、收集资料，务必详细告知既往史、用药史、过敏史 □ 配合进行体格检查 □ 有任何不适告知医师	□ 配合完善相关检查，如采血、留尿、心电图、X线胸片，超声，颈部CT □ 了解手术方案及围术期注意事项 □ 签署手术知情同意书、自费用品协议书、授权书等医疗文书 □ 配合麻醉医师术前访视	□ 接受手术治疗 □ 配合监护及检查治疗 □ 与医师交流了解手术情况及术后注意事项 □ 有任何不适告知医师
护患配合	□ 配合测量体温、脉搏、呼吸、血压、体重 □ 配合完成入院护理评估（简单询问病史、过敏史、用药史） □ 接受入院宣教（环境介绍、病室规定、订餐制度、贵重物品保管等） □ 配合执行探视和陪伴制度 □ 有任何不适告知护士	□ 配合生命体征监测 □ 接受术前宣教 □ 接受术前准备 □ 准备好必要用物 □ 有任何不适告知护士	□ 术晨生命体征监测 □ 术晨剃须漱口更衣 □ 既往基础药物一口水送下（降糖药物除外） □ 取下活动义齿、饰品等，贵重物品交家属保管 □ 配合完成术前核对，带齐影像资料和自备药物，上手术车 □ 返回病房后，协助完成核对，配合过床 □ 配合输液吸氧监护 □ 有任何不适告知护士
饮食	□ 遵医嘱饮食	□ 术前6~8小时禁食、禁水	□ 术后当日禁食、禁水
排泄	□ 正常排尿便	□ 正常排尿便	□ 手术前正常排尿便 □ 手术超过2小时者置导尿管 □ 手术当日床上排尿便
活动	□ 正常活动	□ 正常活动	□ 术后当日平卧，床上翻身、四肢活动

时间	手术后	出院
医患配合	□ 配合完善术后检查：如采血、留尿、便等 □ 配合治疗和换药	□ 接受出院前指导 □ 知道复查程序 □ 获取出院诊断书
护患配合	□ 配合定时测量生命体征、每日询问大便 □ 接受输液、服药等治疗 □ 配合各项专科护理 □ 配合活动，预防皮肤压力伤 □ 注意活动安全，避免坠床或跌倒 □ 配合执行探视及陪伴	□ 接受出院宣教 □ 办理出院手续 □ 获取出院带药 □ 知道服药方法、作用、注意事项 □ 知道复印病历程序
饮食	□ 手术后 1~10 天遵医嘱进行鼻饲，禁经口进食、进水	□ 遵医嘱饮食
排泄	□ 正常排尿便	□ 正常排尿便
活动	□ 术后第 1 天起适当下地活动 □ 逐渐适度加强活动，避免疲劳	□ 正常适度活动，避免疲劳

附：原表单（2016 年版）

下咽癌临床路径表单

适用对象：第一诊断为下咽癌（ICD-10：C12/C13）

行下咽或下咽加部分或全喉切除术（ICD-9-CM-3：29.33/30.2-30.4）

患者姓名：	性别：　　年龄：　　门诊号：	住院号：
住院日期：　　年　月　日	出院日期：　　年　月　日	标准住院日：≤21 天

时间	住院第 1 天	住院第 2 天 （手术准备日）
主要诊疗工作	□ 询问病史及体格检查 □ 完成病历书写 □ 上级医师查房与术前评估 □ 初步确定手术方式和日期 □ 完善检查	□ 上级医师查房 □ 完成术前准备与术前评估 □ 进行术前讨论，确定手术方案 □ 完成必要的相关科室会诊 □ 签署手术知情同意书、自费用品协议书、输血同意书 □ 向患者及家属交代围术期注意事项 □ 麻醉前评估，签署麻醉同意书
重要医嘱	**长期医嘱：** □ 耳鼻咽喉科护理常规 □ 二级护理 □ 普通饮食 □ 患者既往疾病基础用药 **临时医嘱：** □ 血常规、尿常规 □ 肝功能、肾功能、血糖、电解质、凝血功能、感染性疾病筛查（乙型肝炎、丙型肝炎、梅毒、艾滋病等） □ 胸部 X 线片、心电图 □ 喉镜检查 □ 增强 CT 或 MRI □ 病理学检查 □ 下咽-食管造影 □ 病理学检查 □ 输血准备（根据手术情况） □ 手术必需的相关检查	**长期医嘱：** □ 耳鼻咽喉科护理常规 □ 二级护理 □ 普通饮食 □ 患者既往疾病基础用药 **临时医嘱：** □ 明日全身麻醉下行喉部分或全切除术* □ 术前禁食、禁水 □ 术前抗菌药物 □ 术前准备 □ 留置鼻饲管 □ 其他特殊医嘱
主要护理工作	□ 入院宣教 □ 入院护理评估	□ 宣教、备皮等术前准备 □ 手术前物品准备 □ 手术前心理护理
病情变异记录	□ 无　□ 有，原因： 1. 2.	□ 无　□ 有，原因： 1. 2.
护士签名		
医师签名		

时间	住院第 3~5 天 （手术日）	住院第 4~20 天 （术后 1~17 天）	住院第 7~21 天 （出院日）
主要诊疗工作	□ 手术 □ 术者完成手术记录 □ 住院医师完成术后病程 □ 上级医师查房 □ 向患者及家属交代病情及术后注意事项	□ 上级医师查房 □ 住院医师完成常规病历书写 □ 注意病情变化 □ 注意观察生命体征 □ 注意引流量，根据引流情况 □ 明确是否拔除引流管	□ 上级医师查房，进行手术及伤口评估 □ 完成出院记录、出院证明书 □ 向患者交代出院后的注意事项
重点医嘱	长期医嘱： □ 全麻术后常规护理 □ 下咽或下咽加部分或全喉切除术＊术后常规护理 □ 气管切开术后常规护理 □ 一级护理 □ 鼻饲饮食 □ 抗菌药物 □ 其他特殊医嘱 临时医嘱： □ 标本送病理检查 □ 酌情心电监护 □ 酌情吸氧 □ 其他特殊医嘱	长期医嘱： □ 一/二级护理 □ 酌情停用鼻饲饮食 □ 酌情停用抗菌药物 □ 其他特殊医嘱 临时医嘱： □ 换药 □ 其他特殊医嘱	出院医嘱： □ 出院带药 □ 酌情肿瘤综合治疗 □ 门诊随诊
主要护理工作	□ 随时观察患者病情变化 □ 术后心理与生活护理	□ 观察患者情况 □ 术后心理与生活护理	□ 指导患者办理出院手续 □ 指导术后气管套管护理 □ 指导术后随访时间 □ 指导术后发音功能锻炼
病情变异记录	□ 无　□ 有，原因： 1. 2.	□ 无　□ 有，原因： 1. 2.	□ 无　□ 有，原因： 1. 2.
护士签名			
医师签名			

＊：实际操作时需明确写出具体的术式

第三章

喉癌临床路径释义

【医疗质量控制指标】（专家建议）

指标一、手术切除率。

指标二、部分喉切除率。

指标三、住院期间喉癌手术患者并发症的发生率。

一、喉癌编码

1. 原编码：

疾病名称及编码：喉癌（ICD-10：C32，D02.0）

手术操作名称及编码：喉部分或全喉切除术（ICD-9-CM-3：30.1-30.4）

2. 修改编码：

疾病名称及编码：喉癌（ICD-10：C32）

手术操作名称及编码：喉部分切除术（ICD-9-CM-3：30.1-30.2）

全喉切除术（ICD-9-CM-3：30.3-30.4）

二、临床路径检索方法

C32 伴（30.1-30.4）

三、国家医疗保障疾病诊断相关分组（CHS-DRG）

MDC 编码：MDCD（头颈、耳、鼻、口、咽疾病及功能障碍）

ADRC 编码：DR1（头颈、耳、鼻、咽、口恶性肿瘤）

四、喉癌临床路径标准住院流程

（一）适用对象

第一诊断为喉癌（ICD-10：C32，D02.0）。

行喉部分或全喉切除术（ICD-9-CM-3：30.1-30.4）。

释义

■ 适用对象编码参见第一部分。

■ 本临床路径适用对象为喉癌需要行喉部分或全喉切除术的患者，包括需要行单侧或双侧颈淋巴结清扫的患者。

■ 本路径不适用于不首选手术治疗的喉癌类型（如部分喉小细胞癌或淋巴瘤等患者）以及晚期喉癌需姑息治疗的患者。

（二）诊断依据

根据《临床诊疗指南·耳鼻咽喉头颈外科分册》（中华医学会编著，人民卫生出版社，2009 年）。

1. 症状：声嘶、呼吸不畅或其他喉部不适。

2. 体征：喉部有新生物或发现颈部肿大淋巴结。

3. 辅助检查：喉镜、CT 和/或 MRI 或 B 超等提示病变。

4. 病理学明确诊断。

> **释义**
>
> ■ 声门型喉癌早期症状通常为声音嘶哑；声门上型喉癌早期症状通常表现为咽部不适或咽部异物感或咽部疼痛等咽炎症状，相继可出现放射性耳痛；声门下型喉癌早期症状不明显，晚期可出现进行性呼吸困难。
>
> ■ 原发于会厌或喉室的肿瘤，由于位置隐蔽，间接喉镜检查常不易发现，纤维喉镜仔细检查可早期发现病变，喉镜检查时应特别注意会厌喉面、前联合、喉室及声门下区等比较隐蔽的部位。
>
> ■ 检查还应包括声带运动是否受限或固定，会厌前间隙是否饱满，声门旁间隙是否受侵，舌根是否侵犯，颈部有无肿大淋巴结，喉体是否增大，颈前软组织和甲状腺有无肿块等。CT 检查鉴别甲状软骨是否破坏优于 MRI，而鉴别软组织侵犯范围 MRI 优于 CT；对颈部淋巴结转移的评价，CT、MRI 和超声有互补作用。

（三）治疗方案的选择

根据《临床治疗指南·耳鼻咽喉头颈外科分册》（中华医学会编著，人民卫生出版社，2009 年）、《临床技术操作规范·耳鼻咽喉头颈外科分册》（中华医学会编著，人民军医出版社，2009 年）、《头颈肿瘤综合治疗专家共识》（中国抗癌协会头颈肿瘤专业委员会，中国抗癌协会放射肿瘤专业委员会，中华耳鼻咽喉头颈外科杂志，2010 年）、《喉癌外科手术及综合治疗专家共识》（中华耳鼻咽喉头颈外科杂志编辑委员会头颈外科组，中华医学会耳鼻咽喉头颈外科学分会头颈学组，中华耳鼻咽喉头颈外科杂志，2014 年）。

手术：

1. 喉癌激光切除手术：T_1 和部分 T_2 喉癌。

2. 喉部分切除术：T_1、T_2、部分 T_3、少数 T_4，适合喉部分切除的喉癌患者。

3. 喉全切除术：不适合上述手术方式的喉癌患者。

4. 酌情行缺损修复。

5. 酌情行颈淋巴结清扫术。

> **释义**
>
> ■ 手术为喉癌的主要治疗手段，对于不同部位、不同范围的肿瘤，应采取不同的手术的方法，其原则是在彻底切除肿瘤的基础上，尽量保留喉内外正常组织，以利于喉功能的修复与重建，随着对解剖和病理学研究的深入和手术方法的改进，喉部分切除术成为首选的手术方法。
>
> ■ 根据肿瘤的生物学行为特点及喉部的解剖分区进行喉部分切除术，缺损利用附近的黏膜组织瓣修复。
>
> ■ 放疗亦为喉癌治疗的重要手段，对于不同类型的喉癌，可有单纯放疗以及与手术结合的综合治疗，在综合治疗中有术前放疗和术后放疗。
>
> ■ 化疗可作为一种姑息治疗或综合治疗中的辅助部分，应在肿瘤内科的指导下完成。

（四）标准住院日

1. 激光切除喉癌手术≤7 天。

2. 喉部分切除术和全喉切除术≤18 天。

3. 皮肤或气管或食管缺损修复术≤21 天。

释义

> ■喉癌患者入院后，术前准备 1~4 天，在第 4~5 天实施手术，术后恢复 7~14 天，总住院天数不超过 18 天，均符合本临床路径要求。但住院期间如果出现并发症，住院时间延长，属于正常。

（五）进入路径标准

1. 第一诊断必须符合喉癌疾病编码（ICD-10：C32，D02.0）。

2. 当患者同时具有其他疾病诊断，但在住院期间不需要特殊处理也不影响第一诊断的临床路径流程实施时，可以进入路径。

释义

> ■随着微创外科技术的发展，显微切除、显微激光切除、显微等离子射频技术切除以及部分支撑喉镜暴露困难者在内镜辅助下切除等术式不断完善，有条件的单位可根据患者的具体情况选用，以利用现代微创技术手段暴露清楚、彻底清除病变、并能行必要的修复，以最小的代价为患者谋取最大治疗效果为原则。这一部分患者另立临床路径管理。

> ■晚期喉癌已侵犯食管、气管、皮肤，术后缺损较大，需要转移组织瓣修复的患者术前准备、术后恢复和预后与本路径所规定喉癌有较大区别，应另立路径管理；但是喉癌切除后，利用周围黏膜、会厌下拉、单蒂或双蒂带状肌筋膜瓣等修复缺损适用于本临床路径。

> ■患者入院后术前准备发现严重心律不齐、心肌梗死、糖尿病等以往没有发现的疾病，请相关科室会诊，上述慢性疾病如果需要治疗稳定后才能手术，术前准备过程先进入其他相应内科疾病的诊疗路径。

（六）术前准备

1. 必需的检查项目：

（1）血常规、尿常规。

（2）肝功能、肾功能、电解质、血糖、凝血功能。

（3）感染性疾病筛查（乙型肝炎、丙型肝炎、梅毒、艾滋病等）。

（4）胸部 X 线片、心电图。

（5）喉镜。

（6）标本送病理学检查。

2. 根据患者病情，可选择检查项目：CT 或 MRI 或 B 超，下咽-食管造影，肺功能，输血准备等。

> **释义**
>
> ■ 喉癌患者的术前准备可分为4类：第一类是明确肿瘤性质的术前准备，如病理学检查，必要时行免疫组化；第二类是明确肿瘤范围的检查，如喉镜、增强 CT 或 MR、食管镜或胃镜等；第三类是明确肿瘤是否有转移的检查，如颈部超声、肝胆胰脾肾超声、骨扫描、X 线胸片或胸部 CT，喉癌常伴发肺癌，胸部 CT 最为增强，甚至 PET 等；第四类是明确患者的全身情况，为全身麻醉手术准备的检查，如血尿常规、心电图、感染指标、肝肾功能、输血项目等；必要时，一些高危患者，术前根据病情增加超声心动、肺功能、血气分析等检查。术前4类检查必须完善，其中具体的项目根据患者病情和经济情况等多种因素综合考虑选择。
>
> ■ 必查项目是确保手术治疗安全、有效开展的基础，术前必须完成。相关人员认真分析检查结果，排除手术禁忌证，及时处理异常情况。
>
> ■ 为缩短患者的住院等待时间，检查项目可以在患者入院前于门诊完成。

（七）预防性抗菌药物选择与使用时机

按照《抗菌药物临床应用指导原则（2015 年版）》（国卫办医发〔2015〕43 号）合理选用抗菌药物。

> **释义**
>
> ■ 喉癌手术属 Ⅱ 类切口，手术创伤大，一旦感染可导致严重后果，因此可按规定适当预防性和术后应用抗菌药物，通常选用联合广谱用药，覆盖需氧和厌氧菌。

（八）手术日

手术日为入院后 5 天内。
1. 麻醉方式：全身麻醉。
2. 手术：见治疗方案的选择。
3. 术中用药：止血药、抗菌药物。
4. 输血：视术中情况而定。
5. 标本送病理检查。

> **释义**
>
> ■ 本路径规定的喉部分切除术和喉全切除术均是在全身麻醉下实施。
>
> ■ 手术前或术中可应用血凝酶，用来预防出血，避免或减少手术部位及手术后出血。现在高龄患者越来越多，止血药物临床应用选择成分单一、安全性较高的药物，如注射用尖吻蝮蛇血凝酶。应注意监测患者血凝状态，高度警惕深静脉血栓形成。必要时，对高凝状态和游离组织瓣修复的患者，可使用抗凝药物和改善微循环及扩张血管的药物。对手术较大、既往有胃病史患者，可应用抑酸药物，避免应激性胃溃疡发生。
>
> ■ 围术期用抗菌药物参考《抗菌药物临床应用指导原则（2015 年版）》（国卫办医发〔2015〕43 号）执行。对手术时间较长的患者，术中可加用一次抗菌药物。

■ 术中切缘应送冷冻，切至切缘阴性，标本送病理应标明切缘。

（九）术后住院治疗

术后住院治疗 5~19 天。

1. 抗菌药物：按照《抗菌药物临床应用指导原则（2015 年版）》（国卫办医发〔2015〕43号）合理选用抗菌药物。

2. 漱口。

3. 鼻饲（激光手术除外）。

4. 气管切开和气道护理。

5. 伤口换药。

6. 镇痛药（必要时）。

> **释义**
>
> ■ 术后住院治疗 5~18 天。术后如果出现并发症，住院时间延长。
>
> ■ 术后可根据患者恢复情况做必须复查的检查项目：血、尿常规，肝、肾功能，电解质，白蛋白，D-二聚体（dimer），并根据病情变化增加检查的频次。复查项目并不局限于路径的项目，可根据需要增加，如血气分析、四肢超声等。根据情况行监护和吸氧，必要时转 ICU 病房。必要时胸片、CT 和超声检查，排除肺部感染、脑出血和腹腔出血。
>
> ■ 鼻饲患者术后可根据患者情况在第 7~14 天经口进食，拔除胃管。
>
> ■ 气管切开术患者可根据患者情况在住院期间关闭气切，或出院恢复，待条件允许后再关闭气管切开。
>
> ■ 术后用药，除常规合理应用抗菌药物外，必要时，对高凝状态和游离组织瓣修复的患者，可使用抗凝药物和改善微循环及扩张血管的药物。对手术较大、既往有胃病史患者或鼻饲患者，可应用抑酸药物，避免应激性胃溃疡发生。

（十）出院标准

1. 一般情况良好。

2. 没有需要住院处理的并发症。

> **释义**
>
> ■ 患者出院前应完成复查项目，且复查项目无异常，若有异常，主管医师应仔细分析并作出相应的处理。
>
> ■ 如果术后出现并发症，经过一段时间的处理后，病情稳定，无生命危险，可出院回家或当地医院继续治疗。

（十一）变异及原因分析

1. 术中、术后出现并发症（如咽瘘等），需要特殊诊断治疗措施，延长住院时间。

2. 伴有影响本病治疗效果的合并症，需要采取进一步检查和诊断，延长住院时间。

> **释义**
>
> ■ 伴有影响手术的合并症常见的有发现心律失调、心肌梗死、糖尿病等，需要进一步行超声心动、Holter、肺功能等检查，请相关科室会诊排除手术禁忌证，导致住院时间延长，治疗费用增加。
>
> ■ 喉癌手术可能存在的风险包括：术中术后大出血、空气栓塞、吸入性肺炎、肺栓塞及心肌梗死；全喉切除术后失去发音功能；术后复发和转移；术中切除或损伤重要神经：面神经分支损伤导致术后面瘫，舌咽和迷走神经损伤导致进食呛咳，心血管症状，副神经损伤导致肩部和上肢活动障碍，舌下神经损伤导致舌活动障碍，颈丛神经损伤颈部和耳部感觉麻木，颈交感神经损伤导致霍纳综合征（Horner syndrome）等；术后感染，导致咽瘘或喉瘘，伤口延期愈合；并发气胸、皮下气肿、乳糜漏等，继发感染则引起脓胸或纵隔脓肿等，必要时行引流术；术后气管食管瘘、食管狭窄，可影响正常饮食；术后面部肿胀；术后气管套管拔管困难，甚至终身带管；甲状腺、甲状旁腺切除后甲状腺和甲状旁腺功能低下，须终身服药；皮瓣坏死等。
>
> ■ 出现变异的原因很多，除了包括路径中所描述的各种术后并发症，还包括医疗、护理、患者、环境等多方面的变异原因，主管医师均应如实记录。

五、喉癌给药方案

（一）用药选择

喉癌的用药主要是预防性使用抗菌药物，选用的抗菌药物必须是疗效肯定、安全、使用方便及价格相对较低的品种。一般选择联合用药，可分为：①广谱青霉素类联合抗厌氧菌类；②头孢菌素类联合抗厌氧菌类；③如果患者为过敏体质或以上2种抗菌药物皮试阳性，可选择喹诺酮类联合抗厌氧菌类。

给药方法：在术前0.5~2小时内给药，或麻醉开始时给药，使手术切口暴露时局部组织中已达到足以杀灭手术过程中入侵切口细菌的药物浓度。如果手术时间超过3小时，或失血量大（>1500ml），可手术中给予第2剂。抗菌药物的有效覆盖时间应包括整个手术过程和手术结束后4小时，总的预防用药时间不超过24小时，个别情况可延长至48小时。手术时间较短（<2小时）的手术，术前用药一次即可。

（二）药学提示

1. 广谱青霉素抗菌药物：抗菌谱除革兰阳性菌外，还包括：①对部分肠杆菌科细菌有抗菌活性者，如氨苄西林、阿莫西林；②对多数革兰阴性杆菌包括铜绿假单胞菌具抗菌活性者，如哌拉西林、阿洛西林、美洛西林。

适应证：氨苄西林与阿莫西林的抗菌谱较青霉素为广，对部分革兰阴性杆菌（如流感嗜血杆菌、大肠埃希菌、奇异变形杆菌）亦具抗菌活性。对革兰阳性球菌作用与青霉素相仿。本类药物适用于敏感细菌所致的呼吸道感染、尿路感染、胃肠道感染、皮肤软组织感染、脑膜炎、败血症、心内膜炎等。氨苄西林为肠球菌感染的首选用药。

哌拉西林、阿洛西林和美洛西林对革兰阴性杆菌的抗菌谱较氨苄西林广，抗菌作用也较强。除对部分肠杆菌科细菌外，对铜绿假单胞菌亦有良好抗菌作用；适用于肠杆菌科细菌及铜绿假单胞菌所致的呼吸道感染、尿路感染、胆道感染、腹腔感染、皮肤软组织感染等。

2. 头孢菌素类抗菌药物：头孢菌素类根据其抗菌谱、抗菌活性、对 β-内酰胺酶的稳定性以及肾毒性的不同，目前分为四代，常用的为第三代或第四代。第三代头孢菌素对肠杆菌科细菌等革兰阴性杆菌具有强大抗菌作用，头孢他啶和头孢哌酮除肠杆菌科细菌外对铜绿假单胞菌亦具高度抗菌活性；注射品种有头孢噻肟、头孢曲松、头孢他啶、头孢哌酮等。第四代头孢菌素常用者为头孢吡肟，它对肠杆菌科细菌作用与第三代头孢菌素大致相仿，其中对阴沟肠杆菌、产气肠杆菌、柠檬酸菌属等的部分菌株作用优于第三代头孢菌素，对铜绿假单胞菌的作用与头孢他啶相仿，对金黄色葡萄球菌等的作用较第三代头孢菌素略强。

适应证：第三代头孢菌素：适用于敏感肠杆菌科细菌等革兰阴性杆菌所致严重感染，如下呼吸道感染、败血症、腹腔感染、肾盂肾炎和复杂性尿路感染、盆腔炎性疾病、骨关节感染、复杂性皮肤软组织感染、中枢神经系统感染等。治疗腹腔、盆腔感染时需与抗厌氧菌药如甲硝唑合用。本类药物对化脓性链球菌、肺炎链球菌、甲氧西林敏感葡萄球菌所致的各种感染亦有效，但并非首选用药。头孢他啶、头孢哌酮尚可用于铜绿假单胞菌所致的各种感染。

第四代头孢菌素：目前国内应用者为头孢吡肟。本药的抗菌谱和适应证与第三代头孢菌素同，尚可用于对第三代头孢菌素耐药而对其敏感的产气肠杆菌、阴沟肠杆菌、沙雷菌属等细菌感染，亦可用于中性粒细胞缺乏伴发热患者的经验治疗。

3. 喹诺酮类抗菌药：临床上常用者为氟喹诺酮类，有诺氟沙星、依诺沙星、氧氟沙星、环丙沙星等。近年来研制的新品种对肺炎链球菌、化脓性链球菌等革兰阳性球菌的抗菌作用增强，对衣原体属、支原体属、军团菌等细胞内病原或厌氧菌的作用亦有增强，已用于临床者有左氧氟沙星、加替沙星、莫西沙星等。

适应证：①泌尿生殖系统感染：本类药物可用于肠杆菌科细菌和铜绿假单胞菌等所致的尿路感染；细菌性前列腺炎、淋菌性和非淋菌性尿道炎以及宫颈炎。诺氟沙星主要用于单纯性下尿路感染或肠道感染。但应注意，目前国内尿路感染的主要病原菌大肠埃希菌中，耐药株已达半数以上。②呼吸道感染：环丙沙星、氧氟沙星等主要适用于肺炎克雷伯菌、肠杆菌属、假单胞菌属等革兰阴性杆菌所致的下呼吸道感染。左氧氟沙星、加替沙星、莫西沙星等可用于肺炎链球菌和溶血性链球菌所致的急性咽炎和扁桃体炎、中耳炎等，以及肺炎链球菌、支原体、衣原体等所致社区获得性肺炎，此外亦可用于革兰阴性杆菌所致下呼吸道感染。

4. 抗厌氧菌类：本类药物对厌氧菌、滴虫、阿米巴和蓝氏贾第鞭毛虫具强大抗微生物活性。

适应证：①可用于各种需氧菌与厌氧菌的混合感染，包括腹腔感染、盆腔感染、肺脓肿、脑脓肿等，但通常需与抗需氧菌抗菌药物联合应用；②口服可用于艰难梭菌所致的假膜性肠炎、幽门螺杆菌所致的胃窦炎、牙周感染及加德纳菌阴道炎等；③可用于肠道及肠外阿米巴病、阴道滴虫病、贾第鞭毛虫病、结肠小袋纤毛虫等寄生虫病的治疗；④与其他抗菌药物联合，可用于某些盆腔、肠道及腹腔等手术的预防用药。

（三）注意事项

1. 广谱青霉素抗菌药物：①无论采用何种给药途径，用青霉素类药物前必须详细询问患者有无青霉素类过敏史、其他药物过敏史及过敏性疾病史，并须先做青霉素皮肤试验；②过敏性休克一旦发生，必须就地抢救，立即给患者注射肾上腺素，并给予吸氧、应用升压药、肾上腺皮质激素等抗休克治疗；③全身应用大剂量青霉素可引起腱反射增强、肌肉痉挛、抽搐、昏迷等中枢神经系统反应（青霉素脑病），此反应易出现于老年和肾功能减退患者；④青霉素不用于鞘内注射；⑤青霉素钾盐不可快速静脉注射；⑥本类药物在碱性溶液中易失活。

2. 头孢菌素类抗菌药物：①禁用于对任何一种头孢菌素类抗菌药物有过敏史及有青霉素过

敏性休克史的患者；②用药前必须详细询问患者先前有否对头孢菌素类、青霉素类或其他药物的过敏史。有青霉素类、其他 β-内酰胺类及其他药物过敏史的患者，有明确应用指征时应谨慎使用本类药物。在用药过程中一旦发生过敏反应，须立即停药。如发生过敏性休克，须立即就地抢救并予以肾上腺素等相关治疗；③本类药物多数主要经肾脏排泄，中度以上肾功能不全患者应根据肾功能适当调整剂量。中度以上肝功能减退时，头孢哌酮、头孢曲松可能需要调整剂量；④氨基苷类和第一代头孢菌素注射剂合用可能加重前者的肾毒性，应注意监测肾功能；⑤头孢哌酮可导致低凝血酶原血症或出血，合用维生素 K 可预防出血；本药亦可引起戒酒硫样反应。用药期间及治疗结束后 72 小时内应避免摄入含酒精饮料。

3. 喹诺酮类抗菌药：①对喹诺酮类药物过敏的患者禁用；②18 岁以下未成年患者避免使用本类药物；③制酸剂和含钙、铝、镁等金属离子的药物可减少本类药物的吸收，应避免同用；④妊娠期及哺乳期患者避免应用本类药物；⑤本类药物偶可引起抽搐、癫痫、神志改变、视力损害等严重中枢神经系统不良反应，在肾功能减退或有中枢神经系统基础疾病的患者中易发生，因此本类药物不宜用于有癫痫或其他中枢神经系统基础疾病的患者。肾功能减退患者应用本类药物时，需根据肾功能减退程度减量用药，以防发生由于药物在体内蓄积而引起的抽搐等中枢神经系统严重不良反应；⑥本类药物可能引起皮肤光敏反应、关节病变、肌腱断裂等，并偶可引起心电图 QT 间期延长等，用药期间应注意观察。

4. 抗厌氧菌类：①禁用于对硝基咪唑类药物过敏的患者；②妊娠早期（3 个月内）患者应避免应用。哺乳期患者用药期间应停止哺乳；③本类药物可能引起粒细胞减少及周围神经炎等，神经系统基础疾患及血液病患者慎用；④用药期间禁止饮酒及含酒精饮料；⑤肝功能减退可使本类药物在肝脏代谢减慢而导致药物在体内蓄积，因此肝病患者应减量应用。

六、喉癌术后的护理规范

1. 口腔护理：喉癌术后往往暂时不能经口进食，为避免口腔内细菌滋生，应定时的进行口腔清洁，一般每天 2 次口腔清洁护理。

2. 饮食护理：喉癌术后，尤其全喉切除术后，往往暂时不能经口进食，通常术后 7~10 天通过鼻饲管给予营养支持，一是减少吞咽动作，避免喉漏或咽漏的发生，二是通过鼻饲管进食给予补充营养，促进伤口愈合。

3. 手术切口护理：气管切开口或气管造瘘口定时清洁，避免感染；保持气管套管通畅，定时清洁消毒，避免气管套管堵塞和伤口感染；定时气道雾化吸入，尤其冬季，避免气道堵塞。

4. 负压引流护理：喉癌患者术后往往放置负压引流，以引流创面渗出的液体，避免积液，伤口感染，应定期检查引流是否通畅，避免堵塞。

5. 伤口护理：定期检查伤口是否肿胀，是否出现淤斑，排除术后出血的可能。

七、喉癌营养治疗规范

1. 所有患者入院后应常规进行营养筛查和营养状况评估和综合测定。

2. 治疗过程中每周至少为患者评估 1 次，以便尽早发现患者出现营养风险并采取早期干预。

3. 营养治疗方式的选择：①为了降低感染风险，首选经口摄入；②出现重度口腔/口咽黏膜炎影响吞咽功能者或产生较强的胃肠道反应的患者，肠内营养应经管饲给予。

4. 患者的每日供给量推荐为每日 25~30kcal/kg，如患者合并严重消耗，每日供给量推荐为每日 30~35kcal/kg。

5. 蛋白质供给量为每日 1.0~1.5g/kg。

6. 根据胃肠功能状况尽早经口营养补充肠内营养制剂。如口服摄入不足目标量的 60% 时，推荐管饲肠内营养。肠内营养不能达到目标量60%时可选用肠外营养药物，胃肠耐受情况好转立即过渡到肠内营养。根据病情变化及营养耐受性选择或调整肠外肠内营养方案。

八、喉癌患者术后的健康宣教

1. 戒烟戒酒，养成良好的生活习惯。
2. 保持气管造瘘口或气管切开口清洁通畅，定期清洗消毒。
3. 全喉切除患者积极参加无喉发音培训。
4. 定期返回医院复诊，了解肿瘤复发的信号。

九、推荐表单

（一）医师表单

喉癌临床路径医师表单

适用对象：第一诊断为喉癌（ICD-10：C32，D02.0）
行喉部分或全喉切除术（ICD-9-CM-3：30.1-30.4）

| 患者姓名： | 性别： | 年龄： | 门诊号： | 住院号： |
| 住院日期： 年 月 日 | 出院日期： 年 月 日 | | 标准住院日：≤21 天 | |

时间	住院第 1 天	住院第 1~3 天 （术前日）	住院第 2~5 天 （手术日）
主要诊疗工作	□ 询问病史及体格检查 □ 完成病历书写 □ 上级医师查房与术前评估 □ 初步确定手术方式和日期	□ 上级医师查房 □ 完成术前准备与术前评估 □ 根据检查结果等，进行术前讨论，确定手术方案 □ 完成必要的相关科室会诊 □ 签署手术知情同意书、自费用品协议书、输血同意书 □ 向患者及家属交代围术期注意事项	□ 手术 □ 术者完成手术记录 □ 住院医师完成术后病程 □ 上级医师查房 □ 向患者及家属交代病情及术后注意事项
重点医嘱	**长期医嘱：** □ 耳鼻咽喉科护理常规 □ 二级护理 □ 普通饮食 **临时医嘱：** □ 血常规、尿常规 □ 肝功能、肾功能、血糖、电解质、凝血功能、感染性疾病筛查（乙型肝炎、丙型肝炎、梅毒、艾滋病等） □ 胸部 X 线片、心电图 □ 喉镜检查 □ 病理学检查 □ 酌情增强 CT 和/或 MRI 或 B 超，肺功能，输血准备	**长期医嘱：** □ 耳鼻咽喉科护理常规 □ 二级护理 □ 普通饮食 □ 患者既往基础用药 **临时医嘱：** □ 术前医嘱：明日全身麻醉下行喉部分或全切除术 * □ 术前禁食、禁水 □ 术前抗菌药物 □ 术前准备 □ 留置鼻饲管（术前或术中，激光手术除外） □ 其他特殊医嘱	**长期医嘱：** □ 全身麻醉术后常规护理 □ 喉部分或全切除术 * 术后常规护理 □ 气管切开术后常规护理 □ 一级护理 □ 鼻饲饮食 □ 抗菌药物 □ 其他特殊医嘱 **临时医嘱：** □ 标本送病理检查 □ 酌情心电监护 □ 酌情吸氧 □ 其他特殊医嘱
病情变异记录	□ 无　□ 有，原因： 1. 2.	□ 无　□ 有，原因： 1. 2.	□ 无　□ 有，原因： 1. 2.
医师签名			

时间	住院第3~19天 (术后1~18天)	住院第7~21天 (术后5~19天,出院日)
主要诊疗工作	□ 上级医师查房 □ 住院医师完成常规病历书写 □ 注意病情变化 □ 注意观察生命体征 □ 注意引流量,根据引流情况明确是否拔除引流管	□ 上级医师查房,进行手术及伤口评估 □ 完成出院记录、出院证明书 □ 向患者交代出院后的注意事项
重点医嘱	长期医嘱: □ 一/二级护理 □ 酌情停用鼻饲饮食 □ 酌情停用抗菌药物 □ 其他特殊医嘱 临时医嘱: □ 换药 □ 其他特殊医嘱	出院医嘱: □ 出院带药 □ 酌情肿瘤综合治疗 □ 门诊随诊 □ 对全喉切除的患者,自学或参加无喉发音班,以回归社会。
病情变异记录	□ 无 □ 有,原因: 1. 2.	□ 无 □ 有,原因: 1. 2.
医师签名		

﹡:实际操作时需明确写出具体的术式

（二）护士表单

喉癌临床路径护士表单

适用对象：第一诊断为喉癌（ICD-10：C32，D02.0）

行喉部分或全喉切除术（ICD-9-CM-3：30.1-30.4）

患者姓名：	性别： 年龄： 门诊号：	住院号：
住院日期： 年 月 日	出院日期： 年 月 日	标准住院日：≤21 天

时间	住院第 1 天	住院第 1~3 天	住院第 2~5 天
健康宣教	□ 入院宣教 □ 介绍主管医师、护士 □ 介绍环境、设施 □ 介绍住院注意事项 □ 介绍探视和陪伴制度 □ 介绍贵重物品制度	□ 药物宣教 □ 向患者及家属交代围术期注意事项 □ 术前宣教 □ 宣教术前准备及注意事项 □ 主管护士与患者沟通，消除患者紧张情绪 □ 告知术后可能出现的情况及应对方式	□ 向患者及家属交代病情及术后注意事项 □ 手术当日宣教 □ 告知饮食、体位要求 □ 告知术后需平卧 6 小时 □ 给予患者及家属心理支持 □ 再次明确探视陪伴须知
护理处置	□ 核对患者，佩戴腕带 □ 建立入院护理病历 □ 协助患者留取各种标本 □ 测量体重	□ 协助医师完成术前的相关实验室检查 □ 术前准备 □ 禁食禁水	□ 摘除患者义齿，核对患者资料及带药，将患者交手术室 □ 接患者，核对患者及资料 □ 心电监护，测血压，密切观察生命体征
基础护理	□ 三级护理 □ 晨晚间护理 □ 患者安全管理	□ 三级护理 □ 晨晚间护理 □ 患者安全管理	□ 一级护理 □ 晨晚间护理 □ 患者安全管理
专科护理	□ 护理查体 □ 病情观察：是否有呼吸困难 □ 需要时，填写跌倒及压疮防范表 □ 需要时，请家属陪伴 □ 确定饮食种类 □ 心理护理	□ 病情观察：是否有呼吸困难 □ 遵医嘱完成相关检查 □ 心理护理	□ 遵医嘱予补液 □ 病情观察 □ 生命体征的变化 □ 引流的量和颜色 □ 气管套管是否通畅 □ 心理护理
重点医嘱	□ 详见医嘱执行单	□ 详见医嘱执行单	□ 详见医嘱执行单
病情变异记录	□ 无 □ 有，原因： 1. 2.	□ 无 □ 有，原因： 1. 2.	□ 无 □ 有，原因： 1. 2.
护士签名			

时间	住院第 3~19 天	住院第 7~21 天 （出院日）
健康宣教	□ 术后宣教 □ 药物作用及频率 □ 饮食、活动指导	□ 出院宣教 □ 复查时间 □ 服药方法 □ 活动休息 □ 指导饮食 □ 指导办理出院手续
护理处置	□ 遵医嘱完成相关检查	□ 协助医师办理出院手续
基础护理	□ 二级护理 □ 晨晚间护理 □ 患者安全管理	□ 三级护理 □ 晨晚间护理 □ 协助或指导进食、进水 □ 协助或指导活动 □ 患者安全管理
专科护理	□ 病情观察 □ 监测生命体征 □ 心理护理 □ 引流管和气管套管管理	□ 病情观察 □ 监测生命体征 □ 出院指导 □ 心理护理 □ 气管套管管理
重点医嘱	□ 详见医嘱执行单	□ 详见医嘱执行单
病情变异记录	□ 无　□ 有，原因： 1. 2.	□ 无　□ 有，原因： 1. 2.
护士签名		

（三）患者表单

喉癌临床路径患者表单

适用对象：第一诊断为喉癌（ICD-10：C32，D02.0）

行喉部分或全喉切除术（ICD-9-CM-3：30.1-30.4）

患者姓名：	性别：	年龄：	门诊号：	住院号：

住院日期： 年 月 日	出院日期： 年 月 日	标准住院日：≤21天

时间	入院	手术前	手术当天
医患配合	□ 配合询问病史、收集资料，务必详细告知既往史、用药史、过敏史 □ 配合进行体格检查 □ 有任何不适告知医师	□ 配合完善术前相关检查，如采血、留尿、心电图、X线胸片 □ 医师与患者及家属介绍病情及手术谈话、术前签字	□ 配合医师摆好手术体位 □ 配合麻醉医师完成麻醉
护患配合	□ 配合测量体温、脉搏、呼吸3次、血压、体重1次 □ 配合完成入院护理评估（简单询问病史、过敏史、用药史） □ 接受入院宣教（环境介绍、病室规定、订餐制度、贵重物品保管等） □ 配合执行探视和陪伴制度 □ 有任何不适告知护士	□ 配合测量体温、脉搏、呼吸3次、询问大便1次 □ 接受手术前宣教 □ 接受饮食宣教 □ 接受药物宣教	□ 送手术室前，协助完成核对，带齐影像资料及用药 □ 返回病房后，配合接受生命体征的测量 □ 配合检查意识 □ 配合缓解疼痛 □ 接受术后宣教 □ 接受饮食宣教：手术当天禁食 □ 接受药物宣教 □ 有任何不适告知护士
饮食	□ 遵医嘱饮食	□ 遵医嘱饮食	□ 手术前禁食、禁水 □ 术后，根据医嘱平卧6小时，次日经鼻饲管给予流质饮食
排泄	□ 正常排尿便	□ 正常排尿便	□ 正常排尿便
活动	□ 正常活动	□ 正常活动	□ 卧床

时间	手术后	出院
医患配合	□ 配合完善术后检查：如采血、留痰等	□ 接受出院前指导 □ 知道复查程序 □ 获取出院诊断书
护患配合	□ 配合定时测量生命体征、每日询问大便 □ 配合检查颈部 □ 接受输液、服药等治疗 □ 接受进食、进水、排便等生活护理 □ 配合活动，预防皮肤压力伤 □ 注意活动安全，避免坠床或跌倒 □ 配合执行探视及陪伴	□ 接受出院宣教 □ 办理出院手续 □ 获取出院带药 □ 知道服药方法、作用、注意事项 □ 知道复印病历程序
饮食	□ 遵医嘱饮食	□ 遵医嘱饮食
排泄	□ 正常排尿便	□ 正常排尿便
活动	□ 正常适度活动，避免疲劳	□ 正常适度活动，避免疲劳

附：原表单（2016年版）

喉癌临床路径表单

适用对象：第一诊断为喉癌（ICD-10：C32，D02.0）

行喉部分或全喉切除术（ICD-9-CM-3：30.1~30.4）

患者姓名：		性别：	年龄：	门诊号：	住院号：

住院日期： 年 月 日	出院日期： 年 月 日	标准住院日：≤21天

时间	住院第1天	住院第1~3天 （术前日）	住院第2~5天 （手术日）
主要诊疗工作	□ 询问病史及体格检查 □ 完成病历书写 □ 上级医师查房与术前评估 □ 初步确定手术方式和日期	□ 上级医师查房 □ 完成术前准备与术前评估 □ 根据检查结果等，进行术前讨论，确定手术方案 □ 完成必要的相关科室会诊 □ 签署手术知情同意书、自费用品协议书、输血同意书 □ 向患者及家属交代围术期注意事项	□ 手术 □ 术者完成手术记录 □ 住院医师完成术后病程 □ 上级医师查房 □ 向患者及家属交代病情及术后注意事项
重点医嘱	**长期医嘱：** □ 耳鼻咽喉科护理常规 □ 二级护理 □ 普通饮食 **临时医嘱：** □ 血常规、尿常规 □ 肝功能、肾功能、血糖、电解质、凝血功能、感染性疾病筛查（乙型肝炎、丙型肝炎、梅毒、艾滋病等） □ 胸部X线片、心电图 □ 喉镜检查 □ 病理学检查 □ 酌情增强CT和/或MRI或B超，肺功能，输血准备	**长期医嘱：** □ 耳鼻咽喉科护理常规 □ 二级护理 □ 普通饮食 □ 患者既往基础用药 **临时医嘱：** □ 术前医嘱：明日全身麻醉下行喉部分或全切除术＊ □ 术前禁食、禁水 □ 术前抗菌药物 □ 术前准备 □ 留置鼻饲管（术前或术中，激光手术除外） □ 其他特殊医嘱	**长期医嘱：** □ 全身麻醉术后常规护理 □ 喉部分或全切除术＊术后常规护理 □ 气管切开术后常规护理 □ 一级护理 □ 鼻饲饮食 □ 抗菌药物 □ 其他特殊医嘱 **临时医嘱：** □ 标本送病理检查 □ 酌情心电监护 □ 酌情吸氧 □ 其他特殊医嘱
主要护理工作	□ 介绍病房环境、设施和设备 □ 入院护理评估	□ 宣教、备皮等术前准备 □ 手术前物品准备 □ 手术前心理护理	□ 观察患者病情变化 □ 术后心理与生活护理
病情变异记录	□ 无 □ 有，原因： 1. 2.	□ 无 □ 有，原因： 1. 2.	□ 无 □ 有，原因： 1. 2.
护士签名			
医师签名			

时间	住院第 3~19 天 （术后 1~18 天）	住院第 7~21 天 （术后 5~19 天，出院日）
主要诊疗工作	□ 上级医师查房 □ 住院医师完成常规病历书写 □ 注意病情变化 □ 注意观察生命体征 □ 注意引流量，根据引流情况明确是否拔除引流管	□ 上级医师查房，进行手术及伤口评估 □ 完成出院记录、出院证明书 □ 向患者交代出院后的注意事项
重点医嘱	长期医嘱： □ 一/二级护理 □ 酌情停用鼻饲饮食 □ 酌情停用抗菌药物 □ 其他特殊医嘱 临时医嘱： □ 换药 □ 其他特殊医嘱	出院医嘱： □ 出院带药 □ 酌情肿瘤综合治疗 □ 门诊随诊
主要护理工作	□ 观察患者情况 □ 术后心理与生活护理	□ 指导患者办理出院手续 □ 指导术后气管套管护理 □ 指导术后随访时间 □ 指导术后发音功能锻炼
病情变异记录	□ 无 □ 有，原因： 1. 2.	□ 无 □ 有，原因： 1. 2.
护士签名		
医师签名		

＊：实际操作时需明确写出具体的术式

第四章

食管癌手术治疗临床路径释义

【医疗质量控制指标】（专家建议）

指标一、手术切除率。

指标二、住院期间食管癌手术患者并发症的发生率。

指标三、住院时间及费用。

一、食管癌手术治疗编码

1. 原编码：

疾病名称及编码：食管癌（ICD-10：C15/D00.1）

2. 修改编码：

疾病名称及编码：食管癌（ICD-10：C15）

手术操作名称及编码：食管切除术（ICD-9-CM-3：42.4）

二、临床路径检索方法

C15（除外Z51）伴42.4

三、国家医疗保障疾病诊断相关分组（CHS-DRG）

MDC编码：MDCG（消化系统疾病及功能障碍）

ADRC编码：GR1（消化系统恶性肿瘤）

四、食管癌手术治疗临床路径标准住院流程

（一）适用对象

第一诊断为食管癌拟行食管癌切除消化道重建术。

> **释义**
>
> ■ 本路径适用对象为临床诊断为食管癌拟行手术治疗患者，如完善检查后拟行其他治疗如放疗或化疗等，需进入其他相应路径。

（二）诊断依据

根据《临床诊疗指南·胸外科分册》（中华医学会编著，人民卫生出版社）《食管癌规范化诊治指南》（中国抗癌协会食管癌专业委员会编，中国协和医科大学出版社）等。

1. 临床症状：进食哽噎、异物感；进行性吞咽困难；逐渐消瘦、脱水、乏力。

2. 辅助检查：上消化道造影、内镜检查（胃镜、食管内镜超声检查 endoscopic ultrasonography，EUS）、颈胸腹CT或胸部CT并颈部及腹部B超、腹部平扫及增强MRI、PET-CT。

3. 病理学诊断明确（组织病理学、细胞病理学）。

> 释义
>
> ■ 本路径的制订主要参考国内权威参考书籍和诊疗指南。
>
> ■ 病史和临床症状是诊断食管癌的初步依据，进行性吞咽困难是食管癌的典型症状，可合并反酸、胃灼热、上腹部灼热感、呕吐等症状，胃镜下活检可明确诊断。

（三）治疗方案的选择。

根据《临床诊疗指南·胸外科分册》（中华医学会编著，人民卫生出版社），《食管癌规范化诊治指南》（中国抗癌协会食管癌专业委员会编，中国协和医科大学出版社）等。

行食管癌切除消化道重建术：

1. 经左胸手术，食管癌切除+食管–胃胸内或颈部吻合，胸腹部淋巴结清扫术。
2. 经右胸手术，食管癌切除+食管–胃胸内或颈部吻合，胸腹两野淋巴结清扫术。

> 释义
>
> ■ 本临床路径适用于食管癌手术治疗患者，开放手术微创手术均可，但要行规范化手术切除加淋巴结清扫。

（四）标准住院日≤28天

> 释义
>
> ■ 因食管癌手术术前需完善检查，明确诊断，对于入院检查患者可能术前时间较长，食管手术创伤大，术后恢复时间长，为保证医疗安全，术后需要较长住院时间，故临床路径设定标准住院时间较宽泛。

（五）进入路径标准

1. 第一诊断必须符合 ICD-10：C15/D00.1 食管癌疾病编码。
2. 符合手术适应证，无手术禁忌证。
3. 当患者合并其他疾病，但住院期间不需要特殊处理也不影响第一诊断的临床路径流程实施时，可以进入路径。

> 释义
>
> ■ 本路径适用对象为临床诊断为食管癌拟行手术治疗患者，如完善检查后拟行其他治疗如放疗或化疗等，需进入其他相应路径。
>
> ■ 入院后常规检查发现有基础疾病，如心脑血管疾病、糖尿病、肝肾功能不全等，经系统评估后对诊断治疗无特殊影响者，可进入路径。但可能增加医疗费用，延长住院时间，临床路径产生变异。

（六）术前准备≤7天

1. 必需的检查项目：

（1）血常规、尿常规+镜检、大便常规+隐血。

（2）凝血功能、血型、肝功能、肾功能、电解质、感染性疾病筛查（乙型肝炎、丙型肝炎、艾滋病、梅毒等）、血气分析等。

（3）肺功能、心电图、X线胸片正侧位、上消化道造影、内镜+组织活检、颈部超声或CT、胸部CT（平扫+增强扫描）、腹部超声或CT（平扫+增强扫描）。

2. 根据患者情况可选择：

（1）食管内镜超声。

（2）超声心动图、24小时动态心电图、头部CT或MRI等心脑血管疾病检查项目，肿瘤标志物检测。

（3）全身骨显像，相关部位MRI。

（4）胸上段及邻近主支气管的胸中段食管癌，行支气管镜检查。

3. 营养状况评估：根据住院患者营养风险筛查NRS-2002评估标准进行营养评估，对营养不良患者酌情进行围术期营养支持。

> **释义**
>
> ■术前检查应明确临床分期，早中期食管癌可选择手术治疗，分期较晚可采用放化疗治疗或新辅助治疗。
>
> ■术前常规检查如心肺功能检查、血检查等，进入路径患者均需完成，以除外手术禁忌证。

（七）手术日为入院≤8天

1. 麻醉方式：全身麻醉。

2. 手术耗材：根据患者病情，可能使用吻合器和闭合器。

3. 术中用药：抗菌药物等。

4. 输血：视术中情况而定。

> **释义**
>
> ■食管癌手术治疗基本采用全身麻醉，根据医院条件及医师习惯可采用单腔插管，双腔插管等。
>
> ■手术耗材可根据医院条件、医师习惯及患者经济情况酌情使用，以医疗安全为第一选择标准。
>
> ■术中术后预防或治疗使用抗菌药物，严格依据《抗菌药物临床应用管理办法》（卫生部令第84号）等。

（八）术后住院恢复≤20天

1. 必须复查的检查项目：X线胸片、血常规、血生化、电解质、血气分析等。

2. 术后用药：

（1）抗菌药物使用：按照《抗菌药物临床应用指导原则》（国卫办医发〔2015〕43号）执

行，进行预防及治疗性抗菌药物应用。

（2）根据患者情况选择抑酸、化痰、镇痛、解痉、抗气道炎症、抗凝等药物。

3. 营养支持：根据住院患者营养风险筛查 NRS-2002 评估标准进行营养评估，在围术期注重肠内外营养支持。

（九）出院标准

1. 患者一般情况良好，体温正常，X 线胸片、血象提示无感染征象。

2. 可进流质饮食。

3. 切口愈合良好，或门诊可处理的愈合不良切口。

4. 没有需要住院处理的与本手术有关并发症。

（十）变异及原因分析

1. 有影响手术的合并疾病，需要进行相关的诊断和治疗。

2. 围术期并发症，可能造成住院日延长或费用超出参考费用标准。

3. 高级职称医师认可的变异原因。

4. 患者及其他方面的原因等。

> **释义**
>
> ■ 食管癌临床路径变异主要由于住院时间延长及住院费用超出产生，应严格实施医疗质控，把握手术适应证，减少并发症发生，降低住院费用。
>
> ■ 术前检查明确临床分期较晚是导致食管癌临床路径出径的主要原因。

（十一）参考费用标准：6~12 万元

> **释义**
>
> ■ 因现在国内经济发展不均，各地区医疗水平参差不齐，导致食管癌手术治疗费用差异较大，因此制订参考费用范围跨度较大，建议为 6~12 万。

五、食管癌手术治疗临床路径给药方案

1. 抗菌药物使用：按照《抗菌药物临床应用指导原则》（国卫办医发〔2015〕43 号）执行，进行预防及治疗性抗菌药物应用。

2. 根据患者情况选择抑酸、化痰、镇痛、解痉、抗气道炎症、抗凝等药物。

3. 营养支持：根据住院患者营养风险筛查 NRS-2002 评估标准进行营养评估，在围术期注重肠内外营养支持。

六、食管癌术后护理规范

1. 保持胃肠减压管通畅。术后 24~48h 引流出少量血液，应视为正常，如引出大量血液应立即报告医生处理。胃肠减压管应保留 3~5 天，以减少吻合口张力，以利愈合。注意胃管连接准确，固定牢靠，防止脱出，引流通畅。

2. 密切观察胸腔引流量及性质。胸腔引流液如发现有异常出血、混浊液、食物残渣或乳糜液排出，则提示胸腔内有活动性出血、食管吻合口瘘或乳糜胸，应采取相应措施，明确诊断，予以处理。如无异常，术后 1~3 天拔除引流管。

3. 观察吻合口瘘的症状。食管吻合口瘘的临床表现为高热、脉快、呼吸困难、胸部剧痛、不能忍受；患侧呼吸音低，叩诊浊音，血白细胞计数升高甚至发生休克。处理原则：①胸膜腔引流，促使肺膨胀；②选择有效的抗生素抗感染；③补充足够的营养和热量。目前多选用完全胃肠内营养（TEN）经胃造口灌食治疗，效果确切、满意。

七、食管癌术后营养治疗规范

1. 所有患者入院后应常规进行营养筛查和营养状况评估和综合测定。

2. 治疗过程中每周至少为患者评估 1 次，以便尽早发现患者出现营养风险并采取早期干预。

3. 营养治疗方式的选择：①为了降低感染风险，首选经口摄入；②出现重度口腔/口咽黏膜炎影响吞咽功能者或产生较强的胃肠道反应的患者，肠内营养应经管饲给予。

4. 患者的每日供给量推荐为每日 25~30kcal/kg，如患者合并严重消耗，每日供给量推荐为每日 30~35kcal/kg。

5. 蛋白质供给量为每日 1.0~1.5g/kg。

6. 根据胃肠功能状况尽早经口营养补充肠内营养制剂。如口服摄入不足目标量的 60%时，推荐管饲肠内营养。肠内营养不能达到目标量 60%时可选用肠外营养药物，胃肠耐受情况好转立即过渡到肠内营养。根据病情变化及营养耐受性选择或调整肠外肠内营养方案。

八、食管癌术后患者健康宣教

1. 体位指导：患者清醒后，采取半坐卧位，利于肺膨胀及胸腔引流。

2. 呼吸功能锻炼：督促患者做呼吸训练，术后鼓励患者深呼吸，吹气球等，此时肺膨胀，改善换气。

3. 胸腔闭式引流护理指导：向患者介绍胸腔闭式引流的目的及注意事项。

4. 出院宣教：继续坚持戒烟、戒酒，养成良好的生活习惯；定期门诊复查，严格服药；坚持功能锻炼，掌握活动量，避免疲劳，保证充分睡眠。

九、推荐表单

（一）医师表单

食管癌手术治疗临床路径医师表单

适用对象：第一诊断为食管癌行手术治疗

患者姓名：	性别：　　年龄：　　门诊号：	住院号：
住院日期：　　年　月　日	出院日期：　　年　月　日	标准住院日：≤28 天

时间	住院第 1 天	住院第 2~6 天	住院第 5~7 天 （手术前 1 天）
主要诊疗工作	□ 询问病史及体格检查 □ 完成病历书写 □ 开实验室检查单及检查申请单 □ 医师查房 □ 初步确定治疗方案	□ 上级医师查房 □ 临床分期与术前评估 □ 根据病情需要，完成相关科室会诊 □ 住院医师完成病程日志、上级医师查房记录等病历书写 □ 入院病历签字	□ 上级医师查房 □ 完成术前准备 □ 术前病例讨论，确定手术方案 □ 完成术前小结、签署手术知情同意书、输血同意书、授权同意书
重点医嘱	**长期医嘱：** □ 胸外科护理常规 □ 一/二级护理 □ 饮食 **临时医嘱：** □ 血常规、尿常规+镜检、大便常规+隐血 □ 凝血功能、肝肾功能、电解质、感染性疾病筛查 □ 肿瘤标志物（可选） □ 肺功能、动脉血气分析（吸氧前/吸氧后）、心电图 □ 食管内镜+活检 □ 影像学检查：X 线胸片正侧位、胸部 CT、上消化道造影、腹部超声或 CT、颈部超声或 CT	**长期医嘱：** □ 雾化吸入 □ 营养支持	**临时医嘱：** □ 拟明日全身麻醉下行胸腹两切口/左胸切口/颈胸腹三切口，食管癌切除+食管-胃吻合，淋巴结清扫术 □ 今晚流质饮食 □ 明晨禁食、禁水 □ 今晚镇静药物（地西泮） □ 明晨留置胃管 □ 明晨留置尿管 □ 备皮 □ 血型 □ 备血 □ 抗菌药物皮试 □ 带入手术室用物 □ 其他特殊医嘱
病情变异记录	□ 无　□ 有，原因： 1. 2.	□ 无　□ 有，原因： 1. 2.	□ 无　□ 有，原因： 1. 2.
医师签名			

时间	住院第 6~8 天 （手术日）	住院第 7~9 天 （术后第 1 天）	住院第 8~18 天 （术后第 2~9 天）
主要诊疗工作	□ 留置胃管、留置十二指肠营养管 □ 留置导尿管 □ 手术 □ 术者完成手术记录 □ 住院医师完成术后病程记录、术后医嘱 □ 上级医师查房 □ 观察生命体征 □ 向患者及家属交代病情、手术情况及术后注意事项 □ 置放深静脉导管	□ 上级医师查房 □ 住院医师完成病程书写 □ 观察胸腔引流及胃肠减压情况 □ 观测生命体征 □ 注意肺部呼吸音 □ 鼓励并协助患者排痰 □ 监测相关实验室检查结果 □ 切口换药 □ X 线胸片检查，确定十二指肠营养管位置	□ 上级医师查房 □ 住院医师完成病程书写 □ 视病情复查血常规、血生化及 X 线胸片 □ 营养支持（肠内/肠外） □ 视胸腔引流情况拔除胸腔引流管并切口换药 □ 视情况停用或调整抗菌药物 □ 视情况停用或调整抑酸药、镇痛药、止血药等 □ 视情况拔除胃管及十二指肠营养管
重点医嘱	**长期医嘱：** □ 食管癌术后护理常规 □ 特/一级护理 □ 禁食、禁水 □ 全身麻醉术后护理 □ 气管插管护理常规 □ 氧气吸入 □ 清醒后半卧位 □ 保留胃管 □ 保留十二指肠营养管 □ 持续胃肠减压 □ 记录出入量 □ 心电监护、血压监护、呼吸监护、血氧饱和度监护 □ 保留导尿接无菌袋 □ 会阴擦洗、会阴冲洗 □ 保留胸腔引流管（负压：有/无） □ 雾化吸入 □ 血气分析监测、血糖监测 □ 预防性应用抗菌药物 □ 镇痛、抑酸、化痰药物 □ 其他特殊医嘱 □ 中心静脉穿刺护理 □ CVP 监测 **临时医嘱：** □ 中心静脉穿刺置管 □ 明晨血常规、肝肾功能 □ X 线胸片 □ 其他特殊医嘱	**长期医嘱：** □ 半卧位 □ 鼻饲流质饮食 **临时医嘱：** □ 静脉营养支持 □ 换药 □ 其他特殊医嘱 □ 纤维支气管镜吸痰（酌情）	**长期医嘱：** □ 胸外科二级护理 □ 停胸腔闭式引流及负压吸引 □ 停胃肠减压 □ 停保留胃管 □ 停保留尿管 □ 术后 5~6 天进流质饮食 □ 术后 7~9 天进半流质饮食 □ 停记尿量、停吸氧、停心电监护 □ 停雾化 **临时医嘱：** □ 切口换药 □ 复查 X 线胸片、血常规、肝肾功能、电解质 □ 纤维支气管镜吸痰（可选） □ 泛影葡胺上消化道造影（可选）
病情变异记录	□ 无 □ 有，原因： 1. 2.	□ 无 □ 有，原因： 1. 2.	□ 无 □ 有，原因： 1. 2.
医师签名			

时间	住院第 18~28 天 （术后第 10~19 天）	出院日
主要诊疗工作	□ 上级医师查房 □ 住院医师完成病程书写 □ 视情况拔除十二指肠营养管，逐步恢复饮食 □ 视伤口愈合情况拆线 □ 病历及影像学资料留存	□ 上级医师查房，明确是否出院 □ 住院医师完成出院当日病程记录、出院小结、出院卡片、诊断证明、病历首页等，相关文件交予患者或家属 □ 向患者及家属交代出院后的注意事项，如饮食、复诊时间、后续治疗等 □ 各级医师完成相关病历签字
重点医嘱	**长期医嘱：** □ 胸外科二级护理常规 □ 半流质饮食/普通饮食 □ 停保留十二指肠营养管 **临时医嘱：** □ 切口拆线换药 □ 明日出院、出院诊断及出院带药（出院日前1天）	**出院医嘱：** □ 带药医嘱
病情变异记录	□ 无　□ 有，原因： 1. 2.	□ 无　□ 有，原因： 1. 2.
医师签名		

（二）护士表单

食管癌手术治疗临床路径护士表单

适用对象：第一诊断为食管癌行手术治疗

患者姓名：		性别：	年龄：	门诊号：	住院号：
住院日期： 年 月 日		出院日期： 年 月 日			标准住院日：≤28 天

时间	住院第 1 天	住院第 2~6 天	住院第 5~7 天 （手术前 1 天）
健康宣教	□ 入院宣教 □ 介绍主管医师、护士 □ 介绍环境、设施 □ 介绍住院注意事项 □ 介绍探视和陪伴制度 □ 介绍贵重物品制度	□ 住院宣教 □ 戒烟宣教 □ 住院安全提示 □ 请假外出制度 □ 住院费用介绍 □ 护工制度介绍	□ 术前宣教 □ 术前准备事项 □ 术前饮食 □ 术前清洁 □ 术前睡眠 □ 呼吸功能锻炼 □ 术前物品准备
主要护理工作	□ 核对患者，佩戴腕带 □ 建立入院护理病历	□ 协助医师完成术前的相关实验室检查	□ 协助医师确定术前检查及实验室检查是否完备
基础护理	□ 三级护理 □ 晨晚间护理 □ 患者安全管理	□ 三级护理 □ 晨晚间护理 □ 患者安全管理	□ 三级护理 □ 晨晚间护理 □ 患者安全管理
专科护理	□ 护理查体 □ 病情观察 □ 需要时，填写跌倒及压疮防范表 □ 需要时，请家属陪伴 □ 确定饮食种类 □ 心理护理	□ 病情观察 □ 遵医嘱完成相关检查 □ 心理护理	□ 病情观察 □ 心理护理
重点医嘱	长期医嘱： □ 详见医嘱表单	长期医嘱： □ 详见医嘱表单	临时医嘱： □ 详见医嘱表单
病情变异记录	□ 无 □ 有，原因： 1. 2.	□ 无 □ 有，原因： 1. 2.	□ 无 □ 有，原因： 1. 2.
护士签名			
医师签名			

时间	住院第6~8天 （手术日）	住院第7~9天 （术后第1天）	住院第8~18天 （术后第2~9天）
健康宣教	□ 术后宣教 □ 疼痛 □ 康复锻炼 □ 引流管路 □ 禁食、禁水	□ 术后宣教 □ 疼痛 □ 康复锻炼 □ 引流管路 □ 禁食、禁水	□ 术后宣教 □ 疼痛 □ 康复锻炼 □ 引流管路 □ 禁食、禁水
主要护理工作	□ 送患者 □ 核对患者及资料 □ 摘除患者穿着及佩戴的所有物品 □ 接患者 □ 核对患者有无皮肤压疮 □ 确保管路安全	□ 遵医嘱输液 □ 观察输液情况 □ 观察生命体征变化 □ 观察各管路引流情况	□ 遵医嘱输液 □ 观察输液情况 □ 观察生命体征变化 □ 观察各管路引流情况 □ 协助患者早期活动
基础护理	□ 特级护理	□ 特/一级护理	□ 二级护理
专科护理	□ 遵医嘱予补液 □ 病情观察 □ 生命体征 □ 心电监测各数值 □ 引流情况 □ 胸部和/或腹部、颈部引流 □ 胃肠减压	□ 遵医嘱予补液 □ 病情观察 □ 生命体征 □ 心电监测各数值 □ 引流情况 □ 胸部和/或腹部、颈部引流 □ 胃肠减压 □ 肠内营养	□ 遵医嘱予补液 □ 病情观察 □ 生命体征 □ 心电监测各数值 □ 引流情况 □ 胸部和/或腹部、颈部引流 □ 胃肠减压 □ 肠内营养
重点医嘱	□ 详见医嘱表单	□ 详见医嘱表单	□ 详见医嘱表单
病情变异记录	□ 无　□ 有，原因： 1. 2.	□ 无　□ 有，原因： 1. 2.	□ 无　□ 有，原因： 1. 2.
护士签名			

时间	住院第 18~28 天 （术后第 10~19 天）	出院日
主要诊疗工作	□ 上级医师查房 □ 住院医师完成病程书写 □ 视情况拔除十二指肠营养管，逐步恢复饮食 □ 视伤口愈合情况拆线 □ 病历及影像学资料留存	□ 上级医师查房，明确是否出院 □ 住院医师完成出院当日病程记录、出院小结、出院卡片、诊断证明、病历首页等，相关文件交予患者或家属 □ 向患者及家属交代出院后的注意事项，如饮食、复诊时间、后续治疗等 □ 各级医师完成相关病历签字
健康宣教	□ 术后宣教 □ 康复锻炼 □ 指导饮食	□ 出院宣教 □ 指导饮食 □ 身体锻炼 □ 复查 □ 随访
主要护理工作	□ 指导患者饮食过渡	□ 办理出院手续
基础护理	□ 二级护理 □ 晨晚间护理 □ 患者安全管理	□ 二级护理
专科护理	□ 遵医嘱予补液 □ 病情观察 □ 生命体征 □ 心电监测各数值 □ 引流情况 □ 胸部和/或腹部、颈部引流 □ 胃肠减压 □ 肠内营养	□ 办理出院手续
重点医嘱	□ 详见医嘱表单	□ 详见医嘱表单
病情变异记录	□ 无　□ 有，原因： 1. 2.	□ 无　□ 有，原因： 1. 2.
护士签名		

（三）患者表单

食管癌手术治疗临床路径患者表单

适用对象：第一诊断为食管癌行手术治疗

患者姓名：	性别：　年龄：　门诊号：	住院号：
住院日期：　　年　月　日	出院日期：　　年　月　日	标准住院日：≤28 天

时间	住院第 1 天	住院第 2~6 天	住院第 5~7 天 （手术前 1 天）
医患配合	□ 配合询问病史、收集资料，务必详细告知既往史、用药史、过敏史 □ 配合进行体格检查 □ 有任何不适告知医师	□ 配合完善术前检查及相关实验室检查	□ 医师与患者及家属介绍病情及术前谈话签字
护患配合	□ 配合测量体温、脉搏、呼吸、血压、体重 1 次 □ 配合完成入院护理评估（简单询问病史、过敏史、用药史） □ 接受入院宣教（环境介绍、病室规定、订餐制度、贵重物品保管等） □ 配合执行探视和陪伴制度 □ 有任何不适告知护士	□ 配合测量体温、脉搏、呼吸、血压、询问饮食及排便情况 □ 接受饮食宣教 □ 接受药物宣教	□ 接受术查前宣教 □ 行术前准备 □ 备皮 □ 配血

时间	住院第 6~8 天 （手术日）	住院第 7~9 天 （术后第 1 天）	住院第 8~18 天 （术后第 2~9 天）
医患配合	□ 配合完成手术	□ 配合完成术后相关检查 □ 血 □ 床旁 X 线胸片	□ 配合完成术后相关检查 □ 血 □ 床旁 X 线胸片
医护配合	□ 配合观测生命体征 □ 配合观察引流情况 □ 配合输液	□ 配合定时测量生命体征 □ 配合接受输液治疗 □ 接受生活护理 □ 配合活动，预防皮肤压力伤 □ 注意活动安全，避免坠床或跌倒 □ 配合执行探视及陪伴	□ 配合定时测量生命体征 □ 配合接受输液治疗 □ 接受生活护理 □ 配合活动，预防皮肤压力伤 □ 注意活动安全，避免坠床或跌倒 □ 配合执行探视及陪伴

时间	住院第 18~28 天 （术后第 10~19 天）	出院日
医患配合	□ 配合完成术后相关检查 □ 血 □ 床旁 X 线胸片	□ 办理出院手续
医护配合	□ 配合定时测量生命体征 □ 配合接受输液治疗 □ 接受生活护理 □ 配合活动，预防皮肤压力伤 □ 注意活动安全，避免坠床或跌倒 □ 配合执行探视及陪伴	□ 办理出院手续

附：原表单（2012 年版）

食管癌手术治疗临床路径

适用对象：第一诊断为食管癌行手术治疗

患者姓名：	性别：	年龄：	门诊号：	住院号：
住院日期： 年 月 日	出院日期： 年 月 日			标准住院日：≤28 天

时间	住院第 1 天	住院第 2~6 天	住院第 5~7 天 （手术前 1 天）
主要诊疗工作	□ 询问病史及体格检查 □ 完成病历书写 □ 开实验室检查单及检查申请单 □ 医师查房 □ 初步确定治疗方案	□ 上级医师查房 □ 临床分期与术前评估 □ 根据病情需要，完成相关科室会诊 □ 住院医师完成病程日志、上级医师查房记录等病历书写 □ 入院病历签字	□ 上级医师查房 □ 完成术前准备 □ 术前病例讨论，确定手术方案 □ 完成术前小结、签署手术知情同意书、输血同意书、授权同意书
重点医嘱	长期医嘱： □ 胸外科护理常规 □ 一/二级护理 □ 饮食 临时医嘱： □ 血常规、尿常规+镜检、大便常规+隐血 □ 凝血功能、肝肾功能、电解质、感染性疾病筛查 □ 肿瘤标志物（可选） □ 肺功能、动脉血气分析（吸氧前/吸氧后）、心电图 □ 食管内镜+活检 □ 影像学检查：X 线胸片正侧位、胸部 CT、上消化道造影、腹部超声或 CT、颈部超声或 CT	长期医嘱： □ 雾化吸入 □ 营养支持	临时医嘱： □ 拟明日全身麻醉下行胸腹两切口/左胸切口/颈胸腹三切口，食管癌切除+食管-胃吻合，淋巴结清扫术 □ 今晚流质饮食 □ 明晨禁食、禁水 □ 今晚镇静药物（地西泮） □ 明晨留置胃管 □ 明晨留置尿管 □ 备皮 □ 血型 □ 备血 □ 抗菌药物皮试 □ 带入手术室用物 □ 其他特殊医嘱
主要护理工作	□ 介绍病房环境、设施和设备 □ 入院护理评估 □ 提醒患者空腹取血	□ 呼吸功能锻炼 □ 卧位咳痰锻炼	□ 宣教、备皮、洗肠等术前准备 □ 术后相关病房环境、情况介绍 □ 提醒患者禁食、禁水
病情变异记录	□ 无 □ 有，原因： 1. 2.	□ 无 □ 有，原因： 1. 2.	□ 无 □ 有，原因： 1. 2.
护士签名			
医师签名			

时间	住院第 6~8 天 （手术日）	住院第 7~9 天 （术后第 1 天）	住院第 8~22 天 （术后第 2~14 天）
主要诊疗工作	□ 留置胃管、留置十二指肠营养管 □ 留置导尿管 □ 手术 □ 术者完成手术记录 □ 住院医师完成术后病程记录、术后医嘱 □ 上级医师查房 □ 观察生命体征 □ 向患者及家属交代病情、手术情况及术后注意事项 □ 置放深静脉导管	□ 上级医师查房 □ 住院医师完成病程书写 □ 观察胸腔引流及胃肠减压情况 □ 观测生命体征 □ 注意肺部呼吸音 □ 鼓励并协助患者排痰 □ 监测相关实验室检查结果 □ 切口换药 □ X 线胸片检查，确定十二指肠营养管位置	□ 上级医师查房 □ 住院医师完成病程书写 □ 视病情复查血常规、血生化及 X 线胸片 □ 营养支持（肠内/肠外） □ 视胸腔引流情况拔除胸腔引流管并切口换药 □ 视情况停用或调整抗菌药物 □ 视情况停用或调整抑酸药、镇痛药、止血药等 □ 视情况拔除胃管及十二指肠营养管
重点医嘱	**长期医嘱：** □ 食管癌术后护理常规 □ 特/一级护理 □ 禁食、禁水 □ 全身麻醉术后护理 □ 气管插管护理常规 □ 氧气吸入 □ 清醒后半卧位 □ 保留胃管 □ 保留十二指肠营养管 □ 持续胃肠减压 □ 记录出入量 □ 心电监护、血压监护、呼吸监护、血氧饱和度监护 □ 保留导尿接无菌袋 □ 会阴擦洗、会阴冲洗 □ 保留胸腔引流管（负压；有/无） □ 雾化吸入 □ 血气分析监测、血糖监测 □ 预防性应用抗菌药物 □ 镇痛、抑酸、化痰药物 □ 其他特殊医嘱 □ 中心静脉穿刺护理 □ CVP 监测 **临时医嘱：** □ 中心静脉穿刺置管 □ 明晨血常规、肝肾功能 □ X 线胸片 □ 其他特殊医嘱	**长期医嘱：** □ 半卧位 □ 鼻饲流质饮食 **临时医嘱：** □ 静脉营养支持 □ 换药 □ 其他特殊医嘱 □ 纤维支气管镜吸痰（酌情）	**长期医嘱：** □ 胸外科二级护理 □ 停胸腔闭式引流及负压吸引 □ 停胃肠减压 □ 停保留胃管 □ 停保留尿管 □ 术后 5~6 天进流质饮食 □ 术后 7~9 天进半流质饮食 □ 停记尿量、停吸氧、停心电监护 □ 停雾化 **临时医嘱：** □ 切口换药 □ 复查 X 线胸片、血常规、肝肾功能、电解质 □ 纤维支气管镜吸痰（可选） □ 泛影葡胺上消化道造影（可选）

续　表

时间	住院第6~8天 （手术日）	住院第7~9天 （术后第1天）	住院第8~22天 （术后第2~14天）
主要 护理 工作	□ 密切观察患者病情变化 □ 心理和生活护理	□ 密切观察患者病情变化 □ 指导术后咳嗽、呼吸训练 □ 术后心理与生活护理	□ 观察患者病情变化 □ 呼吸功能训练 □ 心理与生活护理
病情 变异 记录	□ 无　□ 有，原因： 1. 2.	□ 无　□ 有，原因： 1. 2.	□ 无　□ 有，原因： 1. 2.
护士 签名			
医师 签名			

时间	住院第 18~28 天 （术后第 10~19 天）	出院日
主要诊疗工作	□ 上级医师查房 □ 住院医师完成病程书写 □ 视情况拔除十二指肠营养管，逐步恢复饮食 □ 视伤口愈合情况拆线 □ 病历及影像学资料留存	□ 上级医师查房，明确是否出院 □ 住院医师完成出院当日病程记录、出院小结、出院卡片、诊断证明、病历首页等，相关文件交予患者或家属 □ 向患者及家属交代出院后的注意事项，如饮食、复诊时间、后续治疗等 □ 各级医师完成相关病历签字
重点医嘱	长期医嘱： □ 胸外科二级护理常规 □ 半流质饮食/普通饮食 □ 停保留十二指肠营养管 临时医嘱： □ 切口拆线换药 □ 明日出院、出院诊断及出院带药（出院日前 1 天）	出院医嘱：
主要护理工作	□ 观察患者病情变化 □ 指导术后呼吸训练 □ 心理与生活护理 □ 指导恢复饮食 □ 指导患者及家属做好出院准备	□ 指导患者办理出院手续 □ 交代出院后的注意事项 □ 出院后饮食指导 □ 病历排序及督促医师签字，尽快归档
病情变异记录	□ 无　□ 有，原因： 1. 2.	□ 无　□ 有，原因： 1. 2.
护士签名		
医师签名		

第五章

食管癌化疗临床路径释义

【医疗质量控制指标】（专家建议）

指标一、治疗前病理诊断。

指标二、治疗前完成临床 TNM 分期检查。

指标三、治疗后实施疗效评价和不良反应评价。

指标四、平均住院日和平均住院费用。

一、食管癌化疗编码

1. 原编码：

疾病名称及编码：食管癌（ICD-10：C15.9）

2. 修改编码：

疾病名称及编码：食管癌：（ICD-10：C15）

　　　　　　　　恶性肿瘤化学治疗（ICD-10：Z51.1）

　　　　　　　　食管恶性肿瘤个人史（ICD-10：Z85.001）

二、临床路径检索方法

C15 伴 Z51.1/ Z51.1 伴 Z85.001

三、国家医疗保障疾病诊断相关分组（CHS-DRG）

MDC 编码：MDCG（消化系统疾病及功能障碍）

ADRC 编码：GR1（消化系统恶性肿瘤）

四、食管癌化疗标准住院流程

（一）适用对象

第一诊断为食管癌（ICD-10：C15.9）需要化疗的患者。包括术前化疗、术后化疗、姑息性化疗及同步放化疗者，但无化疗禁忌的患者。

> **释义**
>
> ■ 食管癌是发生于食管或食管胃连接部的癌，本路径是指病理类型是鳞状细胞癌的患者。
>
> ■ 对于手术困难或者局部分期晚的患者，术前化疗可以达到降期、缩小手术范围的作用。
>
> ■ 术后化疗的目的是杀灭手术残留的肿瘤细胞及消灭微小转移灶，减少局部复发和远端转移的机会，提高术后长期生存率。
>
> ■ 对于晚期、复发、转移性食管癌，姑息性化疗可以提高生活质量及延长生存期。

（二）诊断依据

根据《食管癌规范化诊治指南》（卫生部，2018年）、《临床诊疗指南·胸外科分册》（中华医学会编著，人民卫生出版社）等。

1. 临床症状：食管癌可表现为胸骨后不适、疼痛或烧灼感、吞咽疼痛或吞咽不畅，呈间歇性，逐渐加重呈持续性，晚期可有背痛、声音嘶哑，进食呛咳或大呕血，体重减轻，有时可有黑便及贫血。

2. 临床体征：大多数食管癌患者无明显阳性体征，少数患者锁骨上淋巴结肿大、贫血、消瘦或恶病质。

3. 辅助检查：上消化道造影、胸部CT平扫+增强、磁共振成像（MRI）、胃镜检查及活检、内镜下超声检查。

4. 病理学诊断明确。

> **释义**
>
> ■ 结合症状、体征及活组织病理检查，绝大多数患者可以明确诊断。术前病理活检为必须项目，不建议采用术中冷冻病理的方法。活检不能诊断原位癌。
>
> ■ 内镜检查应包括整个上消化道，部分食管癌为多原发，临床上也会看到食管癌合并胃癌的病例。
>
> ■ 对于颈段或者胸上段食管癌伴有颈部淋巴结转移者，除胸部CT外还应做颈部CT；对于食管胃连接部癌，还应加做腹部CT。有条件的单位，可进行内镜超声、PET-CT等检查。

（三）进入路径标准

1. 第一诊断符合食管癌化疗（ICD-10：C15.9）。
2. 符合化疗适应证，无化疗禁忌。
3. 当患者合并其他疾病，但住院期间不需要特殊处理也不影响第一诊断的临床路径流程实施时，可以进入路径。

> **释义**
>
> ■ 本路径主要是针对食管鳞癌的化疗。如果患者合并高血压、糖尿病、心脑血管疾病等慢性病，可以在化疗同时给予对症处理。但如果慢性病的存在使患者身体状况不具备化疗条件，则不能进入路径，需优先处理内科疾病。
>
> ■ 化疗前需评估患者各方面的身体条件，包括ECOG评分、骨髓功能、肝肾功能、心脏功能、凝血等。如果存在化疗的禁忌证，不能进入本临床路径。

（四）标准住院日5~10天

> **释义**
>
> ■ 住院时间的长短主要取决于化疗药物的选择和用法，推荐标准住院日为5~15天。部分药物需要提前进行预处理，比如紫杉醇提前应用地塞米松、大剂量顺铂需要水化。有些药物需要每周给药，比如紫杉醇每周方案，吉西他滨、博来霉素等。

（五）住院期间的检查项目

1. 必需的检查项目：

（1）血常规、尿常规、大便常规+隐血。

（2）肝肾功能、电解质、血糖、血脂、消化道肿瘤标志物（CEA、CA19-9、CA72-4、CA242、SCC等）。

（3）腹部及盆腔超声或腹部及盆腔CT自选。

（4）胸部CT、心电图。

2. 根据患者病情选择：

（1）超声心动图、肺功能检查等。

（2）其他病理检测包括相关的免疫组化等。

（3）骨扫描。

（4）PET-CT。

（5）胃镜。

> **释义**
>
> ■ 完善相关检查的目的包括：①评估患者的身体状况和各脏器功能，如血常规、肝肾功能、心电图等，患者是否存在化疗的禁忌证，是否能接受化疗；②评估化疗的疗效，如CT、MRI、B超、PET-CT、肿瘤标志物等，从而决定患者是否继续原方案化疗；③其他合并慢性疾病的相关检查。

（六）化疗前准备

1. 体格检查、体能状况评分。

2. 排除化疗禁忌。

3. 患者、监护人或被授权人签署相关同意书。

> **释义**
>
> ■ 化疗前需对患者身体状况进行总体评估，确定患者能够接受化疗。
>
> ■ 化疗前需签署知情同意书，内容包括：化疗的获益和风险；准备进行的化疗方案，包括药物名称、剂量、使用方法和天数；可能出现的不良反应的处理和监测。

（七）治疗方案的选择

根据《食管癌规范化诊治指南》（卫健委，2018年）等，结合患者的病理分型、分期和身体状况选择方案和剂量。食管癌化疗方案包括：

1. 铂类（顺铂或卡铂或奈达铂或奥沙利铂）加氟尿嘧啶类（5-FU或卡培他滨或替吉奥）方案。

2. 铂类（顺铂或卡铂或奈达铂或奥沙利铂）加紫杉类（紫杉醇或多西紫杉醇或白蛋白紫杉醇）方案。

3. 伊立替康联合氟尿嘧啶类（5-FU或卡培他滨或替吉奥）通常作为二线治疗方案。

4. 分子靶向治疗和免疫治疗均已尝试应用于转移性食管癌的二线及以后的治疗。

> **释义**
>
> ■临床上用于食管癌一线治疗的主要化疗药物包括三大类：紫杉类、铂类和氟尿嘧啶类。紫杉类目前常用的药物有紫杉醇、多西紫杉醇和白蛋白紫杉醇；铂类常用的有顺铂、卡铂、奥沙利铂和奈达铂；氟尿嘧啶类包括5-FU、卡培他滨和替吉奥。通常选择其中两种化疗药物联合治疗。二线治疗通常采用伊立替康为基础的方案，可联合氟尿嘧啶类药物。EGFR-TKI和EGFR单抗在晚期食管癌中的应用还有待进一步探索，免疫治疗已写入CSCO指南。每种药物的不良反应均有自身的特点，需熟悉药物不良反应的发生规律和处理方案。

(八) 化疗后必须复查的检查项目

1. 血常规：建议每周复查 1~2 次。根据具体化疗方案及血象变化，复查时间间隔可酌情增减。
2. 肝肾功能：每化疗周期复查 1 次。根据具体化疗方案及血象变化，复查时间间隔可酌情增减。

> **释义**
>
> ■化疗后检查的主要目的是及时发现骨髓抑制、肝肾功能损害等不良事件，保证患者的安全，同时为后续周期治疗是否调整化疗方案提供依据。

(九) 化疗中及化疗后治疗

化疗期间脏器功能损伤的相应防治：止吐、保肝、水化、抑酸、止泻、预防过敏、升白细胞及血小板、治疗贫血。

> **释义**
>
> ■化疗期间的治疗包含两部分内容：一是化疗药物本身的预处理，如水化、抗过敏等。大剂量顺铂需要水化，紫杉醇过敏反应发生率高，需要地塞米松预处理，多西他赛也需要地塞米松预处理减少水钠潴留的发生。二是不良反应的处理，如胃肠道反应处理、骨髓毒性及肝肾功能损害等对症治疗。恶心呕吐、食欲下降、腹泻等胃肠道反应的存在会明显降低患者的化疗依从性，使患者恐惧化疗。目前临床上常用的止吐药物包括甲氧氯普胺、苯海拉明、5-HT$_3$受体拮抗剂、NK1受体拮抗剂、糖皮质激素等，可根据不同药物的致吐性强弱来选择相应的止吐方案。临床常用的保肝药包括：双环醇、甘草酸类、多烯磷脂酰胆碱、丁二磺酸腺苷蛋氨酸等，可根据患者肝功能情况合理应用，并不推荐常规预防治疗。化疗耐受性差时，可考虑加用抗肿瘤植物化学药物榄香烯乳状注射液/口服乳协同增强抗肿瘤疗效，并减轻化疗不良反应。

(十) 出院标准

1. 完成既定化疗流程。

2. 无发热等感染表现。

3. 无Ⅲ度及以上的恶心、呕吐及腹泻（NCI 分级）。

4. 无未控制的癌痛。

5. 若行实验室检查，无需干预的异常结果。

6. 无需干预的其他并发症。

> **释义**
>
> ■ 化疗完成后，无特殊情况即可出院。需要住院处理的并发症一般包括Ⅳ度血液学毒性、Ⅲ度非血液学毒性。此外，如果患者化疗期间胃肠道反应明显，食欲下降，营养状况差，体重明显下降，可以住院给予营养支持治疗。

（十一）变异及原因分析

1. 治疗前、中、后有感染、贫血、出血、梗阻、穿孔（瘘）及其他合并症者，需进行相关的诊断和治疗，可能延长住院时间并导致费用增加。

2. 化疗后出现严重骨髓抑制，需要对症处理，导致治疗时间延长、费用增加。

3. 药物不良反应需要特殊处理，如过敏反应、神经毒性、心脏毒性等。

4. 高龄患者根据个体化情况具体实施。

5. 医师认可的变异原因分析，如药物减量使用。

6. 其他患者方面的出血、梗阻、吻合口漏等。

> **释义**
>
> ■ 患者入院后治疗过程中可能会出现感染、出血、梗阻、穿孔等严重并发症，需要及时控制、纠正。
>
> ■ 化疗过程中，少数患者会出现严重的或者少见的不良事件，如喉痉挛、心脏毒性、过敏性休克等，会导致原定治疗计划不能执行，需要进行调整，出现变异。

五、食管癌化疗临床路径给药方案

（一）用药选择

20 世纪 70 年代，食管癌化疗以单药为主，常用药物包括博来霉素、氟尿嘧啶、丝裂霉素等，单药有效率在 15% 左右。20 世纪 80 年代，顺铂开始用于食管癌治疗，单药有效率提高到 20% 以上。近年来，多种新药应用于食管癌的化疗，包括紫杉醇、多西他赛、奈达铂、奥沙利铂、伊立替康、吉西他滨、5-FU 衍生物（卡培他滨、替吉奥）等。总体来看，晚期食管鳞癌至今未能确定标准的化疗方案。目前食管鳞癌一线化疗的主要药物包括紫杉类、铂类、氟尿嘧啶类，联合化疗的有效率可达到 50% 以上。联合化疗多数选择两药联合方案：紫杉类联合铂类，铂类联合氟尿嘧啶类。对于身体状况好的患者，也有三种化疗药物联合应用的尝试。伊立替康、吉西他滨常用于食管癌的二线化疗。在实际临床工作中，需根据患者不同的身体状况及治疗目标，确定化疗药物种类、剂量及具体用法。

常用化疗方案：

1. 顺铂联合氟尿嘧啶方案

DDP 75~100mg/m²，静滴，第 1 天

5-FU 750~1000mg/m²，连续静滴，第 1~4 天

28 天为 1 个周期

2. 紫杉醇联合顺铂方案 1

PTX 135~175mg/m²，静滴，第 1 天

DDP 75mg/m²，静滴，第 2 天

21 天为 1 个周期

3. 紫杉醇联合顺铂方案 2

PTX 135~150mg/m²，静滴，第 1 天

DDP 50mg/m²，静滴，第 2 天

14 天为 1 个周期

4. 多西他赛联合顺铂方案

TXT 70mg/m²，静滴，第 1 天

DDP 70mg/m²，静滴，第 2 天

21 天为 1 个周期

5. 改良的 DCF 方案

TXT 60mg/m²，静滴，第 1 天

DDP 60mg/m²，静滴，第 2 天

5-FU 750mg/m²，连续泵入 24 小时，第 1~4 天

21 天为 1 个周期

6. FOLFIRI 方案

伊立替康 180 mg/m² i. v. 输注 30min，第 1 天

亚叶酸钙 400 mg/m² i. v. 输注 15min，第 1 天

5-FU 400 mg/m² i. v. 推注 22h，第 1 天

5-FU 1200 mg/m² i. v. 每日输注 24h，第 1~2 天

每 2 周重复

（二）药学提示

1. 紫杉醇：是一种抗微管药物，能特异的结合到微管的 β 位上，导致微管聚合成团块和束状并使其稳定，从而抑制微管网络的正常重组。紫杉醇对 G_2 和 M 期细胞敏感，同时具有显著的放射增敏作用。紫杉醇联合用药常用剂量为 135~175mg/m²，3~4 周重复。近来，许多研究采用每周疗法，剂量 60~90mg/m²，也取得不错的疗效。紫杉醇的不良反应包括：过敏反应、骨髓抑制、神经毒性、心血管毒性及关节肌肉酸痛等。

2. 多西他赛：作用机制与紫杉醇相同，稳定微管作用比紫杉醇大 2 倍，并能诱导微管束的装配。多西他赛也具有放射增敏作用。多西他赛国内单药常用剂量为 75mg/m²，联合用药 60mg/m²，每 3 周重复。近年来，国内、外许多学者采用每周疗法，一般剂量为 35~40mg/m²，每周 1 次，连用 2 周，停 1 周。多西他赛最主要的剂量限制性毒性是中性粒细胞减少，呈剂量依赖性。多西他赛有两个独特的水肿综合征：一种是血管水肿，通常在用药后很快出现，用皮质激素后缓解；另一种是液体潴留综合征，特点是进行性外周水肿、胸腔积液和腹水，多见于多西他赛多程治疗的患者。

3. 伊立替康：为半合成水溶性喜树碱衍生物，是 DNA 拓扑异构酶 I（Topo I）抑制剂。其抗肿瘤作用主要是通过其活性代谢产物 SN-38 发挥细胞毒作用。UGT1A1 是参与伊立替

康在人体内失活代谢的最重要的酶。UGT1A1基因多态性与伊立替康引起的迟发性腹泻和中性粒细胞减少具有相关性。伊立替康在不同肿瘤中的用药方法不一致，胃肠道肿瘤中常用的方法为150~180mg/m²，静滴，每2周重复，联合用药时剂量酌情降低。伊立替康的剂量限制性毒性是迟发性腹泻和骨髓抑制。其他的不良反应包括胆碱能综合征、胃肠道反应、乏力等。

（三）注意事项

1. 紫杉醇的过敏反应发生率为11%~20%，多数为Ⅰ型变态反应，表现为支气管痉挛性呼吸困难、荨麻疹和低血压。为防止紫杉醇的过敏反应，应在紫杉醇用药前12小时给予地塞米松，治疗前30~60分钟给予苯海拉明肌注、静脉注射西咪替丁。

2. 对药物相互作用的研究表明，先用DDP会加重紫杉醇的主要不良反应。应先用紫杉醇后用铂类。

3. 伊立替康相关迟发性腹泻中位发生时间为用药后第5天，平均持续4天。大剂量洛哌丁胺治疗有效，不预防用药，一旦出现迟发性腹泻，首剂口服4mg，以后每2小时口服2mg，直至末次水样便后继续用药12小时。如腹泻48小时后仍未缓解，需应用生长抑素、抗菌药物、谷氨酰胺等帮助控制腹泻，同时予静脉营养支持，避免脱水及电解质紊乱。

4. 紫杉类、铂类、氟尿嘧啶通常用于鳞癌及腺癌，如果病理类型是小细胞癌，常用的化疗方案是铂类联合VP-16。

六、食管癌化疗护理规范

食管癌的护理应该包括心理护理、营养支持护理、口腔护理及化疗不良反应护理等内容。

七、食管癌化疗营养治疗规范

1. 所有患者入院后应常规进行营养筛查和营养状况评估和综合测定。

2. 治疗过程中每周至少为患者评估1次，以便尽早发现患者出现营养风险并采取早期干预。

3. 营养治疗方式的选择：①为了降低感染风险，首选经口摄入；②出现重度口腔/口咽黏膜炎影响吞咽功能者或产生较强的胃肠道反应的患者，肠内营养应经管饲给予。

4. 患者的每日供给量推荐为每日25~30kcal/kg，如患者合并严重消耗，每日供给量推荐为每日30~35kcal/kg。

5. 蛋白质供给量为每日1.0~1.5g/kg。

6. 根据胃肠功能状况尽早经口营养补充肠内营养制剂。如口服摄入不足目标量的60%时，推荐管饲肠内营养。肠内营养不能达到目标量60%时可选用肠外营养药物，胃肠耐受情况好转立即过渡到肠内营养。根据病情变化及营养耐受性选择或调整肠外肠内营养方案。

八、食管癌化疗患者健康宣教

1. 遵医嘱坚持治疗。

2. 养成良好的饮食习惯，少食多餐，睡前2小时勿进食。

3. 进行适当的体育锻炼，以不感到劳累为宜。

4. 强调化疗药物常见和重要的不良反应，骨髓抑制、呕吐、腹泻等。

九、推荐表单

（一）医师表单

食管癌化疗临床路径医师表单

适用对象：第一诊断为食管癌（ICD-10：C15.9）

患者姓名：	性别：	年龄：	门诊号：	住院号：
住院日期：　年　月　日	出院日期：　年　月　日			标准住院日：5~15 天

时间	住院第 1 天	住院第 2 天	住院第 3~12 天 （化疗日）	住院第 13~15 天
诊疗工作	□ 询问病史及体格检查 □ 完成病历书写 □ 开实验室检查单 □ 主管医师查房	□ 上级医师查房 □ 住院医师完成常规病历书写 □ 签署化疗知情同意书、自费用品协议书 □ 根据实验室检查结果，确定化疗方案 □ 完成化疗前准备 □ 交代化疗注意事项	□ 上级医师查房 □ 化疗 □ 住院医师完成常规病历书写	□ 复查血常规及肝肾功能 □ 根据患者检查结果及病情是否决定出院
重点医嘱	**长期医嘱：** □ 肿瘤内科二级护理常规 □ 饮食 **临时医嘱：** □ 胸部 CT 平扫+增强（酌情） □ 常规心电图（酌情） □ 腹部 B 超（肝胆胰脾）（酌情） □ 血、尿、大便常规 □ 凝血功能、血型 □ 生化全套 B □ 肿瘤标志物（酌情）	**长期医嘱：** □ 肿瘤内科二级护理常规 □ 饮食 □ 护胃（酌情） □ 升白细胞（酌情） □ 止吐（酌情） □ 既往基础用药	**长期医嘱：** □ 营养支持（酌情） □ 止吐（酌情） □ 补液（酌情） □ 护胃（酌情） □ 保肝（酌情） **临时医嘱：** □ 紫杉类 □ 铂类 □ 氟尿嘧啶 □ 其他（酌情）	**出院医嘱：** □ 出院带药
病情变异记录	□ 无　□ 有，原因： 1. 2.	□ 无　□ 有，原因： 1. 2.	□ 无　□ 有，原因： 1. 2.	□ 无　□ 有，原因： 1. 2.
医师签名				

（二）护士表单

食管癌化疗临床路径护士表单

适用对象：第一诊断为食管癌（ICD-10：C15.9）

患者姓名：	性别：　　年龄：　　门诊号：		住院号：
住院日期：　　年　月　日	出院日期：　　年　月　日		标准住院日：5~15 天

时间	住院第 1 天	住院第 2 天	住院第 3~12 天 （化疗日）	住院第 13~15 天
主要护理工作	□ 介绍病房环境、设施和设备 □ 入院护理评估 □ 提醒患者完成抽血及其他检查等注意事项	□ 测量并记录患者生命体征 □ 协助患者完成检查 □ 化疗前宣教、交代化疗注意事项	□ 完成化疗，化疗期间测量并记录患者生命体征 □ 观察患者化疗相关不良事件，及时告知医师并协助医师完成治疗 □ 心理和生活护理	□ 测量和记录患者生命体征 □ 心理和生活护理 □ 协助患者办理出院手续 □ 出院指导，出院后用药方法
病情变异记录	□ 无　□ 有，原因： 1. 2.	□ 无　□ 有，原因： 1. 2.	□ 无　□ 有，原因： 1. 2.	□ 无　□ 有，原因： 1. 2.
护士签名				

（三）患者表单

食管癌化疗临床路径患者表单

适用对象：第一诊断为食管癌（ICD-10：C15.9）

患者姓名：	性别：	年龄：	门诊号：	住院号：
住院日期： 年 月 日	出院日期： 年 月 日			标准住院日：5~15 天

时间	住院第 1 天	住院第 2 天	住院第 3~12 天 （化疗日）	住院第 13~15 天
医患配合	□ 配合询问病史收集资料，详细告知既往史、用药史、过敏史等 □ 配合进行体格检查	□ 配合完善相关检查 □ 完成化疗前谈话，知情同意书签字 □ 完成化疗前准备	□ 接受化疗 □ 遵医嘱执行化疗注意事项 □ 有不适及时+告知医师	□ 配合化疗后检查 □ 接受出院指导 □ 明确出院后注意事项、检查时间及返院时间
护患配合	□ 配合生命征检查 □ 配合完成入院护理评估 □ 接受入院宣教	□ 配合生命体征测量 □ 接受化疗前宣教 □ 明确化疗注意事项，完成化疗前准备	□ 接受化疗药物治疗 □ 必要时配合吸氧、心电监护等措施	□ 接受出院前指导 □ 办理出院手续
饮食	□ 按治疗要求饮食	□ 按治疗要求饮食	□ 按治疗要求饮食	□ 按治疗要求饮食
排泄	□ 记录大小便情况	□ 记录大小便情况	□ 记录大小便情况	□ 记录大小便情况
活动	□ 正常活动	□ 正常活动	□ 正常活动	□ 正常活动

附：原表单（2016 年版）

食管癌化疗临床路径表单

适用对象：第一诊断为食管癌（ICD-10：C15.9）

患者姓名：	性别：	年龄：	门诊号：	住院号：

住院日期：　　年　月　日	出院日期：　　年　月　日	标准住院日：5~10 天

时间	住院第 1 天	住院第 2 天	住院第 3~4 天 （化疗日）	住院第 5~10 天
诊疗工作	□ 询问病史及体格检查 □ 完成病历书写 □ 开实验室检查单 □ 主管医师查房	□ 上级医师查房 □ 住院医师完成常规病历书写 □ 签署化疗知情同意书、自费用品协议书 □ 根据实验室检查结果，确定化疗方案	□ 上级医师查房 □ 住院医师完成常规病历书写	□ 复查血常规及肝肾功能 □ 根据患者检查结果及病情是否决定出院
重点医嘱	长期医嘱： □ 肿瘤内科二级护理常规 □ 饮食 临时医嘱： □ 胸部 CT 平扫+增强（酌情） □ 常规心电图（酌情） □ 腹部 B 超（肝胆胰脾）（酌情） □ 血、尿、大便常规 □ 凝血功能、血型 □ 生化全套 B □ 肿瘤标志物（酌情）	长期医嘱： □ 肿瘤内科二级护理常规 □ 饮食 □ 护胃（酌情） □ 升白细胞（酌情） □ 止吐（酌情）	长期医嘱： □ 营养支持（酌情） □ 止吐（酌情） □ 补液（酌情） □ 护胃（酌情） 临时医嘱： □ 氟尿嘧啶针 □ 亚叶酸钙针 □ 奥沙利铂针 □ 氨磷汀针（酌情）	出院医嘱： □ 出院带药
护理工作	□ 入院宣教（环境、设施、人员等） □ 入院护理评估	□ 观察患者病情变化	□ 观察患者病情变化	□ 协助患者办理出院手续 □ 进行出院后饮食、防护等健康宣教
病情变异记录	□ 无　□ 有，原因： 1. 2.	□ 无　□ 有，原因： 1. 2.	□ 无　□ 有，原因： 1. 2.	□ 无　□ 有，原因： 1. 2.
护士签名				
医师签名				

第六章

食管癌放射治疗临床路径释义

【医疗质量控制指标】（专家建议）

指标一、治疗前病理诊断。

指标二、治疗前完成临床 TNM 分期检查。

指标三、治疗后实施疗效评价和不良反应评价。

指标四、平均住院日和平均住院费用。

一、食管癌放射治疗编码

1. 原编码：

疾病名称与编码：食管癌（ICD-10：C15 伴 Z51.0，Z51.0 伴 Z85.001）

2. 修改编码：

疾病名称与编码：食管癌：（ICD-10：C15）

恶性肿瘤放射治疗（ICD-10：Z51.0）

二、临床路径检索方法

C15 伴 Z51.0/Z51.0 伴 Z85.001

三、国家医疗保障疾病诊断相关分组（CHS-DRG）

MDC 编码：MDCG（消化系统疾病及功能障碍）

ADRC 编码：GR1（消化系统恶性肿瘤）

四、食管癌放射治疗临床路径标准住院流程

（一）适用对象

1. 第一诊断为食管癌（ICD-10：C15 伴 Z51.0，Z51.0 伴 Z85.001）。

2. 不适合手术治疗（有手术禁忌证如高龄、严重心肺疾患、手术风险大等）或拒绝手术切除的 I～IVa 期（2017 年第八版 AJCC 食管癌分期）或黏膜下切除后（如 EUS 显示，肿瘤深度超过黏膜下层 T1b≥200um）拒绝手术的患者；

> **释义**
>
> ■ 适用对象编码参见第一部分。
>
> ■ 初次诊断的食管癌需要有病理组织学证据。
>
> ■ 本路径适用于如下情况：①不愿手术或因高龄或合并其他疾病等原因不能手术的早期食管癌患者、没有根治性手术切除机会的局部晚期食管癌，放化同步治疗或放射治疗为首选的、有效治疗方案；②可手术食管癌术前放化同步为首选方案；③术后有高危因素如淋巴结转移或Ⅲ期食管癌、残端不净或原发肿瘤/淋巴结残存患者；④姑息性放疗患者包括术后瘤床复发、吻合口复发、淋巴结转移等失败或为减轻吞咽困难症状的有远转的局部减症放疗。

■ 放疗需要结合患者体力状况、症状、分期、复发转移类型等综合判断预期效果，并与患者及家属及时、充分的沟通病情及预后。

3. 不可切除的 T4b 任何 N，没有食管穿孔的患者。

4. 颈段食管癌或颈胸交界的食管癌距环咽肌<5cm。

【释义】

■ 不可手术切除的食管癌或局部晚期食管癌：美国 NCCN 指南、CSCO 指南以及中国医师协会放射肿瘤治疗医师分会等推荐同步放化疗是标准的、首选治疗方案。其来源于 RTOG 一系列的前瞻性研究。但值得关注的是 RTOG8501 长期随访的结果显示，单一放疗组的 5 年生存率为 0。我国近年来采用适形放疗技术以来，大宗病例的回顾性分析结果显示，同步放化疗的生存率为 26.5%~34.7%好于单一放疗组（5年生存率22%~27.7%），仍然显示单一放疗也有不错的治疗效果。因此，放化同步治疗为首选，但对于不能耐受同步化疗者如年龄大、一般状况差、因肿瘤使照射范围大、有心肺等疾患的食管癌，在临床的实践过程中，单一 IMRT 放疗技术也是不错的治疗选择。但缺乏前瞻性研究的数据。因此，应积极开展多中心、前瞻性研究已获得高级别的证据。

5. 术前的新辅助治疗/术后辅助放射治疗。

【释义】

■ 可手术切除的食管癌推荐术前同步放化疗或术前放疗：美国 NCCN 指南推荐，可手术胸段食管癌术前同步放化疗是标准的治疗模式。采用适形放疗技术（3D-CRT/IMRT）。同步化疗方案为紫杉醇+卡铂或顺铂+5FU。相关研究如下：

1. 根据 meta 分析和两项前瞻性的大型研究（CROSS 前瞻性研究和广州的 5010）的结果均显示，对于可手术的食管癌，术前放化疗+手术的生存率明显的高于单一手术组，从而奠定了术前放化疗+手术为能手术切除食管癌的首选治疗方案；

2. 术前放疗+手术与单一手术的前瞻性Ⅲ随机对照研究的长期随访结果，也显示在不增加手术死亡率的前提下，提高了生存率，降低淋巴结的转移率。

3. meta 分析和前瞻性研究结果显示食管鳞癌，术前化疗与单一手术比较，虽然与手术相关的毒性反应没有增加，但手术后病理的 pCR 率不高（2.5%~13%），淋巴结转移 65% 明显的高于同步放化疗组或单一放疗组，而切除率术前化疗为 58%~95%与外科 69%~95%似乎没有差异。因此，食管鳞癌没有高级别或大型研究结果证实术前化疗是首选或标准治疗方案。

■ 术前未接受新辅助放疗或放化同步治疗的食管鳞癌，根治性手术后（R0）的病理分期为Ⅱb（有淋巴结转移）或Ⅲ期、切缘不净（R1）或肿瘤残存（R2）患者需要术后的放射治疗。

1. R0切除：NCCN指南推荐随访观察。但医科院肿瘤医院的多年的回顾性或前瞻性分层分析的结果显示：在Ⅲ期食管癌或淋巴结有转移患者，术后放疗组生存率明显的高于单一手术组（$P=0.0027$）（$P=0.0378$），且明显降低放疗部位的复发率，不增加吻合口狭窄等的并发症。在2010年以后多篇（美国SEER数据库）大宗病例的回顾性分析结果显示，支持对淋巴结阳性或Ⅲ期食管癌术后放疗或放化疗提高了生存率这一结论。因此，CSCO和中国医师协会放射肿瘤治疗医师分会推荐行术后放射治疗或放化同步治疗。

2. R1-2切除是指手术未达到根治性的完整切除肿瘤（包括显微镜下切缘不净如上切缘、环周切缘不净；以及外科医生肉眼所见不能切除肿瘤和/或转移淋巴结）的患者。多数与邻近组织器官紧密粘连，如大血管，气管，支气管，椎前筋膜和病理检测时，有切缘不净者。对姑息性手术者应及时行放化疗或放疗。多篇文献报道，术后放疗能明显改善其预后且放疗剂量推荐为60Gy。因此，对于姑息手术的食管癌患者，NCCN指南（R_2）、CSCO指南以及中国医师学会放射治疗分会均推荐，强调术后放化同步治疗的重要性。

6. 姑息性放疗。

释义

■ 姑息放疗或放化疗包括有转移的食管癌同时合并吞咽困难的患者、术后瘤床复发、吻合口复发、淋巴结转移失败的挽救性治疗或减轻吞咽困难以及有压迫症状的局部姑息性放射治疗。

（二）诊断依据

根据《临床诊疗指南·胸外科分册》（中华医学会编著，人民卫生出版社）、肿瘤放射治疗学第4、5版食管癌放射治疗章节等（中国协和医科大学出版社）。

1. 临床症状：进食哽噎、异物感；进行性吞咽困难；逐渐消瘦、脱水、乏力。

释义

■ 临床症状：早期食管癌没有明显的吞咽困难，症状多为非特异性，时隐时现。中晚期有明显的吞咽苦难且逐渐加重。

2. 辅助检查：食管造影、内镜检查、颈胸腹CT或胸部CT并颈部及腹部B超。

释义

■ 食管造影、内镜检查、食管腔内超声（EUS）检查、颈部、胸部、腹部的增强CT检查或胸部增强MRI检查和颈部及腹部B超检查，或PET-CT检查。

■食管腔内超声（EUS）更能准确的 T 分期和了解淋巴结转移情况，必要时行淋巴结穿刺以获得食管旁淋巴结是否转移的病理或细胞学诊断。

■PET-CT 能更好的排除远地转移为治疗的决策提供重要的帮助。

3. 病理学诊断明确（组织病理学、细胞病理学）。

释义

■早期可无症状和体征，但常出现吞咽粗、硬食物时可能有不同程度的不适感觉，包括咽下食物阻挡感，胸骨后烧灼样、针刺样或牵拉样疼痛，食物通过缓慢，并有停滞感或异物感。随着病情的进展出现哽噎感，但可通过喝水后缓解消失，症状时轻时重；中晚期可出现吞咽困难加重，并可能合并胸痛或背痛，声音嘶哑、饮水呛咳，消瘦、脱水、乏力，最后出现恶病质状态。体格检查时应特别注意锁骨上区或颈部有无增大淋巴结。肿瘤标志物可能有异常增高。

■明确诊断主要依靠内镜活检的病理组织学或细胞学的诊断。

■影像学主要明确食管癌的临床分期及判断手术的可切除性，食管造影、CT 及内镜超声均为有效手段。影像学分期主要依靠对肿瘤局部情况、淋巴结及脏器转移情况综合判定，主要包括颈、胸、上腹的增强 CT 或胸部增强 MRI 以及颈部、腹部 B 超检查。必要时建议行 PET-CT 检查。

■在治疗前准确的分期对制订综合治疗方案具有重要的临床意义。

■食道造影在判断是否有溃疡或穿孔等最佳的检查手段。

（三）放射治疗方案的选择

根据《临床诊疗指南·胸外科分册》（中华医学会编著，人民卫生出版社）等，肿瘤放射治疗学第 4、5 版食管癌放射治疗章节等（中国协和医科大学出版社）。实施规范化放射治疗：

1. 对于不适合外科手术或拒绝手术的病例，根据患者的身体条件，年龄等可以选择放化同步治疗或单纯放疗。

2. 颈段食管癌，T_{1b} 分期及以上，可选放化综合治疗。

释义

■颈段食管癌 $T_{1b} \sim 4N_0 \sim 1M_0$ 期，可选放化同步治疗或单一放射治疗。

3. 对于胸段 cT_2N_{0-1} 期-T_{4a} 期 N_{0-1} 可手术的食管癌，可选择术前放化同步治疗。

释义

■可手术的胸段食管癌，术前放化同步是 NCCN、CSCO、中国医师协会放射肿瘤治疗医师分会推荐的标准治疗模式，不仅能降期，还能提高总生存率、降低复发转移率。

> ■ 2020 年 NCCN 指南推荐接受术前放化同步治疗后，如术后病理显示为淋巴结转移者，推荐术后行免疫治疗（推荐 Nivolumab）一年

4. cT_{2-3} 期 N_{0-1} 期可根治性手术切除的食管癌，单一手术后的病理显示为淋巴结阳性或Ⅲ期，CSCO 和中国医师协会放射肿瘤治疗医师分会推荐行术后放射治疗或放化同步治疗。

释义

> ■ 肖泽芬等报道食管癌根治术后预防性放射治疗的Ⅲ前瞻性随机研究结果显示，手术组和术后放疗组的 5 年生存率差异无显著性（分别为 37.14% 和 41.3%，$P=$ 0.4474）。但分层分析发现，Ⅲ期食管癌或淋巴结有转移患者，术后放疗组生存率明显的高于单一手术组（$P=0.0027$）（$P=0.0378$），且明显降低放疗部位的复发率，不增加吻合口狭窄的发生率。在 2010 年以后多篇（美国 SEER 数据库和中国福建、浙江省肿瘤医院）大宗病例的回顾性分析结果显示，支持对淋巴结阳性或Ⅲ期食管癌术后放疗或放化疗提高了生存率这一结论。胸段食管癌术后病理显示有淋巴结转移、Ⅲ期可选择术后放疗或放化同步治疗。

5. 对于切缘阳性的病例，应接受术后放疗。

释义

> ■ 对于手术切缘不净（R_1）、肿瘤残存（R_2）的患者，术后行放化疗或放射治疗。

6. Ⅳb 期（2017 年 AJCC 分期）病例，可用双药化疗+免疫治疗，或可考虑局部姑息性放疗。

释义

> ■ 治疗方案的制订应在多学科讨论的基础上进行，应充分考虑食管癌病变位置、病理类型、患者症状、肿瘤分期、治疗目的等。多学科（MDT）包括放疗科、外科、肿瘤内科、影像科、病理科等在内的多学科讨论决定。
> ■ 患者病灶无法根治性切除以及一般情况或脏器功能差不能耐受手术者，可行同步放化疗。不能耐受手术者，更应该重视患者脏器功能和营养状况的保护和改善，根据情况决定是否在放疗的同时合并化疗。单一放疗也是疗效较好的治疗方法。
> ■ 对于可手术切除的胸段食管癌，NCCN 推荐术前放化同步治疗能降低分期提高手术切除率和生存率，但要高度重视与治疗相关的并发症。
> ■ 手术后病理显示有高危因素包括淋巴结转移、Ⅲ期可选择术后预防性放疗；对于切缘不净、肿瘤残存的患者，术后行放化疗或放射治疗。
> ■ 晚期食管癌可姑息减症放疗。
> ■ 术前新辅助放化同步治疗+手术后，如术后病理显示为淋巴结有转移，NCCN 推荐术后一年的免疫治疗。

■ keynote 590 的研究结果显示：双药化疗+免疫治疗的生存率和无进展生存率好于双药化疗；而化疗+局部放射治疗的生存率也明显好于单一化疗，特别对有明显吞咽困难患者。

（四）标准住院日为≤55 天

释义

■ 患者收治入院后，放疗前准备（治疗前评估、模拟定位、靶区勾画、复位等）3~7 天，可根据临床科室不同的运行状况在此时间范围内完成诊治均符合路径要求。部分检查可在入院前完成。

■ 放疗相关的不良反应可发生在放疗过程中或放疗后，故应加强出院前患者及家属的沟通与宣教，及时检查、记录并与医师及时联系处理不良反应，避免严重不良反应的发生。

■ 放疗过程中患者住院并非必需，可根据医疗单位实际情况酌定，原则需保障患者医疗安全。

（五）进入路径标准

1. 第一诊断符合 ICD-10：C15 伴 Z51.0，Z51.0 伴 Z85.001 食管癌疾病编码。
2. 无放疗禁忌证。
3. 当患者合并其他疾病，但住院期间不需要特殊处理也不影响第一诊断的临床路径流程实施时，可以进入路径。

释义

■ 进入路径前必须有确诊食管癌的临床病理证据以及明确的临床或病理的分期。

■ 食管癌放射治疗适合于病变局限或虽病变广泛、但局部症状严重影响患者生活质量者。放疗禁忌证包括：①穿孔：患者有发热、或呛咳的症状；检查发现已穿孔如食管纵隔瘘，或食管气管瘘；②有严重的并发症且 KS≤60 分；③严重恶病质及严重的心肺、肝肾疾病不能耐受放射治疗的患者。

■ 如患者存在食管穿孔，应行鼻饲管或胃造瘘放置食管支架（除非食管气管瘘可适当考虑气管带膜支架，一般不建议直接放置支架，支架相关出血、感染不良事件风险高，可参考介入相关研究）或改善症状后化疗，再根据情况姑息放疗；如患者恶病质状态，应经肠内（首选）或肠外营养治疗改善营养状态，为进一步放化疗创造条件。

■ 入院检查发现其他疾患或伴随疾病时，如该疾病必须于放疗前治疗或调整，否则增大放疗风险，增加并发症出现概率，则不宜进入路径。如：高血压三级，严重的未良好控制的糖尿病，心肺功能不全，肝肾功能不全，严重出血倾向，严重感染等。

（六）放射治疗前准备

1. 必须的检查项目：
（1）血常规、尿常规、大便常规。
（2）感染性疾病筛查、肝功能、肾功能。
（3）食管镜（FOE）+肿瘤组织活检。
（4）食管造影。
（5）颈、胸、上腹部增强 CT 扫描。
（6）心电图、肺功能。

2. 根据患者情况，可选检查项目：
（1）凝血功能、肿瘤标志物。
（2）食管腔内超声检查（EUS）。
（3）PET-CT 检查。
（4）肿瘤部位的 MRI。
（5）颅脑 MRI 检查。
（6）全身骨显像。

> **释义**
>
> ■ 放疗前需完善必要的基线检查，以便后期随访；治疗前检查血液肿瘤标志物有升高者。
>
> ■ 食管癌 NCCN 推荐的治疗方案为放化同步治疗，选择紫杉类或铂类等双药化疗方案。化疗前必须询问药物过敏史、心脏等相关病史。放疗前的体格检查也是必需的，尤其应注意锁骨上区和颈部淋巴结是否肿大、腹部有无肿块等。
>
> ■ 高龄患者应进行心肺肾功能评价，有条件可行老年综合评估，治疗前征询患者及家属的治疗意见非常重要。
>
> ■ 大型医院食管腔内超声检查应作为常规检查手段之一，对肿瘤侵犯深度、淋巴结转移情况能够提供有效的证据，可进一步精确术前分期，明确治疗方向。

（七）放射治疗方案

1. 靶区的确定：增强 CT 扫描、钡餐造影、食管内超声检查，均可以为靶体积及其边界的确定提供参考。

> **释义**
>
> ■ 照射范围即靶区的确定主要由食管钡餐、食管镜、食管内超声以及胸部增强 CT（必要时加颈部及上腹部强化 CT）多项检查的综合考虑为靶体积及其边界的确定提供重要的参考。参考 CSCO、中国医师协会放射肿瘤治疗医师分会和食管癌放射治疗靶区勾画一书（人民卫生出版社）

2. 放射治疗计划：推荐使用 CT 模拟定位和三维计划系统，应该使用静脉或口服对比剂以增进显像。

3. 根据分期、是否有根治目的、年龄等综合因素给与预防野或累及野照射（食管癌放射治疗靶区勾画一书（人民卫生出版社）；肿瘤放射治疗学第4、5版食管癌放射治疗章节（中国协和医科大学出版社）、中国医师协会放射肿瘤治疗医师分会指南。

4. 放射治疗剂量：术前放疗，总剂量40~41.4Gy、常规分割（1.8~2.0Gy）；同步放化疗，总剂量50.4~60Gy、常规分割；单纯放疗剂量60~66Gy、常规分割。

> **释义**
>
> ■放射治疗剂量：术前放疗或放化同步的剂量为40~41.4Gy；根治性同期放化疗的剂量为50.4~60Gy；单纯根治性放疗的剂量为60~66Gy；均为1.8~2.0Gy的常规分割。

4. 脏器保护：为了减少术后肺的并发症（比如有症状的肺炎），术前放疗推荐的剂量限制是全肺 $V_{20}<20\%$ 并且 $V_{10}<40\%$。根治性放射治疗推荐的剂量限制是全肺 $V_{20}<28\%$。一般情况下，肝脏应保证60%体积受照<30Gy，肾脏单侧应保证2/3体积受照<20Gy，脊髓剂量应<45Gy，心脏应保证1/3体积<50Gy，并且尽量降低左心室剂量。

> **释义**
>
> ■正常组织的限量与具体操作：放疗的处方剂量均按95% PTV体积60Gy、常规分割的计划来评价正常组织的受量，要求正常组织的剂量在规定的安全范围内。而术前放疗的计划是将95% PTV体积60Gy处方剂量评估、正常组织均在正常范围后降到执行放疗计划即40~41.4Gy，此时获得相应的正常组织剂量。
>
> ■正常组织的限量：双肺平均剂量15~17Gy，双肺 $V_{20}\leqslant30\%$，双肺 $V_{30}\leqslant20\%$。同步放化疗患者双肺 $V_{20}\leqslant28\%$。脊髓剂量：平均剂量9~21Gy和0体积剂量≤45Gy/6周。心脏：$V_{40}\leqslant30\%$。术后胸胃：$V_{40}\leqslant40\%~50\%$（不能有高剂量点）。肝脏：$V_{30}\leqslant50\%$。肾脏：$V_{20}\leqslant20\%$。

5. 同步放化疗的化疗方案按相应的指南、诊疗规范执行。

> **释义**
>
> ■放疗计划的制订应在多学科讨论的基础上进行，应充分考虑食管癌病变位置、病理类型、患者症状、肿瘤的分期、放疗目的以及既往治疗经过，由包括放疗科、外科、肿瘤内科、影像科、病理科等在内的多学科讨论决定侠义的放疗计划由放疗科独立完成，如果是放射治疗适应症一般可在多学科基础上进行。
>
> ■有条件的情况下尽量采用增强CT模拟定位和三维放疗技术，以保证肿瘤区域得到足量放疗剂量的前提下，尽量减少正常组织受照射的体积与剂量从而降低毒性反应。放疗的具体靶区勾画应由放疗医师完成，使周围脏器受照射的剂量在正常可接受的范围内。对于老年体弱患者严格控制正常组织受照射的剂量与体积；肺功能差的患者视肺功能的情况，常低于正常肺的限量。放疗耐受性差时，可考虑加用相应对症治疗。

■ 患者病灶无法切除或一般情况或脏器功能差不能耐受手术的患者，可行放化疗。后一种情况下更应该重视患者脏器功能和营养状况的保护和改善，根据情况决定是否合并化疗。

■ 姑息放疗、根治性放疗和术前放疗的剂量应据不同的目的有所不同。

（八）治疗中的检查和其他治疗

1. 至少每周 1 次体格检查。
2. 每周复查血常规。

> 释义
>
> ■ 同步放化疗采用每周化疗方案的患者，每周 2 次血常规检查。

3. 密切观察病情，针对急性不良反应，给予必要的治疗，避免可治疗的不良反应造成治疗中断和剂量缩减。
4. 监测体重及能量摄入，如果热量摄入不足（<1500kcal/d），则应考虑给予肠内（首选）或肠外营养支持治疗，可以考虑留置十二指肠营养管或胃造瘘进行肠内营养支持。
5. 治疗中根据病情复查影像学检查，酌情对治疗计划进行调整或重新定位。

> 释义
>
> ■ 注意询问患者放疗前后症状的变化如吞咽困难的改善是判断治疗疗效的重要依据；详细的体格检查和病史采集是发现远端转移、开具有针对性检查项目的基础。
>
> ■ 放疗前应根据卡氏评分和/或 ECOG 评分判断患者的体能状态，以评估患者的耐受程度、评估完成治疗计划全过程的关键。
>
> ■ 放疗前应客观地向患者和家属交代放疗必要性、风险，并签署相关同意书。
>
> ■ 放疗前以及放疗过程中的营养评估非常重要。在治疗过程中，因放化疗反应如急性放射性食管炎，出现饮食少影响体重时，建议积极给予胃肠外或肠内营养支持。建议在治疗开始前，能够预判并及早作出相应处理。
>
> ■ 放疗常见的不良反应是放射性食管炎、血液学毒性、肝肾功能损害、放射性肺炎等。每周至少 1 次，对于每周方案化疗的患者，建议每周 2 次复查血常规；放疗中（40Gy）建议复查食管造影、胸部 CT 或模拟 CT 并与初始计划 CT 进行融合，更能直观肿瘤的变化情况，同时确定是否需要调整或更改治疗计划。放化同步治疗的患者，疗中复查肝肾功能或视患者的病情变化及时复查，可以及早发现、及时处理。在放疗期间，对患者应全面密切监测，并予以积极支持治疗。放疗支持用药需遵循循证医学证据。有随机对照研究提示，联用榄香烯乳状注射液可减轻不良反应严重程度，可根据患者需要酌情使用。

（九）治疗后复查

治疗后复查及长期随访：

1. 血常规、肝功能、肾功能。
2. 颈、胸部及上腹增强 CT。
3. 食管造影，必要时可行内镜检查。

释义

■ 颈部、腹部 B 超声检查。

■ 治疗疗效评价的手段：放疗结束后需要评估治疗疗效与治疗相关的不良反应包括症状的改善、影像学评价以及血液学的检查等。建议放疗结束后 1~2 个月复查并评价治疗效果。根据患者治疗后症状的改善如吞咽困难、体重、KS 评分等生活质量评价；影像学评价需要食管造影、胸部 CT（必要时加颈部及上腹部 CT）、建议增加食管腔内超声等检查并与治疗前的检查对比进行综合评价。

■ 评价内容：原发肿瘤和局部区域淋巴结。除对治疗前后靶区病灶的评价（是否有肿瘤或区域淋巴结的残存）外，全面的复查对比十分必要，以除外靶区外的新发病灶。

■ 根治性计划完成后，原则上不需要进一步的后续治疗。据目前国际上报道的结果显示仅 1/3 的食管癌患者经过治疗后没有肿瘤残存，70% 的患者或多或少有原发肿瘤或淋巴结的残存并带瘤生存，因此，预后较差，需要和患者及家属及时沟通。以后就是密切随访。3 年内的随访非常重要。

■ 随访建议：放疗结束后的 2 年内，每 3 个月复查 1 次；放疗结束 3~5 年，每 6 个月复查 1 次；放疗结束 5 年以后，每 1 年复查 1 次。

（十）出院标准

1. 完成全部放射治疗计划。
2. 无严重毒性反应需要住院处理。
3. 无需要住院处理的其他合并症/并发症。

释义

■ 完成治疗计划后，患者一般情况良好，生命体征平稳，无明显不适即可达到出院标准。

■ 放疗相关的不良反应可发生在放疗后，故应加强出院前与患者、家属充分沟通与交流，并嘱咐出院后的一段时间必须注意的事项如体温的变化、咳嗽以及吞咽疼痛的程度，多数患者在放疗结束后 3~4 周，这些放疗期间的反应随时间的推移而减轻或消失。如有不正常情况及时到就近医院检查、记录并与治疗医师沟通和处理不良反应，避免严重不良反应的发生。

■ 建议出院应有详细的出院指导包括注意事项、复诊计划、应急处理方案及联系方式等。

（十一）参考费用标准

IMRT（调强放疗）或旋转调强放疗放射治疗：6~7.5 万元。

> **释义**
>
> ■ 医科院肿瘤医院 2017 年 5 月起放疗收费：普通调强技术计划费：IMRT3000 元/次，放疗疗程 6 万封顶；旋转调强放疗技术计划费 3000 元/次，放疗疗程 7.5 万封顶。IGRT 850 元/次，EPID 300 元/野，人工制订计划费 120 元/次。

五、食管癌放射治疗临床路径给药方案

化疗药物：

根治性放化同步治疗方案中的化疗剂量：

紫杉醇（135~150mg/m²）+DDP 或奈达铂（50mg/m²）或卡铂（根据 AUC 值）。

或者 DDP 或奈达铂（50mg/m²）或卡铂（根据 AUC 值）+5-FU（750~1000mg/m²），21 天或 28 天为 1 个周期的方案，放疗期间为 2 个周期。

或者每周 1 次方案：紫杉醇（45~60mg/m²）+DDP 或奈达铂（25mg/m²）或卡铂（根据 AUC 值），放疗期间共 5~6 次的每周方案。

术前同步放化疗的化疗方案：紫杉醇（45~60mg/m²）+DDP 或卡铂（根据 AUC 值）或奈达铂（25mg/m²）每周方案，共 4~5 周，休息 5~7 周后手术。

* 根据上海复旦肿瘤医院 3 期随机研究结果显示：无论是 PF（顺铂+5-FU）与 TP（紫杉醇+顺铂）、还是 TP（紫杉醇+顺铂）、TF（紫杉醇+5-FU）、TC（紫杉醇+卡铂）的双药化疗方案对生存率的影响没有差异，但 TC 方案在治疗中，没有因毒性反应被中断放疗或化疗。

六、推荐表单

（一）医师表单

食管癌放射治疗临床路径医师表单

适用对象：第一诊断为食管癌（ICD-10：C15 伴 Z51.0，Z51.0 伴 Z85.001）的患者。术前同步放化疗或术前放疗/术后放疗或术后放化疗；根治性放化同步或放疗；姑息性放疗

患者姓名：	性别： 年龄： 门诊号：	住院号：
住院日期： 年 月 日	出院日期： 年 月 日	标准住院日：≤55 天

日期	住院第 1 天	住院第 2~3 天	住院第 3~7 天
主要诊疗工作	□ 询问病史及体格检查 □ 交代病情 □ 书写病历 □ 完善病理诊断与分期的相关检查	□ 上级医师查房和评估 □ 完成放疗前准备 □ 根据病理结果、影像资料等，结合患者的基础疾病和综合治疗方案，行放疗前讨论，确定放疗方案 □ 完成必要的相关科室会诊 □ 住院医师完成上级医师查房记录等病历书写 □ 上级医师查房除明确分期外、确定治疗原则如根治性或姑息性以及在治疗中可能出现的合并症或并发症 □ 上级医师查房确定放射治疗靶区和剂量 □ 签署放疗知情同意书、自费用品协议书（如有必要）、向患者及家属交代放疗注意事项、放疗费用和与治疗相关的主要常见或可能发生的并发症等	□ 放疗定位，可普通模拟机定位，推荐模式 CT 室行增强 CT 定位 □ 住院医师完成放射治疗靶区的初步勾画、主任医师修改并确定靶区、确定处方剂量和正常组织的剂量限制并提交放疗计划 □ 物理师完成满意的物理计划 □ 主任医师评估并确认计划 □ 在模拟机和加速器分别由主管医师、物理师、技师共同参与的计划确认和核对 □ 住院医师完成必要病程记录 □ 上级医师查房 □ 向患者及家属交代病情及放疗注意事项 □ 明确分期
重点医嘱	**长期医嘱：** □ 放疗科 级护理常规 □ 饮食：普通饮食/糖尿病饮食/其他 **临时医嘱：** □ 血常规、尿常规、便常规 □ 肝功能、肾功能、肿瘤标志物 □ 胃镜或超声胃镜检查 □ 上消化道气钡双重造影 □ 胸部增强 CT 扫描 □ 腹部、颈部及锁骨上淋巴结 B 超 □ 根据病情：骨 ECT、头 MRI、肺功能、心电图、必要时心脏超声心动 □ 备注：患者在入院前的门诊，已经完成上述检查后，入院后不必重复检查。	**长期医嘱：** □ 患者既往基础用药 □ 抗菌药物（必要时，如有溃疡、胸背疼痛时需要积极消炎治疗） □ 其他医嘱 **临时医嘱：** □ 其他特殊医嘱	
病情变异记录	□ 无 □ 有，原因： 1. 2.	□ 无 □ 有，原因： 1. 2.	□ 无 □ 有，原因： 1. 2.
医师签名			

日期	住院第 8~44 天 （放疗过程）	住院第 45~55 天 （出院日）
主要诊疗工作	□ 放疗开始 □ 住院医师每天查房、注意患者病情变化并及时想向上级医师汇报 □ 上级医师每周查房，根据患者情况提出相应治疗方案 □ 住院医师如实、及时记录上级医师查房和处理的意见 □ 注意记录患者放疗后正常组织的不良反应的发生日期和程度以及对症治疗后的反应情况	□ 上级医师查房，对放疗区域不良反应等进行评估，明确是否出院 □ 住院医师完成常规病历书写及完成出院记录、病案首页、出院证明书等，向患者交代出院后的注意事项，如返院复诊的时间、地点，后续治疗方案及用药方案 □ 完善出院前检查并及时查看和记录出院前检查结果，有重要或异常的结果及时向上级医师汇报，并执行处理医嘱和意见
重点医嘱	长期医嘱： □ 患者既往基础用药 □ 抗菌药物（必要时） □ 营养支持治疗 □ 其他医嘱 临时医嘱： □ 同步化疗 □ 正常组织放疗保护剂 □ 针对放疗急性反应的对症处理药物 □ 复查影像学检查 □ 调整治疗计划/重新定位 □ 其他特殊医嘱	长期医嘱： □ 患者既往基础用药 □ 抗菌药物（必要时） □ 其他医嘱，可包括内分泌治疗 临时医嘱： □ 血常规、肝肾功能 □ 胸部上腹 CT 检查 □ 肿瘤标志物 □ 出院医嘱 □ 出院带药
病情变异记录	□ 无　□ 有，原因： 1. 2.	□ 无　□ 有，原因： 1. 2.
医师签名		

（二）护士表单

食管癌临床路径护士表单

适用对象：第一诊断为食管癌（ICD-10：C15 伴 Z51.0，Z51.0 伴 Z85.001）的患者。术前同步放化疗或术前放疗/术后放疗或术后放化疗；根治性放化同步或放疗；姑息性放疗

患者姓名：		性别：　　年龄：　　门诊号：		住院号：
住院日期：　　年　月　日		出院日期：　　年　月　日		标准住院日：≤55 天

时间	住院第 1 天	住院第 2~3 天	住院第 3~7 天
健康宣教	□ 入院宣教 □ 介绍病房环境、设施 □ 介绍主管医师、责任护士、护士长 □ 介绍住院注意事项 □ 告知探视制度	□ 放疗前宣教 □ 告知放疗前检查项目及注意事项 □ 宣教疾病知识、说明术前放疗的目的 □ 放疗前准备及化疗过程 □ 告知相关药物知识及不良反应预防 □ 责任护士与患者沟通，了解心理反应指导应对方法 □ 告知家属等候区位置	□ 放疗后宣教 □ 告知监护设备的功能及注意事项 □ 告知输液管路功能及放疗过程中的注意事项 □ 告知放疗后可能出现情况的应对方式 □ 给予患者及家属心理支持 □ 再次明确探视陪伴须知
护理处置	□ 核对患者信息，佩戴腕带 □ 卫生处置：剪指（趾）甲、沐浴，更换病号服 □ 入院评估	□ 协助医师完成放疗前检查 □ 放疗前准备	□ 核对患者及资料，签字确认 □ 接通各管路，保持畅通 □ 心电监护
基础护理	□ 三级护理 □ 患者安全管理	□ 三级护理 □ 卫生处置 □ 患者睡眠管理 □ 患者安全管理	□ 特级护理 □ 患者安全管理
专科护理	□ 护理查体 □ 跌倒、压疮等风险因素评估，需要时安置危险标志 □ 心理护理	□ 相关指征监测，如血压、血糖等 □ 心理护理 □ 饮食指导	□ 病情观察，记特护记录 □ 评估生命体征、患者症状、穿刺输液部位 □ 心理护理
病情变异记录	□ 无　□ 有，原因 1. 2.	□ 无　□ 有，原因 1. 2.	□ 无　□ 有，原因 1. 2.
护士签名			

时间	住院第8~44天 （放疗过程）	住院第45~55天 （出院日）
健康宣教	□ 放疗后宣教 □ 药物作用及频率 □ 饮食、活动指导 □ 强调拍背咳嗽的重要性 □ 复查患者对放疗前宣教内容的掌握程度 □ 告知拔管后注意事项	□ 出院宣教 □ 复查时间 □ 服药方法 □ 活动指导 □ 饮食指导 □ 告知办理出院的流程 □ 指导出院带管的注意事项
护理处置	□ 遵医嘱完成相应检查及治疗	□ 办理出院手续
基础护理	□ 特/一级护理（根据患者病情和自理能力给予相应的护理级别） □ 晨晚间护理 □ 患者安全管理	□ 二级护理 □ 晨晚间护理 □ 协助进食 □ 患者安全管理
专科护理	□ 病情观察，记特护记录 □ 评估生命体征、穿刺输液部位、皮肤、水化情况 □ 心理护理	□ 病情观察 □ 心理护理
病情变异记录	□ 无　□ 有，原因： 1. 2.	□ 无　□ 有，原因： 1. 2.
护士签名		

（三）患者表单

食管癌临床路径患者表单

适用对象：第一诊断为食管癌（ICD-10：C15 伴 Z51.0，Z51.0 伴 Z85.001）的患者。术前同步放化疗或术前放疗/术后放疗或术后放化疗；根治性放化同步或放疗；姑息性放疗

患者姓名：	性别：	年龄：	门诊号：	住院号：

住院日期： 年 月 日	出院日期： 年 月 日	标准住院日：≤55 天

时间	住院第 1 天	住院第 2~3 天
医患配合	□ 配合询问病史、收集资料，详细告知既往史、用药史、过敏史、家族史 □ 如服用抗凝药，明确告知 □ 配合进行体格检查 □ 有任何不适及时告知主管医师	□ 配合完善放疗前相关检查：采血、留尿便、心电图、肺功能、胸部 CT、胃镜、上消化道造影、腹部 B 超等常规项目。需要时完成特殊检查，如 CT、PET-CT、MRI 等 □ 医师与患者及家属介绍病情及放疗谈话及签字
护患配合	□ 配合测量体温、脉搏、呼吸、血压、体重 □ 配合完成入院护理评估 □ 接受入院宣教（环境介绍、病室规定、订餐制度、探视制度、贵重物品保管等） □ 有任何不适及时告知护士	□ 配合测量体温、脉搏、呼吸、询问排便次数 □ 接受放疗前宣教 □ 自行卫生处置：剪指（趾）甲、剃胡须、沐浴 □ 准备好必要用物、吸水管、纸巾
饮食	□ 正常饮食	□ 半流质饮食；术前 12 小时禁食、禁水
排泄	□ 正常排尿便	□ 正常排尿便
活动	□ 正常活动	□ 正常活动

时间	住院第 8~44 天 （放疗过程）	住院第 45~55 天 （出院日）
医患配合	□ 遵守医院的管理和查房制度，医师查房时患者应在病房本人的床位，等待上级医师的查房 □ 及时告知放疗过程中特殊情况和症状 □ 向患者及家属交代放疗中情况及放疗后注意事项 □ 完成病程记录和上级医师查房记录	□ 上级医师查房，对放疗近期反应进行评估 □ 完成病历书写 □ 根据情况决定是否需要复查实验室检查
护患配合	□ 配合定时测量生命体征、每日询问排便 □ 接受输液、注射、服药、雾化吸入等治疗 □ 配合晨晚间护理 □ 配合拍背咳痰，预防肺部并发症 □ 配合活动，预防压疮 □ 注意活动安全，避免坠床或跌倒 □ 配合执行探视及陪伴	□ 接受出院宣教 □ 办理出院手续 □ 获取出院带药 □ 知道服药方法、作用、注意事项 □ 知道复印病历方法
饮食	□ 普通饮食	□ 普通饮食
排泄	□ 保留尿管至正常排尿便	□ 正常排尿便
活动	□ 根据医嘱，半卧位至床边或下床活动 □ 注意保护管路，勿牵拉、脱出等	□ 正常适度活动，避免疲劳

附：原表单（2012 年版）

食管癌放射治疗临床路径表单

适用对象：第一诊断为食管癌（ICD-10：C15 伴 Z51.0，Z51.0 伴 Z85.001）的患者

患者姓名：	性别： 年龄： 门诊号：	住院号：
住院日期： 年 月 日	出院日期： 年 月 日	标准住院日：≤55 天

日期	住院第1天	住院第2~3天	住院第3~7天
主要诊疗工作	□ 询问病史及体格检查 □ 交代病情 □ 书写病历 □ 开具检查申请 □ 初步诊断	□ 上级医师查房和评估 □ 完成放疗前检查、准备 □ 根据病理结果影像资料等，结合患者的基础疾病和综合治疗方案，行放疗前讨论，确定放疗方案 □ 完成必要的相关科室会诊 □ 住院医师完成上级医师查房记录等病历书写 □ 签署放疗知情同意书、自费用品协议书（如有必要）、向患者及家属交代放疗注意事项	□ 放疗定位，定位后CT扫描或直接行模拟定位CT，或模拟机定位 □ 医师勾画靶区 □ 物理师初步制订计划 □ 医师评估并确认计划 □ 模拟机及加速器计划确认和核对 □ 住院医师完成必要病程记录 □ 上级医师查房 □ 向患者及家属交代病情及放疗注意事项
重点医嘱	长期医嘱： □ 放疗科 □ 一/二/三级护理常规 □ 饮食：普通饮食/糖尿病饮食/其他 临时医嘱： □ 血、尿、便常规 □ 肝肾功能 □ 食管钡餐造影 □ 胸部增强CT □ 根据病情：骨ECT、头MRI、肺功能、心电图、超声心动、腹部增强CT扫描 □ 其他	长期医嘱： □ 患者既往基础用药 □ 抗菌药物（必要时） □ 其他医嘱 临时医嘱： □ 其他特殊医嘱	
主要护理工作	□ 入院介绍 □ 入院评估 □ 指导患者进行相关辅助检查	□ 放疗前准备 □ 放疗前宣教（正常组织保护等） □ 心理护理	□ 观察患者病情变化 □ 定时巡视病房
病情变异记录	□ 无 □ 有，原因： 1. 2.	□ 无 □ 有，原因： 1. 2.	□ 无 □ 有，原因： 1. 2.
护士签名			
医师签名			

日期	住院第 4~53 天 （放疗过程）	住院第 53~54 天 （出院日）
主要诊疗工作	□ 放疗开始 □ 上级医师查房，注意病情变化 □ 住院医师完成常规病历书写 □ 注意记录患者放疗后正常组织的不良反应的发生日期和程度	□ 上级医师查房，对放疗区域不良反应等进行评估，明确是否出院 □ 住院医师完成常规病历书写及完成出院记录、病案首页、出院证明书等，向患者交代出院后的注意事项，如返院复诊的时间、地点，后续治疗方案及用药方案 □ 完善出院前检查
重点医嘱	**长期医嘱：** □ 患者既往基础用药 □ 抗菌药物（必要时） □ 其他医嘱 **临时医嘱：** □ 同期化疗 □ 正常组织放疗保护剂 □ 针对放疗急性反应的对症处理药物 □ 复查影像学检查 □ 调整治疗计划/重新定位 □ 其他特殊医嘱	**长期医嘱：** □ 患者既往基础用药 □ 抗菌药物（必要时） □ 其他医嘱 **临时医嘱：** □ 血常规、肝肾功能 □ 胸部 CT 检查 □ 出院医嘱 □ 出院带药
主要护理工作	□ 观察患者病情变化 □ 定时巡视病房	□ 指导患者放疗结束后注意事项 □ 出院指导 □ 协助办理出院手续
病情变异记录	□ 无　□ 有，原因： 1. 2.	□ 无　□ 有，原因： 1. 2.
护士签名		
医师签名		

第七章

分化型甲状腺癌临床路径释义

【医疗质量控制指标】（专家建议）

指标一、手术、化疗或放疗前实施临床分期检查。

指标二、化疗、放疗前明确病理诊断。

指标三、手术中探查并记录肿瘤部位、大小及肝脏、盆腔、主要血管周围淋巴结浸润情况。

指标四、切除病灶的病理报告应当包括肿瘤大体观、分化情况、浸润深度以及切缘、脉管神经浸润情况；根治性手术术后病理报告应当包括活检淋巴结个数及阳性淋巴结个数。

指标五、化疗、放疗后应当进行不良反应评价。

指标六、为患者提供甲状腺癌的健康教育。

指标七、患者住院天数与住院费用。

一、分化型甲状腺癌编码

1. 原编码

疾病名称及编码：分化型甲状腺癌（ICD-10：C73，M8050/3 或 C73，M8330/3）

手术操作名称及编码：甲状腺腺叶切除术、甲状腺近全切除术、甲状腺全切除术（ICD-9-CM-3：06.2-06.4）

2. 修改编码

疾病名称及编码：分化型甲状腺癌（ICD-10：C73）

形态学编码：（M8050/3/M8260/3，M8330/3，M8331/3，M8332/3，M8340/3）

手术操作名称及编码：甲状腺腺叶切除术 ICD-9-CM-3：06.2

甲状腺部分切除术 ICD-9-CM-3：06.3

甲状腺全部切除术 ICD-9-CM-3：06.4

胸骨下甲状腺切除术 ICD-9-CM-3：06.5

舌部甲状腺切除术 ICD-9-CM-3：06.6

二、临床路径检索方法

C73+（M8050/3/M8260/3/M8330/3/M8331/3/M8332/3/M8340/3）伴（06.2-06.6）

三、国家医疗保障疾病诊断相关分组（CHS-DRG）

MDC 编码：MDCK（内分泌、营养、代谢疾病及功能障碍）

ADRG 编码：RC1（恶性增生性疾患放射治疗）/KR1（内分泌腺体恶性肿瘤）

四、分化型甲状腺癌临床路径标准住院流程

（一）适用对象

第一诊断为甲状腺癌（ICD-10：C73，M8050/3 或 C73，M8330/3）。行甲状腺腺叶切除术、甲状腺近全切除术、甲状腺全切除术（ICD-9-CM-3：06.2-06.4）。

> **释义**
>
> ■ 适用对象编码参见第一部分。
>
> ■ 甲状腺癌从组织病理上可以分为乳头状癌、滤泡癌、髓样癌和未分化癌。其中前两者亦称为分化型甲状腺癌，治疗方案相似，适用本路径。而后两者恶性程度较高，预后差，治疗方案与分化型甲状腺癌不同，不纳入本路径。
>
> ■ 本临床路径适用于甲状腺癌需行甲状腺腺叶切除术、甲状腺近全切除术、甲状腺全切除术，包括需行单侧或双侧颈淋巴结清扫的患者。^{131}I 治疗等非手术治疗不纳入本路径。

（二）诊断依据

根据《临床诊疗指南·普通外科分册》（中华医学会编著，人民卫生出版社，2006 年）。

1. 临床症状：颈部肿物，可伴有声音嘶哑或呼吸、吞咽困难等。部分患者可体检发现，无明显临床症状。

2. 体征：甲状腺结节，伴或不伴颈部淋巴结肿大；亦可无明显体征。

3. 辅助检查：甲状腺超声、增强 CT、MRI、放射性核素扫描、SPECT、PET 等影像学检查提示甲状腺占位病变。

4. 病理组织学活检明确诊断（针吸细胞学诊断或术中冷冻活检意义重大，常规病理结合免疫组化最终确诊）。

> **释义**
>
> ■ 部分患者因体检发现甲状腺恶性肿物，发现时无临床症状。颈部肿物通常是甲状腺癌的首发症状，少数患者可因肿物侵犯喉返神经出现声音嘶哑症状。
>
> ■ 彩超通常作为首选的影像学检查，对于判断甲状腺肿物的性质有较高的准确性。结合针吸活检（FNA）准确性可达 90% 以上。CT 对于确定甲状腺病变的位置及与周围结构的关系方面是非常重要的影像学检查，尤其是对于巨大肿瘤侵犯周围软组织的情况下，有重要的参考价值。MRI 则可在轴状位、冠状位、矢状位多个层面提供肿瘤的信息。

（三）治疗方案的选择

根据《临床诊疗指南·普通外科分册》（中华医学会编著，人民卫生出版社，2006 年）、《临床技术操作规范·耳鼻喉-头颈外科分册》（中华医学会编著，人民军医出版社，2009 年）、《头颈肿瘤综合治疗专家共识》（中国抗癌协会头颈肿瘤专业委员会，中国抗癌协会放射肿瘤专业委员会，中华耳鼻咽喉头颈外科杂志，2010 年）。参考美国甲状腺协会（ATA）、美国国家综合癌症网络（NCCN）、欧洲甲状腺协会（ETA）等甲状腺癌诊疗指南。其治疗原则是以手术为主，辅助内分泌治疗、核素治疗和放射治疗等。手术治疗方案应考虑肿瘤侵犯范围、病理类型、危险分层，结合患者诉求采取不同手术方式。

1. 单侧腺叶及峡部切除术，以及同侧Ⅵ区淋巴结清扫：单侧甲状腺癌，危险分层低危患者。

2. 全甲状腺切除及双侧Ⅵ区清扫：双侧有癌灶，或高危病例。

3. 颈淋巴结清扫术：根据术前影像学检查结果、术中探查甲状腺原发灶及Ⅵ区淋巴结情况、患者危险分层决定。如证实侧颈淋巴结转移，则行侧颈淋巴结清扫术。

> **释义**
>
> ■ 分化型甲状腺癌以手术治疗为主，具备手术条件患者，应手术切除至少一侧腺叶及峡部，并行同侧Ⅵ区清扫，根据危险分层，适当选择对侧腺体术后观察随访、部分腺体切除、腺体次全切除、全甲状腺切除等处理。
>
> ■ 肿瘤晚期无法彻底切除者可行姑息手术，如具备手术条件，对累及周围组织、器官的患者，行扩大切除及修复术。对双侧喉返神经麻痹、呼吸困难、病变侵犯气管等患者，行气管切开或气管造瘘术。
>
> ■ 分化型甲状腺癌的其他治疗：^{131}I 治疗：适用于全甲状腺或近全甲状腺切除后的 PTC 及 FTC，大多用于已有肺转移及骨转移者。TSH 抑制治疗：TSH 应根据危险等级控制在合适的范围内。
>
> ■ 骨转移者可用：双膦酸盐。

（四）标准住院日≤14 天

> **释义**
>
> ■ 甲状腺癌患者入院后，术前准备 1~4 天，在第 4~7 日实施手术，术后恢复 4~10天出院。总住院时间不超过 14 天均符合路径要求。
>
> ■ 条件许可的情况下，患者可在门诊完成术前检查，从而减少住院时间。同时若术后恢复顺利，也可降低住院时间。这仍然符合路径要求。

（五）进入路径标准

1. 第一诊断符合甲状腺癌疾病编码（ICD-10：C73）。
2. 当患者同时具有其他疾病诊断，但住院期间不需要特殊处理也不影响第一诊断的临床路径流程实施时，可以进入路径。

> **释义**
>
> ■ 条件许可的情况下，患者可在门诊完成术前检查，从而减少住院时间。同时若术后恢复顺利，也可降低住院时间。这仍然符合路径要求。

（六）术前准备≤4 天

1. 必需的检查项目：
（1）血、尿常规。
（2）肝功能、肾功能、电解质、血糖、凝血功能。
（3）感染性疾病筛查（乙型肝炎、丙型肝炎、梅毒、艾滋病等）。
（4）甲状腺功能检查、抗甲状腺抗体、抗甲状腺球蛋白、血清降钙素等。
（5）胸部 X 线片、心电图。
（6）甲状腺及颈部淋巴结 B 超。
（7）喉镜了解声带运动情况。
（8）增强 CT 或 MRI。

（9）标本送病理学检查。

2. 根据患者情况可选择检查项目：气管侧位片、肺功能、超声心动图、血气分析、PET、核素扫描等。

> **释义**
>
> ■必查项目是确保手术治疗安全、有效开展的基础，在术前必须完成。相关人员应认真分析检查结果，以便及时发现异常情况并采取对应处置。
>
> ■甲状腺癌患者若病变巨大，侵犯周围结构，或是颈部有广泛淋巴结转移，须行颈部及上纵隔增强 CT 或 MRI，以明确肿物及转移淋巴结与周围结构的关系。怀疑有肺转移者可行胸部 CT 明确。
>
> ■高龄患者（>70 岁）或既往有心肺功能异常病史者须行肺功能或超声心动图，评估其是否可耐受手术治疗。
>
> ■为缩短患者术前等待时间，检查项目可以在患者入院前于门诊完成。

（七）预防性抗菌药物选择与使用时机

按照《抗菌药物临床应用管理办法》（卫生部令〔2012〕84 号）和《抗菌药物临床应用指导原则》（国办卫医发〔2015〕43 号）执行，通常不需预防性使用抗菌药物。如手术范围大、时间长、污染机会增加考虑预防性使用时，可使用青霉素、第一代或第二代头孢菌素等；时间为术前 30 分钟，手术超过 3 小时可加用 1 次抗菌药物。总预防性使用时间一般不超过 24 小时，个别情况延长至 48 小时。

> **释义**
>
> ■甲状腺癌颈部淋巴结转移者须行颈部淋巴结清扫术，手术时间较长，创面暴露时间长，颈部重要解剖结构密集，一旦感染可导致严重后果。因此可按规定适当预防性应用抗菌药物，通常选用第一代或第二代头孢菌素。

（八）手术日为入院 7 日内

1. 麻醉方式：全身麻醉。
2. 手术：见"（三）治疗方案的选择"。
3. 术中用药：麻醉常规用药及扩容补液药物。
4. 输血：视术前及术中情况而定。
5. 标本常规送冷冻病理学检查。如术前已有穿刺细胞学或组织学结果，可术后行石蜡切片病理学检查。

> **释义**
>
> ■手术均在全身麻醉下完成。
>
> ■手术前无法获得明确病理的患者，术中可以通过冷冻病理予以明确。
>
> ■术后病理学检查与诊断：包括①切片诊断（分类、分型、分期）；②免疫组化（必要时）；③分子生物学指标（必要时）。

（九）术后住院恢复 4~10 天

1. 抗菌药物：按照《抗菌药物临床应用管理办法》（卫生部令〔2012〕84 号）和《抗菌药物临床应用指导原则（2015 年版）》（国卫办医发〔2015〕43 号）合理使用抗菌药物。一般不超过 48 小时。术后应监测血常规，根据情况及时调整。
2. 根据病情，尽早拔除尿管和引流管。
3. 实验室检查：及时复查血生化、钙、磷，必要时查甲状腺及甲状旁腺激素水平。
4. 伤口换药。

> **释义**
>
> ■ 除血常规、甲状腺功能等常规项目需要复查外，必要时需要复查甲状旁腺素（PTH）及离子测定（钙、磷、镁），了解甲状旁腺功能，以便采取适当干预措施。

（十）出院标准

1. 切口无感染、引流管已拔除。
2. 生命体征平稳，无严重低钙抽搐。
3. 饮食恢复，一般情况良好。
4. 没有需要住院处理的并发症。

> **释义**
>
> ■ 患者出院前不仅应完成必须复查项目，且复查项目应无明显异常。若检查结果明显异常，主管医师应进行仔细分析并作出对应处置。同时，主管医师应告知患者后续的治疗安排。

（十一）变异及原因分析

1. 术前分型分期不准确者，术中可以根据情况改变术式。
2. 根据临床分期和术中情况决定术后是否需 ^{131}I 治疗。晚期已有远端转移的 PTC 及 FTC 患者，行全甲状腺切除术，术后给予 ^{131}I 治疗。
3. 伴有影响本病治疗效果的合并症，需要采取进一步检查和诊断，延长住院时间。
4. 甲状腺癌通常对外照射放疗不敏感。但对于有术中无法彻底切除的残余癌灶者，不能经手术或 ^{131}I 治疗的局部晚期患者，以及有骨和肺转移灶患者，可考虑采用外照射放疗。

> **释义**
>
> ■ 变异是指入选临床路径的患者未能按路径流程完成医疗行为或未达到预期的医疗质量控制目标。包括以下三方面情况：①按路径流程完成治疗，但出现非预期结果，可能需要后续进一步处理。如术中发现病变范围广，难以切净，需要安排术后放疗；②按路径流程完成治疗，但超出了路径规定的时限或限定的费用。如实际住院日超出标准住院日要求，或未能在规定的手术日时间限定内实施手术等；③不能按路径流程完成治疗，患者需要中途退出路径。如因为家庭经济原因或不能理解手术可能带来的并发症而拒绝手术者，对这些患者，主管医师均应进行变异原因

的分析，并在临床路径的表单中予以说明。

■ 甲状腺癌手术后常见的并发症如甲状旁腺功能低下、乳糜瘘等，因并发症导致超出路径规定的时限或限定的费用，主管医师应予以说明。

五、分化型甲状腺癌术后护理规范

1. 患者清醒后取半卧位，利于呼吸和引流。颈部放置冰块，预防切口出血。
2. 保持呼吸道通畅。行气管切开或气管插管者，应及时吸出气道痰液和血液，并严防管腔深部被痰或血块堵塞。
3. 注意保持引流管的畅通，防止皮瓣坏死；定时观察并记录引流液性状和量。
4. 心理护理。

六、分化型甲状腺癌术后营养治疗规范

1. 甲状腺癌术后饮食以偏清淡为主。对于碘的摄入应该适量，正常饮食。
2. 避免进食刺激性食物，如辛辣、油腻或者容易造成过敏的食物，以及避免吸烟、饮酒。

七、分化型甲状腺癌患者术后健康宣教

1. 针对甲状腺癌的术后饮食指导，心理指导，引流管的护理，颈部功能锻炼。
2. 向患者及家属提供更多与甲状腺有关的疾病知识，从而减轻并发症的发生。

八、推荐表单

（一）医师表单

分化型甲状腺癌临床路径医师表单

适用对象：第一诊断为分化型甲状腺癌（ICD-10：C73）（无并发症患者）

患者姓名：	性别： 年龄： 门诊号：	住院号：
住院日期： 年 月 日	出院日期： 年 月 日	标准住院日：≤14 天

时间	住院第1天	住院第2~3天
主要诊疗工作	□ 询问病史及体格检查 □ 完成病历书写 □ 上级医师查房与术前评估 □ 初步确定手术方式和日期	□ 上级医师查房 □ 完成术前准备与术前评估 □ 根据检查结果等，进行术前讨论，确定手术方案 □ 完成必要的相关科室会诊 □ 签署手术知情同意书、自费用品协议书、输血同意书 □ 向患者及家属交代围术期注意事项
重点医嘱	**长期医嘱：** □ 耳鼻咽喉科护理常规 □ 二级护理 □ 普通饮食 **临时医嘱：** □ 检查血常规、尿常规 □ 检查肝功能、肾功能、血糖、电解质、凝血功能、感染性疾病筛查（乙型肝炎、丙型肝炎、梅毒、艾滋病等）、甲状腺功能、血钙和血磷 □ 检查胸部X线片、心电图 □ 喉镜检查 □ 甲状腺及颈部超声、增强CT或MRI □ 针吸或会诊病理检查 □ 手术必需的相关检查	**长期医嘱：** □ 耳鼻咽喉科护理常规 □ 二级护理 □ 普通饮食 □ 患者既往基础用药 **临时医嘱：** □ 术前医嘱：明日全身麻醉下行甲状腺峡部+腺叶切除或全甲状腺切除+淋巴结清扫+喉返神经解剖术 □ 术前禁食、禁水 □ 术前抗菌药物 □ 术前准备 □ 必要时备血 □ 其他特殊医嘱
病情变异记录	□ 无 □ 有，原因： 1. 2.	□ 无 □ 有，原因： 1. 2.
医师签名		

时间	住院第3~7天 （手术日）	住院第4~6天 （术后1~3天）	住院第7~14天 （出院日）
主要诊疗工作	□ 手术 □ 术者完成手术记录 □ 住院医师完成术后病程 □ 上级医师查房 □ 确定有无手术并发症 □ 向患者及家属交代病情及术后注意事项	□ 上级医师查房 □ 住院医师完成常规病历书写 □ 注意病情变化，有无低钙抽搐及手足麻木 □ 注意观察生命体征 □ 注意引流量，根据引流情况 □ 明确是否拔除引流管	□ 上级医师查房，进行手术及伤口评估 □ 完成出院记录、出院证明书 □ 向患者交代出院后的注意事项
重点医嘱	长期医嘱： □ 全身麻醉术后常规护理 □ 甲状腺腺叶+峡部切除或全甲状腺切除+颈淋巴结清扫+喉返神经探查术后常规护理 □ 气管切开术后常规护理 □ 一级护理 □ 根据患者情况继续禁食或流食 □ 抗菌药物 □ 其他特殊医嘱 临时医嘱： □ 标本送病理检查 □ 酌情心电监护 □ 酌情吸氧 □ 其他特殊医嘱	长期医嘱： □ 一/二级护理 □ 酌情改为半流质饮食或软食 □ 酌情停用抗菌药物 □ 其他特殊医嘱 临时医嘱： □ 换药 □ 其他特殊医嘱：复查血常规、甲状腺素、甲状旁腺激素、肝功能、肾功能、电解质、血糖、血钙、血磷等，补液、补钙（必要时）	出院医嘱： □ 出院带药 □ 酌情肿瘤综合治疗 □ 门诊随诊
病情变异记录	□ 无 □ 有，原因： 1. 2.	□ 无 □ 有，原因： 1. 2.	□ 无 □ 有，原因： 1. 2.
医师签名			

＊：实际操作时需明确写出具体的术式

本路径为分化型甲状腺癌临床路径，既往已有甲状腺癌治疗的临床路径（2009年），本次版本为细化的临床分期。

（二）护士表单

分化型甲状腺癌临床路径护士表单

适用对象：第一诊断为分化型甲状腺癌（ICD-10：C73）（无并发症患者）

患者姓名：	性别： 年龄： 门诊号：	住院号：
住院日期： 年 月 日	出院日期： 年 月 日	标准住院日：≤14 天

时间	住院第 1~2 天	住院第 3~7 天 （手术日）	住院第 4~14 天 （术后出院）
健康宣教	□ 介绍主管医师、护士 □ 介绍环境、设施 □ 介绍住院注意事项 □ 术前宣教及术前准备 □ 提醒患者术晨禁食、禁水	□ 主管护士与患者沟通，了解并指导心理应对 □ 宣教疾病知识、用药知识及特殊检查操作的过程 □ 告知检查、操作及手术前后饮食、活动及探视等注意事项及应对方式	□ 指导患者术后恢复锻炼方法 □ 术后随访的时间和方法 □ 出院后服药方法 □ 饮食、休息等注意事项 □ 肿瘤综合治疗方案介绍
护理处置	□ 核对患者，佩戴腕带 □ 建立入院护理病历 □ 卫生处置：剪指甲、沐浴、更换病号服 □ 协助医师完成各项检查 □ 术前准备，禁食、禁水	□ 随时观察患者病情变化 □ 遵医嘱正确用药	□ 办理出院手续 □ 书写出院小结
基础护理	□ 二级护理 □ 晨晚间护理 □ 患者安全管理	□ 二级护理 □ 晨晚间护理 □ 患者安全管理	□ 二/三级护理 □ 晨晚间护理 □ 患者安全管理
专科护理	□ 护理查体 □ 生命体征检测 □ 必要时留陪护人员 □ 心理护理	□ 遵医嘱完成相关检查 □ 心理护理	□ 病情观察 □ 评估患者生命体征 □ 心理护理
重点医嘱	□ 详见医嘱执行单	□ 详见医嘱执行单	□ 详见医嘱执行单
病情变异记录	□ 无 □ 有，原因： 1. 2.	□ 无 □ 有，原因： 1. 2.	□ 无 □ 有，原因： 1. 2.
护士签名			

（三）患者表单

分化型甲状腺癌临床路径患者表单

适用对象：第一诊断为分化型甲状腺癌（ICD-10：C73）（无并发症患者）

患者姓名：	性别：　年龄：　门诊号：	住院号：
住院日期：　　年　月　日	出院日期：　　年　月　日	标准住院日：≤14 天

时间	入院第 1 天	入院第 2 天	住院 3~5 天 （手术日）
医患配合	□ 配合询问病史、收集资料，务必详细告知既往史、用药史、过敏史 □ 配合进行体格检查 □ 有任何不适告知医师	□ 配合完善相关检查，如采血、留尿、心电图、X 线胸片、超声，颈部 CT □ 了解手术方案及围术期注意事项 □ 签署手术知情同意书、自费用品协议书、授权书等医疗文书 □ 配合麻醉医师术前访视	□ 接受手术治疗 □ 配合监护及检查治疗 □ 与医师交流了解手术情况及术后注意事项 □ 有任何不适告知医师
护患配合	□ 配合测量体温、脉搏、呼吸、血压、体重 □ 配合完成入院护理评估（简单询问病史、过敏史、用药史） □ 接受入院宣教（环境介绍、病室规定、订餐制度、贵重物品保管等） □ 配合执行探视和陪伴制度 □ 有任何不适告知护士	□ 配合生命体征监测 □ 接受术前宣教 □ 接受术前准备 □ 准备好必要用物 □ 有任何不适告知护士	□ 术晨生命体征监测 □ 术晨剃须漱口更衣 □ 既往基础药物一口水送下 □ 取下活动义齿、饰品等，贵重物品交家属保管 □ 配合完成术前核对，带齐影像资料和自备药物，上手术车 □ 返回病房后，协助完成核对，配合过床 □ 配合输液吸氧监护 □ 有任何不适告知护士
饮食	□ 遵医嘱饮食	□ 术前 6~8 小时禁食、禁水	□ 术后当日禁食、禁水 □ 术后第 1 天半流质饮食
排泄	□ 正常排尿便	□ 正常排尿便	□ 正常排尿便
活动	□ 正常活动	□ 正常活动	□ 术后当日平卧，床上翻身 □ 术后第 1 日起适当下地活动

时间	入院第 4~14 天 （术后日）	出院
医患配合	□ 配合术后检查、治疗和换药	□ 接受出院前指导 □ 知道复查程序 □ 获取出院诊断书
护患配合	□ 配合定时测量生命体征 □ 接受输液、服药等治疗 □ 接受饮食宣教 □ 配合活动，预防皮肤压力伤 □ 注意活动安全，避免坠床或跌倒 □ 配合执行探视及陪伴	□ 接受出院宣教 □ 办理出院手续 □ 获取出院带药 □ 知道服药方法、作用、注意事项 □ 知道复印病历程序
饮食	□ 遵医嘱饮食	□ 遵医嘱饮食
排泄	□ 正常排尿便	□ 正常排尿便
活动	□ 正常适度活动，避免疲劳	□ 正常适度活动，避免疲劳

附：原表单（2016年版）

分化型甲状腺癌临床路径表单

适用对象：第一诊断为分化型甲状腺癌（ICD-10：C73）；

行腺叶及峡部切除或全甲状腺切除，同期淋巴结清扫术（ICD-9-CM-3：06.2-06.4）

患者姓名：	性别：	年龄：	门诊号：	住院号：
住院日期：　　年　月　日	出院日期：　　年　月　日			标准住院日：≤14天

时间	住院第1天	住院第2~3天
主要诊疗工作	□ 询问病史及体格检查 □ 完成病历书写 □ 上级医师查房与术前评估 □ 初步确定手术方式和日期	□ 上级医师查房 □ 完成术前准备与术前评估 □ 根据检查结果等，进行术前讨论，确定手术方案 □ 完成必要的相关科室会诊 □ 签署手术知情同意书、自费用品协议书、输血同意书 □ 向患者及家属交代围术期注意事项
重要医嘱	长期医嘱： □ 耳鼻咽喉科护理常规 □ 二级护理 □ 普通饮食 临时医嘱： □ 检查血常规、尿常规 □ 检查肝功能、肾功能、血糖、电解质、凝血功能、感染性疾病筛查（乙型肝炎、丙型肝炎、梅毒、艾滋病等）、甲状腺功能、血钙和血磷 □ 检查胸部X线片、心电图 □ 喉镜检查 □ 甲状腺及颈部超声、增强CT或MRI □ 针吸或会诊病理检查 □ 手术必需的相关检查	长期医嘱： □ 耳鼻咽喉科护理常规 □ 二级护理 □ 普通饮食 □ 患者既往基础用药 临时医嘱： □ 术前医嘱：明日全身麻醉下行甲状腺峡部+腺叶切除或全甲状腺切除+淋巴结清扫+喉返神经解剖术 □ 术前禁食、禁水 □ 术前抗菌药物 □ 术前准备 □ 必要时备血 □ 其他特殊医嘱
主要护理工作	□ 介绍病房环境、设施和设备 □ 入院护理评估	□ 宣教、备皮等术前准备 □ 手术前物品准备 □ 手术前心理护理
病情变异记录	□ 无　□ 有，原因： 1. 2.	□ 无　□ 有，原因： 1. 2.
护士签名		
医师签名		

时间	住院第 3~7 天 （手术日）	住院第 4~6 天 （术后 1~3 天）	住院第 7~14 天 （出院日）
主要诊疗工作	□ 手术 □ 术者完成手术记录 □ 住院医师完成术后病程 □ 上级医师查房 □ 确定有无手术并发症 □ 向患者及家属交代病情及术后注意事项	□ 上级医师查房 □ 住院医师完成常规病历书写 □ 注意病情变化，有无低钙抽搐及手足麻木 □ 注意观察生命体征 □ 注意引流量，根据引流情况明确是否拔除引流管	□ 上级医师查房，进行手术及伤口评估 □ 完成出院记录、出院证明书 □ 向患者交代出院后的注意事项
重点医嘱	**长期医嘱：** □ 全身麻醉术后常规护理 □ 甲状腺腺叶+峡部切除或全甲状腺切除+颈淋巴结清扫+喉返神经探查术后常规护理 □ 气管切开术后常规护理 □ 一级护理 □ 流质饮食 □ 抗菌药物 □ 其他特殊医嘱 **临时医嘱：** □ 标本送病理检查 □ 酌情心电监护 □ 酌情吸氧 □ 其他特殊医嘱	**长期医嘱：** □ 一/二级护理 □ 酌情改为半流质饮食或软食 □ 酌情停用抗菌药物 □ 其他特殊医嘱 **临时医嘱：** □ 换药 □ 其他特殊医嘱：复查血常规、甲状腺素、甲状旁腺激素、肝功能、肾功能、电解质、血糖、血钙、血磷等，补液、补钙（必要时）	**出院医嘱：** □ 出院带药 □ 酌情肿瘤综合治疗 □ 门诊随诊
主要护理工作	□ 随时观察患者病情变化 □ 术后心理与生活护理	□ 观察患者情况 □ 术后心理与生活护理	□ 指导患者办理出院手续 □ 指导术后随访时间
病情变异记录	□ 无　□ 有，原因： 1. 2.	□ 无　□ 有，原因： 1. 2.	□ 无　□ 有，原因： 1. 2.
护士签名			
医师签名			

＊：实际操作时需明确写出具体的术式

　　本路径为分化型甲状腺癌临床路径，既往已有甲状腺癌治疗的临床路径（2009 年），本次版本为细化的临床分期。

第八章

分化型甲状腺癌术后^{131}I治疗临床路径释义

【医疗质量控制指标】（专家建议）

指标一、明确分化型甲状腺癌的病理诊断。

指标二、依据复发风险分层及治疗前评估结果确定治疗剂量。

指标三、治疗后确定促甲状腺激素抑制治疗方案及随诊策略。

一、分化型甲状腺癌术后^{131}I治疗编码

1. 原编码

疾病名称及编码：分化型甲状腺癌（ICD-10：C73，D09.301）

手术操作名称及编码：甲状腺全切或次全切除术（ICD-9-CM-3：06.2-06.4）

2. 修改编码

疾病名称及编码：肿瘤术后同位素治疗（ICD-10：Z51.806）

手术操作名称及编码：碘-131放射性同位素注射治疗（ICD-9-CM-3：92.2801）

二、临床路径检索方法

Z51.806伴92.2801

三、国家医疗保障疾病诊断相关分组（CHS-DRG）

MDC编码：MDCK（内分泌、营养、代谢疾病及功能障碍）

ADRG编码：RC1（恶性增生性疾患放射治疗）/KR1（内分泌腺体恶性肿瘤）

四、分化型甲状腺癌术后^{131}I治疗临床路径标准住院流程

（一）适用对象

根据分化型甲状腺癌（differentiated thyroid cancer，DTC）相关中国专家共识如《分化型甲状腺癌术后^{131}I治疗临床路径专家共识》（中华医学会核医学分会等，2017版），《分化型甲状腺癌术后^{131}I治疗前评估专家共识》（中国临床肿瘤学会甲状腺癌专业委员会等）。

第一诊断为甲状腺癌（ICD-10：C73，D09.301），已行甲状腺全切或次全切除术，合并或不合并颈部淋巴结清扫术、且符合以下条件之一者，需要进入^{131}I治疗前评估：①DTC初始术后伴有甲状腺周围组织侵犯、淋巴结转移或远处转移；②肿瘤未能完全切除，术中见肿瘤残留；③肿瘤为侵袭型的组织学类型，或伴有血管侵犯；④残留甲状腺组织已被完全去除的DTC患者。如^{131}I显像未发现转移灶，但甲状腺球蛋白（thyroglobulin，Tg）水平异常升高；或Tg抗体（thyroglobulin antibody，TgAb）持续异常升高；⑤DTC术后出现无法手术切除的局部复发（或转移）灶，且病灶具备摄^{131}I功能；⑥低危DTC，为便于长期随访及监测肿瘤复发，且患者有意愿者；⑦甲状腺大部切除术后，患者不愿或不宜再次手术者。

> **释义**
>
> ■ 适用对象编码参见第一部分。
>
> ■ 符合[131]I 治疗条件: 未用或停用甲状腺激素使促甲状腺激素 (thyroid stimulating hormone, TSH) 升至 30mU/L 以上, 排除其他来源碘的干扰, 患者有治疗意愿、依从性良好。
>
> ■ 无治疗禁忌, 如妊娠、哺乳、严重肾衰竭以及无法依从放射防护法规要求者。
>
> ■ 如患者合并其他疾病但[131]I 治疗期间不需要特殊处理、也不影响第一诊断的临床路径流程实施时, 可以进入路径。
>
> ■ DTC 术后[131]I 治疗主要包括清甲治疗、辅助治疗及清灶治疗。清甲治疗: 通过清除手术后残留或无法切除的正常甲状腺组织, 有助于通过治疗后[131]I 全身显像进行准确分期, 利于采用血清 Tg 及[131]I 全身显像对患者进行随访和监测; 辅助治疗: 由于 DTC 常具有双侧性、多灶性、局部潜伏期长、复发率高等特点, 辅助治疗旨在清除潜在的、尚不能被现有临床手段识别的可能残存微小癌灶等, 达到降低复发及远处转移, 提高患者无病生存率的目的; 清灶治疗: 治疗手术无法切除或随访中发现的具有摄取[131]I 能力的复发或转移病灶, 清除或降低体内肿瘤负荷, 达到缓解肿瘤相关症状、提高患者无病生存或改善其疾病特异性生存的目的。

(二) 诊断依据

根据《[131]I 治疗分化型甲状腺癌指南》(中华医学会核医学分会等, 2014 版),《2015 美国甲状腺协会成人甲状腺结节与分化型甲状腺癌管理指南》(2015 版),《AJCC 肿瘤分期手册》(第 8 版)。

病理诊断为 DTC, 主要包括甲状腺乳头状癌 (papillary thyroid cancer, PTC) 和甲状腺滤泡状癌 (follicular thyroid cancer, FTC), 少数为 Hurthle 细胞或嗜酸性细胞肿瘤, 甲状腺低分化癌 (poorly differentiated thyroid cancer, PDTC)。

> **释义**
>
> ■ 本路径的制订主要参考国内、外权威参考书籍和诊疗指南。
>
> ■ 病史和超声表现是诊断甲状腺癌的初步依据, 手术病理报告可明确诊断甲状腺癌。手术病理为 PTC、FTC、Hurthle 细胞癌、PDTC 者可进入临床路径。
>
> ■ 结合患者性别、年龄、手术病理报告、术后血清 Tg 水平及颈部超声、胸部 CT 等影像学资料, 可明确甲状腺癌的 TNM 分期及复发危险度分层, 细化甲状腺癌的诊断。
>
> ■ 在辅助治疗或清灶治疗时, 病灶的摄碘能力是 DTC 可行[131]I 治疗的病理生理学基础, 并且是影响治疗效果的关键所在。在一定程度上保留摄取[131]I 能力的 DTC 主要包括 PTC、FTC、部分 Hurthle 细胞癌、PDTC 等。

(三) 选择治疗方案的依据

《[131]I 治疗分化型甲状腺癌指南》(中华医学会核医学分会等, 2014 版),《分化型甲状腺癌术后[131]I 治疗诊疗路径》(中华医学会核医学分会等, 2017 版),《分化型甲状腺癌术后[131]I 治疗前评估专家共识》（中国临床肿瘤学会甲状腺癌专业委员会等），《欧洲肿瘤内科协会（ESMO）甲状腺癌诊断、治疗及随访指南》（2019 版），《NCCN 甲状腺癌临床实践指南 2020版》。

1. 再次手术治疗：根据肿瘤的 TNM 分期和复发危险度分层、再次手术的风险、随访的便利性、患者的意愿和依从性等因素进行综合分析，确定是否再次手术。

> **释义**
>
> ■ 在同时并存甲状腺残余组织及可疑 DTC 转移病灶时，由于 DTC 病灶的钠碘转运体（sodium iodide symporter, NIS）表达明显低于残余的正常甲状腺组织，这将使首次 ¹³¹I 治疗作用主要集中于残余甲状腺组织而延误了患者达到无病生存及其他治疗干预的时间。因此，如在 ¹³¹I 治疗前评估中发现局部可疑残存或转移病灶，建议首选手术，术后再行 ¹³¹I 治疗。

2. ¹³¹I 治疗：已行甲状腺全切或次全切除术，合并或不合并颈部淋巴结清扫术，术后病理诊断为 DTC，复发风险分层的中高危患者，或术后动态评估提示残余甲状腺可能影响 Tg 作为血清肿瘤标志物监测者，可考虑 ¹³¹I 治疗。

> **释义**
>
> ■ ¹³¹I 治疗前准备
>
> （1）停用左旋甲状腺素（levothyroxine, LT₄）至少 2 周或使用重组人促甲状腺激素（recombinant human thyroid-stimulating hormone, rhTSH），使血清 TSH 升高至 >30mU/L。
>
> （2）低碘饮食：¹³¹I 的疗效有赖于进入残留甲状腺组织和 DTC 病灶内的 ¹³¹I 剂量。由于人体内稳定碘离子与 ¹³¹I 竞争进入甲状腺组织和 DTC 病灶，因此患者在治疗前需低碘饮食（<50μg/d）至少 1~2 周，特别注意避免增强 CT 检查。增强 CT 常用的对比剂如碘海醇注射液和碘普罗胺，其活性成分为三碘苯甲酸的衍生物，其含碘量150mg/ml，如一次注射对比剂 50ml，摄入的碘比每日要求基本摄碘量高出 5 万倍，这样会明显降低病灶对放射性碘的摄取。如已行增强 CT 检查，建议 2~3 个月后再行 ¹³¹I 治疗，因服用食物及药物差异，个人体质及代谢等不同，具体还应结合患者的尿碘、尿碘肌酐比值或血碘检测结果来选择 ¹³¹I 治疗时机。
>
> ■ DTC ¹³¹I 治疗指征：DTC 患者的长期生存率很高，对于其术后风险的评估更侧重于预测复发风险而不是死亡风险。目前国内外指南中逐渐完善了 DTC 术后复发风险分层的概念，以助于预测患者预后，指导个体化的术后治疗和随访方案。这一复发风险系统主要根据术中肿瘤大小、多灶性、腺外侵犯、血管侵犯、淋巴结转移等侵袭特征、基因分子特征及术后血清学、影像学评估结果将患者分为低危、中危和高危分层。其中的中-高危人群具备 ¹³¹I 治疗指征。详见《分化型甲状腺癌术后 ¹³¹I 治疗前评估专家共识》（中国临床肿瘤学会甲状腺癌专业委员会等）。
>
> ■ 高危复发风险 DTC 患者具备以下特征之一：肉眼可见肿瘤侵犯周围软组织或器官；癌灶未完全切除，术中有残留；伴有远处转移；全甲状腺切除后，血清 Tg 水平仍较高；病理检查发现淋巴结转移，且任一转移淋巴结最大径 ≥3cm；FTC 伴有广

泛血管侵犯（>4个病灶）。此外，《欧洲肿瘤内科协会（ESMO）甲状腺癌诊断、治疗及随访指南》（2019版）新将"同时存在 *BRAF V600E* 和 *TERT* 启动子突变"纳入高危特征；术后动态评估提示可疑残存/复发性摄碘转移灶。

■ 中危复发风险患者符合以下特征之一：初次手术病理检查可在镜下发现肿瘤侵犯甲状腺周围软组织；有颈部淋巴结转移或清甲治疗后 ^{131}I 全身显像（post-therapy whole-body scan, Rx-WBS）发现异常放射性摄取；肿瘤为侵袭性组织学类型（如高细胞型、柱状细胞型、实性亚型，弥漫硬化型、低分化型等），或有血管侵犯；临床发现淋巴结转移或病理检查发现>5个淋巴结转移，所有转移淋巴结最大径<3cm；局限于甲状腺内的 PTC，原发肿瘤大小在 1～4cm 之间，*BRAF V600E* 突变；多发的甲状腺微小乳头状癌（papillary thyroid microcarcinoma, PTMC）伴甲状腺外侵犯和 *BRAF V600E* 突变。多项研究显示，对于中危患者，^{131}I 治疗可明显降低>45岁、肿瘤直径>4cm、伴有颈部淋巴结转移、血管侵犯或高侵袭性组织学类型的 DTC 患者复发率，改善其总体预后，存在残余甲状腺可能影响 Tg 作为血清肿瘤标志物监测。

■ 低危复发风险患者须同时具备以下特征：无局部及远处转移表现；所有肉眼可见的肿瘤均被切除；肿瘤未侵犯甲状腺周围组织；肿瘤不是侵袭性组织学亚型，且无血管侵犯；如果行 ^{131}I 清甲治疗，Rx-WBS 无甲状腺床外碘摄取；临床未发现有淋巴结转移，或病理检查发现≤5个淋巴结微转移（最大径<0.2 cm）；局限于甲状腺内的甲状腺乳头状癌滤泡亚型（follicular variant of papillary thyroid cancer, FV-PTC）；局限于甲状腺内、PTMC（包括伴有 *BRAF V600E* 基因突变）；局限于甲状腺内、伴有包膜侵犯的高分化 FTC，伴或不伴微血管侵犯（<4个病灶）；术后抑制性 Tg<0.2ng/ml 或刺激性 Tg<1ng/ml。鉴于低危 DTC 本身较低的侵袭性，其术后复发、转移甚至死亡率均较低，目前多数研究显示 ^{131}I 治疗未能进一步改善其预后。

■ 强调对 DTC 患者的术后及 ^{131}I 治疗前评估，及时动态地了解患者复发风险并辅助其后续治疗决策。例如 NCCN 指南指出，无论哪一风险分层患者，如实时动态评估中术后 Tg 可疑升高（抑制性 Tg>1ng/ml）或颈部超声异常的患者，应进入 ^{131}I 治疗前评估及后续治疗决策路径。

3. TSH 抑制治疗：DTC 经过手术治疗和 ^{131}I 治疗后及时给予 TSH 抑制治疗，首选 LT_4 口服制剂，DTC 复发危险度为高中危的 TSH 应控制在 0.1mU/L 以下，治疗不良反应风险为中高危层次者，应个体化抑制 TSH 至接近达标的最大可耐受程度，5～10年如无病生存，则可进行甲状腺激素替代治疗。

> **释义**
>
> ■ 根据患者的综合因素将 TSH 抑制治疗的不良反应风险分为3个等级：低危、中危和高危。
>
> 　符合下述所有条件者为低危：①中青年；②无不适症状；③无心血管疾病；④无心律失常；⑤无肾上腺素受体激动的症状或体征；⑥无心血管疾病危险因素；⑦无合并疾病；⑧绝经前妇女；⑨骨密度正常；⑩无骨质疏松的危险因素。

符合下述条件之一者为中危：①中年；②高血压；③有肾上腺素受体激动的症状或体征；④吸烟；⑤存在心血管疾病危险因素或糖尿病；⑥围绝经期妇女；⑦骨量减少；⑧存在骨质疏松（OP）的危险因素。

符合下述条件之一者为高危：①临床心脏病；②老年；③绝经后妇女；④伴发其他严重疾病。

■ 推荐基于患者的复发风险分层及 TSH 抑制治疗不良反应双风险分级制订 TSH 抑制治疗目标：

治疗不良反应风险	DTC 的复发危险度			
	初诊期高、中危	初诊期低危	随访期高、中危	随访期低危
高、中危	<0.1	0.5~1.0	0.1~0.5ª	1.0~2.0（5~10年）
低危	<0.1	0.1~0.5ª	<0.1	0.5ª~2.0（5~10年）

注：ª0.5mU/L视各实验室 TSH 正常参考范围下限不同而定。

■ 对于清甲成功，复发危险度分层较低的患者，在根据复发及死亡风险分层给予 TSH 抑制治疗时，考虑到亚临床甲亢状态对患者心血管系统和骨骼系统等的影响，抑制治疗的时限不宜超过 5~10 年。5~10 年后逐步减低 TSH 抑制治疗的程度，如无病生存，可仅进行甲状腺激素替代治疗。

（四）标准住院日为≤7天

> 释义
>
> ■ 术后需行^{131}I治疗的 DTC 患者入院后，第 1~3 天完善治疗前检查并做治疗前准备、口服^{131}I，第 4~7 天隔离观察、处理药物不良反应。^{131}I 治疗后第 2~10 天行 Rx-WBS，必要时进行可疑病灶区域断层融合显像。总住院时间不超过 7 天符合本路径要求。

（五）进入路径标准

1. 第一诊断必须符合 ICD-10：C73，D09.301 甲状腺癌疾病编码，行全甲状腺或近全甲状腺切除后的 DTC。
2. 当患者同时具有其他疾病诊断，但在住院期间不需要特殊处理也不影响第一诊断的临床路径流程实施时，可以进入路径。

> 释义
>
> ■ 入院后常规检查发现有基础疾病，如高血压、冠状动脉粥样硬化性心脏病、糖尿病、肝肾功能不全等，经系统评估后对甲状腺癌诊断治疗无特殊影响者，可进入路径。但可能增加医疗费用，延长住院时间。

（六）住院期间检查项目

1. 检查项目：

（1）育龄妇女疑怀孕者应行血清人绒毛膜促性腺激素检测。

（2）血清学检测包括 TSH、甲功生化，如游离甲状腺素（FT_4, free thyroxine）、游离三碘甲腺原氨酸（FT_3, free triiodothyronine）、Tg/TgAb 等。

（3）血常规、尿常规、大便常规。

（4）肝肾功能全项、血糖、血脂。

（5）甲状腺及双颈部淋巴结彩超、肝胆胰脾肾彩超。

（6）^{131}I 治疗后 2~10 天之间进行 Rx-WBS。

（7）胸部 CT 平扫。

（8）心电图。

（9）尿碘、尿碘肌酐比、血碘。

> **释义**
>
> ■ 血常规、尿常规、大便常规是最基本的三大常规检查，进入路径的患者均需完成。肝肾功能、血糖、心电图等可评估有无基础疾病，是否影响住院时间、费用及其治疗预后。
>
> ■ 正常甲状腺滤泡上皮细胞表达 NIS，而 DTC 细胞膜上也保留了部分表达 NIS 的能力，NIS 在 TSH 刺激下可加强其摄取 ^{131}I。因此，^{131}I 治疗前需要使 TSH 增高刺激残余甲状腺组织或 DTC 病灶对 ^{131}I 的摄取。在 ^{131}I 治疗前可通过停用甲状腺激素或给予外源性 TSH 两种方法可升高 TSH 水平。升高内源性 TSH 的方法是：术后不服 LT_4 或停用 LT_4 2~4 周；或给予 rhTSH 提高患者血清 TSH 水平，该方法可以避免停用甲状腺素后出现甲状腺功能减退（简称甲减）所带来的不适。
>
> ■ Tg 和 TgAb 的意义：TSH 升高（>30U/L）状态下测定的血清刺激性 Tg（stimulated thyroglobulin, s-Tg）水平，其水平高低与肿瘤的术后残留情况以及初始治疗后疾病的缓解、持续及复发密切相关。低水平的 s-Tg 预示着较低的复发率及较好的预后。当 s-Tg 水平可疑升高时，Rx-WBS 发现摄碘性远处转移病灶的可能性增加，因而高 s-Tg 水平作为权重因素纳入高危复发风险分层，并被指南推荐行 ^{131}I 清灶治疗。Tg 的检测受到 TgAb 影响，故测定血清 Tg 时应同时检测 TgAb。
>
> ■ 颈部超声的意义：由于血清学 Tg 水平等监测可受到残余甲状腺组织、血清 TSH 等影响，因此，术后及 ^{131}I 治疗后超声实时评估是 DTC ^{131}I 治疗前评估的重要内容，主要是检测复发或持续存在的病灶，其主要评估部位为颈部淋巴结和甲状腺床。甲状腺癌特异度高的超声特征包括微钙化、边缘不规则及纵横比>1 等。颈部淋巴结转移可疑征象包括：微钙化、囊性改变、强回声、淋巴结变圆及周边血流。需要指出的是，任何一个单独的特征诊断灵敏度都不足诊断所有的转移性淋巴结。淋巴结皮髓质分界消失这一特征的灵敏度高，但特异度较低；而微钙化这一特征的特异度最高；周边血流这一特征的灵敏度和特异度都较高，具有重要意义。超声图像的正确解读需结合临床表现和实验室检查指标。颈部超声与 Tg 水平检测相结合较单独检测 Tg 水平具有更高的预测价值。如果出现阳性结果应及时改变管理方法，请专科会诊评估手术指征。

■ Rx-WBS 的意义：一般在^{131}I清甲治疗后 2~10 天内进行 Rx-WBS。因清甲所用的^{131}I剂量远高于^{131}I诊断性显像（diagnostic whole-body scan，Dx-WBS）的剂量，所以在 Dx-WBS 未见 DTC 转移病灶的患者中，10%~26%可通过 Rx-WBS 发现 DTC 转移病灶。10%会因发现新病灶而改变清甲治疗前的肿瘤分期。9%~15%的患者会根据 Rx-WBS 结果调整后续的治疗方案。因此，Rx-WBS 是对 DTC 进行再分期和确定后续^{131}I治疗适应证的基础。采用^{131}I SPECT/CT 检查可以进一步提高 Rx-WBS 诊断的准确性。

2. 选择性的检查项目：
（1）^{131}I治疗前^{131}I全身显像或甲状腺^{131}I摄取率。
（2）血清甲状腺过氧化物酶抗体、电解质、降钙素、甲状旁腺素、肿瘤标志物、电解质、性激素类项目等。
（3）心脏彩超。
（4）有条件的单位^{131}I治疗后 2~10 天，除必须行^{131}I全身扫描外，推荐针对颈部或可疑病灶部位行^{131}I SPECT 或 SPECT/CT 断层显像。
（5）疑有骨转移的患者需行骨扫描。
（6）唾液腺显像。
（7）肺功能。
（8）甲状腺扫描。
（9）骨密度测定。
（10）存在以下情形如高侵袭性病理亚型、低分化、Tg 异常但放射性碘全身显像未见明显异常即 Tg+/I-者，可行^{18}F-脱氧葡萄糖（fluorodeoxyglucose，FDG）PET/CT，以明确病灶局部侵袭范围及全身肿瘤负荷。
3. 评估合并疾病及肿瘤相关并发症的相关检查，并及时组织多学科团队（multi-disciplinary team，MDT）对症干预，以保证^{131}I围治疗期安全。

释义

■ ^{131}I治疗前实时动态评估时应注意除外患者的远处转移，DTC 最常见的远处转移部位为肺、骨、脑、肝等部位的转移。胸部 CT、骨扫描等有助于探查可疑转移部位。

■ 肺转移多次^{131}I治疗后纤维化的风险：大剂量^{131}I治疗后的罕见并发症是放射性肺炎和肺纤维化，建议定期呼吸系统症状、胸部 CT、肺功能试验等评估。

■ 对需要将 TSH 抑制到低于 TSH 正常参考范围下限的 DTC 患者（特别是绝经后妇女），应评估治疗前基础骨代谢及骨密度评估并定期监测。根据医疗条件酌情选用血清钙或磷、24 小时尿钙、磷，骨转换生化标志物和骨密度测定。

■ 由于 TSH 抑制治疗风险分层中的中高分层患者存在心血管事件及骨质疏松等风险，可采用心脏彩超等监测心血管系统的变化；采用血清电解质、降钙素、PTH 及骨密度测定检测骨质变化。

（七）治疗用药

1. 口服碘［^{131}I］化钠口服溶液治疗，治疗剂量根据患者病情而定，如有其他情况（如残留甲状腺过多、年龄较小等），则酌情调整给药剂量。
2. DTC 患者^{131}I 治疗后 24~72 小时开始 LT_4 治疗，伴有高血压等基础心血管疾病者，建议缓慢递增 LT_4 剂量。
3. 激素类药物使用：泼尼松、地塞米松等。
4. 升白、保肝、护胃、保护唾液腺等对症支持治疗。

释义

■ 清甲剂量一般给予^{131}I 1.11~3.7GBq。多中心临床研究提示，对于非高危甲状腺全切 DTC 患者用 1.11GBq 与 3.7GBq 进行清甲治疗，两者间的疗效无明显差异。

■ 中、高危 DTC 患者兼顾清灶目的时，^{131}I 剂量为 3.7~7.4GBq。

■ 对于青少年、育龄妇女、高龄患者和肾脏功能轻中度受损的患者可酌情减少^{131}I 剂量。

■ ^{131}I 治疗后予 LT_4 进行抑制治疗，首次给予 LT_4 按患者的体重估计用药量［1.5~2.5μg/（kg·d）］，随访过程中 LT_4 剂量有赖于血清 TSH 的监测来调整。LT_4 剂量调整阶段，约每 4 周测 1 次 TSH，达标后应定期复查甲状腺功能，以保证 TSH 维持于目标范围。早餐前空腹顿服 LT_4 最利于维持稳定的 TSH 水平。部分患者需要根据冬夏季节 TSH 水平的变化调整 LT_4 用量（冬增夏减）。应在间隔足够时间后服用某些特殊药物或食物：与维生素、滋补品间隔 1 小时；与含铁、钙食物或药物间隔 2 小时；与奶、豆类食品间隔 4 小时；与降脂药物间隔 12 小时。

■ 治疗剂量的^{131}I 会导致不同程度的放射性炎性反应，尤其是残留甲状腺组织较多时更为明显。清甲治疗后短期（1~15 天）内常见的不良反应包括：乏力、颈部肿胀和咽部不适、口干甚至唾液腺肿痛、味觉改变、鼻泪管阻塞、上腹部不适甚至恶心、呕吐、泌尿道损伤、外周血象一过性下降等。上述症状常能自行缓解，也可做相应对症处理。

■ 为减轻颈部肿胀，可口服泼尼松，15~30mg/d，持续约 1 周。^{131}I 治疗期间服用酸性糖果或维生素 C 片、嚼无糖口香糖、按摩唾液腺或补液等，可减轻唾液腺的辐射损伤。一般在口服^{131}I 24 小时内开始含服酸性糖果或维生素 C，连续 3 天。^{131}I 前后可应用保胃、止吐药物预防或治疗恶心、呕吐等不良反应。一过性血象降低患者，可应用升白细胞药物。大量饮水、多排尿和服用缓泻剂等有助于减轻腹腔和盆腔的辐射损伤，但需注意可能引发的电解质紊乱。

（八）出院标准

症状好转，病情改善。

释义

■ 患者出院前体内放射性活度应≤400MBq，并于治疗后 2~10 天完成^{131}I 全身扫描，有条件者同时行 SPECT/CT 断层显像，且治疗后 24~72h 开始口服 LT_4 治疗，观察有无明显药物相关不良反应。

（九）变异及原因分析

1. 经评估发现可手术切除的局部淋巴结转移灶或远处转移灶，根据肿瘤的 TNM 分期和复发危险度分层、再次手术的风险、随访的便利性、患者的意愿和依从性等因素进行综合分析后可再次手术者，应首选手术治疗。

2. 伴有其他系统合并症，需要特殊诊断治疗措施，可导致住院时间延长、住院费用增加。

3. 住院期间出现了患方意愿改变和依从性不佳等因素影响，改变了治疗计划。

4. ^{131}I治疗后全身显像阴性而 Tg 阳性患者的病灶进一步探查，以确定后续治疗方案，可能涉及到 ^{18}FDG PET/CT 显像等导致费用增加。

5. 服用^{131}I后出现罕见或不可预知不良反应，导致住院时间延长、住院费用增加。

五、分化型甲状腺癌术后^{131}I治疗护理规范

1. 治疗前应对患者进行心理疏导，讲解^{131}I治疗分化型甲状腺癌的相关知识及注意事项，消除患者及家属对于放射性的恐惧心理。

2. ^{131}I治疗应在专用核素治疗病房内进行，病房门上及床上注明患者信息、核素种类、放射性活度、使用日期及隔离时间。病房内设专用卫生间，规范处理放射性废物。

3. 围治疗期监测患者生命体征及不良反应。服用^{131}I治疗后少数患者可能会出现胃肠道反应、颈部局部轻度胀痛，一般无需特殊处理；极少数患者会出现喉头水肿、放射性皮炎等严重不良反应，应及时对症治疗并组织 MDT 诊治。

4. 监测患者体内残余活度，患者体内放射性活度≤400MBq 方可出院。

六、分化型甲状腺癌术后^{131}I治疗营养治疗规范

1. ^{131}I治疗前 2~4 周、治疗后 1~2 月内需低碘饮食，其余时间正常饮食，不必低碘饮食。

2. ^{131}I围治疗期间断进食通便食物，以降低胃肠道受到的放射性。

3. 患者日常随访中应均衡、适量摄入营养物质，合理进食谷类食物、肉、蛋、奶、蔬菜、水果等多种食物，保障营养素摄入。

4. 日常保证每日至少 2000ml 的饮水量，限制乙醇及酒类饮料摄入。

5. 适当限制糖的摄取量，终生保持健康体重。

七、分化型甲状腺癌术后^{131}I治疗患者健康宣教

1. 治疗前应嘱患者勿揉压甲状腺，指导患者口服^{131}I后 3 小时开始多饮水，勤排小便。

2. ^{131}I治疗后第 2~10 天行放射性碘全身扫描，扫描前应沐浴，以去除汗液辐射性的影响。

3. 治疗后 24~72 小时开始 LT_4 治疗，每天早饭前空腹口服 1 顿（若伴有高血压、糖尿病、心脏疾病等基础疾病，优甲乐剂量可由 50μg 逐渐加量至规定剂量），与钙片隔开 4 小时。

4. ^{131}I治疗后 1 月内需进行防护隔离，与周围人隔开 1 米以上距离；^{131}I治疗后半年内应严格避孕。

5. ^{131}I治疗后 2~3 月门诊复查。

八、推荐表单

根据《分化型甲状腺癌术后¹³¹I 治疗临床路径专家共识》（2017 版，中华核医学与分子影像杂志）分化型甲状腺癌术后¹³¹I 治疗临床路径医师表单如下：

适用对象：第一诊断为甲状腺癌（ICD-10：C73，D09.301）；

　　　　　行甲状腺全切或次全切除术，且有¹³¹I 治疗适应证者（ICD-9-CM-3：06.2-06.4）。

患者姓名：	性别：	年龄：	门诊号：	住院号：
住院日期：　　年　月　　日	出院日期：　　年　月　　日			标准住院日：≤7 天

时间	住院第 1~3 天	住院第 4~7 天
临床评估	□ 病史询问和体格检查 □ 评估临床症状 □ 开始常规检查和特殊检查 □ 评估门诊检查和当日完成的检查 □ 护理级别：Ⅱ级 □ 首程及入院记录（电子病历） □ 上级医师查房记录，疑难病例讨论 □ 制订治疗方案 □ 向患者及家属告知病情并签署《知情同意书》 □ 上级医师查房。最后核定¹³¹I 治疗剂量 □ 空腹在监控下进行¹³¹I 治疗	□ 在监控下查房及处理 □ 评估临床症状及对症治疗 □ 开始 TSH 抑制治疗，当残留甲状腺或肿瘤负荷较多时可适当后延 □ 病情讲解 □ 出院指导
处置	□ 对症治疗 □ 口服¹³¹I	□ 观察 □ ¹³¹I 显像并观察 □ 开具出院证 □ 患者出院
检查	□ 血常规、尿常规、大便常规 □ 血生化全项 □ 血清甲状腺指标全项（血清 FT_4、FT_3、TSH、Tg、TgAb 等） □ 心电图 □ 甲状腺及双颈部淋巴结彩超 □ 其他选择性检查	□ 所有患者行¹³¹I 全身显像必要时加做可疑病症的 SPECT（SPECT/CT）断层显像 □ 评估是否达到出院标准
会诊	□ 合并其他慢性疾病	
药剂	□ 预防放射性治疗不良反应的药物 □ 钙剂与维生素 D 药物 □ 针对其他慢性疾病的基础用药	□ 预防放射性治疗不良反应的药物 □ 针对其他慢性疾病的基础用药 □ 口服左甲状腺素钠片或其他甲状腺素制剂（残留甲状腺或肿瘤负荷较多者除外） □ 出院带药
营养	□ 低碘饮食	□ 低碘饮食

续　表

时间	住院第 1~3 天	住院第 4~7 天
排泄	□ 顺畅/□ 未解/□ 腹泻	□ 顺畅/□ 未解/□ 腹泻
护理和卫教	□ 入院卫生教育及护理评估 □ 介绍本病房的环境 □ 指导预防性用药方法 □ 护理指导[131]I治疗注意事项、辐射防护宣教和应急处理方法 □ 监控下指导[131]I治疗后注意事项和应急处理方法 □ 监控下进行护理指导	□ 监控下指导[131]I治疗后注意事项和应急处理方法 □ 监控下进行护理指导 □ 预约复诊时间 □ 出院后辐射安全指导和其他宣教
病情变异记录	□ 无　□ 有，原因： 1. 2.	□ 无　□ 有，原因： 1. 2.
费用		
医师签名		

附：原表单（2016 年版）

分化型甲状腺癌术后¹³¹I 治疗临床路径表单

适用对象：第一诊断为甲状腺癌（ICD-10：C73，D09.301）

行甲状腺全切或次全切除术，同期淋巴结清除术（ICD-9-CM-3：06.2-06.4）

患者姓名：	性别：	年龄：	门诊号：	住院号：
住院日期： 年 月 日	出院日期： 年 月 日			标准住院日：≤12 天

时间	住院第 1 天	住院第 2~5 天	住院第 6 天 （¹³¹I 治疗准备日）
主要诊疗工作	□ 询问病史及体格检查 □ 完成病历书写 □ 开检查单 □ 首次病程与患者病情评估	□ 上级医师查房 □ 完成必要的相关科室会诊 □ 根据检查结果分析，确定诊疗方案 □ 住院医师完成上级医师查房记录等病历资料	□ 确定¹³¹I 治疗剂量 □ 完成病历记录 □ 向患者及其家属交代¹³¹I 治疗前后注意事项 □ 签署各项知情同意书
重点医嘱	**长期医嘱：** □ 影像与核医学护理常规 □ 根据病情实施相应级别护理 □ 患者既往基础用药 □ 忌碘饮食 **临时医嘱：** □ 血常规、尿常规、大便常规 □ 肝肾功能全项、血糖、血脂 □ 血清甲状腺功能全项（血清 FT$_4$、FT$_3$、TSH、Tg、TGAb 等） □ 甲状腺及双颈部淋巴结彩超、肝胆胰脾肾彩超 □ 胸部 CT 平扫 □ 心电图 □ 育龄妇女疑怀孕者应行孕检 □ 选择性项目 □ 甲状腺¹³¹I 摄取率 □ 心脏彩超 □ 血清 TPOAb、TRAb、降钙素、甲状旁腺素、肿瘤标志物、电解质、性激素类项目等 □ 骨扫描 □ 唾液腺显像 □ 肺功能 □ 甲状腺扫描 □ 骨密度测定 □ ¹³¹I 全身显像	**长期医嘱：** □ 影像与核医学护理常规 □ 根据病情实施相应级别护理 □ 患者既往基础用药 □ 忌碘饮食 **临时医嘱：** □ 必要时行 PET-CT 检查等相关检查 □ 根据病情补充相关治疗 □ 血钙降低时静脉补钙或口服钙剂及维生素 D 制剂	**长期医嘱：** □ 影像与核医学护理常规 □ 根据病情实施相应级别护理 □ 患者既往基础用药 □ 预防放射性治疗不良反应的药物 □ 忌碘饮食 **临时医嘱：** □ 特殊疾病护理 □ 备激素类、保肝、护胃、护唾液腺及升白药物

续　表

时间	住院第 1 天	住院第 2~5 天	住院第 6 天 (^{131}I 治疗准备日)
主要 护理 工作	□ 协助患者及家属完成住院程序 □ 介绍设施及相关制度 □ 入院患者首次护理评估、实施相应级别护理 □ 入院宣教及饮食指导 □ 告知相关检验项目及注意事项 □ 指导并协助患者到相关科室进行检查 □ 介绍本病房的环境及^{131}I 治疗的特殊性 □ 护理指导^{131}I 治疗注意事项和应急处理方法	□ 晨起空腹留取实验室检查标本 □ 实施相应级别护理 □ 指导并协助患者到相关科室进行检查 □ 告知特殊检查的注意事项 □ 指导预防性用药方法 □ 指导^{131}I 治疗注意事和应急处理方法	□ ^{131}I 治疗前心理疏导及^{131}I 相关知识的健康宣教 □ 告知患者注意事项 □ 指导患者用药
病情 变异 记录	□ 无　□ 有，原因： 1. 2.	□ 无　□ 有，原因： 1. 2.	□ 无　□ 有，原因： 1. 2.
护士 签名			
医师 签名			

时间	住院第 7 天 (^{131}I 治疗后第 1 天)	住院第 8 天 (^{131}I 治疗后第 2 天)	住院第 9 天 (^{131}I 治疗后第 3 天)
主要诊疗工作	□ 行 ^{131}I 治疗 □ 完成病程记录和上级医师查房记录 □ 确定有无 ^{131}I 并发症	□ 上级医师电话或监控查房，确定有无并发症 □ 完成病历书写 □ 注意观察患者有无不良反应 □ ^{131}I 治疗后 24~72 小时内开始服用 LT$_4$ 治疗	□ 上级医师电话或监控查房 □ 完成病历书写 □ ^{131}I 治疗后 24~72 小时内开始服用 LT$_4$ 治疗
重点医嘱	长期医嘱： □ 影像与核医学护理常规 □ 根据病情实施相应级别护理 □ 患者既往基础用药 □ 预防放射性治疗不良反应的药物 □ 忌碘饮食 临时医嘱： □ 根据病情补充相关治疗 □ 碘（^{131}I）化钠口服溶液 □ ^{131}I 甲状腺癌转移灶治疗	长期医嘱： □ 影像与核医学护理常规 □ 根据病情实施相应级别护理 □ 患者既往基础用药 □ 预防放射性治疗不良反应的药物 □ 左旋甲状腺素片 50~150μg □ 忌碘饮食 临时医嘱： □ 根据病情补充相关治疗 □ ^{131}I 甲状腺癌转移灶治疗	长期医嘱： □ 影像与核医学护理常规 □ 根据病情实施相应级别护理 □ 患者既往基础用药 □ 左旋甲状腺素片 50~150μg □ 预防放射性治疗不良反应的药物 □ 忌碘饮食 临时医嘱： □ 根据病情补充相关治疗 □ ^{131}I 甲状腺癌转移灶治疗
主要护理工作	□ 病情观察 □ 观察治疗反应 □ 指导 ^{131}I 治疗注意事项和应急处理方法 □ 监控下进行护理指导	□ 病情观察 □ 观察治疗反应 □ 监控下进行护理指导 □ 实施相应级别护理 □ 必要时指导并协助患者到相关科室进行检查 □ 给予心理疏导 □ 指导患者服药后饮水、口服酸性食物	□ 病情观察 □ 观察治疗反应 □ 监控下进行护理指导
病情变异记录	□ 无 □ 有，原因： 1. 2.	□ 无 □ 有，原因： 1. 2.	□ 无 □ 有，原因： 1. 2.
护士签名			
医师签名			

时间	住院第 10~11 天 (¹³¹I 治疗后第 4~5 天)	住院第 12 天 (出院日)
主要诊疗工作	□ 上级医师电话或监控查房，确定有无¹³¹I 治疗并发症和不良情况，决定处理措施 □ 完成病历书写	□ 上级医师电话或监控查房，确定有无手术并发症及不良情况，明确是否出院 □ 完成出院记录、病案首页、出院证明书等 □ 向患者交代出院后的注意事项
重点医嘱	**长期医嘱：** □ 影像与核医学护理常规 □ 根据病情实施相应级别护理 □ 患者既往基础用药 □ 预防放射性治疗不良反应的药物 □ 左旋甲状腺素片 50~150μg □ 忌碘饮食 **临时医嘱：** □ ¹³¹I 全身显像+局部显像，有条件的单位强烈推荐行¹³¹I SPECT 或 SPECT/CT 断层显像 □ 特殊疾病护理 □ ¹³¹I 甲状腺癌转移灶治疗	**出院医嘱：** □ 出院带药 □ 门诊随诊
主要护理工作	□ 观察患者病情变化，预防并发症的发生 □ 监控下进行护理指导	□ 出院康复指导 □ 出院用药指导 □ 辅助患者办理出院手续、交费等事宜 □ 预约复诊时间 □ 家庭辐射安全指导
病情变异记录	□ 无　□ 有，原因： 1. 2.	□ 无　□ 有，原因： 1. 2.
护士签名		
医师签名		

第九章

胃癌根治手术临床路径释义

【医疗质量控制指标】（专家建议）

指标一、手术、化疗或放疗前实施临床分期检查。

指标二、化疗、放疗前明确病理诊断。

指标三、手术中探查并记录肿瘤部位、大小及肝脏、盆腔、主要血管周围淋巴结浸润情况。

指标四、切除病灶的病理报告应当包括肿瘤大体观、分化情况、浸润深度以及切缘、脉管神经浸润等；根治性手术术后病理报告应当包括活检淋巴结个数及阳性淋巴结个数。

指标五、化疗、放疗后应当进行不良反应评价。

指标六、为患者提供胃癌的健康教育。

指标七、患者住院天数与住院费用。

一、胃癌编码

疾病名称及编码：胃癌（ICD-10：C16）

手术操作及编码：胃癌根治术（ICD-9-CM-3：43.5-43.9）

二、临床路径检索方法

C16 伴（43.5-43.9）

三、国家医疗保障疾病诊断相关分组（CHS-DRG）

MDC 编码：MDCG（消化系统疾病及功能障碍）

ARDC 编码：GR1（消化系统恶性肿瘤）

四、胃癌根治手术临床路径标准住院流程

（一）适用对象

1. 第一诊断为胃癌（ICD-10：C16）。

2. 行胃癌根治术（ICD-9-CM-3：43.5-43.9）。

3. 肿瘤分期为 $cT_{1\sim4a}N_{0\sim3}M_0$（根据 AJCC 第 8 版）。

> **释义**
>
> ■ 适用对象编码参见第一部分。
>
> ■ 本路径适用于外科手术途径（包括开腹手术、腹腔镜辅助手术和机器人腹腔镜辅助手术）治疗胃癌患者。手术切除是胃癌的主要治疗手段，也是目前能治愈胃癌的唯一方法。NCCN 对胃癌外科手术指征具有严格的适应证原则。
>
> ■ 早期局限于黏膜层和黏膜下层的部分 T_1 期肿瘤可分别考虑内镜下黏膜切除术（EMR）和内镜下黏膜下层切除术（ESD），需要在有经验的单位进行诊断评估和治疗，但不进入本路径。不适合内镜手术的早期胃癌患者，应行标准胃癌根治术，进入路径。

■ 早期胃癌的诊断需要在有经验的医院和医师经过超声胃镜等分期检查确定。对于进展期胃癌，应实行标准胃癌根治术或扩大的胃癌根治术，推荐适用于临床ⅠB期、Ⅱ期、Ⅲ期即 $T_{1b\sim4a}N_{0\sim3}$ 的胃癌。临床 T_{4b} 期胃癌在 AJCC 第 8 版分期中为临床Ⅳ A 期不纳入临床路径，可以考虑腹腔镜探查灌洗细胞学检查或组织学检查，如果证实转移，分期为 $cT_xN_pM_1$，既是临床Ⅳ期，也是病理学Ⅳ期，应该接受内科治疗或进入临床试验；即使无腹腔转移，也可以考虑将受侵部位联合切除，但不纳入临床路径。目前对临床ⅠB期以上的胃癌进行围术期化疗也是治疗的选择之一，因此接受围术期化疗的患者如果在术前化疗结束后，再次入院拟行根治性手术治疗也可纳入本路径。手术方式为胃切除术加合理范围的区域淋巴结清扫术（D），进展期胃癌需行 D_2 淋巴结清扫手术。淋巴结检出数目一般应超过 15 枚。

■ 对于无法切除的肿瘤，短路手术有助于缓解梗阻症状，胃造口术和放置空肠营养管可改善患者生活质量，但不进入本路径。

（二）诊断依据

根据原卫生部《胃癌诊疗规范（2011 年）》、NCCN《胃癌临床实践指南中国版（2011 年）》等。

1. 临床表现：上腹不适、隐痛、贫血等。

2. 大便隐血试验多呈持续阳性。

3. 胃镜及超声胃镜（必要时）检查明确肿瘤情况，取活组织检查作出病理学诊断。

4. 影像学检查提示并了解有无淋巴结及脏器转移；钡剂造影、CT 或 MRI 检查了解肿瘤大小、形态和病变范围。

5. 根据上述检查结果进行术前临床分期。

> **释义**
>
> ■ 早期可无症状和体征，常见的症状为无规律性上腹部疼痛、饱胀不适、食欲减退、消瘦，晚期可出现呕血、黑便。贲门部癌可引起吞咽困难。幽门部癌可出现幽门梗阻症状和体征。实验室检查大便隐血（+）。肿瘤标志物可有异常增高。
>
> ■ 影像学主要明确胃癌的临床分期及判断手术切除性，CT、内镜超声、双重对比造影、PET-CT、MRI 等均为参考手段，CT 腹部增强一般作为必需手段。影像学分期主要依靠对肿瘤局部情况、淋巴结及脏器转移情况综合判定。近年来 NCCN 推荐腹腔镜探查及腹腔游离细胞学检测亦可作为治疗前分期的手段。
>
> ■ 确诊主要依赖胃镜活检病理组织学诊断。
>
> ■ 正确的治疗前分期对指导选择手术适应证及制订综合治疗方案具有重要的临床意义。
>
> ■ 术前评估还应包括营养风险评估、心肺功能、是否伴随其他基础疾病（如糖尿病、高血压）等综合评估。

（三）治疗方案的选择

根据《临床诊疗指南·外科学分册》（中华医学会编著，人民卫生出版社），《临床诊疗指南·肿瘤分册》（中华医学会编著，人民卫生出版社），《NCCN 胃癌临床实践指南》（中国版，2012 年）等。

1. 胃癌根治手术（胃癌 D_2 根治术，缩小/扩大胃癌根治术）：早期胃癌或进展期胃癌，无远端转移。

2. 胃切除范围：全胃切除、远端胃大部切除、近端胃大部切除、胃部分切除。

> **释义**
>
> ■ 国际、国内胃癌指南对不同分期的胃癌手术方式均有明晰的介绍，因此，术前分期对进入临床路径至关重要。
>
> ■ 胃癌手术治疗方式近年有较大进步，早期胃癌腹腔镜和机器人腔镜切除手术的安全和有效性已经得到证实，但需要在有经验的单位进行。进展期胃癌应行标准的开腹胃癌根治术，确保阴性的外科切缘（R0）、淋巴结清扫范围以及合理的消化道重建。

（四）标准住院日

16~18 天。

> **释义**
>
> ■ 患者收治入院后，术前准备（术前评估）2~3 天，手术日为入院第 4~6 天，术后住院恢复 12~14 天，各医疗机构根据临床科室不同的运行状况在此时间范围内完成诊治均符合路径要求。可能包括确诊性质的部分检查需在入院前完成，且患者术后需正常恢复，无影响住院日的并发症出现。

（五）进入路径标准

1. 第一诊断必须符合 ICD-10：C16 胃癌疾病编码。

2. 术前评估肿瘤切除困难者可先行新辅助化疗后再次评估，符合手术条件者可以进入路径（包括新辅助化疗后符合手术条件者）。

3. 当患者合并其他疾病，但住院期间不需要特殊处理也不影响第一诊断的临床路径流程实施时，可以进入路径。

4. 早期患者行胃镜下肿物切除术，不进入本路径。

> **释义**
>
> ■ 无论患者是否已经入院，进入路径前必须有确诊胃癌的临床病理证据。
>
> ■ 具备手术适应证，且无下列禁忌证：①全身状况恶化无法耐受手术；②局部浸润过于广泛已无法切除；③已有远端转移的确切证据，包括 D_2 手术范围外的淋巴结转移、腹腔转移（包括肉眼转移和腹腔游离细胞学检测阳性）和肝脏转移等；④心、肺、肝、肾等重要脏器功能有明显缺陷；⑤存在营养风险需要进行营养支持或存在严重的低蛋白血症和贫血、营养不良无耐受手术之可能者。

■对部分局部晚期胃癌（无法切除或切除困难者，胃周淋巴结转移较多）一般为经病理证实的进展期（Ⅱ、ⅢA、ⅢB、ⅢC期）的胃癌患者，经多学科联合讨论（MDT）纳入术前化疗（新辅助化疗）但需有客观的基线检测水平（如可测量的病灶）便于评价效果，患者的其他脏器功能可以耐受化疗，经过2~4个周期治疗后，再次经MDT讨论后，对可获得手术治疗机会者亦可进入路径。接受新辅助放疗或放化疗的患者应参照上述原则。

■入院检查发现其他疾患或伴随疾病时，如该疾病必须于术前治疗或调整，否则增大手术风险，增加并发症出现概率，延长术前准备时间及住院时间影响患者预后，则不宜进入路径，如高血压三级、严重的未良好控制的糖尿病、心肺功能不全、肝肾功能不全、严重出血倾向、严重感染等。

■部分预约时间较长的检查以及活检病理等耗时较长的检查，应争取门诊完成。

（六）术前准备（术前评估）2~3天

1. 必需的检查项目：

（1）血常规、尿常规、大便常规+隐血。

（2）肝功能、肾功能、电解质、凝血功能、消化道肿瘤标志物、幽门螺杆菌检查、感染性疾病筛查（乙型肝炎、丙型肝炎、艾滋病、梅毒等）。

（3）胃镜、腹部及盆腔超声（女性）、腹部及盆腔CT平扫+增强。

（4）心电图、胸部X线检查或胸部CT。

（5）病理学活组织检查与诊断。

2. 根据患者病情可选择的检查：

（1）血型、交叉配血、血糖、血脂。

（2）年龄>60岁或既往有心肺疾患病史，行超声心动图、肺功能、动脉血气分析。

（3）根据患者病情必要时行钡剂造影、超声内镜检查等鉴别诊断。

> **释义**
>
> ■必需检查项目旨在术前明确诊断、明确手术指征、排除手术禁忌证并指导术后治疗和随访，不可或缺。对疑难者或出现指标明显异常者必要时复查明确，且应采取相应处置措施直至指标符合手术要求。
>
> ■多学科术前讨论能有效控制质量。
>
> ■胃癌肿瘤标志物检查是评价手术、放化疗效果及随访的重要指标。
>
> ■详细询问病情，了解患者既往史、家族史及用药情况是术前准备基础性的重要工作，也是保障围术期安全的重要因素。
>
> ■高龄患者应进行心肺肾功能评价，术前征询患者及家属的治疗意见非常重要。
>
> ■PET-CT对发现微小病变或转移灶，超声内镜对早期病变及肿瘤侵犯深度，淋巴结转移情况能够提供有效的证据，可进一步精确术前分期，明确治疗方向。有条件的医疗机构可以根据诊断具体需要添加。
>
> ■超声内镜检查（EUS）对于检测肿瘤浸润深度及周边淋巴结转移具有较好的指示意义，腹腔镜探查及腹腔脱落细胞学检查对于检测腹膜转移及远端转移具有较好的指示意义，各医疗机构可以根据具体需要添加，但尚不能替代上述传统的诊断手段。

（七）预防性抗菌药物选择与使用时机

抗菌药物使用：按照《抗菌药物临床应用指导原则》（国卫办医发〔2015〕43号）执行，并结合患者的病情决定抗菌药物的选择与使用时间。建议使用第一、二代头孢菌素。

> **释义**
>
> ■ 胃癌手术切口为Ⅱ类切口，术后有发生感染的风险，按照规定于围术期可预防性使用抗菌药物，可选用第一代或第二代头孢菌素或改良的青霉素类，但应严格掌握使用指征，使用剂量及疗程根据患者身体状况，手术分级，发热情况，血象情况综合判断。胃肠道内存在厌氧菌属，通常情况下应联合抗厌氧菌药物。
>
> ■ 围术期可根据患者情况预防性应用重组人粒细胞巨噬细胞集落刺激因子（rhGM-CSF）皮下注射 $2\sim3\mu g/(kg\cdot d)$，以增加体内巨噬细胞、中性粒细胞及树突状细胞数量并增强其活性、提高机体免疫抗感染能力，降低术后感染风险。

（八）手术日为入院第4~6天（检查齐全可提前）

1. 麻醉方式：连续硬膜外麻醉或全身麻醉。
2. 手术耗材：根据患者病情，可能使用吻合器和闭合器（肠道重建用）。
3. 术中用药：麻醉常规用药，腹腔化疗、腹腔热灌注化疗相关耗材及药物。
4. 术中病理：冷冻（必要时），腹腔灌洗液细胞学检查（必要时）。
5. 输血：视术中情况而定。

> **释义**
>
> ■ 应用外科器械进行切除吻合目前在具备相当条件的医疗机构中已经逐步成为常规，特别是对困难吻合者（近端胃切除高位吻合，全胃切除吻合等），可减少创伤，缩短手术时间。但这不意味着排斥传统的手工吻合。器械吻合会增加相应的治疗费用。
>
> ■ 术中行腹腔化疗或腹腔热灌注化疗，可预防或阻止腹膜转移和淋巴转移，减少或杀死腹腔脱落肿瘤细胞，如氟尿嘧啶植入剂以清除残留癌细胞，降低局部复发率。
>
> ■ 术中如发现可疑转移病灶（淋巴结、腹腔转移等）、术前未取得明确病理者、为明确肿瘤切除范围（切缘）等需术中获得病理证据时，应进行术中冷冻病理或细胞学检查，根据结果明确诊断，修正分期，明确治疗包括手术方式及范围。
>
> ■ 由于胃癌肿瘤的大小、浸润深度和范围、部位等会影响淋巴转移，因此肿瘤的淋巴流注及淋巴结转移有不确定性。为了彻底清除转移淋巴结，提高微转移淋巴结的清除率，明确病理分期，必要时可在术中采用淋巴示踪技术，为术后治疗方案的选择提供指南（放疗方案、化疗方案）。
>
> ■ 严重贫血影响手术治疗者应术前输注血制品纠正，除非出现急性失血状况或预计出现手术失血较多的情况下，否则不鼓励术中常规输血。
>
> ■ NCCN不推荐腹腔化疗和腹腔热灌注化疗。各医疗单位可以根据经验选择，并鼓励进行深入的临床研究。

（九）术后住院恢复12~14天

1. 术后病理：病理学检查与诊断包括：

（1）切片诊断（分类、分型、分期、切缘、脉管侵犯、淋巴结情况、神经纤维受侵情况）。

（2）免疫组化指标，包括诊断、治疗、预后相关指标，如 HER_2、CK 等。

2. 必须复查的检查项目：血常规、肝肾功能、电解质、消化道肿瘤标志物、幽门螺杆菌检查。

3. 术后抗菌药物使用：按照《抗菌药物临床应用指导原则》（国卫办医发〔2015〕43号）执行，并结合患者的病情决定抗菌药物的选择与使用时间。

> **释义**
>
> ■胃癌术后获取足够数目的淋巴结需要病理科、外科共同配合，是诊疗单位胃癌诊治质量的关键指标。
>
> ■胃癌标准的病理报告应包括大体标本描述及病理诊断内容。Lauren分型应作为病理常规报告。淋巴结应描述为：受累淋巴结数目/检取淋巴结总数目，应分组报告淋巴结转移情况。
>
> ■原发癌的 HER_2 免疫组织化学检测应作为常规，为指导下一步治疗提供依据。
>
> ■术后1~7天应根据患者的恢复状况按时复查，包括血象、肝肾功能、电解质情况、血糖等，及时掌握患者状态并完成相应处置。若患者出现水电解质紊乱，应及时考虑使用复方（糖）电解质注射液，如醋酸钠林格注射液等用于液体补充治疗。除此常规项目外，可根据患者围术期出现的异常情况添加相关检查以便准确把握并正确处理。

（十）出院标准

1. 伤口愈合好：引流管拔除，无伤口感染、无皮下积液。

2. 患者恢复经口进流质饮食，无需肠外营养支持，满足日常能量和营养素供给。

3. 没有需要住院处理的并发症。

> **释义**
>
> ■在伤口基本愈合，无感染、无积液及脂肪液化情况下，如患者同意且条件允许，可出院后拆线。
>
> ■对于肠内营养管饲患者，在本人或家属掌握肠内营养流程情况下，可出院继续予以肠内营养，直到恢复经口进食。
>
> ■出院证明材料中，应包括：手术时间及方式、肿瘤的详细病理诊断、出院注意事项、下一步治疗方案及复查计划等。
>
> ■无需住院处理的并发症包括胃肠道功能紊乱（便秘、腹泻）、食欲缺乏、近端胃切除患者胃灼热、术后轻度贫血、引流管口尚未完全愈合、营养不良等。

（十一）变异及原因分析

1. 围术期的合并症和/或并发症，需要进行相关的诊断和治疗，导致住院时间延长、费用增加。

2. 胃癌根治术中，胃的切除范围根据肿瘤部位、大小、浸润程度等决定，可分为根治性远端胃大部切除、近端胃大部切除、全胃切除术、胃部分切除。

3. 营养不良、贫血或幽门梗阻者术前准备阶段可延长7天。

> **释义**
>
> ■ 围术期时伴随疾病，住院期间必须予以治疗或调整改善，否则增加手术风险或术后增加患者出现并发症概率，影响恢复。如高血压、未良好控制的糖尿病、呼吸道感染、梗阻造成营养不良、出血、贫血、术前放化疗等情况，造成延长术前准备时间及住院时间，以及增加住院费用，应视为变异情况。
>
> ■ 术后出现并发症，包括感染情况（腹腔、伤口等）、出血（急性出血、慢性失血）、吻合口瘘、机械性梗阻、伤口延迟愈合等情况，部分并发症需进行再次手术解决，部分需经过相应的非手术治疗，造成延长准备时间及术后住院时间以及增加住院费用，应视为变异情况。
>
> ■ 手术方式（开腹手术、腹腔镜手术、机器人腔镜辅助手术）不同会造成住院费用的差异。
>
> ■ 患者或家属于术前准备期间因自身原因提出放弃手术或终止治疗出院，患者或家属术后恢复期间在尚未达到出院标准因自身原因提出终止治疗自动出院情况，应视为变异情况。

（十二）参考费用标准

3万~5万元。

五、胃癌根治手术给药方案

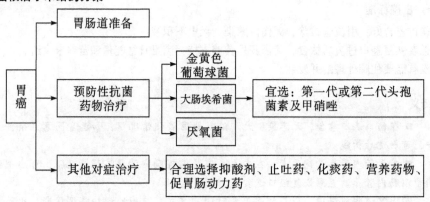

（一）抗菌药物使用

用药选择：

1. 为预防术后切口感染，应针对金黄色葡萄球菌、大肠埃希菌等革兰阴性杆菌以及部分厌氧菌选用药物。

2. 进入消化道的手术可以用第一代头孢菌素，常用的注射剂有头孢唑林、头孢噻吩、头孢拉定等，口服制剂有头孢拉定、头孢氨苄和头孢羟氨苄等。但考虑到深部器官或腔隙感染常由革兰阴性杆菌引起，可以选用第二代头孢菌素，注射剂有头孢呋辛、头孢替安等，口服制剂有头孢克洛、头孢呋辛酯和头孢丙烯等。考虑到厌氧菌感染，可以给予口服甲硝唑等。

药学提示：

1. 接受胃癌根治手术者，应在术前 0.5~2 小时内给药，或麻醉开始时给药，使手术切口暴露时局部组织中已达到足以杀灭手术过程中入侵切口细菌的药物浓度。

2. 若手术时间超过 3 小时，或失血量大（>1500ml），可手术中给予第 2 剂。

3. 接受胃癌根治手术者，抗菌药物的有效覆盖时间应包括整个手术过程和手术结束后 4 小时。总的预防用药时间不超过 24 小时，必要情况下可延长至 48 小时。

注意事项：

1. 胃癌根治手术属于Ⅱ类切口，由于手术部位存在大量人体寄生菌群，手术时可能污染手术野，导致感染，故需要常规预防性使用抗菌药物。

2. 用药前必须详细询问患者先前有否对头孢菌素类、青霉素类或其他药物的过敏史，并做相应的皮试。

（二）根据病情，按照《国家基本药物》目录要求选择

1. 抑酸剂，如奥美拉唑、兰索拉唑等。

2. 止吐药，如甲氧氯普胺等。

3. 止血药或抗凝药：因为肿瘤患者常存在高凝状态，应该评估静脉血栓形成风险。对存在中高风险者，应用止血药可能增加手术后下肢静脉血栓形成甚至肺栓塞风险，因此建议不要常规使用止血药。

4. 化痰药。

5. 镇痛药。

6. 肠内肠外营养药物等，术后加强营养支持治疗，按照能量估计分配原则给予肠外营养，肠内营养应尽早给予以维持肠屏障功能，待患者能经口进食后停用。

7. 注意调节水、电解质和酸碱平衡紊乱。

六、胃癌根治术术后护理规范

1. 严密观察生命体征。监测心电图、血压、脉搏、呼吸、体温和血氧饱和度等生命体征，并及时记录。

2. 对于手术全麻的患者应注意是否呼吸顺畅，是否有呕吐的现象。

3. 患者清醒后取半卧位，给予持续低流量吸氧，监测呼吸频率和审读

4. 注意手术切口有无渗血、渗液，保持伤口清洁、敷料干燥。

5. 引流管术后护理：放置胃管可以排出胃肠积液，有利于吻合口的深度愈合。护理人员应观察并记录胃液的颜色和量。妥善固定胃管并保持通畅，避免移位或脱出。若引流不畅，应及时查明原因，用生理盐水冲洗胃管，防止堵塞。保持引流管通畅，定期更换。

七、胃癌根治术营养治疗规范

根据胃切除情况的不同，术后 2~3 天禁食，胃肠功能恢复者可进少量流质饮食，若进食后出现腹胀、腹痛应立即禁食，严密观察病情变化，少食多餐，给予高营养、易消化的流食。

八、胃癌根治术患者健康宣教

1. 嘱患者出院后注意休息，生活规律，按时进餐，勿暴饮暴食。

2. 保持心情舒畅，适量运动增强体质，避免劳累。

3. 术后定期复查，如有异常及时就诊。

九、推荐表单

（一）医师表单

胃癌根治手术临床路径医师表单

适用对象：第一诊断胃癌（ICD-10：C16）

　　　　　行胃癌根治术（ICD-9-CM-3：43.5~43.9）

患者姓名：		性别：　年龄：　门诊号：		住院号：
住院日期：　　年　月　日		出院日期：　　年　月　日		标准住院日：16~18 天

时间	住院第 1 天	住院第 2 天	住院第 3 或 4 天（手术准备日）
主要诊疗工作	□ 询问病史及体格检查 □ 完成病历书写 □ 完善检查 □ 上级医师查房与初步术前评估 □ 初步确定手术方式和日期	□ 上级医师查房，根据检查结果完善诊疗方案 □ 根据检查结果进行术前分期，判断手术切除的可能性 □ 完成必要的会诊，综合评估身体健康状况 □ 完成上级医师查房记录等病历书写	□ 术前讨论，确定手术方案 □ 签署手术知情同意书、自费用品协议书、输血同意书 □ 麻醉科医师访视患者并完成麻醉前评估 □ 向患者及家属交代围术期注意事项
重点医嘱	**长期医嘱：** □ 外科护理常规 □ 二级护理 □ 饮食：根据患者情况 **临时医嘱：** □ 血、尿、大便常规+隐血 □ 肝肾功能、电解质、凝血功能、消化道肿瘤标志物 □ 乙型肝炎两对半、肝炎系列抗体、抗 HIV 抗体、梅毒抗体 □ X 线胸片、胸部 CT（可选）、心电图 □ 胃镜、幽门螺杆菌、腹部及盆腔超声、腹部及盆腔 CT 平扫+增强 □ 病理或会诊病理 □ 上消化道造影 □ PET-CT、EUS、MRI（可选） □ 营养风险筛查	**长期医嘱：** □ 外科护理常规 □ 二级护理 □ 饮食：根据患者情况 □ 患者既往疾病基础用药 **临时医嘱：** □ 纠正水电解质紊乱（酌情） □ 必要时行血型、配血、肺功能、超声心动图 □ 请相关科室会诊、MDT 讨论	**长期医嘱：** □ 同前 **临时医嘱：** □ 术前医嘱 □ 拟明日在连续硬膜外或气管插管全身麻醉下行胃部分切除术/胃大部切除术/胃癌根治术 □ 明晨禁食、禁水 □ 明晨术前置胃管 □ 中心静脉置管 □ 术前留置导尿管 □ 手术区域皮肤准备 □ 肠道准备抗菌药物皮试 □ 阿托品 0.5mg im，术前 30 分钟 □ 备血 □ 其他特殊医嘱
病情变异记录	□ 无　□ 有，原因： 1. 2.	□ 无　□ 有，原因： 1. 2.	□ 无　□ 有，原因： 1. 2.
医师签名			

时间	住院第 4~6 天 （手术日）	住院第 5~7 天 （术后第 1 天）	住院第 6~8 天 （术后第 2 天）
主要诊疗工作	□ 进行术中分期，根据分期决定手术范围 □ 确定有无手术或麻醉并发症 □ 向患者及家属交代术中情况及术后注意事项 □ 术者完成手术记录 □ 上级医师查房 □ 完成术后病程记录和上级医师查房记录	□ 上级医师查房，对手术及手术伤口进行评估 □ 完成病历书写 □ 注意观察胃液、腹腔引流液的量、颜色、性状 □ 观察胃肠功能恢复情况 □ 注意观察生命体征 □ 根据情况决定是否需要复查实验室检查	□ 上级医师查房，进行手术及伤口评估 □ 完成病历书写 □ 观察胃肠功能恢复情况，决定是否拔除胃管 □ 注意观察胃液、腹腔引流液的量、颜色、性状 □ 注意观察生命体征 □ 根据情况决定是否需要复查
重点医嘱	**长期医嘱：** □ 外科手术术后护理常规 □ 一级护理 □ 手术后半卧位（血压平稳后） □ 心电监护、SPO_2 监护 □ 持续吸氧 □ 禁食、禁水 □ 胃肠减压记量 □ 腹腔引流记量 □ 尿管记量 □ 保留中心静脉置管、肠外营养 □ 记录 24 小时出入量 □ 补液、补钾 **临时医嘱：** □ 酌情抑酸 □ 镇痛 □ 止血 □ 抗菌药物	**长期医嘱：** □ 同前 **临时医嘱：** □ 复查血常规、电解质、血糖，根据结果决定是否需要输血，调整电解质、血糖等 □ 换药 □ 镇痛 □ 抗菌药物 □ 改善呼吸功能，祛痰，雾化	**长期医嘱：** □ 同前 □ 饮食：禁食或流质饮食 □ 拔尿管，停尿管接袋记量 **临时医嘱：** □ 测心率、血压 □ 开始肠内营养，补液 □ 改善呼吸功能，祛痰，雾化
病情变异记录	□ 无　□ 有，原因： 1. 2.	□ 无　□ 有，原因： 1. 2.	□ 无　□ 有，原因： 1. 2.
医师签名			

时间	住院第 7~9 天 （术后第 3 天）	住院第 8 或 9~15、16、17 天 （术后第 4~12 天）	住院第 16、17 或 18 天 （出院日）
主要诊疗工作	□ 上级医师查房，进行术后恢复及伤口评估 □ 完成常规病历书写 □ 根据腹腔引流液情况，拔除部分引流管 □ 根据胃肠功能恢复情况，决定是否拔除胃管 □ 注意观察生命体征 □ 根据情况决定是否需要复查实验室检查等	□ 上级医师查房，进行手术及伤口评估 □ 完成常规病历书写 □ 根据腹腔引流液情况，拔除全部引流管 □ 根据情况决定是否需要复查血常规、肝肾功能、电解质、血糖等	□ 上级医师查房，进行手术后评估，明确是否出院 □ 根据术后病理进行最终病理分期，制订进一步治疗计划及随访计划 □ 完成出院记录、病案首页、出院证明书等 □ 向患者交代出院后注意事项，预约复诊日期，告知化疗方案
重点医嘱	长期医嘱： □ 二级护理 □ 饮食：禁食或流质饮食 □ 腹腔引流接引流袋，记量 □ 保留中心静脉置管 □ 记录 24 小时出入量 □ 根据肠道功能恢复情况，拔除胃管者，停胃肠减压 临时医嘱： □ 测心率、血压 □ 肠内营养	长期医嘱： □ 二级护理 □ 饮食：禁食或流质饮食或半流质饮食 □ 保留中心静脉置管 □ 记录 24 小时出入量 临时医嘱： □ 必要时复查血常规、肝肾功能、电解质、血糖 □ 换药 □ 拔引流管，根据肠道功能恢复情况，拔除胃管者，停胃肠减压 □ 逐渐减少肠外营养，直至完全停止	出院医嘱： □ 门诊随诊 临时医嘱： □ 复查血常规、肝功能、肿瘤标志物
病情变异记录	□ 无 □ 有，原因： 1. 2.	□ 无 □ 有，原因： 1. 2.	□ 无 □ 有，原因： 1. 2.
医师签名			

（二）护士表单

胃癌根治手术临床路径护士表单

适用对象：第一诊断胃癌（ICD-10：C16）

行胃癌根治术（ICD-9-CM-3：43.5-43.9）

患者姓名：	性别： 年龄： 门诊号：	住院号：
住院日期： 年 月 日	出院日期： 年 月 日	标准住院日：16~18 天

时间	住院第 1 天	住院第 2 天	住院第 3 或 4 天 （手术准备日）
主要诊疗工作	□ 询问病史及体格检查 □ 完成病历书写 □ 完善检查 □ 上级医师查房与初步术前评估 □ 初步确定手术方式和日期	□ 上级医师查房，根据检查结果完善诊疗方案 □ 根据检查结果进行术前分期，判断手术切除的可能性 □ 完成必要的会诊，综合评估身体健康状况 □ 完成上级医师查房记录等病历书写	□ 术前讨论，确定手术方案 □ 签署手术知情同意书、自费用品协议书、输血同意书 □ 麻醉科医师访视患者并完成麻醉前评估 □ 向患者及家属交代围术期注意事项
重点医嘱	**长期医嘱：** □ 外科护理常规 □ 二级护理 □ 饮食：根据患者情况 **临时医嘱：** □ 血、尿、大便常规+隐血 □ 肝肾功能、电解质、凝血功能、消化道肿瘤标志物 □ 乙型肝炎两对半、肝炎系列抗体、抗 HIV 抗体、梅毒抗体 □ X 线胸片、胸部 CT（可选）、心电图 □ 胃镜、幽门螺杆菌、腹部及盆腔超声、腹部及盆腔 CT 平扫+增强 □ 病理或会诊病理 □ 上消化道造影 □ PET-CT、EUS、MRI（可选） □ 营养风险筛查	**长期医嘱：** □ 外科护理常规 □ 二级护理 □ 饮食：根据患者情况 □ 患者既往疾病基础用药 **临时医嘱：** □ 纠正水电解质紊乱（酌情） □ 必要时行血型、配血、肺功能、超声心动图 □ 请相关科室会诊、MDT 讨论	**长期医嘱：** □ 同前 **临时医嘱：** □ 术前医嘱 □ 拟明日在连续硬膜外或气管插管全身麻醉下行胃部分切除术/胃大部切除术/胃癌根治术 □ 明晨禁食、禁水 □ 明晨术前置胃管 □ 中心静脉置管 □ 术前留置导尿管 □ 手术区域皮肤准备 □ 肠道准备抗菌药物皮试 □ 阿托品 0.5mg im，术前 30 分钟 □ 备血 □ 其他特殊医嘱
主要护理工作	□ 入院宣教 □ 入院护理评估 □ 实施相应级别护理及饮食护理 □ 告知相关检验项目及注意事项，指导并协助患者到相关科室进行检查	□ 晨起空腹留取实验室检查 □ 实施相应级别护理及饮食护理 □ 告知特殊检查注意事项 □ 指导并协助患者进行检查 □ 相关治疗配合及用药指导 □ 心理疏导	□ 手术前皮肤准备、交叉配血、抗菌药物皮试 □ 手术前肠道准备 □ 手术前物品准备 □ 手术前心理疏导及手术相关知识的指导 □ 告知患者明晨禁食、禁水
病情变异记录	□ 无 □ 有，原因： 1. 2.	□ 无 □ 有，原因： 1. 2.	□ 无 □ 有，原因： 1. 2.
护士签名			

时间	住院第 4~6 天 （手术日）	住院第 5~7 天 （术后 1 天）	住院第 6~8 天 （术后第 2 天）
主要诊疗工作	□ 进行术中分期，根据分期决定手术范围 □ 确定有无手术、麻醉并发症 □ 向患者及家属交代术中情况及术后注意事项 □ 术者完成手术记录 □ 上级医师查房 □ 完成术后病程记录和上级医师查房记录	□ 上级医师查房，对手术及手术伤口进行评估 □ 完成病历书写 □ 注意观察胃液、腹腔引流液的量、颜色、性状 □ 观察胃肠功能恢复情况 □ 注意观察生命体征 □ 根据情况决定是否需要复查实验室检查	□ 上级医师查房，进行手术及伤口评估 □ 完成病历书写 □ 观察胃肠功能恢复情况，决定是否拔除胃管 □ 注意观察胃液、腹腔引流液的量、颜色、性状 □ 注意观察生命体征 □ 根据情况决定是否需要复查
重点医嘱	长期医嘱： □ 外科手术术后护理常规 □ 一级护理 □ 手术后半卧位（血压平稳后） □ 心电监护、SPO_2 监护 □ 持续吸氧 □ 禁食、禁水 □ 胃肠减压记量 □ 腹腔引流记量 □ 尿管记量 □ 保留中心静脉置管、肠外营养 □ 记录 24 小时出入量 □ 补液、补钾 临时医嘱： □ 酌情抑酸 □ 镇痛 □ 止血 □ 抗菌药物	长期医嘱： □ 同前 临时医嘱： □ 复查血常规、电解质、血糖，根据结果决定是否需要输血，调整电解质、血糖等 □ 换药 □ 镇痛 □ 抗菌药物 □ 改善呼吸功能，祛痰，雾化	长期医嘱： □ 同前 □ 饮食：禁食或流质饮食 □ 拔尿管，停尿管接袋记量 临时医嘱： □ 测心率、血压 □ 开始肠内营养，补液 □ 改善呼吸功能，祛痰，雾化
主要护理工作	□ 晨起完成术前常规准备 □ 术前置胃管、营养管、尿管，术前 30 分钟静脉输注抗菌药物 □ 全身麻醉复苏物品准备 □ 与医师进行术后患者交接 □ 书写重症护理记录 □ 各种管道的观察与护理 □ 观察患者病情变化 □ 准确记录出入量	□ 各种管道的观察与护理 □ 观察患者病情变化 □ 书写重症护理记录 □ 准确记录出入量 □ 协助患者床上活动，促进肠蠕动恢复，预防并发症发生 □ 用药及相关治疗指导	□ 各种管道的观察与护理 □ 观察患者病情变化 □ 书写护理记录 □ 准确记录出入量 □ 协助患者活动，促进肠蠕动恢复，预防并发症发生 □ 用药及相关治疗指导
病情变异记录	□ 无　□ 有，原因： 1. 2.	□ 无　□ 有，原因： 1. 2.	□ 无　□ 有，原因： 1. 2.
护士签名			

时间	住院第7~9天 （术后第3天）	住院第8或9~15、16、17天 （术后第4~11天）	住院第16、17或18天 （出院日）
主要诊疗工作	□ 上级医师查房，进行术后恢复及伤口评估 □ 完成常规病历书写 □ 根据腹腔引流液情况，拔除部分引流管 □ 根据胃肠功能恢复情况，决定是否拔除胃管 □ 注意观察生命体征 □ 根据情况决定是否需要复查实验室检查等	□ 上级医师查房，进行手术及伤口评估 □ 完成常规病历书写 □ 根据腹腔引流液情况，拔除全部引流管 □ 根据情况决定是否需要复查血常规、肝肾功能、电解质、血糖等	□ 上级医师查房，进行手术后评估，明确是否出院 □ 根据术后病理进行最终病理分期，制订进一步治疗计划及随访计划 □ 完成出院记录、病案首页、出院证明书等 □ 向患者交代出院后注意事项，预约复诊日期，告知化疗方案
重点医嘱	长期医嘱： □ 二级护理 □ 饮食：禁食或流质饮食 □ 腹腔引流接引流袋，记量 □ 保留中心静脉置管 □ 记录24小时出入量 □ 根据肠道功能恢复情况，拔除胃管者，停胃肠减压 临时医嘱： □ 测心率、血压 □ 肠内营养	长期医嘱： □ 二级护理 □ 饮食：禁食或流质饮食或半流质饮食 □ 保留中心静脉置管 □ 记录24小时出入量 临时医嘱： □ 必要时复查血常规、肝肾功能、电解质、血糖 □ 换药 □ 拔引流管，根据肠道功能恢复情况，拔除胃管者，停胃肠减压 □ 逐渐减少肠外营养，直至完全停止	出院医嘱： □ 门诊随诊 临时医嘱： □ 复查血常规、肝功能、肿瘤标志物
主要护理工作	□ 做好饮食指导 □ 拔除胃管后的观察 □ 各种管道的观察与护理 □ 观察患者病情变化 □ 书写护理记录 □ 准确记录出入量 □ 协助患者活动，促进肠蠕动恢复，预防并发症发生 □ 肠内营养液灌注后的观察 □ 心理及生活护理	□ 做好饮食指导 □ 各种管道的观察与护理 □ 定时观察患者病情变化 □ 书写一般护理记录 □ 准确记录出入量 □ 鼓励患者下床活动，并逐步增加活动量 □ 肠内营养液灌注后的观察 □ 心理及生活护理	□ 告知拆线及拔管后相关注意事项 □ 对即将出院的患者进行出院指导
病情变异记录	□ 无 □ 有，原因： 1. 2.	□ 无 □ 有，原因： 1. 2.	□ 无 □ 有，原因： 1. 2.
护士签名			

时间	住院第 1 天	住院第 2~4 天	住院第 4 或 5 天（手术日）
健康宣教	□ 入院宣教 □ 介绍病房环境、设施 □ 介绍主管医师、责任护士、护士长 □ 介绍住院注意事项 □ 告知探视制度	□ 术前宣教 □ 告知术前检查项目及注意事项 □ 宣教疾病知识、说明手术的目的；术前准备及手术过程；强调洗胃的重要性 □ 告知围术期营养支持重要性 □ 告知相关药物知识及不良反应预防 □ 训练床上排尿便、深呼吸、咳嗽 □ 责任护士与患者沟通，了解心理反应指导应对方法 □ 告知家属等候区位置	□ 术后当日宣教 □ 告知监护设备的功能及注意事项 □ 告知胃管、营养管、引流管等管路的功能及注意事项 □ 告知饮食、体位的要求 □ 告知术后可能出现情况的应对方式 □ 给予患者及家属心理支持 □ 再次明确探视陪伴须知
护理处置	□ 核对患者信息，佩戴腕带 □ 卫生处置：剪指（趾）甲、沐浴，更换病号服 □ 入院评估	□ 协助医师完成术前检查 □ 术前准备 □ 交叉配血 □ 皮肤准备 □ 抗菌药物皮试 □ 洗胃 □ 肠道准备 □ 术前晚禁食、禁水	□ 术前置胃管 □ 送手术 □ 摘除患者各种活动物品 □ 核对患者资料及药物 □ 核对手术交接单，签字确认 □ 接手术 □ 核对患者及资料，签字确认 □ 接通各管路，保持畅通 □ 给予吸氧、心电监护
基础护理	□ 三级护理 □ 患者安全管理	□ 三级护理 □ 卫生处置 □ 患者睡眠管理 □ 患者安全管理	□ 特级护理 □ 卧位护理：协助翻身、床上移动、预防压疮 □ 排泄护理 □ 患者安全管理
专科护理	□ 护理查体 □ 跌倒、压疮等风险因素评估需要时安置危险标志 □ 心理护理	□ 相关指征监测，如血压、血糖等 □ 心理护理 □ 饮食指导	□ 病情观察，记特护记录 □ 评估生命体征、引流液性质及量、出入量、伤口敷料、皮肤情况 □ 遵医嘱给予抗感染、营养支持治疗 □ 心理护理
病情变异记录	□ 无 □ 有，原因 1. 2.	□ 无 □ 有，原因 1. 2.	□ 无 □ 有，原因 1. 2.
护士签名			

时间	住院第 6~15 天 （术后第 1~10 天）	住院第 16、17 或 18 天（出院日）
健康宣教	□ 术后宣教 □ 药物作用及频率 □ 饮食、活动指导 □ 强调拍背咳嗽的重要性 □ 复查患者对术前宣教内容的掌握程度 □ 指导下床活动注意事项 □ 告知拔管后注意事项 □ 告知拆线注意事项 □ 疾病恢复期注意事项	□ 出院宣教 □ 复查时间 □ 服药方法 □ 活动指导 □ 饮食指导 □ 告知办理出院的流程 □ 指导出院带管的注意事项
护理处置	□ 遵医嘱完成相应检查及治疗 □ 夹闭尿管，训练膀胱功能	□ 办理出院手续
基础护理	□ 特/一级护理（根据患者病情和自理能力给予相应的护理级别） □ 晨晚间护理 □ 协助翻身、下床活动 □ 排泄护理 □ 协助进食、进水 □ 患者安全管理	□ 二级护理 □ 晨晚间护理 □ 协助进食、进水 □ 患者安全管理
专科护理	□ 病情观察，记特护记录 □ 评估生命体征、引流液性质及量、出入量、伤口敷料、皮肤情况 □ 遵医嘱给予抗感染、营养支持治疗 □ 鼓励患者下床活动 □ 肠内营养的护理 □ 心理护理	□ 病情观察 □ 心理护理
病情变异记录	□ 无 □ 有，原因： 1. 2.	□ 无 □ 有，原因： 1. 2.
护士签名		

（三）患者表单

胃癌根治手术临床路径患者表单

适用对象：第一诊断胃癌（ICD-10：C16）

行胃癌根治术（ICD-9-CM-3：43.5-43.9）

患者姓名：	性别：	年龄：	门诊号：	住院号：
住院日期：　　年　月　日	出院日期：　　年　月　日		标准住院日：16~18 天	

时间	入院	住院第 2~3 天
医患配合	□ 配合询问病史、收集资料，详细告知既往史、用药史、过敏史、家族史 □ 如服用抗凝药，明确告知 □ 配合进行体格检查 □ 有任何不适告知医师	□ 配合完善术前相关检查：采血、留尿便、心电图、肺功能、X 线胸片、胃镜、上消化道造影、腹部、盆腔 B 超和 CT 等常规项目。需要时完成特殊检查，如 PET-CT、MRI 等（腹部检查要空腹） □ 医师与患者及家属介绍病情及手术谈话、术前签字 □ 麻醉师与患者进行术前访视
护患配合	□ 配合测量体温、脉搏、呼吸、血压、体重 □ 配合完成入院护理评估 □ 接受入院宣教（环境介绍、病室规定、订餐制度、探视制度、贵重物品保管等） □ 有任何不适告知护士	□ 配合测量体温、脉搏、呼吸、询问排便次数 □ 接受术前宣教 □ 接受配血，以备术中需要时用 □ 抗菌药物皮试 □ 接受备皮 □ 自行卫生处置：剪指（趾）甲、剃胡须、沐浴 □ 肠道准备 □ 准备好必要用物、吸水管、纸巾 □ 取下义齿、饰品等，贵重物品交家属保管
饮食	□ 正常饮食	□ 半流质饮食；术前 12 小时禁食、禁水
排泄	□ 正常排尿便	□ 正常排尿便
活动	□ 正常活动	□ 正常活动

时间	手术后	出院
医患配合	□ 术中分期，根据分期决定手术范围 □ 确定有无手术、麻醉并发症 □ 向患者及家属交代术中情况及术后注意事项 □ 术者完成手术记录 □ 上级医师查房 □ 完成术后病程记录和上级医师查房记录	□ 上级医师查房，对手术及手术伤口进行评估 □ 完成病历书写 □ 注意观察胃液、腹腔引流液的量、颜色、性状 □ 观察胃肠功能恢复情况 □ 注意观察生命体征 □ 根据情况决定是否需要复查实验室检查
护患配合	□ 配合定时测量生命体征、每日询问排便 □ 配合冲洗胃管，查看引流管，检查伤口情况 □ 接受输液、注射、服药、雾化吸入等治疗 □ 接受营养管注入肠内营养液 □ 配合夹闭尿管，训练膀胱功能 □ 配合晨晚间护理 □ 接受进食、进水、排便等生活护理 □ 配合拍背咳痰，预防肺部并发症 □ 配合活动，预防压疮 □ 注意活动安全，避免坠床或跌倒 □ 配合执行探视及陪伴	□ 接受出院宣教 □ 办理出院手续 □ 获取出院带药 □ 知道服药方法、作用、注意事项 □ 知道护理伤口方法 □ 知道复印病历方法
饮食	□ 肛门排气前禁食、禁水 □ 肠道功能恢复后，根据医嘱试饮水，无恶心呕吐可进少量清流质饮食，到流质饮食再过渡到半流质饮食	□ 根据医嘱，从半流质饮食过渡到普通饮食
排泄	□ 保留尿管至正常排尿便	□ 正常排尿便
活动	□ 根据医嘱，半卧位至床边或下床活动 □ 注意保护管路，勿牵拉、脱出等	□ 正常适度活动，避免疲劳

附：原表单（2012 年版）

胃癌根治性手术临床路径表单

适用对象：第一诊断胃癌（ICD-10：C16）

行胃癌根治术（ICD-9-CM-3：43.5~43.9）

患者姓名：		性别： 年龄： 门诊号：		住院号：
住院日期： 年 月 日		出院日期： 年 月 日		标准住院日：16~18 天

时间	住院第 1 天	住院第 2 天	住院第 3 或 4 天（手术准备日）
主要诊疗工作	□ 询问病史及体格检查 □ 完成病历书写 □ 完善检查 □ 上级医师查房与初步术前评估 □ 初步确定手术方式和日期	□ 上级医师查房，根据检查结果完善诊疗方案 □ 根据检查结果进行术前分期，判断手术切除的可能性 □ 完成必要的会诊 □ 完成上级医师查房记录等病历书写	□ 术前讨论，确定手术方案 □ 签署手术知情同意书、自费用品协议书、输血同意书 □ 麻醉科医师看患者并完成麻醉前评估 □ 向患者及家属交代围术期注意事项
重点医嘱	长期医嘱： □ 外科护理常规 □ 二级护理 □ 饮食：根据患者情况 临时医嘱： □ 血、尿、大便常规+隐血 □ 肝肾功能、电解质、凝血功能、消化道肿瘤标志物 □ X 线胸片、胸部 CT（可选）、心电图 □ 胃镜、幽门螺杆菌、腹部及盆腔超声、CT 平扫+增强 □ 病理或会诊病理 □ 钡餐造影（可选）	长期医嘱： □ 外科护理常规 □ 二级护理 □ 饮食：根据患者情况 □ 患者既往疾病基础用药 临时医嘱： □ 术前营养支持（营养不良或幽门梗阻者） □ 纠正贫血、低蛋白血症、水电解质紊乱（酌情） □ 必要时行血型、配血、肺功能、超声心动图、超声内镜检查	长期医嘱： □ 同前 临时医嘱： □ 术前医嘱 □ 拟明日在连续硬膜外或全身麻醉下行胃部分切除术/胃大部切除术/胃癌根治术 □ 明晨禁食、禁水 □ 明晨置胃管、营养管、尿管 □ 手术区域皮肤准备 □ 肠道准备（口服药物或灌肠） □ 抗菌药物皮试 □ 备血 □ 其他特殊医嘱
主要护理工作	□ 入院宣教 □ 入院护理评估 □ 实施相应级别护理及饮食护理 □ 告知相关检验项目及注意事项，指导并协助患者到相关科室进行检查	□ 晨起空腹留取实验室检查 □ 实施相应级别护理及饮食护理 □ 告知特殊检查注意事项 □ 指导并协助患者进行检查 □ 相关治疗配合及用药指导 □ 心理疏导	□ 手术前皮肤准备、交叉配血、抗菌药物皮试 □ 手术前肠道准备 □ 手术前物品准备 □ 手术前心理疏导及手术相关知识的指导 □ 告知患者明晨禁食、禁水
病情变异记录	□ 无 □ 有，原因： 1. 2.	□ 无 □ 有，原因： 1. 2.	□ 无 □ 有，原因： 1. 2.
护士签名			
医师签名			

时间	住院第 4 或 5 天 （手术日）	住院第 5 或 6 天 （术后第 1 天）	住院第 6 或 7 天 （术后第 2 天）
主要诊疗工作	□ 进行术中分期，根据分期决定手术范围 □ 确定有无手术或麻醉并发症 □ 向患者及家属交代术中情况及术后注意事项 □ 术者完成手术记录 □ 上级医师查房 □ 完成术后病程记录和上级医师查房记录	□ 上级医师查房，对手术及手术伤口进行评估 □ 完成病历书写 □ 注意观察胃液、腹腔引流液的量、颜色、性状 □ 观察胃肠功能恢复情况 □ 注意观察生命体征 □ 根据情况决定是否需要复查实验室检查	□ 上级医师查房，进行手术及伤口评估 □ 完成病历书写 □ 观察胃肠功能恢复情况，决定是否拔除胃管 □ 注意观察胃液、腹腔引流液的量、颜色、性状 □ 注意观察生命体征 □ 根据情况决定是否需要复查
重点医嘱	**长期医嘱：** □ 外科手术术后护理常规 □ 一级护理 □ 心电监护、SPO_2 监护 □ 禁食、禁水 □ 胃肠减压接袋记量 □ 腹腔引流接袋记量 □ 尿管接袋记量 □ 保留营养管 □ 记录出入量 **临时医嘱：** □ 手术后半卧位 □ 心电、SPO_2 监护 □ 持续吸氧 □ 酌情抑酸 □ 镇痛、补液 □ 抗菌药物	**长期医嘱：** □ 同前 **临时医嘱：** □ 心电监护、SPO_2 监护 □ 持续吸氧 □ 复查血常规、电解质、血糖，根据结果决定是否需要输血，调整电解质、血糖等 □ 换药 □ 镇痛、补液 □ 抗菌药物 □ 改善呼吸功能，祛痰，雾化	**长期医嘱：** □ 同前 □ 饮食：禁食或流质饮食 **临时医嘱：** □ 测心率、血压 □ 持续吸氧 □ 开始肠内营养，补液 □ 抗菌药物 □ 改善呼吸功能，祛痰，雾化
主要护理工作	□ 晨起完成术前常规准备 □ 术前置胃管、营养管、尿管，术前 30 分钟静脉输注抗菌药物 □ 全身麻醉复苏物品准备 □ 与医师进行术后患者交接 □ 书写重症护理记录 □ 各种管道的观察与护理 □ 观察患者病情变化 □ 准确记录出入量	□ 各种管道的观察与护理 □ 观察患者病情变化 □ 书写重症护理记录 □ 准确记录出入量 □ 协助患者床上活动，促进肠蠕动恢复，预防并发症发生 □ 用药及相关治疗指导	□ 各种管道的观察与护理 □ 观察患者病情变化 □ 书写护理记录 □ 准确记录出入量 □ 协助患者活动，促进肠蠕动恢复，预防并发症发生 □ 用药及相关治疗指导
病情变异记录	□ 无　□ 有，原因： 1. 2.	□ 无　□ 有，原因： 1. 2.	□ 无　□ 有，原因： 1. 2.
护士签名			
医师签名			

时间	住院第 7 或 8 天 （术后第 3 天）	住院第 7 或 8~15、16 或 17 天 （术后第 4~11、12、13 或 14 天）	住院第 16、17 或 18 天 （出院日）
主要诊疗工作	□ 上级医师查房，进行术后恢复及伤口评估 □ 完成常规病历书写 □ 根据腹腔引流液情况，拔除部分引流管 □ 根据胃肠功能恢复情况，决定是否拔除胃管 □ 注意观察生命体征 □ 根据情况决定是否需要复查实验室检查等	□ 上级医师查房，进行手术及伤口评估 □ 完成常规病历书写 □ 根据腹腔引流液情况，拔除全部引流管 □ 根据情况决定是否需要复查血常规、肝肾功能、电解质、血糖等	□ 上级医师查房，进行手术后评估，明确是否出院 □ 根据术后病理进行最终病理分期，制订进一步治疗计划 □ 完成出院记录、病案首页、出院证明书等 □ 向患者交代出院后注意事项，预约复诊日期，告知化疗方案
重点医嘱	长期医嘱： □ 二级护理 □ 饮食：禁食或流质饮食 □ 腹腔引流接袋记量 □ 保留营养管 □ 记录出入量 □ 根据肠道功能恢复情况，拔除胃管者，停胃肠减压 □ 拔尿管，停尿管接袋记量 临时医嘱： □ 测心率、血压 □ 肠内营养	长期医嘱： □ 二级护理 □ 饮食：禁食或流质饮食或半流质饮食 □ 保留营养管 □ 记录出入量 临时医嘱： □ 必要时复查血常规、肝肾功能、电解质、血糖 □ 换药 □ 拔引流管，根据肠道功能恢复情况，拔除胃管者，停胃肠减压 □ 逐渐减少肠外营养，直至完全停止	出院医嘱： □ 门诊随诊 临时医嘱： □ 复查血常规、肝功能、肿瘤标志物
主要护理工作	□ 做好饮食指导 □ 拔除胃管后的观察 □ 各种管道的观察与护理 □ 观察患者病情变化 □ 书写护理记录 □ 准确记录出入量 □ 协助患者活动，促进肠蠕动恢复，预防并发症发生 □ 肠内营养液灌注后的观察 □ 心理及生活护理	□ 做好饮食指导 □ 各种管道的观察与护理 □ 定时观察患者病情变化 □ 书写一般护理记录 □ 准确记录出入量 □ 鼓励患者下床活动，并逐步增加活动量 □ 肠内营养液灌注后的观察 □ 心理及生活护理	□ 告知拆线及拔管后相关注意事项 □ 对即将出院的患者进行出院指导
病情变异记录	□ 无　□ 有，原因： 1. 2.	□ 无　□ 有，原因： 1. 2.	□ 无　□ 有，原因： 1. 2.
护士签名			
医师签名			

第十章

胃癌术前化疗临床路径释义

【医疗质量控制指标】（专家建议）

指标一、术前化疗前需有病理学诊断。

指标二、临床分期需以胸部、腹部、盆腔 CT 为基础，充分评估全身肿瘤情况。

指标三、化疗前充分评估骨髓、肝肾、心肺功能，除外化疗禁忌。

指标四、按时进行疗效评价，多学科协作评估手术时机。

一、胃癌术前化疗编码

1. 原编码：

疾病名称及编码：胃癌（ICD-10：C16 伴 Z51.1）

2. 修改编码：

疾病名称及编码：胃癌（ICD-10：C16）

恶性肿瘤术前化学化疗（ICD-10：Z51.101）

二、临床路径检索方法

C16 伴 Z51.101

三、国家医疗保障疾病诊断相关分组（CHS-DRG）

MDCG 编码：MDCG（消化系统疾病及功能障碍）

ADRG 编码：GR1（消化系统恶性肿瘤）

四、胃癌术前化疗临床路径标准住院流程

（一）适用对象

1. 第一诊断为胃癌（ICD-10：C16 伴 Z51.1）。

2. 术前化疗：无远端转移、身体状况良好、肿瘤潜在可切除或无法切除的胃癌患者，即术前临床分期 T_2 或 T_2 以上、N+患者。

> **释义**
>
> ■ 适用对象编码参见第一部分。
>
> ■ 本路径适用于术前评估无远端转移、身体状况良好、肿瘤可切除或潜在可切除、术前分期 $T_{2\sim4}$、N+、M_0 患者，化疗近期目的是缩小肿瘤、降期并观察肿瘤生物学特性。因此，术前化疗应明确治疗目的，充分权衡疗效、安全性及化疗周期数。
>
> ■ 术前分期检查至关重要，应包括胸腹部及盆腔增强 CT，超声内镜作为推荐，对于临床怀疑但无转移证据者可行 PET-CT 为分期提供参考依据。必要时行腹腔镜检查进行分期。
>
> ■ 治疗前的病理组织学证据是必要的。临床高度怀疑但多次活检无法证实胃癌的不建议术前化疗。

（二）诊断依据

根据原卫生部《胃癌诊疗规范（2011 年）》、NCCN《胃癌临床实践指南（2017 年)》等。

1. 临床表现：上腹不适、隐痛、贫血等。

2. 大便隐血试验多呈持续阳性。

3. 胃镜及超声胃镜检查明确肿瘤情况，取活组织检查作出病理学诊断。

4. 影像学检查提示并了解有无淋巴结及脏器转移，肿瘤局部脏器浸润；气钡双重造影检查了解肿瘤大小、形态和病变范围。

5. 根据上述检查结果进行临床分期。

> **释义**
>
> ■ 根据国家卫生健康委《胃癌诊疗规范（2018 年版)》、NCCN《胃癌临床实践指南（2021 年)》等
>
> ■ 早期可无症状和体征，常见的症状为无规律性上腹部疼痛（对于有消化性溃疡病史者可表现为疼痛规律改变）、上腹部饱胀不适、食欲减退、胃灼热、嗳气、消瘦、贫血，严重时可出现呕血、黑便。胃食管结合部肿瘤可引起吞咽困难。幽门部肿瘤可出现幽门梗阻症状和体征。实验室检查大便隐血可持续阳性。肿瘤标志物可有异常升高。
>
> ■ 影像学主要明确胃癌的临床分期及判断手术切除的可能性。CT、PET-CT、超声内镜（EUS）、MRI、腹腔镜等检查有助于临床分期的确立。EUS 可用于评估肿瘤浸润深度及胃周淋巴结转移情况，腹腔镜可发现其他影像学检查无法发现的腹腔内转移灶。影像学分期主要依靠对肿瘤局部情况、淋巴结受累及脏器远端转移等情况综合判定。
>
> ■ 确诊依靠活检病理组织学诊断。对于转移性胃癌推荐 HER_2 检测。
>
> ■ 正确的治疗前分期对指导选择手术适应证及制订综合治疗方案具有重要临床意义。

（三）标准住院日 5~9 天

> **释义**
>
> ■ 患者收治入院后，进行全面的化疗前评估（2~4 天），根据临床科室的运行状况在此时间范围内完成诊治均符合路径要求。部分确诊性质的检查可在入院前完成。
>
> ■ 化疗相关的不良反应可能发生在化疗过程中或化疗后，应加强患者宣教，及时检测、记录和处理不良反应，避免严重不良反应的发生。

（四）进入路径标准

1. 第一诊断必须符合 ICD-10：C16 伴 Z51.1 胃癌疾病编码。

2. 无远端转移。

3. 无需特殊处理的合并症，如消化道大出血、梗阻、穿孔等。

4. 当患者合并其他疾病，但住院期间不需要特殊处理也不影响第一诊断的临床路径流程实施时，可以进入路径。

释义

■ 进入路径前患者必须有确诊胃癌的病理组织学证据。

■ 无远端转移、身体状况良好、可切除或潜在可切除的胃癌患者，且无下列禁忌证：①全身状况恶化无法耐受手术；②具有远端转移的确切证据，包括D_2手术范围外的淋巴结转移、腹腔转移（包括肉眼转移和腹腔游离细胞学检测阳性）和脏器转移等；③心、肺、肝、肾等重要脏器功能有明显缺陷，严重的低蛋白血症、贫血、营养不良，无法耐受手术者。

■ 入院检查发现其他疾病或伴随疾病时，如该疾病必须于化疗前治疗或调整，否则增加化疗风险，增加并发症发生概率，则不宜进入路径，如未控制的高血压三级、严重的未控制的糖尿病、心肺功能不全、肝肾功能不全、严重出血倾向、严重感染等。

■ 部分预约周期较长的检查以及活检病理等耗时较长的检查，应于门诊完成。

（五）明确诊断及入院常规检查需 1~3 天

1. 基线检查项目（第一次化疗前）：

（1）胃镜、胸腹部及盆腔增强 CT、颈部及锁骨上淋巴结超声。

（2）病理学活组织检查与诊断。

（3）心肺功能评估。

2. 每周期化疗前检查项目：

（1）血常规、尿常规、大便常规+隐血。

（2）肝肾功能、电解质、血糖、凝血功能、CEA。

（3）心电图。

3. 根据情况可选择的检查项目：

（1）AFP、CA19-9、CA125、CA72-4、CA242、HER_2 免疫组化检测。

（2）上消化道造影，特别是气钡双重造影（对疑有幽门梗阻的患者建议使用水溶性对比剂）。

（3）必要时可以于基线和评效时行超声胃镜检查。

（4）必需检查的项目提示肿瘤有转移时，可进行相关部位 CT 或 MRI。

（5）骨扫描：对怀疑有骨转移的胃癌患者，应骨扫描筛查。

（6）合并其他疾病相关检查。

释义

■ 胃镜、胸腹部及盆腔增强 CT 等必需检查项目旨在术前明确诊断、明确肿瘤基线状态、是否具有手术指征，并指导化疗疗程、手术时机、术后治疗和随访，不可或缺。

■ 高龄患者应进行心肺肾功能评价，治疗前征询患者及家属的治疗意见非常重要。

■ PET-CT 有助于发现部分微小转移灶，超声内镜有助于评价早期病变、肿瘤浸润深度及胃周淋巴结转移情况，可进一步明确术前分期。有条件的医疗机构可根据具体情况添加。

- 对于转移性胃癌推荐 HER_2 检测，局部晚期患者亦可行 HER_2 检测。
- 有条件的单位，推荐进行 MSH2、MSH6、PMS2、MLH1 免疫组化检测。
- 高龄患者应进行心肺肾功能评价，治疗前征询患者及家属的治疗意见非常重要。
- 应于化疗前完成血常规、肝肾功能等必要的实验室检查，明确患者骨髓及肝肾功状态，除外化疗禁忌。

（六）化疗前准备

1. 体格检查、体能状况评分。
2. 排除化疗禁忌。
3. 患者、监护人或被授权人签署相关同意书。

> **释义**
>
> - 注意询问患者化疗前后症状的变化是判断术前化疗患者临床获益的重要依据；详细的体格检查和病史采集是发现远端转移、开具有针对性检查项目的基础。
> - 化疗前应根据卡氏评分和/或 ECOG 评分判断患者的体能状态，以评估患者对化疗的耐受程度和获益风险。化疗药物剂量应根据体表面积等进行计算，需要完善身高、体重、年龄等信息的收集，并根据化疗不良反应类型及程度适时调整用药剂量。
> - 化疗前应客观地向患者和家属交代化疗的必要性及风险，并签署相关知情同意书。

（七）化疗药物

药物	给药剂量（mg/m²）及给药途径	给药时间及周期间隔
替吉奥	40mg bid po（体表面积<1.25m²） 50mg bid po（1.25≤体表面积<1.5m²） 60mg bid po（体表面积≥1.5m²）	d1~14 q3w
卡培他滨	1000 bid po	d1~14 q3w
5-FU	425~750 civ 24h 800~1200 civ 22h	d1~5 q3w d1~2 q2w
顺铂	60~80 iv drip	d1 或分 d2~3 q3w
奥沙利铂	130 iv drip 85 iv drip	d1 q3w d1 q2w
紫杉醇	150~175 iv drip	d1 或分为 d1、d8 q3w
多西紫杉醇	60~75 iv drip	d1 q3w
表柔比星	50~60 iv	d1 q3w
四氢叶酸	20~200 iv	d1~2 q2w

> **释义**
>
> ■ 胃癌化疗常用的推荐药物如上表所示，大多经大样本临床研究证实其有效性及安全性，具体使用应按照化疗组合方案中的剂量实施。
>
> ■ 不同药物和方案的选择需考虑胃癌的临床病理学特征、患者年龄及脏器功能，由肿瘤内科专科医师制订。
>
> ■ 不同化疗方案具有不同的毒性反应，应就此和患者及家属充分沟通交代，减少患者的恐惧，防范相关风险。

（八）选择化疗方案。

依据原卫生部《胃癌诊疗规范（2011 年）》等。

1. 推荐使用 3 药或两药联合方案，不推荐使用单药化疗。

2. 3 药方案包括：ECF 及其衍生方案（EOX、ECX、EOF），DCF 及其改良方案等。

3. 两药方案包括：5-FU+顺铂、卡培他滨+顺铂、替吉奥+顺铂、卡培他滨+奥沙利铂（XE-LOX）、FOLFOX、替吉奥+奥沙利铂（SOX）、卡培他滨+紫杉醇。

> **释义**
>
> ■ 根据国家卫生健康委《胃癌诊疗规范（2018 年版）》。
>
> ■ 胃癌术前化疗建议使用联合方案，不推荐单药化疗，不能耐受联合化疗者不推荐进行术前化疗。
>
> ■ 不同药物和方案的选择需考虑胃癌的临床病理学特征、患者年龄及脏器功能，化疗方案应由肿瘤内科专科医师制订。RESOLVE 研究显示，术前 3 周期 SOX 方案新辅助化疗联合术后 5 周期 SOX 方案及 3 周期替吉奥单药化疗，较标准 XELOX 方案术后辅助化疗，可显著提高 3 年无病生存率及 R0 切除率。根据目前Ⅲ期随机对照研究结果，推荐 SOX、DOS、FLOT 方案，也可采用 XELOX、FOLFOX 和 ECF 等方案。
>
> ■ 对于 HER2 阳性的局部进展期胃癌，目前尚无围手术期接受曲妥珠单抗治疗的高级别循证医学依据，全身化疗仍为标准治疗。或可参加相关临床研究。
>
> ■ 现有 Meta 分析提示微卫星高度不稳定（microsatellite instability high, MSI-H）的患者，围手术期化疗较单纯手术未进一步显示生存获益。因此 2020 年 CSCO 胃癌诊疗指南不推荐 MSI-H 患者进行术前化疗，鼓励参加围手术期免疫治疗临床研究（Ⅲ级推荐）。
>
> ■ 不同化疗方案具有不同的毒性反应，应就此和患者及家属充分沟通交代，减少患者的恐惧，防范相关风险，尤其应注意化疗药物的剂量限制性毒性。
>
> ■ 术前化疗并不增加手术的并发症，但存在个体差异。

（九）化疗后必须复查的检查项目

1. 血常规：建议每周复查 1~2 次。根据具体化疗方案及血象变化，复查时间间隔可酌情增减。

2. 肝肾功能：每化疗周期复查 1 次。根据具体化疗方案及血象变化，复查时间间隔可酌情增减。

3. 每 6~8 周，行疗效评估。

> **释义**
>
> ■ 化疗毒性因方案及药物的不同而有所不同，胃癌术前化疗方案中常见的不良反应包括胃肠道反应、骨髓抑制、肝肾功能损害、神经毒性、手足综合征、黏膜损伤等。定期复查血常规及肝肾功能有助于不良反应的及早发现和纠正。
>
> ■ 术前化疗需要对化疗效果和毒性进行定期评估，包括临床获益、影像学评价等，一般每6周进行1次疗效评价（3周方案每2周期评价1次，双周方案每3周期评价1次）。必要时可根据临床具体情况缩短评效间隔。临床获益是化疗评效的重要指标，影像学评价相对客观，多采用 RECIST1.1 标准进行评价。
>
> ■ 疗效评价无效者，若患者经外科评估仍可手术，应及时予以终止化疗改行手术治疗。若患者疾病进展，经评估无法手术，则应按晚期胃癌予以系统性治疗。不能耐受者应及时调整药物剂量或化疗方案。必要时予以停止化疗，及时对相应不良反应进行处理。化疗评效及具体治疗方案的制订建议由多学科查房讨论制订。

（十）化疗中及化疗后治疗

化疗期间脏器功能损伤的相应防治：止吐、保肝、水化、抑酸、预防过敏、止泻、通便、营养神经、升白细胞及血小板、纠正贫血。

> **释义**
>
> ■ 预防性治疗的选择应针对不同的化疗方案可能出现的毒性反应合理应用。
>
> ■ 化疗期间预防性的治疗如止吐、抑酸、预防过敏，化疗后及时予以保肝、升白细胞、升血小板等对症治疗，以期保护脏器功能，减轻患者不适，有助于化疗顺利进行。

（十一）出院标准

1. 患者一般情况良好，生命体征平稳正常。
2. 没有需要住院处理的并发症。

> **释义**
>
> ■ 患者一般情况良好，生命体征平稳，未出现明显不良反应，或不良反应经处理已明显缓解，无明显不适即可达到出院标准。
>
> ■ 化疗相关的不良反应可发生于化疗之后，故应加强出院前患者教育，及时检测、记录和处理不良反应，避免严重不良反应的发生。
>
> ■ 建议出院应有详细的出院指导，包括化疗后相关注意事项、复诊及后续治疗计划、不良反应应急处理方案及联系方式等。

（十二）变异及原因分析

1. 治疗前、中、后有感染、严重贫血、出血、梗阻及其他合并症者，需进行相关的诊断和治疗，可能延长住院时间并致费用增加。

2. 化疗后出现骨髓抑制，需要对症处理，导致治疗时间延长、费用增加。

3. 药物不良反应需要特殊处理，如过敏反应、神经毒性、心脏毒性等。

4. 高龄患者根据个体化情况具体实施。

5. 医师认可的变异原因分析，如药物使用减量。

6. 其他患者方面的原因等。

> **释义**
>
> ■ 治疗前存在感染、严重贫血、出血、梗阻及其他合并症者，需要在及时控制、纠正的前提下进行术前化疗。有大出血病史、完全性梗阻者不宜进行术前化疗。
>
> ■ 治疗期间出现感染者需积极寻找感染部位，控制感染。及时完善血常规、感染相关实验室检查及病原学检查，警惕化疗引起的粒细胞减少合并感染，可予以升白细胞及抗感染治疗，必要时可采取隔离等保护措施。
>
> ■ 化疗中极少数可出现喉痉挛、视物障碍、过敏性休克、腹泻所致脱水、严重凝血障碍、精神障碍等严重不良反应，一旦出现应及时终止化疗，及时处理，待不良反应恢复后，经多学科讨论调整治疗策略。

（十二）参考费用标准

每周期 2000~15 000 元。

五、胃癌术前化疗临床路径给药方案

（一）用药选择

常用化疗方案：

方案	用量用法
奥沙利铂+替吉奥（SOX）	奥沙利铂 130mg/m^2 iv d1； 替吉奥，用药剂量根据体表面积： <1.25m^2，40mg bid 口服， 1.25~<1.5m^2，50mg bid 口服， ≥1.5m^2，60mg bid 口服，d1~14； 每21天为一周期
多西他赛+奥沙利铂+替吉奥（DOS）	多西他赛 50mg/m^2 iv d1； 奥沙利铂 100mg/m^2 iv d1； 替吉奥，用药剂量根据体表面积 每21天为一周期
多西他赛+奥沙利铂+5-FU（FLOT）	多西他赛 50mg/m^2 iv d1； 奥沙利铂 85mg/m^2 iv d1； 亚叶酸钙 200mg/m^2 iv d1； 5-FU 2600mg/m^2 civ 24 小时 d1； 每14天为一周期

方案	用量用法
表柔比星＋顺铂＋5－FU（ECF）	表柔比星 50mg/m² iv d1； 顺铂 60mg/m² iv d1； 5-FU 200mg/m² civ d1~21； 每21天为一周期
奥沙利铂＋卡培他滨（XELOX）	奥沙利铂 130mg/m² iv d1； 卡培他滨 1000mg/m² bid 口服 d1~14； 每21天为一周期

（二）药学提示

化疗药物常见不良反应包括食欲下降、恶心、呕吐、骨髓抑制、肝肾功能损伤、脱发等。

1. 卡培他滨、替吉奥等氟尿嘧啶类药物可出现口腔黏膜炎、腹泻、手足皮肤反应。

2. 奥沙利铂神经毒性常见，为剂量限制性毒性，常表现为感觉迟钝和/或感觉异常，遇冷加重，停药后可逐渐好转。部分患者可出现急性咽喉感觉异常。

3. 顺铂神经毒性较奥沙利铂轻，但为高致吐性药物，消化道反应较明显。肾毒性及耳毒性为顺铂较特异不良反应。

4. 紫杉醇和多西他赛主要剂量限制性毒性为中性粒细胞/白细胞减少。多西他赛可出现液体潴留综合征，表现为进行性外周水肿及胸腹腔积液。

（三）注意事项

1. 手足皮肤反应：手足皮肤反应为卡培他滨常见不良反应。出现≥2级手足皮肤反应时应予以停药，直至恢复至正常或1级。出现3级手足皮肤反应时，应予以药物减量。

2. 顺铂治疗前后应充分水化，减少肾毒性。

3. 紫杉类药物需于治疗前予以预防性用药，防止过敏反应或液体潴留。紫杉醇于治疗前12小时及6小时各予以地塞米松10mg口服，或在治疗前30~60分钟予以地塞米松20mg静点，预防过敏。治疗前30~60分钟还需给予苯海拉明50mg肌内注射，西咪替丁300mg静点。多西他赛治疗前一天需给予地塞米松8mg每日两次口服，持续3天，减轻液体潴留。胃癌术前化疗患者，因原发灶未切除，激素预处理时需加强胃黏膜保护。

六、胃癌术前化疗护理规范

1. 告知患者化疗相关药物知识及不良反应。

2. 化疗药物输注避免反复同一部位静脉处穿刺，减少药物外渗导致静脉炎的风险。

3. PICC等深静脉置管处定期换药，注意有无静脉炎或血栓形成，置管肢体避免过度运动。

4. 加强患者心理疏导，积极与患者及家属进行沟通，消除患者对治疗的焦虑、恐惧等负面情绪。

七、胃癌术前化疗营养治疗规范

1. 所有患者入院后应常规进行营养筛查和营养状况评估和综合测定。

2. 治疗过程中每周至少为患者评估1次，以便尽早发现患者出现营养风险并采取早期干预。

3. 营养治疗方式的选择：①为了降低感染风险，首选经口摄入；②出现重度口腔/口咽黏膜炎影响吞咽功能者或产生较强的胃肠道反应的患者，肠内营养应经管饲给予。

4. 患者的每日供给量推荐为每日 25~30kcal/kg，如患者合并严重消耗，每日供给量推荐为每日 30~35kcal/kg。

5. 患者可适当提高优质脂肪的供能比例；蛋白质供给量为每日 1.0~1.5g/kg。

6. 根据胃肠功能状况尽早经口营养补充肠内营养制剂。如口服摄入不足目标量的 60%时，推荐管饲肠内营养。肠内营养不能达到目标量 60%时可选用肠外营养药物，以全合一的方式实施（应包含氨基酸、脂肪乳、葡萄糖、维生素、微量元素、电解质注射制剂等）。根据病情变化及营养耐受性选择或调整肠外肠内营养方案。

八、胃癌术前化疗患者健康宣讲

1. 保持良好的个人卫生习惯。

2. 避免进食坚果等质硬食物，避免进食辛辣、过酸、霉变食物。荤素搭配，注意营养均衡。尽量避免饮用浓茶、咖啡等饮品。

3. 保持良好的生活习惯，戒烟戒酒。避免熬夜，劳逸结合，适当进行体力活动，增强体质。

4. 接受奥沙利铂治疗的患者，应注意保暖，避免接触冷水、金属床档、金属输液架等冷的物品，避免直吹空调。温水刷牙漱口，避免进食冷饮冷品。

5. 学会消化道并发症自我排查，如出现黑便、腹痛加重、呕血、心悸、四肢冰冷、乏力的等情况，及时就诊。

6. 放松心情，树立信心，积极配合治疗。

九、推荐表单

(一) 医师表单

胃癌术前化疗临床路径医师表单

适用对象：第一诊断胃癌（ICD-10：C16 伴 Z51.1）
行术前化疗

患者姓名：	性别：	年龄：	门诊号：	住院号：
住院日期： 年 月 日	出院日期： 年 月 日			标准住院日：6~9 天

时间	住院第1~2天	住院第2~5天	住院第5~8天
主要诊疗工作	□ 询问病史及体格检查 □ 完成病历书写 □ 完善检查 □ 交代病情	□ 上级医师查房，根据检查结果完善诊疗方案 □ 完成化疗前准备 □ 根据体检、影像学检查、病理结果等，行病例讨论，确定化疗方案 □ 完成必要的相关科室会诊 □ 住院医师完成上级医师查房记录等病历书写 □ 签署化疗知情同意书、自费用品协议书 □ 向患者及家属交代化疗注意事项、可能出现的不良反应及应对措施	□ 化疗 □ 住院医师完成病程记录 □ 上级医师查房 □ 向患者及家属交代病情及化疗后注意事项、可能出现的不良反应及应对措施
重点医嘱	**长期医嘱：** □ 肿瘤内科护理常规 □ 三级护理 □ 饮食：根据患者情况 **临时医嘱：** □ 胃镜、胸腹部增强CT、盆腔增强CT、颈部及锁骨上淋巴结超声，必要时PET-CT、全身骨ECT □ 病理学活组织检查与诊断 □ 每周期化疗前检查项目：血常规、尿常规、大便常规+隐血、肝肾功能、电解质、血糖、CEA等肿瘤标志物 □ 心电图	**长期医嘱：** □ 患者既往基础用药 □ 补液治疗（水化、碱化） □ 其他医嘱（化疗期间二级护理） **临时医嘱：** □ 化疗 □ 重要脏器保护 □ 止吐 □ 其他特殊医嘱	**长期医嘱：** □ 患者既往基础用药 □ 补液治疗（水化、碱化） □ 其他医嘱（化疗期间二级护理） **临时医嘱：** □ 化疗 □ 复查血常规、肝肾功能 □ 重要脏器保护 □ 止吐、止泻 □ 其他特殊医嘱
主要护理工作	□ 入院介绍 □ 入院评估 □ 指导患者进行相关辅助检查	□ 化疗前准备 □ 宣教	□ 观察患者病情变化
病情变异记录	□ 无 □ 有，原因： 1. 2.	□ 无 □ 有，原因： 1. 2.	□ 无 □ 有，原因： 1. 2.
护士签名			
医师签名			

时间	住院第9天（出院日）
主要诊疗工作	□ 上级医师查房确定能否出院 □ 通知患者及家属准备出院 □ 向患者及家属交代出院后注意事项，不良反应及应对措施，预约复诊时间 □ 指导患者出院后监测血常规、血生化 □ 指导患者出院后完善影响学复查（疗效评估时） □ 将出院记录的副本交给患者 □ 如果患者不能出院，在病程记录中说明原因和继续治疗的方案
重点医嘱	出院医嘱： □ 出院带药 □ 门诊随诊
病情变异记录	□ 无　□ 有，原因： 1. 2.
医师签名	

（二）护士表单

胃癌术前化疗临床路径护士表单

适用对象：第一诊断为胃癌（ICD-10：C16 伴 Z51.1）
行术前化疗

患者姓名：	性别： 年龄： 门诊号：	住院号：
住院日期： 年 月 日	出院日期： 年 月 日	标准住院日：6~9 天

时间	住院第 1 天	住院第 2~4 天	住院第 5~8 天（化疗日）
健康宣教	□ 入院宣教 □ 介绍主管医师、护士 □ 介绍环境、设施 □ 介绍住院注意事项 □ 介绍探视和陪伴制度 □ 介绍贵重物品制度	□ 化疗前宣教 □ 告知化疗前检查、实验室检查项目及注意事项 □ 宣教疾病知识、说明术前化疗的目的 □ 化疗前准备及化疗过程 □ 告知相关药物知识及不良反应预防 □ 责任护士与患者沟通，了解心理反应指导应对方法	□ 化疗后宣教 □ 告知监护设备的功能及注意事项 □ 告知输液管路功能及化疗过程中的注意事项 □ 告知化疗后可能出现的情况的应对方式 □ 给予患者及家属心理支持 □ 再次明确探视陪伴须知
护理处置	□ 核对患者信息，佩戴腕带 □ 卫生处置：剪指（趾）甲、沐浴、更换病号服 □ 入院评估 □ 测量体重、身高	□ 协助医师完成化疗前检查 □ 化疗前准备	□ 核对患者资料，签字确认 □ 接通各管路，保持通畅 □ 心电监护（必要时）
基础护理	□ 三级护理 □ 患者安全管理	□ 三级护理 □ 卫生处置 □ 患者睡眠管理 □ 患者安全管理	□ 二/一级护理 □ 患者安全管理
专科护理	□ 护理查体 □ 病情观察 □ 呕吐物及大便性状的观察 □ 腹部体征的观察 □ 跌倒及压疮等风险因素评估，需要时，安置危险标志 □ 心理护理	□ 相关指标监测，如血压、血糖等 □ 病情观察 □ 呕吐物及大便性状的观察 □ 腹部体征的观察 □ 心理护理 □ 饮食指导	□ 评估生命体征、患者症状、穿刺输液部位 □ 病情观察 □ 呕吐物及大便的观察 □ 腹部体征的观察 □ 心理护理
病情变异记录	□ 无 □ 有，原因： 1. 2.	□ 无 □ 有，原因： 1. 2.	□ 无 □ 有，原因： 1. 2.
护士签名			

时间	住院第 9 天 （出院日）
健康宣教	□ 出院宣教 □ 复查时间 □ 服药方法 □ 活动休息 □ 指导饮食 □ 指导办理出院手续 □ 指导出院带管的注意事项
护理处置	□ 办理出院手续
基础护理	□ 三级护理 □ 晨晚间护理 □ 协助或指导进食、进水 □ 患者安全管理
专科护理	□ 病情观察 □ 监测生命体征 □ 出血、穿孔、感染等并发症的观察 □ 大便的观察 □ 腹部体征的观察 □ 心理护理 □ 出院指导（告知化疗后可能出现的情况的应对方式）
病情变异记录	□ 无　□ 有，原因： 1. 2.
护士签名	

（三）患者表单

胃癌术前化疗临床路径患者表单

适用对象：第一诊断为胃癌（ICD-10：C16 伴 Z51.1）
　　　　　行术前化疗

患者姓名：	性别：　　年龄：　　门诊号：	住院号：
住院日期：　　年　月　日	出院日期：　　年　月　日	标准住院日：6~9 天

时间	入院第 1 天	住院第 2~4 天	住院第 5~8 天
医患配合	□ 配合询问病史、收集资料，详细告知既往史、用药史、过敏史、家族史 □ 配合进行体格检查 □ 有任何不适告知医师	□ 配合完善化疗前相关检查：采血、留尿便、心电图、胃镜、胸腹部增强 CT、盆腔增强 CT 等 □ 医师与患者及家属介绍病情及化疗谈话及签字	□ 及时告知化疗过程中的特殊情况和症状 □ 医师向患者及家属交代化疗中及化疗后注意事项、不良反应及应对措施
护患配合	□ 配合测量体温、脉搏、呼吸、血压、体重 □ 配合完成入院护理评估 □ 接受入院宣教（环境介绍、病室规定、订餐制度、贵重物品保管等） □ 配合执行探视和陪伴制度 □ 有任何不适告知护士	□ 配合测量体温、脉搏、呼吸、询问排便次数及性状 □ 接受化疗前宣教 □ 接受饮食宣教 □ 自行卫生处置：剪指（趾）甲、剃胡须、沐浴 □ 配合执行探视和陪伴制度	□ 配合测量体温、脉搏、呼吸、询问排便次数及性状 □ 接受输液、注射、服药等治疗 □ 接受药物宣教 □ 接受饮食宣教 □ 有任何不适告知护士 □ 配合执行探视和陪伴制度
饮食	□ 遵医嘱饮食	□ 遵医嘱饮食	□ 遵医嘱饮食
排泄	□ 正常排尿便	□ 正常排尿便	□ 正常排尿便
活动	□ 正常活动	□ 正常适度活动，避免疲劳	□ 正常适度活动，避免疲劳

时间	住院第 9 天（出院日）
医患配合	□ 接受出院前指导 □ 获取出院诊断证明书 □ 指导化疗后可能出现的不良反应及应对措施 □ 指导出院后复查项目及流程
护患配合	□ 接受出院宣教 □ 办理出院手续 □ 获取出院带药 □ 指导服药方法、作用、注意事项 □ 指导复印病历程序
饮食	□ 遵医嘱饮食
排泄	□ 正常排尿便
活动	□ 正常适度活动，避免疲劳

附：原表单（2012 年版）

胃癌术前化疗临床路径表单

适用对象：第一诊断胃癌（ICD-10：C16 伴 Z51.1）
行术前化疗

患者姓名：		性别：	年龄：	门诊号：	住院号：
住院日期： 年 月 日		出院日期： 年 月 日			标准住院日：6~9 天

时间	住院第 1~2 天	住院第 2~5 天	住院第 5~8 天
主要诊疗工作	□ 询问病史及体格检查 □ 完成病历书写 □ 完善检查 □ 交代病情	□ 上级医师查房，根据检查结果完善诊疗方案 □ 完成化疗前准备 □ 根据体检、影像学检查、病理结果等，行病例讨论，确定化疗方案 □ 完成必要的相关科室会诊 □ 住院医师完成上级医师查房记录等病历书写 □ 签署化疗知情同意书、自费用品协议书、输血同意书 □ 向患者及家属交代化疗注意事项	□ 化疗 □ 住院医师完成病程记录 □ 上级医师查房 □ 向患者及家属交代病情及化疗后注意事项
重点医嘱	**长期医嘱：** □ 肿瘤内科护理常规 □ 二级护理 □ 饮食：根据患者情况 **临时医嘱：** □ 胃镜、X 线胸片（正侧位）或胸部 CT、腹部增强 CT、盆腔超声、颈部及锁骨上淋巴结超声 □ 病理学活组织检查与诊断 □ 每周期化疗前检查项目 □ 血常规、尿常规、大便常规+隐血 □ 肝肾功能、电解质、血糖、凝血功能、CEA □ 心电图	**长期医嘱：** □ 患者既往基础用药 □ 补液治疗（水化、碱化） □ 其他医嘱（化疗期间一级护理） **临时医嘱：** □ 化疗 □ 重要脏器保护 □ 止吐 □ 其他特殊医嘱	**长期医嘱：** □ 患者既往基础用药 □ 补液治疗（水化、碱化） □ 其他医嘱（化疗期间一级护理） **临时医嘱：** □ 化疗 □ 复查血常规、肝肾功能 □ 重要脏器保护 □ 止吐、止泻 □ 其他特殊医嘱
主要护理工作	□ 入院介绍 □ 入院评估 □ 指导患者进行相关辅助检查	□ 化疗前准备 □ 宣教	□ 观察患者病情变化
病情变异记录	□ 无 □ 有，原因： 1. 2.	□ 无 □ 有，原因： 1. 2.	□ 无 □ 有，原因： 1. 2.
护士签名			
医师签名			

时间	住院第6~9天
主要诊疗工作	□ 上级医师查房，评估患者化疗后病情变化情况，确定是否转手术治疗及手术治疗方案
重点医嘱	出院医嘱： □ 转手术治疗
主要护理工作	□ 术前准备
病情变异记录	□ 无　□ 有，原因： 1. 2.
护士签名	
医师签名	

第十一章

胃癌术后辅助化疗临床路径释义

【医疗质量控制指标】（专家建议）

指标一、治疗前实施临床分期检查。

指标二、治疗前明确病理诊断。

指标三、D2 根治术符合规范。

指标四、病理检查采用 10% 中性福尔马林缓冲液。

指标五、切除病灶的病理报告应当包括肿瘤大体观、分化情况、浸润深度以及切缘、脉管神经浸润；根治性手术术后病理报告应当包括活检淋巴结个数及阳性淋巴结个数。

指标六、化疗适应证及方案选择符合规范。

指标七、应当记录治疗的不良反应、并发症。

指标八、为患者提供胃癌的健康教育。

指标九、患者住院天数与住院费用。

一、胃癌术后辅助化疗编码

1. 原编码：

疾病名称及编码：胃癌（ICD-10：Z51.101）

2. 修改编码：

疾病名称及编码：恶性肿瘤术后化疗（ICD-10：Z51.102）

二、临床路径检索方法

Z51.102

三、国家医疗保障疾病诊断相关分组（CHS-DRG）

MDC 编码：MDCG 消化系统疾病及功能障碍

ARDC 编码：GR1 消化系统恶性肿瘤

四、胃癌术后辅助化疗临床路径标准住院流程

（一）适用对象

第一诊断为胃或食管胃结合部恶性肿瘤（ICD-10：Z51.101）

符合术后辅助化疗条件：术后病理证实胃或食管胃结合部腺癌，术后分期为ⅠB期、Ⅱ期、Ⅲ期（T_3、T_4 或任何 T、N+）、Ⅳ期不含远端转移行术后辅助化疗。

> **释义**
>
> ■ 适用对象编码参见第一部分。
>
> ■ 本路径适用于接受根治性手术切除的胃癌患者。根治性切除包括肿瘤的完整切除，阴性的外科切缘（如胃切缘，食管切缘，十二指肠切缘等），足够的淋巴结清扫范围。

■进入路径前必须有手术记录，详细的病理报告。术后病理为确认的ⅠB至Ⅳ期的胃或食管胃结合部腺癌。且术后CT或MRI等确认为根治术后无远端转移。

（二）诊断依据

根据《临床诊疗指南·肿瘤分册》（中华医学会编著，人民卫生出版社），《AJCC癌症分期手册》（第7版）。

1. 症状：早期胃癌多数患者无明显症状，腹部疼痛与体重减轻是进展期胃癌最常见的临床症状。

2. 体格检查：腹部检查，左锁骨上淋巴结检查，直肠指诊。

3. 一般情况评估：体力状态评估。

4. 实验室检查：大便隐血试验，胃镜检查，腹部B超或CT，胸部X线片或CT，血清肿瘤标志物检查如CEA、CA72-4及CA19-9，三大常规，心电图等。

5. 病理证实胃或食管胃结合部腺癌。

释义

■进入路径前必须有确诊胃或食管胃结合部腺癌的临床病理证据。

（三）进入路径标准

1. 第一诊断必须符合（ICD-10：Z51.101）胃癌疾病编码。

2. 符合化疗适应证，无化疗禁忌。

3. 当患者同时具有其他疾病诊断，但在住院期间不需要特殊处理也不影响第一诊断的临床路径流程实施时，可以进入路径。

释义

■无明确的化疗禁忌，如血常规、血生化等符合化疗基本要求。

■患者根治术后体力恢复，可进半流质饮食或普通饮食，无需要特殊处理的合并症如消化道出血、梗阻、腹水、感染等。

■患者存在其他疾病，如高血压、糖尿病、冠心病等，必须调整控制良好，在住院期间不需要特殊处理。

（四）标准住院日5~7天

释义

■患者收治入院后，化疗前准备（化疗前评估）2~4天，可根据临床科室不同的运行状况在此时间范围内完成诊治均符合路径要求。

■化疗的时间因不同方案而异。

> ■ 化疗相关的不良反应可发生在化疗后，故应加强出院前患者教育，强调及时检测，记录和处理不良反应，避免严重不良反应的发生。

（五）住院期间的检查项目

1. 必需的检查项目：

（1）血常规、尿常规、大便常规+隐血。

（2）肝肾功能、电解质、血糖、血脂、消化道肿瘤标志物（CEA 必查，而 CA19-9、CA72-4、CA125、CA15-3 选查）。

（3）腹部及盆腔超声或增强 CT。

（4）X 线胸片或 CT、心电图。

2. 根据患者病情选择：

（1）胃镜、幽门螺杆菌检测、超声心动图、肺功能检查等。

（2）胃癌术后定期随访肿瘤标志物和影像学检查：所有胃癌患者都应接受系统的随访。随访内容包括全面的病史询问和体格检查，每 3~6 个月随访 1 次，共 1~2 年；之后每 6~12 个月随访 1 次，共 3~5 年；以后每年 1 次。同时根据临床情况，建议不超过 6 个月行影像学检查（首选 CT 或 MRI，超声次选）或内镜检查（术后半年可以首次复查）。

（3）治疗或随访过程中有骨痛症状患者，加做骨扫描，不作为常规检查。

（4）PET-CT 不作为辅助治疗随访的常规检查。

> 释义
>
> ■ 胃或食管胃结合部癌根治术后 4~8 周应完善必要的基线检查，以便后期随访。最主要的是评估患者处于根治术后状态，无肿瘤残留和远端转移。基线检查建议选择增强 CT，胸部可选平扫 CT。
>
> ■ 对于治疗前检查肿瘤标志物有升高者，术后可定期复查监测。
>
> ■ 血脂可根据患者情况选择检查。
>
> ■ 建议按照上述建议进行随访检查。

（六）化疗前准备

1. 体格检查、体能状况评分。

2. 排除化疗禁忌。

3. 患者、监护人或被授权人签署相关同意书。

> 释义
>
> ■ 化疗前应根据卡氏评分和/或 ECOG 评分判断患者的体能状态，以评估患者的耐受程度和获益风险。术后患者化疗耐受性可能较差，每次化疗前需仔细评估。化疗药物使用剂量需要计算体表面积等，需要完善年龄、身高、体重等信息的收集。
>
> ■ 化疗前根据常规检查，如血常规、肝肾功能、心电图等，排除有化疗禁忌的患者。
>
> ■ 化疗前应客观地向患者和家属交代化疗的必要性、风险和获益，以及相关注意事项，并签署化疗知情同意书。

(七) 治疗方案的选择

根据《临床诊疗指南·肿瘤分册》（中华医学会编著，人民卫生出版社），《NCCN 胃癌临床实践指南》（每年更新）。

1. 术后分期 $T_2N_0M_0$：辅助化疗（以氟尿嘧啶为基础的单药化疗）或观察。
2. 术后分期 T_3、T_4 或任何 T、N+：S1 单药 1 年或 XELOX 方案 8 周期。

> **释义**
>
> ■ 胃癌术后辅助化疗方案如上所示，对于 II 期或 III 期患者，经过 III 期临床研究证实有效性和安全性的方案即为 S1 和 XELOX 方案，DS 方案也可考虑。IIIB 期以上首选双药方案化疗。围手术期化疗为 ECF 方案或 FLOT 方案。对于病理残留及肉眼残留的早期胃癌患者，术后推荐行氟尿嘧啶或紫杉类为基础的同步放化疗。与普通紫杉醇药物相比，注射用紫杉醇脂质体具有超敏风险较低、不良反应减轻、耐受性更好、半衰期延长、总有效率更高等优势，需结合肿瘤情况、患者对化疗的耐受性和经济承受能力综合考量选择使用。
>
> ■ $T_2N_0M_0$ 的患者 D_2 术后辅助化疗的证据不足，可根据情况建议氟尿嘧啶单药治疗或观察。
>
> ■ 根据患者的年龄和脏器状态，建议由肿瘤内科专科医师会诊确定方案。具体使用按照标准的剂量执行。
>
> ■ 不同的化疗方案具有不同的毒性反应，充分和患者及家属沟通交代，避免其恐慌，预防并减少不良反应的发生。

(八) 化疗后必须复查的检查项目

1. 血常规：建议每周复查 1 次。根据具体化疗方案及血象变化，复查时间间隔可酌情增减。
2. 肝肾功能：每化疗周期复查 1 次。根据具体化疗方案及血象变化，复查时间间隔可酌情增减。

> **释义**
>
> ■ 化疗最常见的不良反应是胃肠道反应、骨髓毒性、肝肾功能损害等，定期复查血常规和肝肾功能，以便及早发现和对症处理。
>
> ■ 不同的化疗药物和化疗方案导致的不良反应出现的时间有差异，需密切监测。
>
> ■ 化疗后需要定期评估毒性反应，评价标准可参照 CTC-AE 4.0 进行。化疗后患者一般情况和体能状况也必须同期观察，如有变化及时调整治疗方案。

(九) 化疗中及化疗后治疗

化疗期间脏器功能损伤的相应防治：止吐、保肝、水化、抑酸、止泻、预防过敏、升白细胞及血小板、纠正贫血。

> **释义**
>
> 　　■ 化疗期间预防性的治疗如止吐、保肝、抑酸、预防过敏、预防术后并发症、升白细胞及血小板等治疗以期保护脏器功能，减轻患者不适，有助于化疗顺利进行。5-HT$_3$ 受体拮抗剂多拉司琼、格拉司琼，NK-1 受体拮抗剂等的使用均有助于预防化疗呕吐的发生。磷酸肌酸的使用有助于修复化疗损伤的细胞，减轻患者术后炎症反应，改善胃癌术后疲劳综合征症状。
> 　　■ 预防性治疗的选择应针对不同的化疗方案可能出现的不良反应合理应用。
> 　　■ 化疗期间出现脏器功能损伤根据 CTC-AE 4.0 版进行评估，及时对症处理和调整治疗方案。

（十）出院标准

1. 完成既定化疗流程。
2. 无发热等感染表现。
3. 无 II 度及以上的严重不良反应（根据 NCICTCAE 分级）。
4. 无未控制的疼痛。
5. 若行实验室检查，无需干预的异常结果。
6. 无需干预的其他并发症。

> **释义**
>
> 　　■ 患者完成了相关化疗流程，一般情况良好、生命体征平稳、无明显不适、无检验异常，即可达到出院标准。
> 　　■ 加强营养支持治疗。
> 　　■ 化疗相关不良反应可发生在出院后，故需要加强出院前教育，有详细的出院指导。包括注意事项、复诊计划、应急处理方案及联系方式等。

（十一）变异及原因分析

1. 化疗期间的合并症和/或并发症，需要进行相关的诊断和治疗，导致住院时间延长、费用增加。
2. 因化疗严重不良反应导致的方案、药物或剂量的临时调整。
3. 消化道出血、穿孔，肠梗阻、粘连等。

> **释义**
>
> 　　■ 化疗期间出现出血、梗阻、穿孔及其他合并症者，需要及时控制和对症治疗，并对化疗及时调整。
> 　　■ 化疗中出现严重不良反应如过敏性休克、粒细胞缺乏伴发热等，立即终止化疗，及时处理，并应将不良反应的具体情况上报相关部门。

五、胃癌术后辅助化疗给药方案

（一）用药选择

1. S-1（替吉奥）：按体表面积给药，$<1.25m^2$，每次 40mg；$1.25 \sim 1.5\ m^2$，每次 50mg；$\geqslant 1.5\ m^2$，每次 60mg，每日 2 次。早餐晚餐后 30 分钟服用。连续口服 28 天，休息 14 天为 1 个周期，共 8 个周期。

2. XELOX 方案（奥沙利铂+卡培他滨）：奥沙利铂 $130mg/m^2$，第 1 天；卡培他滨 $1000mg/m^2$，每天 2 次，早餐晚餐后 30 分钟服用，第 1~14 天。21 天为 1 个周期，共 8 个周期。

（二）药学提示

1. S-1：单药使用不良反应较轻，耐受性较好。最常见的为消化道反应，如恶心、呕吐、食欲缺乏、黏膜炎等；还可见骨髓抑制和色素沉着。

2. 奥沙利铂：最常见的不良反应为胃肠道（腹泻、恶心、呕吐以及黏膜炎）、血液系统（中性粒细胞减少、血小板减少）以及神经系统反应（急性、剂量累积性外周感觉神经病变）。

3. 卡培他滨：与 S-1 相同，为氟尿嘧啶类的口服制剂。常见的不良反应与 S-1 类似。比较特殊的是手足综合征。

（三）注意事项

1. 药物剂量建议足量足疗程，根据不良反应的分级，再调整剂量。剂量减量后，无特殊情况不再加量。

2. 奥沙利铂必须在 5% 葡萄糖溶液里配制。其神经毒性与冷刺激相关，故输注奥沙利铂后不应接触任何冷刺激，注意保暖，以免诱发和加重神经毒性。主要表现为手足的麻木、触电感，以外周感觉神经为主。

3. 卡培他滨的手足综合征主要表现在手足的皮肤，轻度的为皮肤红斑、干裂、脱皮和肿胀，严重者渗液、脱甲。建议使用凡士林等预防性涂抹保护，严重者停用药物。

六、胃癌术后辅助化疗护理规范

1. 化疗前做好与化疗相关问题的评估与处理：①掌握病史，了解患者各系统的功能状态；②检查血常规及肝肾功能，出现异常情况采取相应措施；③评估静脉条件，选择最佳穿刺部位及方式，强刺激性药物选择深静脉给药。

2. 强刺激性药物外周静脉给药过程中，给予 25% 硫酸镁局部湿敷治疗，必须注意床旁监护，防止药液外溢。

3. 按照化疗药物作用机制，采取正确的给药方法及给药顺序。

4. 化疗前了解患者的治疗方案，向患者及家属介绍药物不良反应及用药方法。化疗期间注意观察药物特殊不良反应。

5. 化疗前配置漱口液，指导并督促患者漱口，防治口腔溃疡发生。观察患者胃肠道反应，有无恶心呕吐，观察呕吐物的次数、颜色、性状等，遵医嘱给予止吐治疗。观察患者有无便秘或腹泻，大便的性状及颜色情况，及早发现有无消化道出血征象。根据患者出现的不良反应给予相应的饮食指导。

6. 胃手术后的患者，指导其少食多餐，以软食为主，避免油炸、辛辣、熏烤等刺激性食物。全胃切除术后的患者，指导其进餐后半坐卧位或立位，避免倾倒综合征。

7. 保留空肠营养管的患者，遵医嘱给予肠内营养支持治疗，注意营养液的浓度、温度和速度，观察患者有无腹痛、腹泻的症状，并给予相关带管知识的健康指导。

8. 化疗期间根据患者自身情况鼓励患者多饮水，保护肾功能。化疗期间嘱患者适当活动，促进胃肠蠕动，防止便秘的发生。加强心理护理，减少患者心理负担。

七、胃癌术后辅助化疗营养治疗规范

1. 所有患者入院后应常规进行营养筛查和营养状况评估和综合测定。

2. 治疗过程中每周至少为患者评估 1 次,以便尽早发现患者出现营养风险并采取早期干预。

3. 营养治疗方式的选择:①为了降低感染风险,首选经口摄入,选择软食,质地松软,易消化吸收为主,适当增加富含蛋白质的食物,如牛奶、鸡蛋、豆制品、瘦肉、鱼肉等;多选择肉丸、肉馅。烹调方式宜清淡,适量用油脂、多选择蒸、煮、炖、烩、温拌;忌食生冷、辛辣刺激、油炸油腻、烧烤。②出现重度口腔/口咽黏膜炎影响吞咽功能者或产生较强的胃肠道反应的患者,肠内营养应经管饲给予。

4. 患者的每日供给量推荐为每日 $25\sim30kcal/kg$,如患者合并严重消耗,每日供给量推荐为每日 $30\sim35kcal/kg$。

5. 蛋白质供给量为每日 $1.0\sim1.5g/kg$。

6. 根据胃肠功能状况尽早经口营养补充肠内营养制剂。如口服摄入不足目标量的 60% 时,推荐管饲肠内营养。肠内营养不能达到目标量 60% 时可选用肠外营养药物,胃肠耐受情况好转立即过渡到肠内营养。根据病情变化及营养耐受性选择或调整肠外肠内营养方案。

八、胃癌术后辅助化疗患者健康宣教

1. 保持良好的生活作息及个人卫生习惯。

2. 勤洗手,多漱口,少去人群密集的公共场所,避免在免疫低下时期感染病毒和病菌。

3. 加强力所能及的体育锻炼,提高机体免疫力。

4. 健康饮食,忌油炸腌制刺激性食物。

九、推荐表单

（一）医师表单

胃癌术后辅助化疗临床路径医师表单

适用对象：第一诊断为胃癌（ICD-10：Z51.101）行胃局部切除术、胃癌根治术或扩大胃癌根治术术后患者（ICD-9-CM-3：43.4-43.9）进行首次辅助化疗

患者姓名：		性别：	年龄：	门诊号：	住院号：
住院日期：	年 月 日	出院日期：	年 月 日		标准住院日：5~7天

时间	住院第1天	住院第2天	住院第3~4天	住院第5~7天
诊疗工作	□ 询问病史 □ 体格检查 □ 开出各项检验检查项目 □ 完善医患沟通和病历书写 □ 上级医师查房	□ 查看检查/检验报告，明确有无化疗禁忌 □ 上级医师查房，并制订化疗方案，交代化疗不良反应及注意事项 □ 签署化疗同意书 □ 完善病历书写	□ 给予化疗及对症治疗 □ 观察患者化疗过程中的病情变化及不良反应 □ 上级医师查房，完善病历书写	□ 复查血常规及肝肾功能 □ 根据患者检查结果及病情决定是否出院 □ 若出院，则交代出院随访事宜，并开具出院证明 □ 若病情不允许出院，根据病情制订下一步治疗方案 □ 完善病历书写
重点医嘱	长期医嘱： □ 肿瘤科护理常规 □ 二级护理 □ 饮食 □ 根据患者一般情况给予相应治疗 临时医嘱： □ 血、尿、大便常规+隐血 □ 肝肾功能、电解质、血糖、消化道肿瘤标志物 □ X线胸片或胸CT、心电图 □ 腹部及盆腔CT □ 病理或会诊病理 □ 必要时超声心动图、PET-CT、超声内镜检查	长期医嘱： □ 肿瘤科护理常规 □ 二级护理 □ 饮食 □ 根据患者一般情况给予相应治疗 临时医嘱： □ 明日行化疗	长期医嘱： □ 肿瘤科护理常规 □ 二级护理 □ 饮食 □ 根据患者一般情况给予相应治疗 □ 化疗药物 □ 止吐药物 □ 其他对症治疗药物 临时医嘱： □ 化疗药物 □ 其他对症治疗药物	出院医嘱： □ 出院带药
病情变异记录	□ 无 □ 有，原因： 1. 2.	□ 无 □ 有，原因： 1. 2.	□ 无 □ 有，原因： 1. 2.	□ 无 □ 有，原因： 1. 2.
医师签名				

（二）护士表单

胃癌术后辅助化疗临床路径护士表单

适用对象：第一诊断为胃癌（ICD-10：Z51.101）行胃局部切除术、胃癌根治术或扩大胃癌根治术术后患者（ICD-9-CM-3：43.4-43.9）进行首次辅助化疗

患者姓名：		性别： 年龄： 门诊号：		住院号：
住院日期： 年 月 日		出院日期： 年 月 日		标准住院日：5~7 天

时间	住院第 1 天	住院第 2 天	住院第 3~4 天	住院第 5~7 天
健康宣教	□ 入院宣教 □ 介绍主管医师、护士 □ 介绍环境、设施 □ 介绍住院注意事项 □ 介绍探视和陪伴制度	□ 指导患者到相关科室进行检查并讲明各种检查的目的	□ 进行化疗期间饮食、防护及心理宣教	□ 进行出院后饮食、防护等健康宣教
护理处置	□ 核对患者，佩戴腕带 □ 建立入院护理病历	□ 抽血，大小便常规检查	□ 执行医嘱单	□ 协助患者办理出院手续
基础护理	□ 三级护理	□ 三级护理	□ 二级护理	□ 三级护理
专科护理	□ 病情观察 □ 需要时，填写跌倒及压疮防范表 □ 需要时，请家属陪伴 □ 确定饮食种类 □ 心理护理	□ 病情观察 □ 遵医嘱完成相关检查 □ 心理护理	□ 遵医嘱治疗 □ 观察不良反应的发生 □ 心理护理	□ 观察不良反应的发生 □ 出院指导 □ 心理护理
重点医嘱	□ 详见医嘱执行单	□ 详见医嘱执行单	□ 详见医嘱执行单	□ 详见医嘱执行单
护士签名				

（三）患者表单

胃癌术后辅助化疗临床路径患者表单

适用对象：第一诊断为胃癌（ICD-10：Z51.101）行胃局部切除术、胃癌根治术或扩大胃癌根治术术后患者（ICD-9-CM-3：43.4-43.9）进行首次辅助化疗

患者姓名：	性别：	年龄：	门诊号：	住院号：

住院日期：　　年　月　日	出院日期：　　年　月　日	标准住院日：5~7天

时间	住院第1天	住院第2天	住院第3~4天	住院第5~7天
医患配合	□ 配合病史采集 □ 配合体格检查	□ 配合完善相关检查 □ 医师与患者及家属介绍病情及化疗谈话签字	□ 配合化疗药物的治疗 □ 配合治疗注意事项	□ 接受出院前指导 □ 知道下次返院时间 □ 了解出院后定期复查时间和项目
护患配合	□ 配合测量生命体征 □ 配合完成入院护理评估（简单询问病史、过敏史、用药史） □ 接受入院宣教（环境介绍、病室规定等） □ 配合执行探视和陪伴制度 □ 有任何不适告知护士	□ 配合测量体温、脉搏、呼吸 □ 接受化疗前宣教 □ 接受饮食宣教	□ 配合测量体温、脉搏、呼吸 □ 接受化疗宣教 □ 接受饮食宣教 □ 接受心理宣教	□ 接受出院宣教 □ 办理出院手续 □ 获取出院带药 □ 知道服药方法、作用、注意事项 □ 知道复印病历程序
饮食	□ 遵医嘱饮食	□ 遵医嘱饮食	□ 遵医嘱饮食	□ 遵医嘱饮食
活动	□ 正常适度活动	□ 正常适度活动	□ 正常适度活动，避免疲劳	□ 正常适度活动，避免疲劳

附：原表单（2016 年版）

胃癌术后辅助化疗临床路径表单

适用对象：第一诊断为胃癌（ICD-10：Z51.101）行胃局部切除术、胃癌根治术或扩大胃癌根治术术后患者（ICD-9-CM-3：43.4-43.9）进行首次辅助化疗

| 患者姓名： | | 性别： 年龄： 门诊号： | | 住院号： |

| 住院日期： 年 月 日 | 出院日期： 年 月 日 | 标准住院日：5~7 天 |

时间	住院第 1 天	住院第 2 天	住院第 3~4 天	住院第 5~7 天
诊疗工作	□ 询问病史 □ 体格检查 □ 开出各项检验检查项目 □ 完善医患沟通和病历书写 □ 上级医师查房	□ 查看检查/检验报告，明确有无化疗禁忌 □ 上级医师查房，并制订化疗方案，交待化疗不良反应及注意事项 □ 签署化疗同意书 □ 完善病历书写	□ 给予化疗及对症治疗 □ 观察患者化疗过程中的病情变化及不良反应 □ 上级医师查房，完善病历书写	□ 复查血常规及肝肾功能 □ 根据患者检查结果及病情是否决定出院 □ 若出院，则交待出院随访事宜，并开具出院证明 □ 若病情不允许出院，根据病情制订下一步治疗方案 □ 完善病历书写
重点医嘱	**长期医嘱：** □ 肿瘤科护理常规 □ 二级护理 □ 饮食 □ 根据患者一般情况给予相应治疗 **临时医嘱：** □ 血、尿、大便常规+隐血 □ 肝肾功能、电解质、血糖、血脂、消化道肿瘤标志物 □ X 线胸片、心电图 □ 腹部及盆腔超声、CT 或浅表淋巴结超声 □ 病理或会诊病理 □ 必要时超声心动图、PET-CT、超声内镜检查	**长期医嘱：** □ 肿瘤科护理常规 □ 二级护理 □ 饮食 □ 根据患者一般情况给予相应治疗 **临时医嘱：** □ 明日行化疗	**长期医嘱：** □ 肿瘤科护理常规 □ 二级护理 □ 饮食 □ 根据患者一般情况给予相应治疗 □ 化疗药物 □ 止吐药物 □ 其他对症治疗药物 **临时医嘱：** □ 化疗药物 □ 其他对症治疗药物	**出院医嘱：** □ 出院带药

时间	住院第 1 天	住院第 2 天	住院第 3~4 天	住院第 5~7 天
护理工作	□ 按入院流程做入院介绍 □ 入院评估 □ 进行入院健康教育	□ 抽血，大小便常规检查 □ 指导患者到相关科室进行检查并讲明各种检查的目的 □ 进行化疗期间饮食、防护及心理宣教	□ 进行化疗期间饮食、防护及心理宣教	□ 协助患者办理出院手续 □ 进行出院后饮食、防护等健康宣教
病情变异记录	□ 无　□ 有，原因： 1. 2.	□ 无　□ 有，原因： 1. 2.	□ 无　□ 有，原因： 1. 2.	□ 无　□ 有，原因： 1. 2.
护士签名				
医师签名				

第十二章

晚期胃癌姑息化疗临床路径释义

【医疗质量控制指标】（专家建议）

指标一、化疗前需有病理学或细胞学诊断。

指标二、临床分期需以胸部、腹部、盆腔 CT 为基础，充分评估全身肿瘤情况。

指标三、化疗前充分评估骨髓、肝肾、心肺功能，除外化疗禁忌。

指标四、按时进行疗效评价。

一、晚期胃癌姑息化疗编码

疾病名称及编码：胃癌（ICD-10：C16 伴 Z51.1）

恶性肿瘤化学治疗（ICD-10：Z51.1）

二、临床路径检索方法

C16 伴 Z51.1

三、国家医疗保障疾病诊断相关分组（CHS-DRG）

MDC 编码：MDCG（消化系统疾病及功能障碍）

ARDC 编码：GR1（消化系统恶性肿瘤）

四、晚期胃癌姑息化疗临床路径标准住院流程

（一）适用对象

1. 第一诊断为胃癌（ICD-10：C16 伴 Z51.1）

2. 姑息化疗：有复发转移胃癌患者，或因其他原因无法根治手术的患者。

> **释义**
>
> ■ 适用对象编码参见第一部分。
>
> ■ 初次诊断的胃癌需要有病理组织学或细胞学证据。
>
> ■ 本路径适用于初诊时伴有远处脏器或组织转移（包括但不限于肝、肺、卵巢、骨、脑、腹膜、腹膜后淋巴结、锁骨上淋巴结、颈部淋巴结转移等）、胃癌根治术后出现的复发和转移或因各种原因无法行根治手术的局部进展期胃癌患者。但部分孤立单发转移或潜在可切除患者，需进入其他相应路径。
>
> ■ 姑息化疗要结合患者体力状况、症状和体征、病理类型、病理分子特征、肿瘤负荷、肿瘤发展速度、经济状况和患者意愿，与患者及家属充分沟通疾病预后、治疗预期效果和风险后制订和实施。

（二）诊断依据

根据原卫生部《胃癌诊疗规范（2011 年）》、NCCN《胃癌临床实践指南中国版（2017 年）》等。

1. 临床表现：上腹不适、隐痛、贫血等。

2. 大便隐血试验多呈持续阳性。

3. 胃镜检查明确肿瘤情况，取活组织检查作出病理学诊断。

4. 影像学检查提示并了解有无淋巴结及脏器转移、肿瘤局部脏器浸润，气钡双重造影检查了解肿瘤大小、形态和病变范围。

5. 根据上述检查结果进行临床分期。

> **释义**
>
> ■ 本路径的制订主要参考国内权威参考书籍和诊疗指南。
>
> ■ 症状和体征是诊断胃癌的初步依据，常见症状包括无规律性上腹疼痛、饱胀不适、食欲下降、消瘦、贫血、乏力，严重者可表现为呕血和黑便。食管胃结合部癌可表现为进食哽噎，胃窦、幽门部肿瘤可出现上腹胀、呕吐等幽门梗阻症状。常见体征包括剑突下压痛、腹部包块，腹水患者移动性浊音可阳性。部分患者可触及颈部和锁骨上肿大淋巴结，贫血患者可有结膜苍白等贫血表现。
>
> ■ 实验室检查大便隐血可为阳性，肿瘤标志物 CEA、CA19-9 等可升高。
>
> ■ 确诊需依靠病理组织活检或细胞学，常规胃镜活检病理阴性而其他影像学检查结果提示肿瘤者应重复胃镜活检或改行超声内镜活检。若胃镜活检病理不明确，可考虑转移灶病理组织或细胞学检测。活检癌组织除了常规 HE 染色，应行 HER_2 检测，有条件者可完善 PD-L1、CPS、MSH2、MSH6、PMS2、MLH1 等免疫组化染色及 EBER 病毒检测。
>
> ■ 应行充分的影像学检查以明确胃原发灶及转移灶情况，确定分期。腹盆腔 CT 检查如无禁忌应行增强 CT 检查。对存在肝转移的患者，建议完善肝脏增强磁共振检查。

（三）标准住院日 5~9 天

> **释义**
>
> ■ 患者收治入院后，化疗前准备（化疗前评估）2~4 天，可根据临床科室不同的运行情况在此时间范围内完成诊治均符合路径要求。可能包括确诊性质的部分检查可在入院前完成。
>
> ■ 化疗相关的不良反应可发生在化疗后，故应加强出院前患者教育，以及时监测、记录和处理不良反应，避免严重不良反应的发生。

（四）进入路径标准

1. 第一诊断必须符合 ICD-10：C16 伴 Z51.1 胃癌疾病编码。

2. 有复发转移或准备入院检查确认复发转移，或因其他原因无法根治手术。

3. 无需特殊处理的合并症，如消化道大出血、幽门梗阻、胸腹腔积液、肠梗阻等。

4. 当患者合并其他疾病，但住院期间不需要特殊处理也不影响第一诊断的临床路径流程实施时，可以进入路径。

> **释义**
>
> ■ 进入路径前必须有明确的胃癌病理或细胞学证据。
>
> ■ 本路径适用于初诊时伴有远处脏器或组织转移（包括但不限于肝、肺、卵巢、骨、脑、腹膜、腹膜后淋巴结转移、锁骨上淋巴结转移、颈部淋巴结转移等）、胃癌根治术后出现的复发和转移或因各种原因无法行根治手术的局部进展期胃癌患者。但部分孤立单发转移或潜在可切除患者，需进入其他相应路径。
>
> ■ 如患者存在需要立即处理的合并症，如消化道大出血、幽门梗阻、肠梗阻、大量胸腹腔积液影响心肺功能，不建议化疗。应给予相应药物、手术、介入、穿刺引流等手段改善症状后再行化疗。
>
> ■ 如患者入院诊治时存在伴随疾病，要正确评估伴随疾病的严重程度。严重的高血压、糖尿病、冠心病、心律失常、心肺功能不全、肝肾功能不全、感染、出血倾向患者不宜马上进入路径。应给予相应的积极治疗明显改善上述疾病并达到化疗标准后方可考虑进入路径，否则将增大化疗风险。

（五）明确诊断及入院常规检查需 1~3 天

1. 基线及评效检查项目：
（1）胃镜、X 线胸片（正侧位）或胸部 CT、腹部增强 CT、盆腔增强 CT、颈部及锁骨上淋巴结超声。
（2）病理学活组织检查与诊断（必要时）。
2. 每周期化疗前检查项目：
（1）血常规、尿常规、大便常规+隐血。
（2）肝肾功能、电解质、血糖、凝血功能、CEA。
（3）心电图。
3. 根据情况可选择的检查项目：
（1）AFP、CA19-9、CA125、CA72-4、CA242、HER_2 免疫组化检测。
（2）上消化道造影，特别是气钡双重造影（对疑有幽门梗阻的患者，建议使用水溶性对比剂）。
（3）必要时可以在基线和评效时行超声胃镜检查。
（4）骨扫描：对怀疑有骨转移的胃癌患者，应行骨扫描筛查。
（5）合并其他疾病的相关检查。

> **释义**
>
> ■ 化疗前的基线检查是评价疗效的重要依据，要尽可能的充分，不同医院可以根据自己的实际条件有所不同。腹盆腔检查推荐强化的 CT 或 MRI，但 CT 更为常用。肝脏、脑和骨转移首选增强 MRI。
>
> ■ 建议常规检测 HER_2 状态，如 HER_2 免疫组化为（++），应进一步 FISH/SISH 检测。
>
> ■ 建议有条件的单位可完善 PD-L1、CPS、MSH2、MSH6、PMS2、MLH1 免疫组化及 EBER 检测。

> ■PET-CT 在胃癌有一定的假阴性和假阳性率，尤其直径<1cm 的病灶漏诊率较高，因此 PET-CT 并非常规检查。但对于常规检查不能明确的可疑病灶，PET-CT 仍有重要的价值。
> ■血常规、肝肾功能、电解质、血糖、出凝血功能、心肺功能必须有基本的评估，是否能够接受化疗。

(六) 化疗前准备

1. 体格检查、体能状况评分。
2. 排除化疗禁忌。
3. 患者、监护人或被授权人签署相关同意书。

释义

> ■详细的体格检查和病史采集是发现病灶、准确判断患者身体状态、合理开具检查和治疗的基础。化疗剂量的制订需要根据患者的体表面积计算。
> ■化疗前应根据卡氏评分或 ECOG 评分判断患者的体能状态，并充分排查化疗禁忌证，以准确评估者化疗的风险和获益。
> ■化疗前医师应充分客观地与患者及家属沟通化疗的风险获益和花费等信息，并签署相关同意书。

(七) 化疗药物

药物	给药剂量（mg/m²）及给药途径	给药时间及周期间隔
替吉奥	40, bid, po	d1~14, q3w
卡培他滨	1000, bid, po	d1~14, q3w
5-FU	425~750, civ, 24h 800~1200, civ, 22h	d1~5, q3w d1~2, q2w
顺铂	60~80, iv drip	d1 或分 2~3d, q3w
奥沙利铂	130, iv drip 85, iv drip	d1, q3w d1, q2w
紫杉醇	150~175, iv drip	d1 或分为 d1、d8, q3w
多西紫杉醇	60~75, iv drip	d1, q3w
表柔比星	50~60, iv	d1, q3w
醛氢叶酸	20~200, iv	d1~2, q2w
伊立替康	180mg, iv	d1, q2w

> **释义**
>
> ■ 胃癌化疗常用药物大多经过大样本的前瞻性随机对照研究证实了有效性和安全性，具体用药及剂量参见上表。
>
> ■ 不同的化疗方案具有不同的毒性特点，应根据患者年龄、体力状态、伴随疾病、病理特征、肿瘤负荷和伴随症状等综合考量选择和制订。如有心脏基础疾病者不宜选用蒽环类药物，消化道通畅程度不佳者不宜选用口服药，合并消化道出血的深大溃疡型胃癌不宜选用紫杉类药物等。

（八）选择化疗方案

1. 推荐使用两药或3药联合方案，对体力状态差、高龄患者，可以考虑采用口服氟尿嘧啶类药物或紫杉类药物的单药化疗方案。
2. 两药方案包括：5-FU+顺铂、卡培他滨+顺铂、替吉奥+顺铂、卡培他滨+奥沙利铂（XE-LOX）、FOLFOX、替吉奥+奥沙利铂、卡培他滨+紫杉醇、FOLFIRI。
3. 3药方案包括：ECF及其衍生方案（EOX、ECX、EOF），DCF及其改良方案等。

> **释义**
>
> ■ 姑息化疗要结合患者体力状况、症状和体征、病理类型、肿瘤负荷、肿瘤发展速度、经济状况和患者意愿，与患者及家属充分沟通疾病预后和治疗预期效果和风险后制订和实施。
>
> ■ 胃癌姑息化疗方案参考原卫生部《胃癌诊疗规范（2011年）》和《NCCN胃癌指南（2017）》制订。胃癌姑息化疗联合方案疗效优于单药，但对于体力状态差、年老体弱者，单药方案更为适宜，此类患者可以选用口服氟尿嘧啶类药物或紫杉类单药方案。对于体力状态好、症状明显、肿瘤负荷大、疾病发展迅速的患者，建议给予两药或者3药的联合方案化疗。
>
> ■ HER$_2$阳性晚期胃癌，一线治疗应联合曲妥珠单抗治疗。
>
> ■ 根据我国《2021 CSCO胃癌诊疗指南》，对于PD-L1 CPS≥5的患者，若条件允许，一线治疗可考虑FOLFOX/XELOX方案联合纳武利尤单抗治疗。
>
> ■ 伊立替康单药方案目前仅用于胃癌二线治疗。

（九）化疗后必须复查的检查项目

1. 血常规：建议每周复查1~2次。根据具体化疗方案及血象变化，复查时间间隔可酌情增减。
2. 肝肾功能：每周期复查1次。根据具体化疗方案及结果，复查时间间隔可酌情增减。

> **释义**
>
> ■ 化疗引起的骨髓抑制是最常见的不良反应，发生时间多在化疗开始后7~14天，因此化疗第2周建议复查2次血常规。但是不同剂量强度、不同化疗方案所致的骨髓抑制出现早晚及严重程度不一，故可根据实际情况酌情增减复查频率。

■肝肾功能损伤是化疗常见不良反应之一，大多数胃癌化疗药物为经肝脏代谢，而顺铂则肾脏毒性较为明显，因此肝肾功能需要定期检测。

■姑息性化疗亦需定期对疗效进行评估，包括临床获益、影像学评价等。一般每 6 周进行 1 次影像学疗效评价，必要时可根据临床具体情况调整评效间隔。多采用 RECIST1.1 标准进行影像学评价。

（十）化疗中及化疗后治疗

化疗期间脏器功能损伤的相应防治：止吐、保肝、水化、抑酸、止泻、预防过敏、升白细胞及血小板、纠正贫血。

释义

■化疗可以引起各系统不良反应，包括恶心呕吐、肝肾功能损伤、胃肠黏膜炎症、过敏、骨髓抑制等。止吐药物可以预防给药，紫杉类药物要给予抗过敏预处理，大剂量顺铂需要同步水化利尿，但是并不推荐常规给予预防性保肝、升血、止泻和抑酸治疗。

（十一）出院标准

1. 患者一般情况良好，生命体征平稳正常。
2. 没有需要住院处理的并发症。

释义

■患者一般情况良好、生命体征平稳、无明显不适可以出院。
■化疗相关不良反应可以发生在化疗后，故应加强出院前患者教育，以及时监测、发现、记录和处理不良反应。
■出院指导应包括注意事项、复诊计划、应急处理方案和联系方式等。

（十二）变异及原因分析

1. 治疗前、中、后有感染、严重贫血、出血、梗阻及其他合并症者，需进行相关的诊断和治疗，可能延长住院时间并致费用增加。
2. 化疗后出现骨髓抑制，需要对症处理，导致治疗时间延长、费用增加。
3. 药物不良反应需要特殊处理，如过敏反应、神经毒性、心脏毒性等。
4. 对 HER_2 表达呈阳性（免疫组化染色呈+++，或免疫组化染色呈++且 FISH 检测呈阳性）的晚期胃癌患者，可考虑在化疗的基础上，联合使用分子靶向治疗药物曲妥珠单抗，导致费用增加。
5. 高龄患者根据个体化情况具体实施。
6. 医师认可的变异原因分析，如药物减量使用。
7. 其他患者方面的原因等。

> **释义**
>
> ■化疗后出现骨髓抑制为最常见不良反应，需要密切监测、及时治疗，否则易合并感染甚至导致严重不良事件发生，进而延长治疗时间、增加治疗费用。
>
> ■胃癌化疗方案中部分药物较易发生过敏，如紫杉类药物和奥沙利铂。严重的过敏反应可以导致休克甚至死亡，蒽环类药物具有剂量限制性心脏毒性，奥沙利铂具有剂量累积性神经毒性，这些毒性反应的处理都可能导致住院时间延长和费用增加。
>
> ■高龄患者由于脏器功能退化，化疗过程中易出现耐受不佳、不良反应大、恢复慢、并发症多等情况，从而导致剂量下调、化疗间期及住院时间延长和费用增加。

（十三）参考费用标准

每周期 2000～15 000 元。

五、晚期胃癌姑息化疗方案

（一）方案和基本原则

1. 一线化疗：参考《中国临床肿瘤学会（CSCO）2021 胃癌诊疗指南》《NCCN 胃癌指南（2021）》和《中华人民共和国药典临床用药须知（2015）》。晚期胃癌姑息化疗的主要化疗药物包括紫杉类药物、铂类药物、氟尿嘧啶类药物、蒽环类药物和拓扑异构酶抑制剂。姑息化疗前应充分考虑和评估患者的体力状态、伴随疾病、肿瘤负荷、肿瘤发展速度和症状、患者的意愿和经济条件，进而合理选择。年老体弱者选择单药化疗，身体耐受性良好可以考虑选择双药联合或三药联合方案。HER_2 阳性者一线应给予曲妥珠单抗联合化疗。对于 PD-L1 CPS ≥ 5 的患者，若条件允许，一线治疗可考虑 FOLFOX/XELOX 方案联合纳武利尤单抗治疗。

1.1 双药方案

（1）mFOLFOX6：

奥沙利铂 85mg/m^2，iv，d1

四氢叶酸 400mg/m^2，iv，d1

5-FU 400mg/m^2，iv，d1

5-FU 2400mg/m^2，iv，持续 48 小时，d1，每 14 天为一周期。

（2）XELOX：

奥沙利铂 130mg/m^2，iv，d1

卡培他滨 1000mg/m^2，po，bid，d1～14，每 21 天为一周期。

（3）SOX：

奥沙利铂 130mg/m^2，iv，d1

替吉奥，用药剂量根据体表面积：

<1.25m^2，40mg bid 口服，

1.25～<1.5m^2，50mg bid 口服，

≥1.5m^2，60mg bid 口服，d1～14；每 21 天为一周期。

（4）FP：

顺铂 75mg/m^2，iv，d1（亦可分 3 天输注）

5-FU 600～750mg/m^2，iv，持续 24 小时，d1～5，每 28 天为一周期。

(5) XP：

顺铂 75mg/m^2，iv，d1（亦可分 3 天输注）

卡培他滨 1000mg/m^2，po，bid，d1~14，每 21 天为一周期。

(6) SP：

顺铂 75mg/m^2，iv，d1（可分 3 天输注）

替吉奥，用药剂量根据体表面积：

<1.25m^2，40mg bid 口服，

1.25~<1.5m^2，50mg bid 口服，

≥1.5m^2，60mg bid 口服，d1~14；每 21 天为一周期。

(7) TP：

紫杉醇 175mg/m^2，iv，d1

顺铂 75mg/m^2，iv，d1（可分 3 天输注），每 21 天为一周期。

(8) DP：

多西他赛 70~85mg/m^2，iv，d1

顺铂 70~75mg/m^2，iv，d1（可分 3 天输注），每 21 天为一周期。

(9) PX：

紫杉醇 175mg/m^2，iv，d1

卡培他滨 1000mg/m^2，po，bid，d1~14，每 21 天为一周期。

(10) TS：

多西他赛 75mg/m^2，iv，d1

替吉奥，用药剂量根据体表面积：

<1.25m^2，40mg bid 口服，

1.25~<1.5m^2，50mg bid 口服，

≥1.5m^2，60mg bid 口服，d1~14；每 21 天为一周期。

1.2 三药方案

(1) DCF：

多西他赛 60~75mg/m^2，iv，d1

顺铂 60~75mg/m^2，iv，d1（可分 3 天输注）

5-FU 600~750mg/m^2，iv，持续 24 小时，d1~5，每 28 天为一周期。

(2) ECF 改良方案：

表柔比星 50mg/m^2，iv，d1

顺铂 60mg/m^2，iv，d1

5-FU 600~750mg/m^2，iv，持续 24 小时，d1~5，每 21 天为一周期。

1.3 单药方案

(1) 卡培他滨 1000~1250mg/m^2，po，bid，d1~14，每 21 天为一周期。

(2) 替吉奥：用药剂量根据体表面积：

<1.25m^2，40mg bid 口服；

1.25~<1.5m^2，50mg bid 口服；

≥1.5m^2，60mg bid 口服，d1~14；每 21 天为一周期；或者连续服用 4 周休息 2 周后重复。

(3) 多西他赛：60~75mg/m^2，iv，d1，每 21 天为一周期。

(4) 紫杉醇：150~175mg/m^2，iv，d1，每 21 天为一周期；80mg/m2，iv，d1、8、15，每 28 天为一周期。

1.4 曲妥珠单抗：8mg/kg，iv，d1，第 1 周期；第 2 周期及以后 6mg/kg，iv，每 21 天为一周期。或者曲妥珠单抗 6mg/kg，iv，d1，第 1 周期；第 2 周期及以后 4mg/kg，iv，每 14 天为

一周期。

2. 二线化疗：可以选用未使用过的一线联合化疗方案或选择单药方案。

（1）紫杉醇：150~175mg/m^2，iv，d1，每21天为一周期；80mg/m2，iv，d1、8、15，每28天为一周期。

（2）多西他赛：75mg/m^2，iv，d1，每21天为一周期。

（3）伊立替康：180mg/m^2，iv，d1，每14天为一周期。

3. 三线治疗：

（1）阿帕替尼500~850mg，po，qd。

（2）纳武利尤单抗：240mg或3mg/kg，iv，d1，每14天为一周期。

（3）帕博利珠单抗（PD-L1 CPS≥1）：200mg，iv，d1，每21天为一周期。

（二）药学提示

化疗药物常见不良反应包括食欲下降、恶心、呕吐、骨髓抑制、肝肾功能损伤、脱发等。

1. 铂类药物是胃癌化疗的基础药物之一，但不同铂类药物毒性特征并不相同。奥沙利铂神经毒性常见，为剂量限制性毒性，常表现为感觉迟钝和/或感觉异常，遇冷加重，停药后可逐渐好转。部分患者可出现急性咽喉感觉异常。顺铂神经毒性较奥沙利铂轻，但为高致吐性药物，具有较明显的消化道反应。肾毒性及耳毒性为顺铂较特异不良反应。

2. 紫杉类药物是胃癌化疗的基础药物之一，包括紫杉醇、多西他赛等。过敏、骨髓抑制、神经毒性、脱发是紫杉类药物常见的特征性不良反应，其中最主要的剂量限制性毒性为中性粒细胞/白细胞减少。紫杉醇的过敏反应发生率高于多西他赛。此外紫杉醇还可出现关节肌肉疼痛。多西他赛可有水钠潴留，表现为进行性外周水肿及胸腹腔积液。

3. 氟尿嘧啶类包括氟尿嘧啶及其衍生物卡培他滨、替吉奥等。氟尿嘧啶类药物常见不良反应包括恶心、呕吐、食欲下降、口腔黏膜炎、腹痛、腹泻等。与其他氟尿嘧啶类药物相比，卡培他滨手足综合征更为常见。

4. 伊立替康常见消化道反应、骨髓抑制和脱发。值得注意的是，伊立替康所致迟发性腹泻，严重时可导致死亡。

5. 蒽环类药物主要的不良反应为消化道反应、骨髓抑制、心脏毒性、脱发。多柔比星累积剂量达到450~500mg/m^{2}时心脏不良事件发生率明显增加，表柔比星的心脏毒性明显小于多柔比星。曲妥珠单抗不宜与蒽环类药物联合，以免增加心脏的不良反应。

6. 免疫检查点抑制剂常见不良反应包括发热、乏力、皮疹、肝肾功能异常、甲状腺功能异常等。罕见但潜在严重不良反应包括免疫相关性肺炎、免疫相关性垂体炎、免疫相关性心肌炎、1型糖尿病等，需引起重视。

（三）注意事项

1. 手足皮肤反应：手足皮肤反应为卡培他滨常见不良反应。出现≥2级手足皮肤反应时应予以停药，直至恢复至正常或1级。出现3级手足皮肤反应时，应予以药物减量。

2. 顺铂治疗前后应充分水化，减少肾毒性。

3. 紫杉类药物需于治疗前予以预防性用药，防止过敏反应或液体潴留。紫杉醇于治疗前12小时及6小时各予以地塞米松10mg口服，或在治疗前30~60分钟予以地塞米松20mg静点，预防过敏。治疗前30~60分钟还需给予苯海拉明50mg肌内注射，西咪替丁300mg静点。多西他赛治疗前一天需给予地塞米松8mg每日两次口服，持续3天，减轻液体潴留。胃癌术前化疗患者，因原发灶未切除，激素预处理时需加强胃黏膜保护。

六、晚期胃癌姑息化疗护理规范

1. 告知患者化疗相关药物知识及常见不良反应。

2. 化疗药物输注避免反复同一部位静脉处穿刺，减少药物外渗导致静脉炎的风险。

3. PICC 等深静脉置管处定期换药，注意有无静脉炎或血栓形成，置管肢体避免过度运动。

4. 加强患者心理疏导，积极与患者及家属进行沟通，消除患者对治疗的焦虑、恐惧等负面情绪。

七、晚期胃癌姑息化疗营养治疗规范

1. 所有患者入院后应常规进行营养筛查和营养状况评估和综合测定。

2. 治疗过程中每周至少为患者评估 1 次，以便尽早发现患者出现营养风险并采取早期干预。

3. 营养治疗方式的选择：①为了降低感染风险，首选经口摄入；②出现重度口腔/口咽黏膜炎影响吞咽功能者或产生较强的胃肠道反应的患者，肠内营养应经管饲给予。

4. 患者的每日供给量推荐为每日 25～30kcal/kg，如患者合并严重消耗，每日供给量推荐为每日 30～35kcal/kg。

5. 患者可适当提高优质脂肪的供能比例；蛋白质供给量为每日 1.0～1.5g/kg。

6. 根据胃肠功能状况尽早经口营养补充肠内营养制剂。如口服摄入不足目标量的 60% 时，推荐管饲肠内营养。肠内营养不能达到目标量 60% 时可选用肠外营养药物，以全合一的方式实施（应包含氨基酸、脂肪乳、葡萄糖、维生素、微量元素、电解质注射制剂等）。根据病情变化及营养耐受性选择或调整肠外肠内营养方案。

八、晚期胃癌姑息性化疗患者健康宣讲

1. 保持良好的个人卫生习惯及生活习惯。戒烟戒酒，避免熬夜，劳逸结合，适当进行体力活动，增强体质。

2. 避免进食坚果等质硬、辛辣、过酸、霉变食物。提倡荤素搭配，营养均衡。

3. 尽量避免饮用浓茶、咖啡等饮品。

4. 接受奥沙利铂治疗的患者，应注意保暖，避免接触冷水、金属床档、金属输液架等冷的物品，避免直吹空调。温水刷牙漱口，避免进食冷饮冷品。

5. 对接受伊立替康治疗的患者，应告知洛哌丁胺的使用方法，嘱患者注意排便情况，警惕并识别迟发性腹泻的发生，必要时及时就诊。

6. 学会消化道并发症自我排查，如出现黑便、腹痛加重、呕血、心悸、四肢冰冷、乏力的等情况，及时就诊。

7. 放松心情，树立信心，积极配合治疗。

九、推荐表单

(一) 医师表单

胃癌姑息化疗临床路径医师表单

适用对象：第一诊断胃癌 (ICD-10：C16 伴 Z51.1)
行姑息化疗

患者姓名：	性别： 年龄： 门诊号：	住院号：
住院日期： 年 月 日	出院日期： 年 月 日	标准住院日：6~9 天

时间	住院第 1~2 天	住院第 2~5 天	住院第 5~8 天
主要诊疗工作	□ 询问病史及体格检查 □ 完成病历书写 □ 完善检查 □ 交代病情	□ 上级医师查房，根据检查结果完善诊疗方案 □ 完成化疗前准备 □ 根据体检、影像学检查、病理结果等，行病例讨论，确定化疗方案 □ 完成必要的相关科室会诊 □ 住院医师完成上级医师查房记录等病历书写 □ 签署化疗知情同意书、自费用品协议书、输血同意书 □ 向患者及家属交代化疗注意事项	□ 化疗 □ 住院医师完成病程记录 □ 上级医师查房 □ 向患者及家属交代病情及化疗后注意事项
重点医嘱	**长期医嘱：** □ 肿瘤内科护理常规 □ 二级护理 □ 饮食：根据患者情况 **临时医嘱：** □ 胃镜、X 线胸片（正侧位）或胸部 CT、腹部增强 CT、盆腔超声、颈部及锁骨上淋巴结超声 □ 病理学活组织检查与诊断 □ 每周期化疗前检查项目：血常规、尿常规、大便常规＋隐血、肝肾功能、电解质、血糖、凝血功能、CEA □ 心电图	**长期医嘱：** □ 患者既往基础用药 □ 补液治疗（水化、碱化） □ 其他医嘱（化疗期间一级护理） **临时医嘱：** □ 化疗 □ 重要脏器保护 □ 止吐 □ 其他特殊医嘱	**长期医嘱：** □ 患者既往基础用药 □ 补液治疗（水化、碱化） □ 其他医嘱（化疗期间一级护理） **临时医嘱：** □ 化疗 □ 复查血常规、肝肾功能 □ 重要脏器保护 □ 止吐、止泻 □ 其他特殊医嘱
主要护理工作	□ 入院介绍 □ 入院评估 □ 指导患者进行相关辅助检查	□ 化疗前准备 □ 宣教	□ 观察患者病情变化
病情变异记录	□ 无 □ 有，原因： 1. 2.	□ 无 □ 有，原因： 1. 2.	□ 无 □ 有，原因： 1. 2.
医师签名			

时间	住院第 6~9 天
主要 诊疗 工作	□ 完成出院记录、病案首页、出院证明等书写 □ 向患者交代出院后的注意事项，重点交代复诊时间及发生紧急情况时处理方法
重点 医嘱	**出院医嘱：** □ 出院带药
主要 护理 工作	□ 协助患者办理出院手续 □ 出院指导，重点出院后用药方法
病情 变异 记录	□ 无　□ 有，原因： 1. 2.
医师 签名	

（二）护士表单

胃癌姑息化疗临床路径护士表单

适用对象：第一诊断胃癌（ICD-10：C16 伴 Z51.1）
　　　　　行姑息化疗

患者姓名：		性别：　年龄：　门诊号：	住院号：
住院日期：　　年　月　日		出院日期：　　年　月　日	标准住院日：6~9 天

时间	住院第 1 天	住院第 2~4 天	住院第 5~8 天 （化疗日）
健康宣教	□ 入院宣教 □ 介绍病房环境、设施 □ 介绍主管医师、责任护士、护士长 □ 介绍住院注意事项 □ 告知探视制度	□ 化疗前宣教 □ 告知化疗前检查项目及注意事项 □ 宣教疾病知识，说明术前化疗的目的、化疗前准备及化疗过程 □ 告知相关药物知识及不良反应预防 □ 责任护士与患者沟通，了解心理反应指导应对方法 □ 告知家属等候区位置	□ 化疗后宣教 □ 告知监护设备的功能及注意事项 □ 告知输液管路功能及化疗过程中的注意事项 □ 告知化疗后可能出现情况的应对方式 □ 给予患者及家属心理支持 □ 再次明确探视陪伴须知
护理处置	□ 核对患者信息，佩戴腕带 □ 卫生处置：剪指（趾）甲、沐浴，更换病号服 □ 入院评估	□ 协助医师完成化疗前检查 □ 化疗前准备	□ 核对患者及资料，签字确认 □ 接通各管路，保持畅通 □ 心电监护
基础护理	□ 三级护理 □ 患者安全管理	□ 三级护理 □ 卫生处置 □ 患者睡眠管理 □ 患者安全管理	□ 特级护理 □ 患者安全管理
专科护理	□ 护理查体 □ 跌倒、压疮等风险因素评估 需要时安置危险标志 □ 心理护理	□ 相关指征监测，如血压、血糖等 □ 心理护理 □ 饮食指导	□ 病情观察，记特护记录 □ 评估生命体征、患者症状、穿刺输液部位 □ 心理护理
病情变异记录	□ 无　□ 有，原因 1. 2.	□ 无　□ 有，原因 1. 2.	□ 无　□ 有，原因 1. 2.
护士签名			

时间	住院第 6~9 天 （术后第 1~10 天）	住院第 9 天 （出院日）
健康宣教	□ 化疗后宣教 □ 药物作用及频率 □ 饮食、活动指导 □ 强调拍背咳嗽的重要性 □ 复查患者对化疗前宣教内容的掌握程度 □ 告知拔管后注意事项	□ 出院宣教 □ 复查时间 □ 服药方法 □ 活动指导 □ 饮食指导 □ 告知办理出院的流程 □ 指导出院带管的注意事项
护理处置	□ 遵医嘱完成相应检查及治疗	□ 办理出院手续
基础护理	□ 特/一级护理（根据患者病情和自理能力给予相 　应的护理级别） □ 晨晚间护理 □ 患者安全管理	□ 二级护理 □ 晨晚间护理 □ 协助进食 □ 患者安全管理
专科护理	□ 病情观察，记特护记录 □ 评估生命体征、穿刺输液部位、皮肤、水化情况 □ 心理护理	□ 病情观察 □ 心理护理
病情变异记录	□ 无　□ 有，原因： 1. 2.	□ 无　□ 有，原因： 1. 2.
护士签名		

（三）患者表单

胃癌姑息化疗临床路径患者表单

适用对象：第一诊断胃癌（ICD-10：C16 伴 Z51.1）
　　　　行姑息化疗

患者姓名：		性别：	年龄：	门诊号：	住院号：
住院日期： 年 月 日		出院日期： 年 月 日			标准住院日：6~9 天

时间	入院	住院第 2~3 天
医患配合	□ 配合询问病史、收集资料，详细告知既往史、用药史、过敏史、家族史 □ 如服用抗凝药，明确告知 □ 配合进行体格检查 □ 有任何不适告知医师	□ 配合完善化疗前相关检查：采血、留尿便、心电图、肺功能、X 线胸片、胃镜、上消化道造影、腹部 B 超等常规项目。需要时完成特殊检查，如 CT、MRI 等 □ 医师与患者及家属介绍病情及化疗谈话及签字
护患配合	□ 配合测量体温、脉搏、呼吸、血压、体重 □ 配合完成入院护理评估 □ 接受入院宣教（环境介绍、病室规定、订餐制度、探视制度、贵重物品保管等） □ 有任何不适告知护士	□ 配合测量体温、脉搏、呼吸、询问排便次数 □ 接受化疗前宣教 □ 自行卫生处置：剪指（趾）甲、剃胡须、沐浴 □ 准备好必要用物、吸水管、纸巾
饮食	□ 正常饮食	□ 半流质饮食；术前 12 小时禁食、禁水
排泄	□ 正常排尿便	□ 正常排尿便
活动	□ 正常活动	□ 正常活动

时间	化疗后	出院
医患配合	□ 及时告知化疗过程中特殊情况和症状 □ 向患者及家属交代化疗中情况及化疗后注意事项 □ 上级医师查房 □ 完成病程记录和上级医师查房记录	□ 上级医师查房，对化疗近期反应进行评估 □ 完成病历书写 □ 根据情况决定是否需要复查实验室检查
护患配合	□ 配合定时测量生命体征、每日询问排便 □ 配合冲洗胃管，查看引流管，检查伤口情况 □ 接受输液、注射、服药、雾化吸入等治疗 □ 接受营养管注入肠内营养液 □ 配合夹闭尿管，训练膀胱功能 □ 配合晨晚间护理 □ 接受进食、进水、排便等生活护理 □ 配合拍背咳痰，预防肺部并发症 □ 配合活动，预防压疮 □ 注意活动安全，避免坠床或跌倒 □ 配合执行探视及陪伴	□ 接受出院宣教 □ 办理出院手续 □ 获取出院带药 □ 知道服药方法、作用、注意事项 □ 知道复印病历方法
饮食	□ 清淡饮食	□ 普通饮食
排泄	□ 保留尿管至正常排尿便	□ 正常排尿便
活动	□ 根据医嘱，半卧位至床边或下床活动 □ 注意保护管路，勿牵拉、脱出等	□ 正常适度活动，避免疲劳

附：原表单（2012 年版）

胃癌姑息化疗临床路径表单

适用对象：第一诊断胃癌（ICD-10：C16 伴 Z51.1）
行姑息化疗

患者姓名：		性别： 年龄： 门诊号：	住院号：
住院日期： 年 月 日		出院日期： 年 月 日	标准住院日：6~9 天

时间	住院第 1~2 天	住院第 2~5 天	住院第 5~8 天
主要诊疗工作	□ 询问病史及体格检查 □ 完成病历书写 □ 完善检查 □ 交代病情	□ 上级医师查房，根据检查结果完善诊疗方案 □ 完成化疗前准备 □ 根据体检、影像学检查、病理结果等，行病例讨论，确定化疗方案 □ 完成必要的相关科室会诊 □ 住院医师完成上级医师查房记录等病历书写 □ 签署化疗知情同意书、自费用品协议书、输血同意书 □ 向患者及家属交代化疗注意事项	□ 化疗 □ 住院医师完成病程记录 □ 上级医师查房 □ 向患者及家属交代病情及化疗后注意事项
重点医嘱	**长期医嘱：** □ 肿瘤内科护理常规 □ 二级护理 □ 饮食：根据患者情况 **临时医嘱：** □ 胃镜、X 线胸片（正侧位）或胸部 CT、腹部增强 CT、盆腔超声、颈部及锁骨上淋巴结超声 □ 病理学活组织检查与诊断 □ 每周期化疗前检查项目：血常规、尿常规、大便常规+隐血、肝肾功能、电解质、血糖、凝血功能、CEA □ 心电图	**长期医嘱：** □ 患者既往基础用药 □ 补液治疗（水化、碱化） □ 其他医嘱（化疗期间一级护理） **临时医嘱：** □ 化疗 □ 重要脏器保护 □ 止吐 □ 其他特殊医嘱	**长期医嘱：** □ 患者既往基础用药 □ 补液治疗（水化、碱化） □ 其他医嘱（化疗期间一级护理） **临时医嘱：** □ 化疗 □ 复查血常规、肝肾功能 □ 重要脏器保护 □ 止吐、止泻 □ 其他特殊医嘱
主要护理工作	□ 入院介绍 □ 入院评估 □ 指导患者进行相关辅助检查	□ 化疗前准备 □ 宣教 □ 心理护理	□ 观察患者病情变化 □ 定时巡视病房
病情变异记录	□ 无 □ 有，原因： 1. 2.	□ 无 □ 有，原因： 1. 2.	□ 无 □ 有，原因： 1. 2.
护士签名			
医师签名			

时间	住院第 6~9 天 （出院日）
主要 诊疗 工作	□ 完成出院记录、病案首页、出院证明等书写 □ 向患者交代出院后的注意事项，重点交代复诊时间及发生紧急情况时处理方法
重点 医嘱	**出院医嘱：** □ 出院带药
主要 护理 工作	□ 协助患者办理出院手续 □ 出院指导，重点出院后用药方法
病情 变异 记录	□ 无 □ 有，原因： 1. 2.
护士 签名	
医师 签名	

第十三章

胃癌放射治疗临床路径释义

【医疗质量控制指标】（专家建议）

指标一、胃癌患者住院期间发生大出血比例。

指标二、胃癌患者住院期间发生贫血比例。

指标三、胃癌患者住院期间行腹部 CT 检查比例。

一、胃癌编码

1. 原编码：

疾病名称及编码：胃癌（ICD-10：C16 伴 Z51.1，Z51.0 伴 Z85.002）

2. 修改编码：

疾病名称及编码：胃癌（ICD-10：C16）

恶性肿瘤放射治疗（ICD-10：Z51.0）

二、临床路径检索方法

C16 伴 Z51.0

三、国家医疗保障疾病诊断相关分组（CHS-DRG）

MDCG 编码：MDCG（消化系统疾病及功能障碍）

ADRG 编码：GR1（消化系统恶性肿瘤）

四、胃癌临床路径标准住院流程

（一）适用对象

第一诊断为胃癌（ICD-10：C16 伴 Z51.0，Z51.0 伴 Z85.002），符合以下情形：

1. 无法切除的局部晚期胃癌。

2. 手术困难的局部晚期胃癌推荐术前放化疗。

3. D_1 术后或局部复发高危患者，应推荐术后放化疗。

4. 或符合姑息性放疗指征，无放疗禁忌。

> **释义**
>
> ■ 适用对象编码参见第一部分。
>
> ■ 本路径适用对象为临床病理诊断为胃癌的局部晚期患者，如合并消化道出血、消化道穿孔、梗阻等并发症，需进入其他相应路径。
>
> ■ 无法切除的局部晚期胃癌患者应进行同步放化疗以期达到减轻疼痛、止血、缓解症状等姑息治疗的目的。
>
> ■ 直接手术困难的局部晚期胃癌患者应进行术前放化疗以期达到术前降期，减低手术种植的发生，提高手术切除率的目的。
>
> ■ D_1 术后或局部复发高危患者，应进行术后放化疗，术后同步放化疗可降低远端转移率，提高患者的局部控制率和生存率。

■ 对于一般状况差的晚期胃癌患者，如无姑息放疗禁忌证，应进行姑息性放疗，姑息放疗具有止血、镇痛的作用，从而达到缓解症状，提高生存质量的目的。

（二）诊断依据

根据原卫生部《胃癌诊疗规范（2011 年）》、NCCN《胃癌临床实践指南中国版（2011年）》等。

1. 临床表现：上腹痛、胃胀、恶心、呕吐、黑便、消瘦、隐痛、贫血等。

2. 体格检查：

（1）一般情况评价：体力状况评分、是否有贫血、全身浅表淋巴结肿大。

（2）腹部检查：是否看到胃型及胃蠕动波、触及肿块、叩及鼓音等。

3. 实验室检查：大便隐血试验多呈持续阳性；血清肿瘤标志物 CEA 和 CA19-9，必要时可查 CA242、CA72-4、AFP 和 CA125。

4. 辅助检查：治疗前肿瘤定性及 TNM 分期，指导选择正确的治疗方式。

（1）胃镜检查明确肿瘤情况，取活组织检查作出病理学诊断。

（2）影像学检查提示并了解有无淋巴结及肝脏转移，肿瘤局部脏器浸润；钡餐检查了解肿瘤大小、形态和病变范围。

【释义】

■ 本路径的制订主要参考国内权威参考书籍和诊疗指南。

■ 病史和临床症状是诊断胃癌的初步依据，多数患者表现为上腹饱胀、不适，甚至疼痛，可伴有胃灼热、上腹部灼热感、呕吐等症状。胃镜检查可见黏膜溃疡、隆起，X 线钡餐检查提示溃疡。而病理诊断是最终确诊的金标准，诊断依据可参考最新颁布的《国家卫生和计划生育委员会 2016 年胃癌诊疗指南》和《胃癌诊疗规范（2011 年）》、NCCN《胃癌临床实践指南中国版（2011 年）》。

■ 大便常规+隐血可作为简单的筛查指标；肿瘤标志物检查可了解肿瘤负荷，进行病情诊断和预后判断。

■ 放疗前病理诊断和 TNM 分期，指导选择正确的治疗方式。分期手段包括胃镜取活检、肝脏 B 超或 CT、胸部 CT 等，依据病情和条件综合选择使用。

（三）放射治疗方案的选择

根据原卫生部《胃癌诊疗规范（2011 年）》《肿瘤放射治疗学（第四版）》、NCCN《胃癌临床实践指南中国版（2011 年）》等。

1. 术前化放疗：T_2 以上或者 N+ 的局部进展期病灶，术前放化疗可能降低分期、提高手术切除率。

2. 不能耐受手术治疗，或者虽然能耐受手术但病灶不可切除的病例，可以选择放化同步治疗。

3. 术后放射治疗：术后病理分期为 T_3、T_4，或姑息切除，或切缘阳性，或具危险因素、侵犯全层、区域淋巴结阳性的，需要放疗+氟尿嘧啶或紫杉类为基础的增敏剂行同步放化治疗。

4. 局部复发的病例，可以考虑放疗或者放化疗。

5. 为减轻症状，病变相对局限时，可以考虑局部姑息性放疗。

> **释义**
>
> ■ 放疗计划的制订应在多学科讨论的基础上进行，应充分考虑胃癌病变位置、病理类型、患者症状、肿瘤分期、放疗目的以及既往治疗经过，由包括放疗科、外科、肿瘤内科、影像科、病理科等在内的多学科讨论决定。
>
> ■ 对食管胃结合部腺癌有较多研究支持术前化放疗的价值，T_2 以上或者N+的局部进展期病灶，术前放化疗可能降低分期提高手术切除率。胃中下部的肿瘤术前较少采用术前放疗。
>
> ■ 患者一般情况或器官功能差不能耐受手术者，或者病灶无法切除者可行放化疗。前一种情况下更应该重视患者脏器功能和营养状况的保护和改善。
>
> ■ 欧美研究认为，术后放化疗可降低胃癌根治手术淋巴结清扫范围和局部复发率，改善患者生存情况。亚洲国家研究结果认为辅助放化疗不能改善 D_2 淋巴结清扫手术后患者生存情况。非根治性手术尤其局部肉眼或镜下残留或术后局部复发者可考虑放疗或放化疗。

（四）标准住院日≤45~60 天

> **释义**
>
> ■ 患者收治入院后，放疗前准备（治疗前评估、模拟定位、靶区勾画、制订放疗方案、复位等）3~7 工作日，可根据临床科室不同的运行状况在此时间范围内完成诊治均符合路径要求。部分检查可在门诊完成。
>
> ■ 放疗相关的不良反应可发生在放疗过程中或放疗后，应加强放疗前及出院前患者教育，以及时检测、记录和处理不良反应，避免严重不良反应的发生，放疗期间如无严重不良反应，即可如上述日程顺利完成治疗。如发生不良反应需住院治疗者可适当延长住院时间，发生严重不良反应者需要退出本路径。

（五）进入路径标准

1. 第一诊断必须符合 ICD-10：C16 伴 Z51.0，Z51.0 伴 Z85.002 胃癌疾病编码。
2. 无放疗禁忌证，如恶病质、大量腹水、广泛转移、重度贫血、活动性出血。
3. 当患者同时具有其他疾病诊断，但在住院期间不需要特殊处理也不影响第一诊断的临床路径流程实施时，可以进入路径。

> **释义**
>
> ■ 进入路径前必须有确诊胃癌的临床病理证据。
>
> ■ 胃癌放疗适合于病变局限，或虽病变广泛但局部症状严重影响患者生活质量者。
>
> ■ 放疗禁忌证包括：恶病质、大量腹水、广泛转移、存在消化道大出血、幽门梗阻、肠梗阻等。

■入院常规检查发现以往没有发现的疾病，该疾病可能影响放疗计划的实施、影响预后，应先治疗该疾病，暂时不宜进入路径。经合理治疗后伴随疾病达稳定或目前尚需要持续用药，经评估无放疗禁忌证，则可进入路径。但可能增加医疗费用，延长住院时间。

（六）放疗前准备项目

1. 必需的检查项目：

（1）血常规、尿常规、大便常规加隐血。

（2）肝功能、肾功能、肿瘤标志物。

（3）胃镜或超声胃镜检查。

（4）上消化道气钡双重造影。

（5）腹部增强 CT 扫描。

（6）胸部 X 线平片。

（7）锁骨上和盆腔 B 超。

2. 根据患者情况可选检查项目：

（1）肺功能、超声心动图。

（2）凝血功能。

（3）ECT 扫描。

（4）临床需要的其他检查项目，如 PET-CT。

释义

■血常规、尿常规、大便常规+隐血是最基本的三大常规检查，涉及身体状况评估、病情诊断以及分期，因此进入路径的患者均需完成。大便隐血试验和血红蛋白检测可以进一步了解患者有无急性或慢性失血；肝肾功能、电解质、血糖、凝血功能、心电图、X 线胸片可评估有无基础疾病，是否影响住院时间、费用及其治疗预后；血型、Rh 因子、感染性疾病筛查用于胃镜检查前和输血前准备；无禁忌证患者均应行胃镜或 X 线钡餐检查，同时行^{13}C 或^{14}C 尿素呼气试验或者快速尿素酶试验检测幽门螺杆菌感染。

■肿瘤标志物检查可了解肿瘤负荷，有助于进行病情诊断和预后判断；X 线胸片检查可评价患者心肺基础疾病。心电图检查可了解有无心律失常、心肌缺血和电解质紊乱等；盆腔增强 CT 或 MRI 扫描可了解肿瘤部位、肌肉侵犯程度、淋巴结转移情况、周围组织受侵情况等，准确进行临床分期，指导放疗方式的合理使用。上腹部 CT 增强扫描或腹部超声检查有助于了解肝脏和腹膜后淋巴结转移情况，合理进行临床分期。

■PET-CT 对发现微小病变或转移灶，超声内镜对早期病变及肿瘤侵犯深度，淋巴结转移情况能够提供有效的证据，可进一步精确术前分期，明确治疗方向。有条件的医疗机构可以根据需要添加。

（七）放射治疗方案

1. 靶区确定：可以通过腹部 CT、内镜超声、内镜等技术确定原发肿瘤和淋巴结区。术后患者照射范围应包括瘤床、吻合口和部分残胃，可以通过术中留置标志物确定瘤床、吻合口/残端位置。根据肿瘤位置不同，照射范围和淋巴结引流区亦不相同：胃近 1/3 或贲门食管交界肿瘤，应包括原发肿瘤及食管下段 3~5cm、左半膈肌和邻近胰体，高危淋巴结区包括邻近食管周围、胃周、胰腺上、腹腔干区、脾动脉和脾门淋巴结区；胃中 1/3 肿瘤或胃体癌，靶区应包括原发肿瘤及胰体部，淋巴结区应包括邻近的胃周、胰腺上、腹腔干区和脾门、肝门以及十二指肠淋巴结区；远端 1/3 肿瘤，如果累及胃-十二指肠结合部，照射野应包括原发肿瘤及胰头、十二指肠第一段和第二段，淋巴结区包括胃周、胰腺上、腹腔干、肝门、胰十二指肠淋巴结，术后病例应该包括十二指肠残端 3~5cm，高危淋巴结区相同。制订治疗计划时，还应考虑胃充盈变化和呼吸运动的影响。

2. 推荐使用 CT 模拟定位和三维适形放疗技术，有条件的医院可考虑使用调强放疗技术。如使用二维照射技术，应设计遮挡保护正常组织，减轻毒性反应。

3. 治疗剂量：45~50.4Gy/25~28 次/5~5.5 周，单次 1.8Gy 常规分割，必要时局部可加量到 55~60 Gy。同步化放疗同期给予氟尿嘧啶类或紫杉类为基础的化疗方案。

4. 正常组织保护：采用三维适形放疗技术，正常组织的剂量限制为：肝脏 $V_{30}<60\%$，肾脏至少一侧肾脏其 2/3<20Gy，脊髓<45Gy，1/3 心脏<50Gy，尽量降低左心室剂量。

释义

■ 放疗计划的制订应充分考虑胃癌病变位置、病理类型、患者状况、肿瘤分期、放疗目的及既往治疗经过。

■ 有条件的情况下尽量采用 CT 模拟定位和三维适形技术，以保证肿瘤区域得到足量放疗剂量的前提下，减少放疗不良反应，放疗靶区应由放疗医师完成，注意危及器官受量。

■ 签订放射治疗及其他相关知情同意书的同时，告知患者诊断及治疗过程中的相关风险及获益，加强医患沟通，有助于患者及家属进一步了解病情，积极配合治疗。

■ 化疗药物：根据病情常选择化疗药物推荐采用氟尿嘧啶类或紫杉类为基础的化疗方案，化疗过程中及放疗中，常使用降低胃酸药物（质子泵抑制剂和 H_2 受体拮抗剂）、胃黏膜保护药物、止吐药、对症治疗药物。

■ 中药治疗：放疗过程中及放疗结束后，可给予增加食欲中药类中药，如养正消积胶囊等。

■ 含氟尿嘧啶方案包括：①氟尿嘧啶一日 425~600mg/m² 加亚叶酸钙一日 20mg/m²，静脉滴注，第 1~5 天，每周重复 1 次；②卡培他滨一次 625mg/m²，口服，一日 2 次，放疗期间每周第 1~5 天；③氟尿嘧啶联合顺铂（FP）方案：氟尿嘧啶一日 425~750mg/m²，静脉滴注 24 小时，第 1 天。顺铂 60~80mg/m²，静脉滴注，第 1 天（或分 2~3 天用）；或顺铂一日 15~20mg/m²，静脉滴注，第 1~5 天，每 3 周重复 1 次，共 6~8 周期；④卡培他滨联合奥沙利铂（XELOX/CapeOX）：卡培他滨 850~1000mg/m²，口服，一日 2 次，第 1~14 天，间歇 7 天。奥沙利铂 130mg/m²，第 1 天；或奥沙利铂 65mg/m²，静脉滴注，第 1、8 天；每 3 周重复 1 次，共 6~8 周期。氟尿嘧啶应静点 4~6 小时，使用前常规静点亚叶酸钙 2 小时，以增强疗效，两种化疗药物之间需用普通液体冲管。

■ 含紫杉醇方案包括：①紫杉醇 145 mg/m^2 d1+顺铂 60~75 mg/m^2 d1~2 方案；②紫杉醇 145 mg/m^2 d1+5-FU 300 mg/m^2 静脉滴注；③多西他赛 60~75 mg/m^2 d1+顺铂 60~75mg/m^2 d1~2 方案。使用紫杉类药物时，均须预防性用药，以防止严重的过敏反应发生。每一治疗周期前须预防性用药如下：①地塞米松：紫杉醇开始输注前12 小时和 6 小时，口服；②异丙嗪：紫杉醇开如输注前 30 分钟，静脉输注；③西咪替丁或雷尼替丁：紫杉醇开始输注前 20 分钟，静脉输注持续 15 分钟以上。

（八）治疗中的检查和治疗

1. 每周体格检查 1 次。
2. 每周复查血常规，必要时复查肝肾功能。注意血清铁、钙，尤其术后患者，必要时给予维生素 B$_{12}$治疗。
3. 密切观察病情，针对急性毒性反应，给予必要的治疗，如止吐、抑酸和止泻药物，避免可治疗的毒性反应造成治疗中断和剂量缩减。
4. 治疗中根据病情复查影像学检查，酌情对治疗计划进行调整或重新定位。
5. 监测体重及能量摄入，如果热量摄入不足，则应考虑给予肠内（首选）或肠外营养支持治疗，必要时可以考虑留置十二指肠营养管进行管饲。对于同期放化疗的患者，治疗中和治疗后早期恢复，营养支持更加重要。

> **释义**
>
> ■ 患者体质状况是保证放疗顺利完成的保证，放疗前、放疗中详细的体格检查和病史采集、体能状态评估是必须的。
>
> ■ 放疗前及放疗过程中营养评估非常重要，因为受放疗过程中可能出现急性放射性胃炎或食管炎，影响进食，必要时需要给予胃肠外或肠内营养支持。
>
> ■ 放疗或放化疗常见的不良反应是胃肠道反应、骨髓抑制、肝肾功能损害等，应定期复查血常规、肝肾功能及早发现及治疗。放疗期间密切观察病情，及时给予对症、支持治疗。
>
> ■ 胃癌放疗过程中应根据肿瘤变化情况及时校位、调整放疗计划。
>
> ■ 大出血和胃穿孔较常见，此时出现严重的呕血和便血。这种大出血均由癌性溃疡所致，同放射剂量无关，不论放射剂量大小均可见到。穿孔常在放射治疗过程的后期出现，射线使病灶消退，被癌破坏的胃壁产生缺损，即出现穿孔。放疗期间应密切观察和及时外科处理。
>
> ■ 胃癌放疗可致腹痛、腹泻、腹胀等，这些不良反应，中药常有较好的效果。其次在放疗后应用中药治疗，其目的是提高远期疗效，减少复发与转移。
>
> ■ 胃癌患者在放疗中常有一部分患者可出现不同程度的不良反应，表现为放射性胃炎。常见症状有食欲减退、恶心、呕吐、腹泻、腹胀等。放射治疗时，胰腺部位受到大量的放射线照射，可引起胰淀粉酶升高及出现上腹部疼痛的急性胰腺炎或慢性胰腺炎的症状。常见的还有全身乏力、精神不振、心悸、气短、咽干、舌燥、虚汗不止的虚弱之症。另外还可出现发热及白细胞减少。

（九）治疗后复查

1. 血常规、肝肾功能。
2. 胸部及上腹 CT。
3. 肿瘤标志物。

释义

■ 放疗结束 1 个月应进行第一次放疗疗效和不良反应评估，包括临床获益、上腹部 CT、肿瘤标志物评效等。

■ 首次放疗评估后，以后 2 年内每 3 个月全面评估 1 次，如出现疾病进展或靶区外新发转移者经多学科讨论制订综合治疗方案。

（十）出院标准

1. 完成全部放射治疗计划。
2. 无严重毒性反应需要住院处理。
3. 无需要住院处理的其他合并症/并发症。

释义

■ 患者完成放疗，如一般状况良好，生命体征平稳，无明显不适即可达到出院标准。

■ 放疗相关不良反应可能发生在放疗结束后，故应加强患者出院前教育、院外注意事项等；告知患者复诊计划、应急处理方案及联系方式。

■ 对于有严重毒性反应或并发症的患者应转入相应科室继续治疗。

（十一）参考费用标准

1. 常规外照射：0.5 万~2 万元。
2. 适形/调强外照射：4 万~7 万元。

释义

■ 推荐参考费用标准 5 万~10 万元。

五、胃癌放射治疗护理规范

1. 心理护理：护理人员应耐心、主动地向患者和家属介绍胃癌治疗的方法及过程，消除患者恐惧、紧张、焦虑的心理，坚定战胜疾病的信心，从而使患者积极配合治疗。

2. 消化道损伤护理：胃癌患者在放疗过程中可能会出现多种胃部损伤，如胃炎和胃溃疡，甚至会引起胃穿孔，最常见的是急性胃炎，其主要症状是上腹部疼痛、食欲明显下降和恶心呕吐。当出现此问题时需及时告诉医生，一般医生会根据患者的进食情况和呕吐频率，合理用口服止吐药物，必要时需静脉注射止吐药和含电解质的溶液，能及时补充身体所丢失的营养。

3. 皮肤损伤时的护理：在放疗期间放射区域的皮肤会变薄变萎缩，软组织出现纤维化，局部血管扩张，皮肤可出现充血和发红，然后皮肤变得干燥和脱皮，患者有明显的瘙痒以及烧灼感，皮肤出现轻微红斑且毛发脱落。遇到此问题时不能用手去抓挠，不然会把皮肤抓伤而出现继发性感染。

4. 营养支持护理：

（1）指导患者少食多餐，进食高热量、高蛋白、易消化、少渣的食物。

（2）营养支持：给予静脉营养支持，详细记录患者 24 小时出入量。对于放置空肠造口管者，可实施肠内营养支持。必要时可给予静脉营养。

六、胃癌放射治疗营养治疗规范

1. 所有患者入院后应常规进行营养筛查和营养状况评估和综合测定。

2. 治疗过程中每周至少为患者评估 1 次，以便尽早发现患者出现营养风险并采取早期干预。

3. 营养治疗方式的选择：①为了降低感染风险，首选经口摄入；②出现重度口腔/口咽黏膜炎影响吞咽功能者或产生较强的胃肠道反应的患者，肠内营养应经管饲给予。

4. 患者的每日供给量推荐为每日 25～30kcal/kg，如患者合并严重消耗，每日供给量推荐为每日 30～35kcal/kg。

5. 患者可适当提高优质脂肪的供能比例；蛋白质供给量为每日 1.0～1.5g/kg。

6. 根据胃肠功能状况尽早经口营养补充肠内营养制剂。如口服摄入不足目标量的 60% 时，推荐管饲肠内营养。肠内营养不能达到目标量 60% 时可选用肠外营养药物，以全合一的方式实施（应包含氨基酸、脂肪乳、葡萄糖、维生素、微量元素、电解质注射制剂等）。根据病情变化及营养耐受性选择或调整肠外肠内营养方案。

7. 胃癌病人合并消化道梗阻或消化道出血时，营养治疗应以 PN 为主，纠正贫血及水电解质平衡紊乱，若梗阻及出血症状得以改善，在安全的前提下可谨慎尝试向 EN 过渡。

8. 出院后应根据病人的进食及营养状况，继续按需进行以 ONS 为主、3～6 个月或以上的营养治疗。ONS 以整蛋白配方为主，每天能量应达 400～600kcal 以上。

9. 免疫营养强调联合应用，推荐四种联合应用的精氨酸、谷氨酰胺、ω-3 多不饱和脂肪酸、核酸。

七、胃癌放射治疗患者健康宣教

1. 患者应适量运动，避免过度劳累和受凉，要保持心情舒畅。

2. 要养成良好的饮食习惯，少食多餐，细嚼慢咽。

3. 定期复查，若有腹痛、腹胀等症状时，应及时就诊。

4. 遵医嘱服助消化剂及抗贫血药物。

5. 保持大便通畅，并观察有无黑便、血便，发现异常及时门诊或急诊就医。

6. 胃癌患者要特别重视医院门诊营养咨询，至少每 3 个月 1 次。

7. 养成 ONS 习惯。每两周称量并记录体重 1 次。

八、推荐表单

（一）医师表单

胃癌放射治疗临床路径医师表单

适用对象：第一诊断为胃癌（ICD-10：C16 伴 Z51.0，则 1.0 伴 Z85.002），术前/术后同步放化疗，无法切除肿瘤放化疗同步治疗，姑息性放疗。

患者姓名：		性别： 年龄： 门诊号：		住院号：
住院日期： 年 月 日		出院日期： 年 月 日		标准住院日：≤49 天

时间	住院第 1 天	住院第 2~3 天	住院第 3~7 天
主要诊疗工作	□ 完成询问病史和体格检查 □ 交代病情 □ 书写病历 □ 开具检查申请	□ 上级医师查房和评估 □ 完成放疗前准备 □ 根据病理结果影像资料等，结合患者的基础疾病和综合治疗方案，行放疗前讨论，确定放疗方案 □ 完成必要的相关科室会诊 □ 住院医师完成上级医师查房记录等 □ 病历书写 □ 向患者及家属交代病情，签署放疗、化疗知情同意书、自费用品协议书、向患者及家属交代放疗注意事项	□ 放疗定位，可普通模拟机定位，推荐 CT 定位，定位后 CT 扫描或直接模拟定位 CT □ 医师勾画靶区 □ 物理师完成放疗计划 □ 医师评估并确认计划 □ 模拟机及加速器计划确认和核对 □ 住院医师完成必要病程记录 □ 上级医师查房 □ 向患者及家属交代病情及放疗注意事项
重点医嘱	**长期医嘱：** □ 放疗科护理常规 □ 饮食：普通饮食、糖尿病饮食及其他 **临时医嘱：** □ 血、尿、便常规+隐血 □ 肝肾功能、电解质、血糖、凝血功能、血型、Rh 因子、感染性疾病筛查 □ 心电图、X 线胸片或胸部 CT □ 胃镜或超声胃镜检查 □ 上消化道钡餐 □ 腹部增强 CT □ 盆腔 B 超/盆腔 CT 或 MRI	**长期医嘱：** □ 患者既往基础用药 □ 抗菌药物（必要时） □ 其他医嘱 **临时医嘱：** □ 其他特殊医嘱	
主要护理工作	□ 入院介绍 □ 入院评估 □ 指导患者进行相关辅助检查	□ 放疗前准备 □ 放疗前宣教（正常组织保护等） □ 心理护理	□ 观察患者病情变化 □ 定期巡视病房
病情变异记录	□ 无 □ 有，原因： 1. 2.	□ 无 □ 有，原因： 1. 2.	□ 无 □ 有，原因： 1. 2.
护士签名			
医师签名			

日期	住院第 8~44 天	住院第 45~49 天 （出院日）
主要诊疗工作	□ 放疗开始 □ 上级医师查房，注意病情变化 □ 住院医师完成常规病历书写 □ 注意记录患者放疗后正常组织的不良反应的发生日期和程度	□ 上级医师查房，对放疗区域不良反应等进行评估，明确是否出院 □ 住院医师完成常规病历书写及完成出院记录、病案首页、出院证明等，向患者交代出院后的注意事项，如返院复诊的时间、地点，后续治疗方案及用药方案，完善出院前检查
重点医嘱	长期医嘱： □ 患者既往基础用药 □ 抗菌药物（必要时） □ 营养支持治疗 □ 其他医嘱 □ 同步化疗 临时医嘱： □ 正常组织放疗保护剂 □ 针对放疗急性反应的对症处理药物 □ 复查影像学检查 □ 调整放疗计划/重新定位 □ 其他特殊医嘱	长期医嘱： □ 患者既往基础用药 □ 抗菌药物（必要时） □ 其他医嘱，可包括内分泌治疗 临时医嘱： □ 血常规、肝肾功能 □ 胸/腹/盆腔 CT □ 肿瘤标志物 □ 出院医嘱 □ 出院带药
主要护理工作	□ 观察患者病情变化 □ 定时巡视病房	□ 指导患者放疗结束后注意事项 □ 出院指导 □ 协助办理出院手续
病情变异记录	□ 无 □ 有，原因： 1. 2.	□ 无 □ 有，原因： 1. 2.
护士签名		
医师签名		

（二）护士表单

胃癌放射治疗临床路径护士表单

适用对象：第一诊断为胃癌（ICD-10：C16 伴 Z51.0，则 1.0 伴 Z85.002），术前/术后同步放化疗，无法切除肿瘤放化疗同步治疗，姑息性放疗。

患者姓名：		性别：	年龄：	门诊号：		住院号：
住院日期：	年 月 日	出院日期：	年 月 日		标准住院日：≤49 天	

时间	住院第 1 天	住院第 2~3 天	住院第 3~7 天
健康宣教	□ 入院宣教 □ 介绍病房环境、设施 □ 介绍主管医师、责任护士、护士长 □ 介绍住院注意事项 □ 告知探视制度	□ 化疗前宣教 □ 告知化疗前检查项目及注意事项 □ 宣教疾病知识、说明同步化疗的目的 □ 化疗前准备及化疗过程 □ 告知相关药物知识及不良反应预防 □ 责任护士与患者沟通，了解心理反应指导应对方法 □ 告知家属等候区位置	□ 化疗后宣教 □ 告知监护设备的功能及注意事项 □ 告知输液管路功能及化疗中的注意事项 □ 告知化疗后可能出现情况的应对方式 □ 给予患者及家属心理支持 □ 再次明确探视陪伴须知
护理处置	□ 核对患者信息，佩戴腕带 □ 卫生处置 □ 入院评估	□ 协助医师完成化疗前检查 □ 化疗前准备	□ 核对患者及资料，签字确认 接通各管路、保持畅通 □ 心电监护
基础护理工作	□ 三级护理 □ 患者安全管理	□ 三级护理 □ 卫生处置 □ 患者睡眠管理 □ 患者安全管理	□ 特级护理 □ 患者安全管理
专科护理	□ 护理查体 □ 跌倒、压疮等风险因素评估 □ 心理护理	□ 相关指征检测，如血压 □ 心理护理 □ 饮食指导	□ 病情观察，记特护记录 □ 评估生命体征、患者状态、穿刺输液部位 □ 心理护理
病情变异记录	□ 无 □ 有，原因 1. 2.	□ 无 □ 有，原因 1. 2.	□ 无 □ 有，原因 1. 2.
护士签名			

日期	住院第 8~44 天	住院第 45~49 天 （出院日）
健康宣教	□ 化疗后宣教 □ 药物作用及频率 □ 饮食、活动指导 □ 强调拍背咳嗽的重要性 □ 复查患者对化疗前宣教内容的掌握程度 □ 告知拔管后注意事项	□ 出院宣教 □ 复查时间 □ 服药方法 □ 活动指导 □ 饮食指导 □ 告知办理出院流程 □ 指导出院后注意事项
护理处置	□ 遵医嘱完成相应检查及治疗	□ 办理出院
主要护理工作	□ 观察患者病情变化 □ 定时巡视病房	□ 指导患者放疗结束后注意事项 □ 出院指导 □ 协助办理出院手续
病情变异记录	□ 无　□ 有，原因： 1. 2.	□ 无　□ 有，原因： 1. 2.
护士签名		

（三）患者表单

胃癌放射治疗临床路径患者表单

适用对象：第一诊断为胃癌（ICD-10：C16 伴 Z51.0，则 1.0 伴 Z85.002），术前/术后同步放化疗，无法切除肿瘤放疗同步治疗，姑息性放疗。

| 患者姓名： | 性别： | 年龄： | 门诊号： | 住院号： |
| 住院日期：　　年　月　日 | 出院日期：　　年　月　日 | | 标准住院日：≤49 天 |

时间	住院第 1 天	住院第 2~3 天
医患配合	□ 配合询问病史、收集资料，详细告知既往史、用药史、过敏史、家族史 □ 配合进行体格检查 □ 有任何不适告知医师	□ 配合完成放化疗前的相关实验室检查 □ 放化疗知情同意书签字
护患配合	□ 配合测量生命体征 □ 配合完成入院护理评估 □ 结束入院宣教 □ 有任何不适告知护士	□ 配合测量生命体征 □ 接受放化疗前宣教
饮食	□ 正常饮食	□ 特殊饮食
排泄	□ 正常排尿便	□ 正常排尿便
活动	□ 正常活动	□ 正常活动

时间	住院第 8~44 天	住院第 45~49 天 （出院日）
医患配合	□ 及时告知放化疗过程中的特殊情况及症状 □ 向患者及家属交代放化疗中的情况及化疗后注意事项 □ 上级医师查房 □ 完成病程记录和上级医师查房记录	□ 上级医师查房，对放化疗近期反应评估 □ 完成病历书写 □ 根据情况决定是否需要复查实验室检查
护患配合	□ 配合生命体征检查 □ 配合护理检查	□ 接受出院宣教 □ 办理出院手续 □ 告知出院注意事项
饮食	□ 正常饮食	□ 特殊饮食
排泄	□ 正常排尿便	□ 正常排尿便
活动	□ 正常活动	□ 正常活动
病情变异记录	□ 无　□ 有，原因： 1. 2.	□ 无　□ 有，原因： 1. 2.
护士签名		

附：原表单（2012 年版）

胃癌放疗临床路径表单

适用对象：第一诊断为胃癌（ICD-10：C16 伴 Z51.0，Z51.0 伴 Z85.002），术前/术后同步放化疗，无法切除肿瘤放化同步治疗，姑息性放疗。

患者姓名：	性别：	年龄：	门诊号：	住院号：
住院日期： 年 月 日	出院日期： 年 月 日			标准住院日：≤49 天

日期	住院第 1 天	住院第 2~3 天	住院第 3~7 天
主要诊疗工作	□ 询问病史及体格检查 □ 交代病情 □ 书写病历 □ 开具检查申请	□ 上级医师查房和评估 □ 完成放疗前准备 □ 根据病理结果影像资料等，结合患者的基础疾病和综合治疗方案，行放疗前讨论，确定放疗方案 □ 完成必要的相关科室会诊 □ 住院医师完成上级医师查房记录等病历书写 □ 初步确定放射治疗靶区和剂量 □ 签署放疗知情同意书、自费用品协议书（如有必要）、向患者及家属交代放疗注意事项	□ 放疗定位，可普通模拟机定位，推荐 CT 定位，定位后 CT 扫描或直接行模拟定位 CT □ 医师勾画靶区 □ 物理师完成计划制订 □ 医师评估并确认计划 □ 模拟机及加速器计划确认和核对 □ 住院医师完成必要病程记录 □ 上级医师查房 □ 向患者及家属交代病情及放疗注意事项
重点医嘱	长期医嘱： □ 放疗科__级护理常规 □ 饮食：普通饮食/糖尿病饮食/其他 临时医嘱： □ 血常规、尿常规、大便常规 □ 肝功能、肾功能、肿瘤标志物 □ 胃镜或超声胃镜检查 □ 上消化道气钡双重造影 □ 腹部增强 CT 扫描 □ 胸部 X 线平片 □ 锁骨上和盆腔 B 超	长期医嘱： □ 患者既往基础用药 □ 抗菌药物（必要时） □ 其他医嘱 临时医嘱： □ 其他特殊医嘱	
主要护理工作	□ 入院介绍 □ 入院评估 □ 指导患者进行相关辅助检查	□ 放疗前准备 □ 放疗前宣教（正常组织保护等） □ 心理护理	□ 观察患者病情变化 □ 定时巡视病房
病情变异记录	□ 无 □ 有，原因： 1. 2.	□ 无 □ 有，原因： 1. 2.	□ 无 □ 有，原因： 1. 2.
护士签名			
医师签名			

日期	住院第 8~44 天 （放疗过程）	住院第 45~49 天 （出院日）
主要诊疗工作	□ 放疗开始 □ 上级医师查房，注意病情变化 □ 住院医师完成常规病历书写 □ 注意记录患者放疗后正常组织的不良反应的发生日期和程度	□ 上级医师查房，对放疗区域不良反应等进行评估，明确是否出院 □ 住院医师完成常规病历书写及完成出院记录、病案首页、出院证明书等，向患者交代出院后的注意事项，如返院复诊的时间、地点，后续治疗方案及用药方案 □ 完善出院前检查
重点医嘱	**长期医嘱：** □ 患者既往基础用药 □ 抗菌药物（必要时） □ 营养支持治疗 □ 其他医嘱 **临时医嘱：** □ 同步化疗 □ 正常组织放疗保护剂 □ 针对放疗急性反应的对症处理药物 □ 复查影像学检查 □ 调整治疗计划/重新定位 □ 其他特殊医嘱	**长期医嘱：** □ 患者既往基础用药 □ 抗菌药物（必要时） □ 其他医嘱，可包括内分泌治疗 **临时医嘱：** □ 血常规、肝肾功能 □ 胸部上腹 CT 检查 □ 肿瘤标志物 □ 出院医嘱 □ 出院带药
主要护理工作	□ 观察患者病情变化 □ 定时巡视病房	□ 指导患者放疗结束后注意事项 □ 出院指导 □ 协助办理出院手续
病情变异记录	□ 无　□ 有，原因： 1. 2.	□ 无　□ 有，原因： 1. 2.
护士签名		
医师签名		

第十四章

乳腺癌改良根治术临床路径释义

【医疗质量控制指标】（2012 年试行版）

指标一、治疗前明确病理诊断。

指标二、治疗前实施临床分期检查。

指标三、明确手术方式、切除范围。保留乳房手术应包括术前评估、病理切缘、术后放疗。

指标四、组织标本处理方式规范。病理报告包括病理类型、分级、肿瘤大小、切缘、脉管浸润情况，检出淋巴结个数及阳性淋巴结个数，ER、PR、HER-2 检测结果。

指标五、放疗适应证、照射技术、靶区、剂量符合规范。

指标六、药物治疗（化疗、内分泌治疗、分子靶向治疗）适应证、方案、剂量、周期符合规范。

指标七、复发转移乳腺癌和新辅助治疗后应实施疗效评价。

指标八、治疗后应进行不良反应评价。

指标九、为患者提供乳腺癌诊疗相关的健康教育。

指标十、患者住院天数与住院费用。

一、乳腺癌编码

1. 原编码：

疾病名称及编码：乳腺癌（ICD-10：C50/D05）

乳腺癌改良根治术（ICD-9-CM-3：85.43 或 85.44）

2. 修改编码：

疾病名称及编码：乳腺癌（ICD-10：C50）

手术操作名称及编码：单侧乳房改良根治术（ICD-9-CM-3：85.43）

双侧乳房改良根治术（ICD-9-CM-3：85.44）

二、临床路径检索方法

C50 伴（85.43/85.44）

三、国家医疗保障疾病诊断相关分组（CHS-DRG）

MDC 编码：MDCJ（皮肤、皮下组织及乳腺疾病及功能障碍）

ADRG 编码：JR1（乳房恶性肿瘤）

四、乳腺癌改良根治术临床路径标准住院流程

（一）适用对象

第一诊断为乳腺癌（ICD-10：C50/D05）。

行乳腺癌改良根治术（ICD-9-CM-3：85.43 或 85.44）。

释义

- 适用对象编码参见第一部分。
- 本临床路径适用对象是第一诊断为乳腺癌的患者。
- 适用对象中不包括良性肿瘤、炎性疾病等乳腺疾病。
- 本路径的乳腺癌不包括ⅢB期以上不可手术的乳腺癌。
- 传统的改良根治术指全乳切除+腋窝淋巴结清扫。由于前哨淋巴结活检目前已经取代腋窝淋巴结清扫成为临床阴性乳腺癌患者腋窝分期的主要手段。因此，只要符合全乳切除的乳腺癌患者（包括保留乳头乳晕及皮肤的全乳切除者），无论采用何种方法对腋窝进行分期，均可拟定为乳腺癌改良根治术的临床路径。

（二）诊断依据

根据《乳腺癌诊疗规范（2011年版）》（卫办医政发〔2011〕78号），NCCN《乳腺癌临床实践指南（2011年）》等。

1. 病史：发现乳腺肿块，可无肿块相关症状。
2. 体征：乳腺触及肿块，腺体局灶性增厚，乳头、乳晕异常，乳头溢液等。
3. 辅助检查：乳腺超声、乳腺X线摄影、乳腺MRI、乳管镜等。
4. 病理学诊断明确（组织病理学、细胞病理学）。

释义

- 现根据NCCN《乳腺癌临床实践指南（2017年）》《中国抗癌协会乳腺癌诊治指南与规范（2015版）》《中国临床肿瘤学会（CSCO）乳腺癌诊疗指南（2017年版）》等。
- 本路径的制订主要参考国际及国内权威参考书籍及诊疗指南。
- 典型的乳腺癌诊断并不困难，根据病史中肿瘤的性质、活动度、边界、乳头乳晕异常、溢液性质、腋下淋巴结性质等给予临床初步诊断。
- 乳腺B超及数字化钼靶摄影可作为乳腺癌诊断的主要辅助手段。
- 常规行胸部X线正侧位、B超（颈部、锁骨上淋巴结、腋窝、上腹、盆腔）除外乳腺癌常见远端转移以利准确分期，必要时可行CT、MRI、ECT、PET-CT等以协助诊断。
  病理是诊断的金标准，常用粗针穿刺活检或切检明确，细胞学检查不能作为确诊依据。

（三）治疗方案的选择及依据

根据《乳腺癌诊疗规范（2011年版）》（卫办医政发〔2011〕78号），NCCN《乳腺癌临床实践指南（2011年）》等。
（活检）+乳腺癌改良根治术。

释义

- 现根据NCCN《乳腺癌临床实践指南（2017年）》《中国抗癌协会乳腺癌诊治

指南与规范（2015 版）》《中国临床肿瘤学会（CSCO）乳腺癌诊疗指南（2017 年版）》等。

- 本路径针对所有具备该手术适应证并排除手术禁忌证的患者。
- 应根据患者年龄、一般状况、肿瘤特点、医疗条件、技术力量综合决定治疗方案。
- 根据权威的诊疗规范，将不能手术的晚期患者及有条件行保乳术的患者另行选择相应路径入组。
- 病理是诊断乳腺癌的金标准，粗针穿刺活检阳性的患者可不行术中切检，直接行改良根治术；阴性患者仍需行术中切检送快速病理进一步明确诊断。

（四）标准住院日为 ≤15 天

释义

- 根据病情决定具体住院天数。术前准备 2~4 天，手术日为入院的第 3~5 天，术后住院恢复 7~10 天，符合出院标准时可以出院，总住院时间不超过 15 天均符合路径。

（五）进入路径标准

1. 第一诊断必须符合 ICD-10：C50/D05 乳腺癌疾病编码。
2. 可手术乳腺癌（Ⅰ~ⅢA 期）。
3. 符合手术适应证，无手术禁忌证。
4. 知情并同意行乳房切除。
5. 当患者合并其他疾病，但住院期间不需要特殊处理也不影响第一诊断的临床路径流程实施时，可以进入路径。

释义

- 本路径需第一诊断满足乳腺癌疾病编码。
- 本路径不包括良性肿瘤、炎性疾病、ⅢB 期以上乳腺癌。
- 对于合并其他疾病，但不需特殊处理，不影响第一诊断且对手术无较大影响者可以进入本路径。
- 对于合并其他疾病经合理治疗后病情稳定，亦或目前尚需持续用药，但不影响手术预后和路径实施的，可进入本路径，但可能会延长住院时间，增加治疗费用。
- 对于合并对手术有较大影响的内科疾病者，需请相关科室会诊，对病情进行评估和控制以保证手术安全，影响路径实施的退出本路径。
- 患者对手术导致的乳房缺失及腋窝淋巴结清扫导致的患肢功能障碍等重要并发症知情，并同意行乳房切除及腋窝淋巴结清扫。

（六）术前准备2~4天

1. 必需的检查项目：

（1）血常规+血型、尿常规、凝血功能、肝肾功能、电解质、血糖、感染性疾病筛查（乙型肝炎、丙型肝炎、梅毒、艾滋病等）。

（2）心电图、胸部X线平片。

（3）B超：双乳、双腋下、双锁骨上、腹盆。

（4）双乳腺X线摄影。

2. 根据情况可选择的检查项目：

（1）肿瘤标志物。

（2）ECT全身骨扫描。

（3）双乳MRI、超声心动图、血或尿妊娠试验。

（4）检查结果提示肿瘤有转移时，可进行相关部位CT或MRI检查。

（5）肿瘤组织ER、PR、HER_2检查。

（6）合并其他疾病相关检查，如心肌酶谱、24小时动态心电图、心肺功能检查等。

> **释义**
>
> ■ 择期手术，根据病情决定术前时间，不需急诊手术。
>
> ■ 乳腺癌治疗需根据具体病情决定治疗方案，术前必须全面了解病情，准确评估，确定治疗方案，选择合适的手术方式并确保手术安全，进入相应路径管理。
>
> ■ 根据临床情况，可以在术前行新辅助治疗。新辅助治疗可在重组人粒细胞集落刺激因子（rhGM-CSF）支持下进行。

（七）手术日为入院第3~5天

1. 麻醉方式：全身麻醉。

2. 手术内固定物：如皮肤钉合器等。

3. 术中用药：麻醉常规用药等。

4. 输血：视术中情况而定。

5. 病理：冷冻、石蜡标本病理学检查。

> **释义**
>
> ■ 乳腺癌改良根治术常规使用全身麻醉，麻醉药均为麻醉常规用药，麻醉期间注意加强合并内科病患者的控制。
>
> ■ 乳腺癌手术一般不需输血，但应具备紧急输血条件，应对突发情况，如大血管破裂等。
>
> ■ 手术可以使用合适器械，如皮肤钉合器等，不要求作为手术常规使用。

（八）术后住院恢复7~10天

1. 全身麻醉术后麻醉恢复平稳后，转回外科病房。

2. 术后用药：酌情镇痛、止吐、输液、维持水电解质平衡治疗。

3. 抗菌药物使用：按照《抗菌药物临床应用指导原则》（国卫办医发〔2015〕43号）执行，Ⅰ类手术切口原则上不使用抗菌药物；如为高龄或免疫缺陷者等高危人群，可预防性应用抗菌药物，术前 30 分钟至 2 小时内给药，总的预防性应用抗菌药物时间不超过 24 小时，个别情况可延长至 48 小时。

> **释义**
>
> ■ 手术常规全身麻醉下进行，术后需行麻醉苏醒，平稳后由麻醉医师送至外科病房，及时监测相关指标确保安全。
>
> ■ 术后患者可出现术区疼痛、麻醉相关呕吐、暂时不能进食导致的水电解质平衡紊乱等，可酌情使用镇痛、止吐、补液等对症支持治疗。
>
> ■ 乳腺癌改良根治术属于Ⅰ类手术切口，不常规使用抗菌药物；但患者若存在感染高危因素如免疫缺陷、高龄、行术前化疗免疫低下等可酌情预防性应用抗菌药物，并严格按照术前 30 分钟至 2 小时内给药，总时间不超过 24 小时，重度高危的患者可延长至 48 小时。术后免疫功能低下的患者可酌情选用免疫调节药，如脾多肽注射液等，改善患者免疫功能，利于疾病恢复。
>
> ■ 出现院内感染者可经验性用药并及时行细菌培养，需根据细菌培养及药敏试验及时调整抗菌药物，轻度感染增强局部控制后不影响路径实施者可不退出路径，中重度感染可能导致住院时间延长及治疗费用增加的病例退出路径。
>
> ■ 术后行患肢功能锻炼帮助患肢功能恢复。

（九）出院标准

1. 患者一般情况良好，体温正常，完成复查项目。
2. 伤口愈合好：引流管拔除或引流液每日 50ml 以下，伤口无感染，伤口无皮下积液或皮下积液<20ml，无皮瓣坏死。
3. 没有需要住院处理的与本手术有关并发症。

> **释义**
>
> ■ 患者出院前应一般情况良好。
>
> ■ 患者出院时引流液<50ml，无感染、无皮瓣坏死者可带管出院；拔管患者伤口无感染、无皮瓣坏死、无皮下积液者可以出院；拔管患者皮下积液<20ml 者可以出院，但需遵医嘱返院处理伤口至皮下积液消失、伤口完全贴合。
>
> ■ 没有需要住院处理的与本手术有关的并发症如皮瓣坏死、下肢深静脉血栓等。

（十）变异及原因分析

1. 有影响手术的合并症，需要进行相关的诊断和治疗。
2. 围术期并发症，可能造成住院日延长或费用超出参考费用标准。
3. 医师认可的变异原因分析。
4. 其他患者方面的原因等。

> **释义**
>
> ■ 有影响手术的合并症，如糖尿病、心脑血管疾病等，可能需要同时治疗或疾病本身导致术后恢复缓慢，从而导致治疗时间延长或治疗费用增加，严重影响路径实

施者退出路径。

　　■ 围术期的并发症，如术后出血等，可能导致二次手术或恢复延迟，从而造成住院日延长或费用超出参考标准。

　　■ 医师认可的变异原因主要是指患者入选路径后，医师在检查及治疗过程中发现患者合并存在一些事前未预知的对本路径治疗可能产生影响的情况，需要终止执行路径或者是延长治疗时间、增加治疗费用。该情况需在表单中明确说明。

　　■ 因患者方面的主观原因导致执行路径出现变异，该情况亦需在表单中明确说明。

（十一）参考费用标准：1.3万~1.9万元

释义

　　■ 建议参考费用标准：1.5万~2.5万元。

五、乳腺癌改良根治术术后护理规范

1. 术后护理：术后24小时内护理：患者术后平卧位，常规24小时进行心电监护、吸氧等。密切观察患者生命体征变化，注意切口敷料有无渗血，发现异常应及时告知医师。

术后一般护理：术后嘱患者患侧上肢要减少活动，注意更换引流管并观察引流液的量和物理性质。术后3天嘱咐患者开始患侧上肢的功能锻炼，锻炼的量由少到多，逐渐增加。

2. 心理护理：帮助患者建立自信心，使患者保持乐观的心态。

六、乳腺癌改良根治术营养治疗规范

1. 所有患者入院后应常规进行营养筛查和营养状况评估和综合测定。

2. 治疗过程中每周至少为患者评估1次，以便尽早发现患者出现营养风险并采取早期干预。

3. 营养治疗方式的选择：①为了降低感染风险，首选经口摄入；②出现重度口腔/口咽黏膜炎影响吞咽功能者或产生较强的胃肠道反应的患者，肠内营养应经管饲给予。

4. 患者的每日供给量推荐为每日25~30kcal/kg，如患者合并严重消耗，每日供给量推荐为每日30~35kcal/kg。

5. 患者可适当提高优质脂肪的供能比例；蛋白质供给量为每日1.0~1.5g/kg。

6. 根据胃肠功能状况尽早经口营养补充肠内营养制剂。如口服摄入不足目标量的60%时，推荐管饲肠内营养。肠内营养不能达到目标量60%时可选用肠外营养药物，以全合一的方式实施（应包含氨基酸、脂肪乳、葡萄糖、维生素、微量元素、电解质注射制剂等）。根据病情变化及营养耐受性选择或调整肠外肠内营养方案。

七、乳腺癌改良根治术患者健康宣教

1. 提供安静环境，保证患者的休息质量。嘱患者患肢制动。

2. 养成良好的卫生习惯，术后伤口拆线后即可淋浴。术区皮肤勿用手搓，勤换内衣，保持伤口处皮肤清洁干燥。

3. 坚持锻炼，根据自己的病情选择适当锻炼项目。坚持做康复功能操。

4. 保持积极乐观的情绪，保持充足的睡眠。

八、推荐表单

（一）医师表单

乳腺癌改良根治术医师表单

适用对象：第一诊断为乳腺癌（ICD-10：C50/D05）

行乳腺癌改良根治术（ICD-9-CM-3：85.43 或 85.44）

患者姓名：		性别：	年龄：	门诊号：	住院号：
住院日期： 年 月 日		出院日期： 年 月 日			标准住院日：≤15 天

时间	住院第 1 天	住院第 2~4 天
主要诊疗工作	□ 询问病史及体格检查 □ 完成首次病程记录 □ 完成大病历 □ 开具常规检查 □ 上级医师查房 □ 确定初步诊断	□ 实施检查检验并回收结果，异常者复查或增加相应检查项目 □ 完成术前准备与术前评估 □ 完成三级查房 □ 完成术前小结，行术前讨论，确定手术方案 □ 完成上级医师查房记录等 □ 穿刺活检（视情况而定） □ 向患者及家属交代病情及围术期注意事项 □ 签署手术及麻醉同意书、粗针吸活检或冷冻同意书、安全核查单、自费药品协议书、输血同意书、24 小时病情告知书、授权委托书、不收受财物协议书等文书 □ 完成必要的相关科室会诊 □ 初步确定手术术式和日期 □ 递交手术单 □ 麻醉医师术前访视患者及完成记录
重点医嘱	长期医嘱： □ 乳腺肿瘤外科护理常规 □ 二级护理 □ 饮食医嘱（普通饮食/糖尿病饮食） □ 患者既往合并用药 临时医嘱： □ 血常规、血型 □ 尿常规 □ 凝血功能 □ 肝肾功能、电解质、血糖 □ 感染性疾病筛查 □ 激素全项 □ 乳腺肿瘤标志物 □ 胸部正侧位 X 线片 □ 多导心电图 □ 双乳腺 X 线摄影 □ B 超：双乳腺、双腋下、颈部淋巴结、上腹、盆腔 □ 根据病情可选择：双乳 MRI、超声心动等	长期医嘱： □ 乳腺肿瘤外科护理常规 □ 二级护理 □ 饮食医嘱（普通饮食/糖尿病饮食） □ 患者既往合并用药 临时医嘱： □ 备皮 □ 术前禁食、禁水 □ 术前无创血压监测 □ 艾司唑仑 □ 其他特殊医嘱：Holter、双下肢静脉 B 超等
病情变异记录	□ 无 □ 有，原因： 1. 2.	□ 无 □ 有，原因： 1. 2.
医师签名		

时间	住院第 3~5 天 （手术日）	住院第 4~6 天 （术后第 1 天）
主要诊疗工作	□ 完成手术安全核对 □ 行肿瘤切除术并送快速冷冻病理 □ 实施乳腺癌改良根治术 □ 24 小时内完成手术记录 □ 完成术后病程记录 □ 向患者及家属交代病情及术后注意事项 □ 手术标本常规送病理检查 □ 麻醉医师随访，检查麻醉并发症	□ 上级医师查房，观察病情变化 □ 查看引流情况，行伤口换药处理 □ 完成常规病历书写
重点医嘱	**长期医嘱：** □ 全身麻醉下乳腺癌改良根治术后护理常规 □ 一级护理 □ 禁食、禁水 □ 吸氧（酌情） □ 心电监护（酌情） □ 口腔护理（酌情） □ 保留负压接引流管 □ 会阴护理 **临时医嘱：** □ 导尿（酌情） □ 其他特殊医嘱 □ 补液维持水电解质平衡 □ 酌情使用止吐、镇痛药物	**长期医嘱：** □ 普通饮食/糖尿病饮食 □ 一级护理 □ 雾化吸入（酌情） □ 保留负压接引流管 **临时医嘱：** □ 补液维持水电解质平衡 □ 酌情使用止吐、镇痛药物 □ 患者既往合并用药
病情变异记录	□ 无　□ 有，原因： 1. 2.	□ 无　□ 有，原因： 1. 2.
医师签名		

时间	住院第 7~9 天 （术后第 2~4 天）	住院第 10~15 天 （术后第 5~10 天）
主要诊疗工作	□ 上级医师查房 □ 完成常规病历书写 □ 观察引流，酌情切口换药处理	□ 上级医师查房，进行手术及伤口评估，确定有无手术并发症和切口愈合不良情况，明确是否出院 □ 根据引流情况确定拔除引流管时间 □ 完成常规病历书写、出院记录、病案首页、出院证明书等文书 □ 向患者交代出院后注意事项
重点医嘱	**长期医嘱：** □ 乳腺肿瘤外科护理常规 □ 二级护理（术后第 2 天开始） □ 肢体功能康复治疗 □ 饮食医嘱（普通饮食/糖尿病饮食） □ 患者既往合并用药 **临时医嘱：** □ 常规换药	**出院医嘱：** □ 出院带药
病情变异记录	□ 无 □ 有，原因： 1. 2.	□ 无 □ 有，原因： 1. 2.
医师签名		

（二）护士表单

乳腺癌改良根治术临床路径护士表单

适用对象：第一诊断为乳腺癌（ICD-10：C50/D05）

行乳腺癌改良根治术（ICD-9-CM-3：85.43 或 85.44）

患者姓名：	性别：　年龄：　门诊号：	住院号：
住院日期：　　年　月　日	出院日期：　　年　月　日	标准住院日：≤15 天

时间	住院第 1 天	住院第 2~4 天
主要护理工作	□ 入院宣教 □ 介绍主管医师、护士 □ 介绍病室环境、设施 □ 介绍常规制度及注意事项 □ 介绍疾病相关注意事项 □ 核对患者，佩戴腕带 □ 建立住院病历 □ 评估患者并书写护理评估单 □ 卫生处置：剪指（趾）甲、沐浴，更换病号服 □ 二级护理 □ 晨晚间护理 □ 患者安全管理 □ 遵医嘱通知实验室检查 □ 给予患者及家属心理支持	□ 术前宣教 □ 宣教疾病知识、术前准备及手术过程 □ 指导术前保持良好睡眠 □ 告知准备物品 □ 告知术后饮食、活动及探视注意事项 □ 告知术后可能出现的情况及应对方式 □ 告知家属等候区位置 □ 协助医师完成术前检查及化验 □ 术前准备 □ 备皮 □ 术前禁食、禁水 □ 术前无创血压监测 □ 艾司唑仑 □ 二级护理 □ 晨晚间护理 □ 患者安全管理 □ 遵医嘱完成相关检查 □ 给予患者及家属心理支持
重点医嘱	□ 详见医嘱执行单	□ 详见医嘱执行单
病情变异记录	□ 无　□ 有，原因： 1. 2.	□ 无　□ 有，原因： 1. 2.
护士签名		

时间	住院第 3~5 天 （手术日）	住院第 4~6 天 （术后第 1 天）
主要护理工作	□ 术后当日宣教 □ 告知监护设备、管路功能及注意事项 □ 告知饮食、体位要求 □ 告知术后可能出现的情况及应对方式 □ 再次明确探视陪伴须知 □ 术前监测生命体征 □ 送手术 □ 摘除患者各种活动物品 □ 核对患者资料及带药 □ 填写手术交接单，签字确认 □ 接手术 □ 核对患者及资料，签字确认 □ 一级护理 □ 晨晚间护理 □ 卧位护理：雾化吸入护理；预防深静脉血栓形成 □ 排泄护理 □ 患者安全管理 □ 病情观察，写特护记录：日间 q2h、夜间 q4h 评估生命体征、伤口敷料、引流情况及出入量等 □ 遵医嘱指导康复锻炼 □ 给予患者及家属心理支持	□ 术后宣教 □ 复查患者对术前宣教内容的掌握程度 □ 饮食、活动、安全指导 □ 药物作用及频率 □ 疾病恢复期注意事项 □ 疼痛及睡眠指导 □ 一级护理 □ 晨晚间护理 □ 协助进食进水 □ 协助翻身、创伤移动、防止压疮 □ 排泄护理 □ 患者安全管理 □ 病情观察，写护理记录 □ 评估生命体征、伤口敷料、引流情况、尿管情况 □ 遵医嘱给予预防深静脉血栓形成治疗 □ 遵嘱指导康复锻炼 □ 给予患者及家属心理支持 □ 需要时，联系主管医师给予相关治疗及用药
重点医嘱	□ 详见医嘱执行单	□ 详见医嘱执行单
病情变异记录	□ 无　□ 有，原因： 1. 2.	□ 无　□ 有，原因： 1. 2.
护士签名		

时间	住院第 7~9 天 （术后第 2~4 天）	住院第 10~15 天 （术后第 5~10 天）
主要护理工作	□ 术后宣教 □ 复查患者对术前宣教内容的掌握程度 □ 饮食、活动、安全指导 □ 疾病恢复期注意事项 □ 一/二级护理 □ 晨晚间护理 □ 协助进食进水 □ 协助翻身、创伤移动、防止压疮 □ 排泄护理 □ 患者安全管理 □ 病情观察，写护理记录 □ 评估生命体征、伤口敷料、引流情况 □ 遵医嘱给予预防深静脉血栓形成治疗 □ 遵嘱指导康复锻炼 □ 给予患者及家属心理支持	□ 出院宣教 □ 遵医嘱告示后续治疗（化疗、放疗、内分泌治疗、靶向治疗）安排 □ 告知随诊及复查时间 □ 嘱患者自行继续进行功能锻炼 □ 指导出院后患肢功能锻炼 □ 二级护理 □ 晨晚间护理 □ 指导床旁活动及患肢功能锻炼 □ 指导饮食 □ 患者安全管理 □ 病情观察 □ 评估生命体征，局部敷料及引流管情况 □ 遵嘱给予防止深静脉血栓形成功能锻炼 □ 遵医嘱指导出院后功能康复锻炼 □ 给予患者及家属心理支持 □ 办理出院手续
重点医嘱	□ 详见医嘱执行单	□ 详见医嘱执行单
病情变异记录	□ 无 □ 有，原因： 1. 2.	□ 无 □ 有，原因： 1. 2.
护士签名		

(三) 患者表单

乳腺癌改良根治术临床路径患者表单

适用对象：第一诊断为乳腺癌 (ICD-10：C50/D05)

行乳腺癌改良根治术 (ICD-9-CM-3：85.43 或 85.44)

患者姓名：	性别：	年龄：	门诊号：	住院号：
住院日期： 年 月 日	出院日期： 年 月 日			标准住院日：≤15 天

时间	入院	手术前	手术当天
医患配合	□ 配合询问病史，收集资料，请务必详细告知既往史、用药史、过敏史 □ 如服用抗凝药物，请明确告知 □ 配合测量生命体征，进行体格检查 □ 接受入院宣教 □ 遵守医院的相关规定和家属探视制度 □ 有不适症状请及时告知医师和护士	□ 配合完善术前相关检查，如采血、留尿、心电图、X线胸片、钼靶、B超等 □ 医师向患者及家属介绍病情及治疗计划，告知手术方案及风险，术前签字 □ 麻醉师进行术前访视 □ 接受术前宣教，了解围术期需要注意的问题，提前做好准备 □ 完成术前准备：备皮，配合禁食、禁水，准备好必要物品，取下义齿及饰品等并将贵重物品交由家属保管，术前保证良好睡眠 □ 有不适症状请及时告知医师和护士	□ 晨起配合测量生命体征 □ 配合医师完成手术标示 □ 入手术室前协助完成核对 □ 出手术室后配合心电、呼吸、血氧、血压监测，以及输液、导尿等 □ 遵医嘱采取正确体位 □ 有不适症状及时告知医师和护士
重点诊疗及检查	诊疗重点： □ 协助医师记录病史 □ 初步确定乳腺疾病治疗方案 □ 告知医师既往的基础疾病并继续治疗 重要检查： □ 测量生命体征，身高体重 □ 进行全身体格检查 □ 进行专科检查	诊疗重点： □ 按照预约时间完成必要的实验室检查 □ 了解病情和可选择的治疗方案 □ 了解麻醉和手术风险、围术期可能出现的并发症等 重要检查： □ 完成血尿常规、血型、血凝常规、生化全项、感染性疾病筛查等实验室检查 □ 完成X线胸片、心电图、钼靶、B超等检查 □ 根据专科情况完成必要的实验室检查，如激素全项、肿瘤标志物、CT、MR、ECT等 □ 根据既往病史完成相关实验室检查，如心肌标志物、超声心动、甲状腺功能全项等	诊疗重点：

时间	手术后	出院
医患配合	□ 配合定时测量生命体征、监测出入量、引流量等 □ 卧床期间注意活动下肢，预防静脉血栓形成，必要时接受抗凝治疗 □ 配合伤口换药 □ 接受进食、进水、排便等生活护理 □ 注意保护引流管及尿管，避免牵拉、脱出、打折等 □ 遵医嘱逐步进行功能锻炼，注意动作禁忌，避免因活动不当造成皮瓣游离 □ 出现不适症状及时告知医师和护士，如心前区不适、心悸、下肢疼痛等，并配合进行相应实验室检查 □ 配合拔除尿管、引流管 □ 注意活动安全，避免坠床或跌倒 □ 配合执行探视及陪伴制度 □ 根据术后病理回报追加必要的实验室检查	□ 接受出院前指导 □ 获取出院诊断书 □ 获取出院带药 □ 知晓服药方法、作用、注意事项 □ 遵医嘱进行适度功能锻炼，注意动作禁忌 □ 知晓复查、术后放化疗等的时间及程序 □ 知晓在院外出现不适症状时应及时就诊 □ 接受出院宣教 □ 办理出院手续
重点诊疗及检查	□ 如出现心前区不适、心悸等症状，应配合完成心电图、心功能、心肌标志物等实验室检查 □ 如出现腹痛、腹泻等症状应配合完成便常规、腹部 B 超等检查 □ 如出现下肢疼痛应配合完成下肢血管 B 超等检查 □ 如术后病理提示淋巴结转移转移较多，应配合完成相关检查除外远端转移，如头部、胸部或上腹 CT、ECT、PET-CT 等	

附：原表单（2012 年版）

乳腺癌改良根治术临床路径表单

适用对象：第一诊断为 0、Ⅰ、ⅡA（T_2，N_0，M_0）、ⅡB（T_2，N_1，M_0 或 T_3，N_0，M_0）或 ⅢA（仅 $T_3N_1M_0$）期的乳腺癌（ICD-10：C50/D05）

行乳腺癌改良根治术（ICD-9-CM-3：85.43 或 85.44）

患者姓名：	性别：	年龄：	门诊号：	住院号：
住院日期： 年 月 日	出院日期： 年 月 日			标准住院日：≤15 天

时间	住院第 1 天	住院第 2~4 天	住院第 3~5 天（手术日）
主要诊疗工作	□ 询问病史及体格检查 □ 完成入院病历书写 □ 开具实验室检查单及相关检查	□ 完成术前准备与术前评估 □ 三级医师查房 □ 术前讨论，确定手术方案 □ 完成上级医师查房记录等 □ 向患者及家属交代病情及围术期注意事项 □ 穿刺活检（视情况而定） □ 签署手术及麻醉同意书、自费药品协议书、输血同意书 □ 完成必要的相关科室会诊 □ 初步确定手术术式和日期 □ 麻醉医师术前访视患者及完成记录	□ 手术（包括手术安全核对） □ 完成手术记录 □ 完成术后病程记录 □ 向患者及家属交代病情及术后注意事项 □ 手术标本常规送病理检查
重点医嘱	长期医嘱： □ 乳腺肿瘤护理常规 □ 三级护理 □ 普通饮食 □ 患者既往合并用药 临时医嘱： □ 血常规、血型、尿常规、凝血功能、电解质、肝肾功能、血糖、感染性疾病筛查 □ X 线胸片、心电图 □ 双乳腺 X 线摄影 □ 超声：双乳、双腋下、双锁骨上、腹盆腔 □ 根据病情可选择：双乳 MRI、超声心动图、肿瘤标志物	长期医嘱： □ 患者既往合并用药 临时医嘱： □ 备皮 □ 术前禁食禁饮 □ 其他特殊医嘱	长期医嘱： □ 全身麻醉下乳腺癌改良根治术后护理常规 □ 特级护理 □ 禁食禁饮 □ 吸氧（酌情） □ 心电监护（酌情） □ 口腔护理（酌情） □ 保留闭式引流 □ 胸壁负压引流管接负压引流装置 □ 会阴护理 临时医嘱： □ 导尿（酌情） □ 其他特殊医嘱 □ 输液、维持水电平衡 □ 酌情使用止吐、镇痛药物

续　表

时间	住院第 1 天	住院第 2~4 天	住院第 3~5 天 （手术日）
主要护理工作	□ 入院介绍 □ 入院评估 □ 指导患者进行相关辅助检查	□ 术前准备 □ 术前宣教（提醒患者术前禁食禁饮） □ 沐浴、剪指甲、更衣 □ 心理护理 □ 患肢康复操指导	□ 观察患者病情变化 □ 术后生活护理 □ 术后疼痛护理 □ 定时巡视病房
病情变异记录	□ 无　□ 有，原因： 1. 2.	□ 无　□ 有，原因： 1. 2.	□ 无　□ 有，原因： 1. 2.
护士签名			
医师签名			

时间	住院第 4~6 天 （术后第 1 日）	住院第 7~9 天 （术后第 2~4 日）	住院第 10~15 天 （术后第 5~10 日）
主要诊疗工作	□ 上级医师查房，观察病情变化 □ 住院医师完成常规病历书写 □ 注意引流管	□ 上级医师查房 □ 住院医师完成常规病历书写 □ 观察引流量	□ 上级医师查房，进行手术及伤口评估，确定有无手术并发症和切口愈合不良情况，明确是否出院 □ 根据引流情况确定拔除引流管时间 □ 完成出院记录、病案首页、出院证明书等 □ 向患者交代出院后的注意事项，如返院复诊时间，发生紧急情况时处理等
重点医嘱	长期医嘱： □ 普通饮食 □ 一级护理 □ 雾化吸入（酌情） 临时医嘱： □ 输液、维持水电平衡 □ 酌情使用止吐、镇痛药物	长期医嘱： □ 二级护理（术后第二天开始） □ 肢体功能康复治疗 临时医嘱： □ 常规换药	出院医嘱： □ 出院带药
主要护理工作	□ 观察患者病情变化 □ 术后生活护理 □ 术后心理护理 □ 术后疼痛护理 □ 指导术后功能锻炼	□ 观察患者病情变化 □ 术后生活护理 □ 术后心理护理 □ 术后指导（功能锻炼等）	□ 指导患者术后康复 □ 出院指导 □ 协助办理出院手续
病情变异记录	□ 无　□ 有，原因： 1. 2.	□ 无　□ 有，原因： 1. 2.	□ 无　□ 有，原因： 1. 2.
护士签名			
医师签名			

第十五章

乳腺癌保留乳房手术临床路径释义

【医疗质量控制指标】（2012 年《结直肠癌诊疗质量控制指标（试行）》）

指标一、治疗前明确病理诊断。

指标二、治疗前实施临床分期检查。

指标三、明确手术方式、切除范围。保留乳房手术应包括术前评估、病理切缘、术后放疗。

指标四、组织标本处理方式规范。病理报告包括病理类型、分级、肿瘤大小、切缘、脉管浸润情况，检出淋巴结个数及阳性淋巴结个数，ER、PR、HER-2 检测结果。

指标五、放疗适应证、照射技术、靶区、剂量符合规范。

指标六、药物治疗（化疗、内分泌治疗、分子靶向治疗）适应证、方案、剂量、周期符合规范。

指标七、复发转移乳腺癌和新辅助治疗后应实施疗效评价。

指标八、治疗后应进行不良反应评价。

指标九、为患者提供乳腺癌诊疗相关的健康教育。

指标十、患者住院天数与住院费用。

一、乳腺癌编码

1. 原编码：

疾病名称及编码：乳腺癌（ICD-10：C50/D05）

手术操作名称及编码：乳腺癌保留乳房手术（ICD-9-CM-3：85.21-85.23）

2. 修改编码：

疾病名称及编码：乳腺癌（ICD-10：C50/D05）

手术操作名称及编码：乳腺癌保留乳房手术（ICD-9-CM-3：85.21-85.23/85.33-85.36）

二、临床路径检索方法

（C50/D05）伴（85.21-85.23/85.33-85.36）

三、国家医疗保障疾病诊断相关分组（CHS-DRG）

MDC 编码：MDCJ（皮肤、皮下组织及乳腺疾病及功能障碍）

ADRG 编码：JR1（乳房恶性肿瘤）

四、乳腺癌保留乳房手术临床路径标准住院流程

（一）适用对象

第一诊断为乳腺癌（ICD-10：C50/D05），行乳腺癌保留乳房手术（ICD-9-CM-3：85.21 或 85.22 或 85.23，以下简称保乳手术）。

> 释义
>
> ■ 适用对象编码参见第一部分。
> ■ 本临床路径适用对象是第一诊断为乳腺癌的患者。

> ■ 可手术乳腺癌 0、Ⅰ、部分Ⅱ期及部分Ⅱ、Ⅲ期（炎性乳腺癌除外）经新辅助化疗降期患者。
> ■ 适用对象中不包括良性肿瘤、炎性疾病等乳腺疾病。

（二）诊断依据

根据《乳腺癌诊疗规范（2011 年版）》（卫办医政发〔2011〕78 号），NCCN《乳腺癌临床实践指南（2011 年）》等。

1. 病史：发现乳腺肿块，可无肿块相关症状。
2. 体征：乳腺触及肿块、腺体局灶性增厚、乳头溢液等。
3. 辅助检查：乳腺超声、乳腺 X 线摄影、乳腺 MRI、乳管镜等。
4. 病理学诊断明确（组织病理学、细胞病理学）。

释义

> ■ 现根据 NCCN《乳腺癌临床实践指南（2017 年）》《中国抗癌协会乳腺癌诊治指南与规范（2015 版）》《中国临床肿瘤学会（CSCO）乳腺癌诊疗指南（2017 年版）》等。
> ■ 本路径的制订主要参考国际及国内权威参考书籍及诊疗指南，上述临床资料及实验室检查是确诊乳腺癌及评估患者是否符合保乳手术适应证的重要依据。
> ■ 典型的乳腺癌诊断并不困难，根据病史中肿瘤的性质、活动度、边界、乳头乳晕异常、溢液性质、腋下淋巴结性质等给予临床初步诊断。
> ■ 乳腺 B 超及数字化钼靶摄影可作为乳腺癌诊断的主要辅助手段。
> ■ 常规行胸部 X 线正侧位、B 超（颈部、锁骨上淋巴结、腋窝、上腹、盆腔）除外乳腺癌常见远端转移以利准确分期，必要时可行 CT、MRI、ECT、PET-CT 等以协助诊断。
> ■ 术前乳腺 MRI 是确定乳腺肿瘤范围，排除多灶或多中心肿瘤的重要手段。
> ■ 病理是诊断的金标准，常用粗针吸活检或切检明确，细胞学检查不能作为确诊依据。

（三）治疗方案的选择及依据

根据《乳腺癌诊疗规范（2011 年版）》（卫办医政发〔2011〕78 号），NCCN《乳腺癌临床实践指南（2011 年）》等。

1. 早期乳腺癌行保乳手术加放疗可获得与乳房切除手术同样的效果。
2. 保乳手术相对乳房切除手术创伤小，并发症少，且可获得良好的美容效果。
3. 需要强调的是：
（1）应当严格掌握保乳手术适应证。
（2）开展保乳手术的医院应当能够独立完成手术切缘的组织病理学检查，保证切缘阴性。
（3）开展保乳手术的医院应当具备放疗的设备和技术，否则术后应当将患者转入有相应设备的医院进行放射治疗。

释义

■ NCCN《乳腺癌临床实践指南（2017年）》《中国抗癌协会乳腺癌诊治指南与规范（2015版）》《中国临床肿瘤学会（CSCO）乳腺癌诊疗指南（2017年版）》等。

■ 保乳手术因保留了大量乳腺组织，为确保患者手术安全，降低复发转移风险，应严格掌握其适应证。

■ 使患者充分了解保乳手术的相关治疗方案及风险，充分尊重患者意愿。

■ 术前检查、术中病理标本切缘诊断不符合保乳条件，或患者无法接受术后放疗时应退出本路径。

（四）标准住院日 ≤12 天

释义

■ 完善术前相关辅助实验室检查需2~4天，第3~5天行手术治疗，术后恢复5~7天，病情平稳（见出院标准）时可出院。总住院时间不超过12天均符合路径要求。

（五）进入路径标准

1. 第一诊断必须符合 ICD-10：C50/D05 乳腺癌疾病编码。
2. 患者有保乳意愿且无手术禁忌；乳腺肿瘤可以完整切除，达到阴性切缘；可获得良好的美容效果。
3. 当患者合并其他疾病，但住院期间不需要特殊处理也不影响第一诊断的临床路径流程实施时，可以进入路径。

释义

■ 本路径需第一诊断满足乳腺癌疾病编码。

■ 本路径包括可手术乳腺癌0、Ⅰ、部分Ⅱ期及部分Ⅱ、Ⅲ期（炎性乳腺癌除外）经新辅助化疗降期患者。不包括乳头乳晕区病变、多中心及多灶性病变、良性肿瘤、炎性疾病、ⅢB期以上乳腺癌。

■ 对于合并其他疾病，但不需特殊处理，不影响第一诊断且对手术无较大影响者可以进入路径。

■ 对于合并其他疾病经合理治疗后病情稳定，亦或目前尚需持续用药，但不影响手术预后和路径实施的，可进入路径，但可能会延长住院时间，增加治疗费用。

■ 对于合并对手术有较大影响的内科疾病者，需请相关科室会诊，对病情进行评估和控制以保证手术安全，影响路径实施的退出本路径。

■ 患者对保乳手术造成的双侧乳房外观不对称等情况知情并接受，同意行病变周围扩大切除。

■ 患者对手术行腋窝淋巴结清扫导致的患肢功能障碍等重要并发症知情，并同意行腋窝淋巴结清扫术。为了避免不必要的腋窝清扫，减低腋窝清扫术后并发症，对临床阴性和临床阳性但经针吸活检病理证实阴性的腋窝淋巴结可由有经验的外科团队行前哨淋巴结活检术。患者对前哨淋巴结活检术的获益和风险充分知情和同意。

■ 患者对保乳手术后须行辅助放疗知情，并对辅助放疗过程中相关并发症充分知情并接受。

■ 患者对保乳手术因术中切缘反复阳性造成保乳手术失败知情并接受。

（六）术前准备2~4天

1. 必需的检查项目：

（1）血常规+血型、尿常规、凝血功能、肝肾功能、电解质、血糖、感染性疾病筛查（乙型肝炎、丙型肝炎、梅毒、艾滋病等）。

（2）心电图、胸部 X 线平片。

（3）B 超（双乳、双腋下、锁骨上、腹盆）；双乳腺 X 线摄影；双乳 MRI。

2. 根据情况可选择的检查项目：

（1）肿瘤标志物。

（2）ECT 全身骨扫描。

（3）超声心动图、血或尿妊娠试验。

（4）检查结果提示肿瘤有转移时，可进行相关部位 X 线、CT 或 MRI 检查。

（5）肿瘤组织 ER、PR、HER_2 检查。

（6）合并其他疾病相关检查：如心肌酶谱、24 小时动态心电图、心肺功能检查等。

> **释义**
>
> ■ 择期手术，根据病情决定术前时间，不需急诊手术。
>
> ■ 乳腺癌治疗需根据具体病情决定治疗方案，术前必须全面了解病情，准确评估，确定治疗方案，选择合适的手术方式并确保手术安全，进入相应路径管理。
>
> ■ 双乳 MRI 检查显示病变为多灶性或多中心时，不符合保乳手术适应证，应退出本路径，进入乳腺癌改良根治术路径。
>
> ■ 根据临床情况，可以在术前行新辅助治疗。

（七）手术日为入院第3~5天

1. 麻醉方式：全身麻醉。

2. 手术内固定物：如切缘钛夹标志等。

3. 术中用药：麻醉常规用药等。

4. 输血：视术中情况而定。

5. 病理：

（1）术中病理诊断：保乳手术标本的规范处理包括原发灶标本进行上下、内外、前后标记；钙化灶活检时行钼靶摄片；由病理科进行标本周围断端冷冻检查，明确是否切缘阴性，切缘阴性即保乳手术成功。

（2）术后病理诊断：病理报告中对保乳标本的评价应包括以下内容：大体检查应明确多方位切缘情况（前、后、上、下、内、外侧）。

> **释义**
>
> ■乳腺癌保留乳房手术常规使用全身麻醉，麻醉药均为麻醉常规用药，麻醉期间注意加强合并内科病患者的控制。
>
> ■乳腺癌手术一般不需输血，但应具备紧急输血条件，应对突发情况，如大血管破裂等。
>
> ■术中可以使用钛夹标记瘤床位置便于术后辅助放疗定位。

（八）术后住院恢复5~7天

1. 全身麻醉术后麻醉恢复平稳后，转回外科病房。
2. 术后用药：酌情镇痛、止吐、输液、维持水电解质平衡治疗。
3. 抗菌药物使用：按照《抗菌药物临床应用指导原则》（国卫办医发〔2015〕43号）执行，Ⅰ类手术切口原则上可不使用抗菌药物；如为高龄或免疫缺陷者等高危人群，可预防性应用抗菌药物，术前30分钟至2小时内给药，总的预防性应用抗菌药物时间不超过24小时，个别情况可延长至48小时。

> **释义**
>
> ■手术常规全身麻醉下进行，术后需行麻醉苏醒，平稳后由麻醉医师送至外科病房，及时监测相关指标确保安全。
>
> ■术后患者可出现术区疼痛、麻醉相关呕吐、暂时不能进食导致的水电解质平衡紊乱等，可酌情使用镇痛、止吐、补液等对症支持治疗。
>
> ■乳腺癌保留乳房手术属于Ⅰ类手术，不常规使用抗菌药物；但患者如存在感染高危因素如免疫缺陷、高龄、行术前化疗免疫低下等可酌情预防性应用抗菌药物，并严格按照术前30分至2小时内给药，总时间不超过24小时，重度高危的患者可延长至48小时。
>
> ■出现院内感染者可经验性用药并及时行细菌培养，需根据菌培养及药敏试验及时调整抗菌药物，轻度感染增强局部控制后不影响路径实施者可不退出路径，中重度感染可能导致住院时间延长及治疗费用增加的病例退出路径。
>
> ■术后行患肢功能锻炼帮助患肢功能恢复。

（九）出院标准

1. 患者一般情况良好，体温正常，完成复查项目。
2. 伤口愈合好：引流管拔除或引流液每日50ml以下，伤口无出血感染。
3. 没有需要住院处理的与本手术有关并发症。

> **释义**
>
> ■患者出院前应一般情况良好。
>
> ■患者引流液<50ml/d，且无出血感染者可带管出院，告知患者保持敷料清洁干燥，定期返院换药，待腋窝引流<10ml/d时可拔除引流管。

- 已拔管患者伤口无感染出血可以出院。
- 没有需要住院处理的与本手术有关的并发症如下肢深静脉血栓等。

（十）变异及原因分析

1. 有影响手术的合并症，需要进行相关的诊断和治疗。
2. 术中保乳标本切缘阳性表示保乳失败，建议改为乳房切除手术。
3. 术前诊断行 Core needle 穿刺活检（包括真空辅助活检）。
4. 围术期并发症，可能造成住院日延长或费用超出参考费用标准。
5. 医师认可的变异原因。
6. 其他患者方面的原因等。

释义

- 有影响手术的合并症，如糖尿病、心脑血管疾病等，可能需要同时治疗或疾病本身导致术后恢复缓慢，从而导致治疗时间延长或治疗费用增加，严重影响路径实施者退出路径。
- 围术期的并发症，如术后出血等，可能导致二次手术或恢复延迟，从而造成住院日延长或费用超出参考标准。
- 医师认可的变异原因主要是指患者入选路径后，医师在检查及治疗过程中发现患者合并存在一些事前未预知的对本路径治疗可能产生影响的情况，需要终止执行路径或者是延长治疗时间、增加治疗费用。该情况需在表单中明确说明。
- 因患者方面的主观原因导致执行路径出现变异，该情况亦需在表单中明确说明。

（十一）参考费用标准：1.2万~1.8万元

释义

- 建议参考费用标准：1.5万~2.5万元。

五、乳腺癌保留乳房手术术后护理规范

1. 术后护理：术后24小时内护理：患者术后平卧位，常规24小时进行心电监护、吸氧等。密切观察患者生命体征变化，注意切口敷料有无渗血，发现异常应及时告知医师。
术后一般护理：术后嘱患者患侧上肢要减少活动，注意更换引流管并观察引流液的量和物理性质。术后3天嘱咐患者开始患侧上肢的功能锻炼，锻炼的量由少到多，逐渐增加。
2. 心理护理：帮助患者建立自信心，使患者保持乐观的心态。

六、乳腺癌保留乳房手术营养治疗规范

术后24小时即可进食，嘱患者进食易于消化、营养丰富的饮食。糖尿病患者低糖饮食。

七、乳腺癌保留乳房手术患者健康宣教

1. 提供安静环境，保证患者的休息质量。嘱患者患肢制动。

2. 养成良好的卫生习惯，术后伤口拆线后即可淋浴。术区皮肤勿用手搓，勤换内衣，保持伤口处皮肤清洁干燥。

3. 坚持锻炼，根据自己的病情选择适当锻炼项目。坚持做康复功能操。

4. 保持积极乐观的情绪，保持充足的睡眠。

八、推荐表单

（一）医师表单

乳腺癌保留乳房手术临床路径医师表单

适用对象：第一诊断为乳腺癌（ICD-10：C50/D05）；临床 0、Ⅰ、部分Ⅱ期及部分Ⅱ、Ⅲ期（炎性乳腺癌除外）经新辅助化疗降期患者

行乳腺癌保留乳房手术（ICD-9-CM-3：85.21 或 85.22 或 85.23）

患者姓名：	性别：	年龄：	门诊号：	住院号：
住院日期： 年 月 日	出院日期： 年 月 日			标准住院日：≤12 天

时间	住院第 1 天	住院第 2~4 天
主要诊疗工作	□ 询问病史及体格检查 □ 完成首次病程记录 □ 完成大病历 □ 开具各项检查单 □ 上级医师查房 □ 确定初步诊断	□ 实施检查检验并回收结果，异常者复查或增加相应检查项目 □ 完成术前准备与术前评估 □ 完成三级查房 □ 完成术前小结，行术前讨论，确定手术方案 □ 完成上级医师查房记录等 □ 穿刺活检（视情况而定） □ 向患者及家属交代病情及围术期注意事项 □ 签署手术及麻醉同意书、粗针吸活检或冷冻同意书、安全核查单、自费药品协议书、输血同意书、24 小时病情告知书、授权委托书、不收受财物协议书等文书 □ 完成必要的相关科室会诊 □ 初步确定手术术式和日期 □ 递交手术单 □ 麻醉医师术前访视患者及完成记录
重点医嘱	**长期医嘱：** □ 乳腺肿瘤外科护理常规 □ 二级护理 □ 饮食医嘱（普通饮食/糖尿病饮食） □ 患者既往合并用药 **临时医嘱：** □ 血常规、血型 □ 尿常规 □ 凝血功能 □ 肝肾功能、电解质、血糖 □ 感染性疾病筛查 □ 激素全项 □ 乳腺肿瘤标志物 □ 胸部正侧位 X 线片 □ 多导心电图 □ 双乳腺 X 线摄影 □ B 超：双乳腺、双腋下、颈部淋巴结、上腹、盆腔 □ 根据病情可选择：双乳 MRI、超声心动等	**长期医嘱：** □ 同前 **临时医嘱：** □ 备皮 □ 术前禁食、禁水 □ 术前无创血压监测 □ 艾司唑仑 □ 其他特殊医嘱：Holter、双下肢静脉 B 超等
病情变异记录	□ 无 □ 有，原因： 1. 2.	□ 无 □ 有，原因： 1. 2.
医师签名		

时间	住院第 3~5 天 （手术日）	住院第 4~6 天 （术后第 1 天）
主要诊疗工作	□ 完成手术安全核对 □ 行肿瘤切除术并送快速冷冻病理 □ 实施乳腺癌保留乳房手术 □ 24 小时内完成手术记录 □ 完成术后病程记录 □ 向患者及家属交代病情及术后注意事项 □ 手术标本常规送病理检查 □ 麻醉医师随访，检查麻醉并发症	□ 上级医师查房，观察病情变化 □ 查看引流情况，行伤口换药处理 □ 完成常规病历书写
重点医嘱	**长期医嘱：** □ 全身麻醉下乳腺癌保留乳房手术后护理常规 □ 一级护理 □ 禁食、禁水 □ 吸氧（酌情） □ 心电监护（酌情） □ 口腔护理（酌情） □ 保留负压接引流管 □ 会阴护理 **临时医嘱：** □ 导尿（酌情） □ 其他特殊医嘱 □ 补液维持水电解质平衡 □ 酌情使用止吐、镇痛药物	**长期医嘱：** □ 普通饮食/糖尿病饮食 □ 一级护理 □ 雾化吸入（酌情） □ 保留负压接引流管 **临时医嘱：** □ 补液维持水电解质平衡 □ 酌情使用止吐、镇痛药物 □ 患者既往合并用药
病情变异记录	□ 无 □ 有，原因： 1. 2.	□ 无 □ 有，原因： 1. 2.
医师签名		

时间	住院第 7~9 天 （术后第 2~4 天）	住院第 10~12 天 （术后第 5~7 天）
主要诊疗工作	□ 上级医师查房 □ 完成常规病历书写 □ 观察引流，酌情切口换药处理	□ 上级医师查房，进行手术及伤口评估，确定有无手术并发症和切口愈合不良情况，明确是否出院 □ 根据引流情况确定拔除引流管时间 □ 完成常规病历书写、出院记录、病案首页、出院证明书等文书 □ 向患者交代出院后注意事项
重点医嘱	长期医嘱： □ 乳腺肿瘤外科护理常规 □ 二级护理（术后第 2 天开始） □ 肢体功能康复治疗 □ 饮食医嘱（普通饮食/糖尿病饮食） □ 患者既往合并用药 临时医嘱： □ 常规换药	出院医嘱： □ 出院带药
病情变异记录	□ 无 □ 有，原因： 1. 2.	□ 无 □ 有，原因： 1. 2.
医师签名		

（二）护士表单

乳腺癌保留乳房手术临床路径护士表单

适用对象：第一诊断为乳腺癌（ICD-10：C50/D05）：临床 0、Ⅰ、部分Ⅱ期及部分Ⅱ、Ⅲ
期（炎性乳腺癌除外）经新辅助化疗降期患者
　　　　　　行乳腺癌保留乳房手术（ICD-9-CM-3：85.21 或 85.22 或 85.23）

患者姓名：		性别：	年龄：	门诊号：	住院号：
住院日期：	年 月 日	出院日期：	年 月 日		标准住院日：≤12 天

时间	住院第 1 天	住院第 2~4 天
主要护理工作	□ 入院宣教 □ 介绍主管医师、护士 □ 介绍病室环境、设施 □ 介绍常规制度及注意事项 □ 介绍疾病相关注意事项 □ 核对患者，佩戴腕带 □ 建立住院病历 □ 评估患者并书写护理评估单 □ 卫生处置：剪指（趾）甲、沐浴，更换病号服 □ 二级护理 □ 晨晚间护理 □ 患者安全管理 □ 遵医嘱通知实验室检查 □ 给予患者及家属心理支持	□ 术前宣教 □ 宣教疾病知识、术前准备及手术过程 □ 指导术前保持良好睡眠 □ 告知准备物品 □ 告知术后饮食、活动及探视注意事项 □ 告知术后可能出现的情况及应对方式 □ 告知家属等候区位置 □ 协助医师完成术前检查及实验室检查 □ 术前准备 □ 备皮 □ 术前禁食、禁水 □ 术前无创血压监测 □ 艾司唑仑 □ 二级护理 □ 晨晚间护理 □ 患者安全管理 □ 遵医嘱完成相关检查 □ 给予患者及家属心理支持
重点医嘱	□ 详见医嘱执行单	□ 详见医嘱执行单
病情变异记录	□ 无　□ 有，原因： 1. 2.	□ 无　□ 有，原因： 1. 2.
护士签名		

时间	住院第 3~5 天 （手术日）	住院第 4~6 天 （术后第 1 天）
主要护理工作	□ 术后当日宣教 □ 告知监护设备、管路功能及注意事项 □ 告知饮食、体位要求 □ 告知术后可能出现的情况及应对方式 □ 再次明确探视陪伴须知 □ 术前监测生命体征 □ 送手术 □ 摘除患者各种活动物品 □ 核对患者资料及带药 □ 填写手术交接单、签字确认 □ 接手术 □ 核对患者及资料，签字确认 □ 一级护理 □ 晨晚间护理 □ 卧位护理：雾化吸入护理；预防深静脉血栓形成 □ 排泄护理 □ 患者安全管理 □ 病情观察，写特护记录：日间 q2h、夜间 q4h 评估生命体征、伤口敷料、引流情况及出入量等 □ 遵医嘱指导康复锻炼 □ 给予患者及家属心理支持	□ 术后宣教 □ 复查患者对术前宣教内容的掌握程度 □ 饮食、活动、安全指导 □ 药物作用及频率 □ 疾病恢复期注意事项 □ 疼痛及睡眠指导 □ 一级护理 □ 晨晚间护理 □ 协助进食进水 □ 协助翻身、创伤移动、防止压疮 □ 排泄护理 □ 患者安全管理 □ 病情观察，写护理记录 □ 评估生命体征、伤口敷料、引流情况、尿管情况 □ 遵医嘱给予预防深静脉血栓形成治疗 □ 遵嘱指导康复锻炼 □ 给予患者及家属心理支持 □ 需要时，联系主管医师给予相关治疗及用药
重点医嘱	□ 详见医嘱执行单	□ 详见医嘱执行单
病情变异记录	□ 无　□ 有，原因： 1. 2.	□ 无　□ 有，原因： 1. 2.
护士签名		

时间	住院第 7~9 天 （术后第 2~4 天）	住院第 10~12 天 （术后第 5~7 天）
主要护理工作	□ 术后宣教 □ 复查患者对术前宣教内容的掌握程度 □ 饮食、活动、安全指导 □ 疾病恢复期注意事项 □ 一/二级护理 □ 晨晚间护理 □ 协助进食进水 □ 协助翻身、创伤移动、防止压疮 □ 排泄护理 □ 患者安全管理 □ 病情观察，写护理记录 □ 评估生命体征、伤口敷料、引流情况 □ 遵医嘱给予预防深静脉血栓形成治疗 □ 遵嘱指导康复锻炼 □ 给予患者及家属心理支持	□ 出院宣教 □ 遵医嘱告示后续治疗（化疗、放疗、内分泌治疗、靶向治疗）安排 □ 告知随诊及复查时间 □ 嘱患者自行继续进行功能锻炼 □ 指导出院后患肢功能锻炼 □ 二级护理 □ 晨晚间护理 □ 指导床旁活动及患肢功能锻炼 □ 指导饮食 □ 患者安全管理 □ 病情观察 □ 评估生命体征，局部敷料及引流管情况 □ 遵嘱给予防止深静脉血栓形成功能锻炼 □ 遵医嘱指导出院后功能康复锻炼 □ 给予患者及家属心理支持 □ 办理出院手续
重点医嘱	□ 详见医嘱执行单	□ 详见医嘱执行单
病情变异记录	□ 无 □ 有，原因： 1. 2.	□ 无 □ 有，原因： 1. 2.
护士签名		

（三）患者表单

乳腺癌保留乳房手术临床路径患者表单

适用对象：第一诊断为乳腺癌（ICD-10：C50/D05）

　　　　　行乳腺癌保留乳房手术（ICD-9-CM-3：85.21 或 85.22 或 85.23）

患者姓名：	性别：　　年龄：　　门诊号：	住院号：
住院日期：　　年　月　日	出院日期：　　年　月　日	标准住院日：≤12 天

时间	入院	手术前	手术当天
医患配合	□ 配合询问病史，手机资料，务必详细告知既往史、用药史、过敏史 □ 如服用抗凝药物，明确告知 □ 配合测量生命体征，进行体格检查 □ 接受入院宣教 □ 遵守医院的相关规定和家属探视制度 □ 有不适症状及时告知医师和护士	□ 配合完善术前相关检查，如采血、留尿、心电图、X 线胸片、钼靶、B 超等 □ 医师向患者及家属介绍病情及治疗计划，告知手术方案及风险，术前签字 □ 麻醉师进行术前访视 □ 接受术前宣教，了解围术期需要注意的问题，提前做好准备 □ 完成术前准备：备皮、配合禁食、禁水、准备好必要物品、取下义齿及饰品等并将贵重物品交由家属保管、术前保证良好睡眠 □ 有不适症状及时告知医师和护士	□ 晨起配合测量生命体征 □ 配合医师完成手术标示 □ 入手术室前协助完成核对 □ 出手术室后配合心电、呼吸、血氧、血压监测，以及输液、导尿等 □ 遵医嘱采取正确体位 □ 有不适症状及时告知医师和护士
重点诊疗及检查	**诊疗重点：** □ 协助医师记录病史 □ 初步确定乳腺疾病治疗方案 □ 告知医师既往的基础疾病并继续治疗 **重要检查：** □ 测量生命体征，身高体重 □ 进行全身体格检查 □ 进行专科检查	**诊疗重点：** □ 按照预约时间完成必要的实验室检查 □ 了解病情和可选择的治疗方案 □ 根据病情和医师建议选择适合自己的手术方案 □ 了解麻醉和手术风险、围术期可能出现的并发症等 **重要检查：** □ 完成血尿常规、血型、血凝常规、生化全项、感染性疾病筛查等实验室检查 □ 完成 X 线胸片、心电图、钼靶、B 超、双乳 MR 等检查 □ 根据专科情况完成必要的实验室检查，如激素全项、肿瘤标志物、CT、ECT 等 □ 根据既往病史完成相关实验室检查，如心肌标志物、超声心动、甲状腺功能全项等	

时间	手术后	出院
医患配合	□ 配合定时测量生命体征、监测出入量、引流量等 □ 卧床期间注意活动下肢，预防静脉血栓形成，必要时接受抗凝治疗 □ 配合伤口换药 □ 接受进食、进水、排便等生活护理 □ 注意保护引流管及尿管，避免牵拉、脱出、打折等 □ 遵医嘱逐步进行功能锻炼，注意动作禁忌，避免因活动不当造成皮瓣游离 □ 出现不适症状及时告知医师和护士，如心前区不适、心悸、下肢疼痛等，并配合进行相应实验室检查 □ 配合拔除尿管、引流管 □ 注意活动安全，避免坠床或跌倒 □ 配合执行探视及陪伴制度 □ 根据术后病理回报追加必要的实验室检查	□ 接受出院前指导 □ 获取出院诊断书 □ 获取出院带药 □ 知晓服药方法、作用、注意事项 □ 遵医嘱进行适度功能锻炼，注意动作禁忌 □ 知晓复查、术后放化疗等的时间及程序 □ 知晓在院外出现不适症状时应及时就诊 □ 接受出院宣教 □ 办理出院手续
重点诊疗及检查	□ 如出现心前区不适、心悸等症状，应配合完成心电图、心功能、心肌标志物等实验室检查 □ 如出现腹痛、腹泻等症状应配合完成便常规、腹部 B 超等检查 □ 如出现下肢疼痛应配合完成下肢血管 B 超等检查 □ 如术后病理提示淋巴结转移转移较多，应配合完成相关检查除外远端转移，如头部、胸部或上腹 CT、ECT、PET-CT 等	

附：原表单（2012 年版）

乳腺癌保留乳房手术临床路径表单

适用对象：第一诊断为乳腺癌（ICD-10：C50/D05）：临床 0、Ⅰ、部分Ⅱ期及部分Ⅱ、Ⅲ期（炎性乳腺癌除外）经新辅助化疗降期患者

行乳腺癌保留乳房手术（ICD-9-CM-3：85.21 或 85.22 或 85.23）

患者姓名：	性别： 年龄： 门诊号：	住院号：
住院日期： 年 月 日	出院日期： 年 月 日	标准住院日：≤12 天

时间	住院第 1 天	住院第 2~4 天	住院第 3~5 天（手术日）
主要诊疗工作	□ 询问病史及体格检查 □ 完成入院病历书写 □ 开具实验室检查单及相关检查	□ 完成术前准备与术前评估 □ 三级医师查房 □ 术前讨论，确定手术方案 □ 完成上级医师查房记录等 □ 向患者及家属交代病情及围术期注意事项 □ 穿刺活检（视情况而定） □ 签署手术及麻醉同意书、自费药品协议书、输血同意书 □ 完成必要的相关科室会诊 □ 初步确定手术方式和日期 □ 麻醉医师术前访视患者及完成记录	□ 手术（包括手术安全核对） □ 完成手术记录 □ 完成术后病程记录 □ 向患者及家属交代病情及术后注意事项 □ 手术标本常规送病理检查
重点医嘱	**长期医嘱：** □ 乳腺肿瘤护理常规 □ 三级护理 □ 普通饮食 □ 患者既往合并用药 **临时医嘱：** □ 血常规、血型、尿常规、凝血功能、电解质、肝肾功能、血糖、感染性疾病筛查 □ X 线胸片、心电图 □ 双乳腺 X 线摄影 □ 超声：双乳、双腋下、双锁上、腹盆腔 □ 根据病情可选择：双乳 MRI、超声心动图、肿瘤标志物	**长期医嘱：** □ 患者既往合并用药 **临时医嘱：** □ 备皮 □ 术前禁食禁饮 □ 其他特殊医嘱	**长期医嘱：** □ 全身麻醉下乳腺癌保乳术后护理常规 □ 禁食禁饮 □ 吸氧（酌情） □ 心电监护（酌情） □ 口腔护理（酌情） □ 保留闭式引流 □ 腋下负压引流管接负压引流装置 □ 会阴护理（酌情） **临时医嘱：** □ 导尿（酌情） □ 其他特殊医嘱 □ 输液、维持水电平衡 □ 酌情使用止吐、镇痛药物
主要护理工作	□ 入院介绍 □ 入院评估 □ 指导患者进行相关辅助检查	□ 术前准备 □ 术前宣教（提醒患者术前禁食禁饮） □ 沐浴、剪指（趾）甲、更衣 □ 心理护理 □ 患肢康复操指导	□ 观察患者病情变化 □ 术后生活护理 □ 术后疼痛护理 □ 定时巡视病房

续　表

时间	住院第 1 天	住院第 2~4 天	住院第 3~5 天 （手术日）
病情 变异 记录	□无　□有，原因： 1. 2.	□无　□有，原因： 1. 2.	□无　□有，原因： 1. 2.
护士 签名			
医师 签名			

时间	住院第 4~6 天 （术后第 1 天）	住院第 7~9 天 （术后第 2~4 天）	住院第 10~12 天 （术后第 5~7 天）
主要诊疗工作	□ 上级医师查房，观察病情变化 □ 住院医师完成常规病历书写 □ 注意引流量	□ 上级医师查房 □ 住院医师完成常规病历书写 □ 观察引流量	□ 上级医师查房，进行手术及伤口评估，确定有无手术并发症和切口愈合不良情况，明确是否出院 □ 根据引流情况确定拔除引流管时间 □ 完成出院记录、病案首页、出院证明书等 □ 向患者交代出院后的注意事项，如返院复诊时间，发生紧急情况时处理等
重点医嘱	长期医嘱： □ 一级护理 □ 普通饮食 □ 雾化吸入（酌情） □ 肢体功能治疗 临时医嘱： □ 输液、维持水电平衡 □ 酌情使用止吐、镇痛药物	长期医嘱： □ 二级护理（术后第二天开始） 临时医嘱： □ 换药	出院医嘱： □ 出院带药
主要护理工作	□ 观察患者病情变化 □ 术后生活护理 □ 术后心理护理 □ 术后疼痛护理 □ 指导术后功能锻炼	□ 观察患者病情变化 □ 术后生活护理 □ 术后心理护理 □ 术后指导（功能锻炼等）	□ 指导患者术后康复 □ 出院指导 □ 协助办理出院手续
病情变异记录	□ 无 □ 有，原因： 1. 2.	□ 无 □ 有，原因： 1. 2.	□ 无 □ 有，原因： 1. 2.
护士签名			
医师签名			

第十六章

乳腺癌辅助化疗临床路径释义

【医疗质量控制指标】（专家建议）

指标一、治疗前明确病理诊断。

指标二、治疗前实施临床分期检查。

指标三、明确辅助化疗适应证、方案、剂量、周期符合规范。

指标四、治疗后应进行不良反应评价。

指标五、为患者提供乳腺癌诊疗相关的健康教育。

一、乳腺癌辅助化疗编码

1. 原编码：

疾病名称及编码：乳腺癌（ICD-10：C50.801，C50.802，C50.803，C50.804 伴 C50.900）

2. 修改编码：

疾病名称及编码：恶性肿瘤术后化疗（ICD-10：Z51.102）

二、临床路径检索方法

Z51.102

三、国家医疗保障疾病相关分组（CHS-DRG）

MDC 编码：MDCJ（皮肤、皮下组织及乳腺疾病及功能障碍）

ADRC 编码：JR1（乳房恶性肿瘤）

四、乳腺癌辅助化疗标准住院流程

（一）适用对象

第一诊断为乳腺腺癌（ICD-10：C50.801，C50.802 C50.803，C50.804 伴 C50.900），符合以下条件：

1. 腋窝淋巴结阳性。

2. 腋窝淋巴结阴性但伴有高危复发因素者，如：①年龄<35 岁；②肿瘤直径>2.0cm；③核分级为Ⅲ级；④有脉管癌栓；⑤HER_2 阳性［指免疫组化 3+和/或荧光原位杂交有扩增］；⑥雌激素和孕激素受体阴性。

注：对于 HER_2 阳性，同时淋巴结阳性或淋巴结阴性的肿瘤直径>0.5cm 的患者，建议曲妥珠单抗辅助治疗。

> **释义**
>
> ■ 适用对象编码参见第一部分。
>
> ■ 本路径适用对象为临床诊断为早期乳腺癌并且完成了手术治疗的患者，部分患者可能还完成了术后的辅助放疗。如为晚期乳腺癌患者或接受新辅助化疗（术前化疗）的患者需进入其他路径。

■ 上述适用对象为临床上最常见的接受术后辅助化疗的患者，但并不局限于上述特征，不满足上述条件但经医师和患者沟通后拟行术后辅助化疗的患者仍然适用，三阴性乳腺癌患者除非特殊类型一般都需要术后辅助化疗。

（二）诊断依据

根据《乳腺癌诊疗规范（2011年)》（卫办医改发〔2011〕78号）和 NCCN《乳腺癌临床实践指南（中国版)》。

1. 症状：发现乳房肿块。

2. 体格检查：乳房触诊及腋下淋巴结触诊，全身浅表淋巴结肿大情况。

3. 一般情况评估：体力状态评估。

4. 实验室检查：乳腺 B 超；血清肿瘤标志物检查，如 CEA、CA125 及 CA15-3 等。

5. 病理诊断为乳腺癌。

释义

■ 本路径的制订主要参考国内权威参考书籍和诊疗指南。

■ 病理诊断是诊断乳腺癌的金标准。治疗前原发灶和区域淋巴结的病理学检查至关重要，推荐在影像引导下行空心针穿刺。部分难以穿刺的散在钙化灶等情况，或影像学不可见的肿物，可选择肿物切除活检。病史、临床症状和影像学的检查是诊断乳腺的辅助依据，多数患者表现为无痛性的乳房肿物、质硬边界欠清。影像学诊断除 B 超外，还有乳腺钼靶、乳腺磁共振检查等。

（三）进入路径标准

1. 第一诊断必须符合（ICD-10：C50.801，C50.802 C50.803，C50.804 伴 C50.900），乳腺癌疾病编码。

2. 原发灶根治术后，无远端转移或准备入院检查排除远端转移。

3. 符合化疗适应证，无化疗禁忌。

4. 当患者合并其他疾病，但住院期间不需要特殊处理也不影响第一诊断的临床路径流程实施时，可以进入路径。

释义

■ 本路径仅针对乳腺癌术后 I ~ III 期需行辅助化疗患者。按照《乳腺癌诊疗规范（2011年版)》及《2011年乳腺癌临床实践指南（中国版)》给予相应化疗。

■ 辅助化疗的适应证：①对于 HER_2 阳性乳腺癌和三阴性乳腺癌，术后无论有无淋巴结转移一般都需要化疗；②对于激素受体阳性并且 HER_2 阴性的乳腺癌患者，如腋窝淋巴结阳性，无论绝经前或绝经后，常规给予术后辅助化疗；如淋巴结阴性，应根据预后指标（如肿瘤大小、病理类型、核分级、受体状态、年龄、脉管瘤栓、S 期细胞比例等），有针对性地对中高度复发风险的患者给予术后辅助化疗进入本路径。

■患者有化疗禁忌证，如孕期（前3个月）、严重感染性疾病、一般情况差、KPS<60分、骨髓造血功能抑制（如白细胞减少或血小板<50×10⁹/L或有出血倾向）、严重贫血、肝肾功能明显异常、严重心肺功能障碍、恶病质或生存期<2个月者，不适用本路径。

■患者符合辅助化疗适应证，但同时合并其他疾病如糖尿病、高血压等，经治疗病情稳定不影响住院各环节，可以进入路径。如合并其他疾病可能影响本路径实施的，暂不宜进入路径；经合理治疗达到病情稳定，且不影响本病预后和路径实施的，可进入路径，但可能会增加医疗费用，延长住院时间。

（四）标准住院日2~4天

释义

■乳腺癌术后的患者入院后，通常完成化疗前相关检查和准备1~2天，第3~4天行药物治疗，同时观察化疗不良反应，总住院时间不超过4天符合本路径要求。

（五）住院期间的检查项目

1. 必需的检查项目：

（1）基线及每3个月复查时检查项目：HER₂检测（基线）；肿瘤标志物，如CEA、CA125、CA15-3；X线胸片或胸部CT、腹部和/或盆腔超声、增强CT或MRI、乳腺及腋下锁骨上淋巴结超声和心脏超声、乳腺钼靶或MRI（每年1次）。

（2）每周期化疗前检查项目：①血常规、尿常规、大便常规；②肝肾功能、电解质、血糖、凝血功能；③心电图。

2. 根据患者病情进行的检查项目：

（1）提示肿瘤有复发时，可进行相关部位CT或MRI。

（2）骨扫描。

（3）合并其他疾病相关检查。

释义

■HER₂检查一般仅需要1次，通常是在化疗前或化疗第一周期期间进行。受体阳性的乳腺癌患者可能还需要定期检查激素水平。每3个月检查肿瘤标志物和心脏超声，如患者术后淋巴结转移数目在4个及以上，建议化疗前加做胸部、腹部和/或盆腔CT和骨扫描以明确患者有无远端转移，乳腺钼靶和MRI不作为术后化疗前常规。如患者拟接受曲妥珠单抗的治疗，基线可加做心脏超声，以后每3~6个月复查1次。

■血常规检查主要判断患者骨髓储备情况，如白细胞计数（WBC）≤3.0×10⁹/L；中性粒细胞计数（ANC）≤1.5×10⁹/L；血小板计数（PLT）≤100×10⁹/L；血红蛋白（HGB）≤100g/L。患者暂时不适宜化疗。尿、便常规有助于判断是否合并泌尿系统疾患及胃肠道出血倾向。

■肝肾功能、电解质、血糖用于判断患者是否合并其他疾病，了解患者一般情况。凝血功能检查有助于判断患者是否合并凝血功能异常。

■X线胸片检查有助于判断肺部情况，判别肺感染、肺结核、肺转移等；心电图用于筛查患者是否合并心脏疾患、监测蒽环类药物的心脏毒性；腹部B超判别腹腔肝、脾、胰、淋巴结等情况；辅助化疗前必须有病理组织学报告的证实，同时明确 ER、PR、HER$_2$ 和 Ki67 状况。

■患者如为Ⅲ期浸润性乳腺癌或有骨骼疼痛临床症状者，应选择 ECT 检查；患者分期较晚或健侧乳腺肿物，常规乳腺钼靶、B 超不能定性时，可以考虑行乳腺MRI；患者伴有心脏疾患、使用蒽环类化疗药物或靶向药物曲妥珠单抗时应行超声心动图检查；育龄乳腺癌患者化疗前应避孕，同时进行血或尿妊娠试验，以排除妊娠可能。

■初步检查结果肿瘤有转移，进行相应 CT 或 MRI 检查进一步明确转移部位及范围，以后每 3~6 个月复查 1 次。

■患者治疗期间出现心脏疾病、肺感染等症状应给予对应的检查。

（六）化疗前准备

1. 体格检查、体能状况评分。
2. 排除化疗禁忌。
3. 患者、监护人或被授权人签署相关同意书。

释义

■该环节非常重要，临床医师必须根据病理组织学结果、ER、PR、HER$_2$ 状态，同时评估患者的一般情况、各脏器功能，有无化疗禁忌等情形，制订合理规范的化疗方案。

■化疗前应对患者进行全面的体格检查，特别注意对所有可能发生转移的或功能改变的器官（包括所有可触及的淋巴结、肝、脾、直肠、前列腺等）进行系统的临床检查。

■每周期化疗前应对患者进行体能状况评分，通常采用 ECOG 评分和 KPS 评分。

■化疗前可能还需要外周静脉置管等准备工作。

（七）选择化疗方案

依据《乳腺癌诊疗规范（2011 年）》（卫办医改发〔2011〕78 号）等。

化疗方案（以下方案选一，根据患者的危险分层）：

1. CEF/CAF/CTF：2 周或 3 周方案，分别是环磷酰胺+表柔比星+氟尿嘧啶/环磷酰胺+多柔比星+氟尿嘧啶/环磷酰胺+吡柔比星+氟尿嘧啶。

2. EC/AC：2 周或 3 周方案，分别是环磷酰胺+表柔比星/环磷酰胺+多柔比星，可选择吡柔比星替代。

3. PTX：单周或 2 周方案，为紫杉醇（HER$_2$ 阳性者加用曲妥珠单抗和/或帕妥珠单抗）。

4. TXT：3 周方案，为多西他赛（HER$_2$ 阳性者加用曲妥珠单抗和/或帕妥珠单抗）。

5. TCbH：3 周方案，为多西他赛+卡铂+曲妥珠单抗。

6. TAC：3 周方案，为多西他赛+蒽环类+环磷酰胺。

7. TC（H）：3 周方案，为多西他赛+环磷酰胺（HER$_2$ 阳性者加用曲妥珠单抗）。

8. TCbHP：3 周方案，为多西他赛+卡铂+曲妥珠单抗+帕妥珠单抗。

> **释义**
>
> ■ PTX 和 TXT 一般不以单药作为一个完整的方案，往往序贯在 CEF/CAF/CTF 或 EC/AC 后使用，HER$_2$ 阳性时往往与曲妥珠单抗和/或帕妥珠单抗同时使用，TXT 亦可以与环磷酰胺联合（TC 方案）。
>
> ■ 建议根据患者实际情况及每个循证医学研究的背景合理选择上述化疗方案，如腋窝淋巴结阴性的激素依赖性患者可以考虑选择 CMF×6、AC×4、EC×4、TC×4 等；腋窝淋巴结阴性的三阴性患者可以考虑选择 FAC（FEC）或 AC-T 等；HER$_2$ 过表达患者可以考虑选择 AC-TH 或 TCH 等，可考虑使用多柔比星脂质体代替传统多柔比星，在达到治疗效果的同时降低心脏事件的发生风险，但仍需进行心脏功能检测；HER$_2$ 阴性淋巴结阳性中高危患者可以考虑选择 AC-T（剂量密集）、FEC-T（剂量密集）、TAC、EC-D 等方案。

（八）化疗后必须复查的检查项目

1. 血常规：建议每周复查 1~2 次。根据具体化疗方案及血象变化，复查时间间隔可酌情增减。

2. 肝肾功能：每化疗周期复查 1 次。根据具体化疗方案及血象变化，复查时间间隔可酌情增减。

> **释义**
>
> ■ 化疗后应密切监测血象，一般每周检查 1~2 次，包括血红蛋白、白细胞和血小板计数；当白细胞和血小板减少时还应相应增加次数，至疗程结束后血象恢复正常。白细胞常在 10~14 天达到低谷，多次化疗患者骨髓抑制时间可提前，同时也应注意化疗方案的选择，有些化疗方案的骨髓抑制较强，因此应特别注意血象变化。必要时应进一步评估患者主要脏器功能，合并严重脏器功能障碍需要治疗者，可退出本路径并进入相应治疗路径。
>
> ■ 肝肾功能的检查原则上每个周期查 1 次即可。但如果患者出现 II 度以上的肝肾功能异常，需要在治疗后 3~7 天再复查相应指标。

（九）化疗中及化疗后治疗

化疗期间脏器功能损伤的相应防治：止吐、保肝、水化、抑酸、止泻、预防过敏、升白细胞及血小板、纠正贫血。

> **释义**
>
> ■上述支持治疗是顺利完成辅助化疗的重要保证。止吐治疗是对患者在治疗过程中由化疗药物引起消化道反应的有效的治疗方法，通常采用5-HT3受体阻断剂，对于重度致吐的化疗方案（AC、TAC等），建议同时加用激素和/或阿瑞匹坦；中度致吐的化疗方案可于化疗前给予5-HT3受体阻断剂+地塞米松二联方案。化疗期间止吐治疗可能会导致便秘，必要时加用通便药物。磷酸肌酸、右丙亚胺等药物可拮抗化疗药物（蒽环或紫杉类）所致心肌毒性能改善心肌细胞代谢，修复细胞膜，可酌情加用。酌情使用某些中药（根据循证及辨证论治原则选用，如康艾注射液）等，以减轻化疗不良反应。
>
> ■充分的水化、碱化可以减少治疗中的不良反应。
>
> ■另外，G-CSF的使用可以缩短化疗后中性粒细胞绝对值低下的时间，减少严重感染的发生，避免住院时间的延长。化疗前应评估发热性中性粒细胞减少症（febrile neutropenia, FN）的风险，对于接受中、高风险FN化疗方案的患者，均应考虑预防性使用G-CSF；对于接受低风险化疗方案的患者，不予常规预防性使用G-CSF，但若在第一个化疗周期中患者发生FN或剂量限制性中性粒细胞减少及缺乏症，则下一个化疗周期可以考虑预防性使用G-CSF。

（十）出院标准

1. 完成既定化疗流程。
2. 无发热等感染表现。
3. 无Ⅲ度及以上的恶心、呕吐及腹泻（NCI分级）。
4. 无未控制的癌痛。
5. 无需干预的异常实验室检查结果。
6. 无需干预的其他并发症。

> **释义**
>
> ■完成本周期化疗，临床症状改善，不需要静脉输液的患者可出院，出现其他合并症需要治疗者可适当延长住院时间。

（十一）变异及原因分析

1. 治疗前、中、后有感染、切口愈合不佳等其他合并症者，需进行相关的诊断和治疗，可能延长住院时间并致费用增加。
2. 化疗后出现骨髓抑制，需要对症处理，导致治疗时间延长、费用增加。
3. 药物不良反应需要特殊处理，如过敏反应、神经毒性、心脏毒性等。
4. 高龄患者根据个体化情况具体实施。
5. 医师认可的变异原因分析，如药物减量使用。
6. 其他患者方面的原因等。

> **释义**
>
> ■ 治疗过程中因出现各种并发症需要继续住院的患者可适当延长住院日；化疗后患者出现Ⅲ～Ⅳ级的粒细胞下降，应给予 G-CSF 或 GM-CSF 治疗，如出现发热，尤其是中性粒细胞减少性发热，需要同时预防性使用抗菌药物；患者因化疗置管可能导致感染或血栓形成，需要抗感染治疗和抗凝治疗；PLT≤20×10^9/L 应输注血小板；患者出现化疗药物相关不良反应时需请相应专科医师协同治疗，给予对症处理；HER2 过表达患者，应选择曲妥珠单抗联合化疗方案，可以明显减少乳腺癌的复发风险，70 岁以上患者因尚无明确的循证医学证据，可以考虑给予个体化治疗。

五、乳腺癌辅助化疗用药方案

（一）用药选择

1. AC/EC 方案

药物	剂量	给药途径	输注时间	给药频率
多柔比星或 表柔比星	60mg/m^2 90~100mg/m^2	静脉滴注	快速输注 （30 分钟内）	第 1 天给药，每 3 周重复；或分 2 次，分别于第 1、2 天给药，每 3 周重复
环磷酰胺	600mg/m^2	静脉滴注	缓慢输注	第 1 天给药，每 3 周重复

2. AC/EC-T/D 方案

药物	剂量	给药途径	输注时间	给药频率
多柔比星或 表柔比星	60mg/m^2 90~100mg/m^2	静脉滴注	快速输注 （30 分钟内）	第 1 天给药，每 3 周重复；或分 2 次，分别于第 1、2 天给药，每 3 周重复
环磷酰胺	600mg/m^2	静脉滴注	缓慢输注	第 1 天给药，每 3 周重复
4 个周期后使用				
紫杉醇或 多西他赛	175mg/m^2 75mg/m^2	静脉滴注 静脉滴注	缓慢输注 3 小时 缓慢输注	第 1 天给药，每 3 周重复 第 1 天给药，每 3 周重复

3. 剂量密集 AC-T 方案

药物	剂量	给药途径	输注时间	给药频率
多柔比星或 表柔比星	60mg/m^2 90~100mg/m^2	静脉滴注	快速输注 （30 分钟内）	第 1 天给药，每 2 周重复；或分 2 次，分别于第 1、2 天给药，每 2 周重复
环磷酰胺	600mg/m^2	静脉滴注	缓慢输注	第 1 天给药，每 2 周重复

续　表

药物	剂量	给药途径	输注时间	给药频率
		4个周期后使用		
紫杉醇	175mg/m²	静脉滴注	缓慢输注3小时	第1天给药，每2周重复
粒细胞集落刺激因子（G-CSF）	5μg/（kg·d）	皮下或静脉给药		第3~10天给药，每2周重复

4. TAC 方案

药物	剂量	给药途径	输注时间	给药频率
多西他赛	75mg/m²	静脉滴注	缓慢输注	第1天给药，每3周重复
	预处理：地塞米松8mg bid 连续3天（-1、1、2）			
多柔比星或表柔比星	60mg/m² 90~100mg/m²	静脉滴注	快速输注（30分钟内）	第1天给药，每3周重复；或分2次，分别于第1、2天给药，每3周重复
环磷酰胺	500mg/m²	静脉滴注	缓慢输注	第1天给药，每3周重复

5. TC 方案

药物	剂量	给药途径	输注时间	给药频率
多西他赛	75mg/m²	静脉滴注	缓慢滴注	第1天给药，每3周重复
环磷酰胺	600mg/m²	静脉滴注	缓慢滴注	第1天给药，每3周重复

6. AC→PH（P）方案及剂量密集 AC→PH（P）方案

药物	剂量	给药途径	输注时间	给药频率
多柔比星或表柔比星	60mg/m² 90~100mg/m²	静脉滴注	快速输注（30分钟内）	第1天给药，每3周重复；或分2次，分别于第1、2天给药，每3周重复
环磷酰胺	600mg/m²	静脉滴注	缓慢输注	第1天给药，每3周重复
		4个周期后使用		
紫杉醇或多西他赛	175mg/m² 75mg/m²	静脉滴注 静脉滴注	缓慢输注3小时 缓慢输注	第1天给药，每2~3周重复药 第1天给药，每2~3周重复

续　表

药物	剂量	给药途径	输注时间	给药频率
曲妥珠单抗	4mg/kg（首次） 2mg/kg（维持量） 或8mg/kg（首次） 6mg/kg（维持量）	静脉滴注 静脉滴注	每周给药1次，直至1年 每3周1次，直至1年	
帕妥珠单抗	840mg（首次） 420mg（维持量）	静脉滴注 静脉滴注	每3周1次，直至1年	

7. TCH（P）方案

药物	剂量	给药途径	给药时间	给药频率
多西他赛	75mg/m^2	静脉滴注	第1天	第1天给药，每3周重复
卡铂	AUC 5~6	静脉滴注	第1天	第1天给药，每3周重复
曲妥珠单抗	4mg/kg（首次） 2mg/kg（维持量） 或8mg/kg（首次） 6mg/kg（维持量）	静脉滴注 静脉滴注	每周给药1次，直至1年（52周） 每3周1次，直至1年	
帕妥珠单抗	840mg（首次） 420mg（维持量）	静脉滴注 静脉滴注	每3周1次，直至1年	

（二）药学提示

1. AC方案的不良反应：①胃肠道反应：表柔比星及环磷酰胺均为强致吐化疗药物。一般，预防给予止吐药物可有效防止呕吐的发生，但仍可能会有食欲减退；②肾脏及泌尿系统异常：环磷酰胺代谢物可导致在开始阶段发生非细菌性膀胱炎，可能伴随感染性膀胱炎，但较少见。表柔比星用药1~2小时后，可出现尿液红染，为正常现象；③心脏毒性：表柔比星可导致心肌损伤、心力衰竭，呈现剂量累积性。环磷酰胺也可能会增加心脏毒性。推荐首次使用蒽环类药物前应用右雷佐生以有效预防蒽环类药物心脏毒性。化疗前、后应行心电图检查，化疗期间应严密监测心功能；④骨髓抑制：表柔比星和环磷酰胺均有骨髓抑制，为剂量限制性毒性，表现为白细胞减少和血小板轻度减少。一般在给药后第10~14天降至最低点，3~4周恢复正常，发生率约为11%。给予升白药可有助于血象及时恢复正常；⑤脱发：表柔比星作用于毛囊可引起暂时性脱发，发生率约为70%，停药后1~2个月均可恢复再生；⑥肝脏毒性：转氨酶、胆红素等异常。

2. 紫杉类药物的不良反应：紫杉醇：①过敏反应：发生率40%，严重过敏反应为2%，通常发生在用药后的最初10分钟内，为非剂量依赖性。过敏反应发生时，患者主要表现为胸闷、心悸、气促、面部潮红、口唇发绀、出冷汗、烦躁、全身荨麻疹等；②骨髓抑制：表现为中性粒细胞减少，血小板减少较少见；③神经毒性：周围神经毒性表现为指趾末端麻木及感觉异常，可不停药，如出现感觉消失则为停药指征，以免发生运动性神经病；④心血管毒性；⑤关节及肌肉痛；⑥胃肠道反应；⑦其他：脱发等。

多西他赛：骨髓抑制-中性粒细胞减少是最常见的不良反应。部分病例可发生严重过敏反应，其特征为低血压与支气管痉挛。其他不良反应包括体液潴留、皮肤反应、皮疹、胃肠道反应、脱发、无力、黏膜炎、关节痛和肌肉痛、注射部位反应。

3. 曲妥珠单抗：靶向治疗药物，总体反应比较轻，主要不良反应包括：①血管扩张、低血压、中至重度心功能不全、充血性心力衰竭；②发生轻至中度输注反应时，表现为发热、寒战、头痛、皮疹等；③其他，如发热、感冒样症状、感染、过敏反应等。

（三）注意事项

1. 紫杉醇需进行过敏反应预处理。使用紫杉醇之前应严格按照说明书采取预防措施：①地塞米松 20mg，输注前 12 小时、6 小时口服；②异丙嗪 25mg 或苯海拉明 40mg 肌注，输注前 30 分钟；③H_2 受体阻断剂西咪替丁 300mg 或雷尼替丁 50mg，输注前 30 分钟静脉输注。首次使用或过敏体质患者，先配制 5% 葡萄糖 100ml 加入 1 支紫杉醇输入（30 毫克/支）试滴。患者出现过敏时，应立即停止输入，更换输液器，给予持续低流量吸氧；同时静脉推注地塞米松 10mg、雷尼替丁注射液 200mg，肌内注射异丙嗪 25mg；保暖、安慰患者以解除其紧张情绪。待症状缓解或消失（约 10~15 分钟后）。也可更换注射用紫杉醇脂质体。首次使用紫杉醇时应有医师在场，给予持续心电监测，一旦出现过敏性休克应立即给予肾上腺素、地塞米松、吸氧、补液、升压药等进行抢救。

2. 曲妥珠单抗具有心脏毒性：心脏风险增加的患者需谨慎，如高血压、冠状动脉疾病、充血性心力衰竭、舒张功能不全、老年人。化疗前、后应行心电图检查，化疗期间应严密监测心功能。初次用药应进行基线心脏评估，包括病史、体格检查、心电图及超声心动图和/或放射性心血管造影扫描。每 3 个月进行 1 次心脏评估，如有临床显著左心室功能下降，建议停止用药。终止治疗后每 6 个月进行 1 次心脏评估，直至治疗后 24 个月。

3. 给药顺序：一般先给蒽环类药物在再给紫杉醇。曲妥珠单抗一般在化疗前输注。

4. 适当调低化疗药物给药速度可以降低输液反应发生率及严重程度，可以提高患者耐受。紫杉醇输注时间延长可增加骨髓抑制，缩短可增加其神经毒性，一般认为 3 小时为合适的输注时间。

5. 化疗方案应该足量足疗程，以免出现病情复发。

六、推荐表单

（一）医师表单

乳腺癌辅助化疗临床路径医师表单

适用对象：第一诊断为乳腺癌（ICD-10：C50 伴 Z51.102）

患者姓名：	性别：　年龄：　门诊号：	住院号：
住院日期：　　年　月　日	出院日期：　　年　月　日	标准住院日：2~4 天

时间	住院第 1~2 天	住院第 2~3 天	住院第 3 天（化疗日）	住院第 4 天（出院日）
主要诊疗工作	□ 询问病史及体格检查 □ 完成病历书写 □ 完善检查 □ 交代病情	□ 上级医师查房，根据检查结果完善诊疗方案 □ 完成化疗前准备 □ 根据体检、影像学检查、病理结果等，行病例讨论，确定化疗方案 □ 完成必要的相关科室会诊 □ 住院医师完成上级医师查房记录等病历书写 □ 签署化疗知情同意书、自费用品协议书、输血同意书 □ 向患者及家属交代化疗注意事项	□ 化疗 □ 住院医师完成病程记录 □ 上级医师查房 □ 上级医师进行评估，决定出院日期 □ 向患者及家属交代病情及化疗后注意事项	□ 完成出院记录、病案首页、出院证明等书写 □ 向患者交代出院后的注意事项，重点交代复诊时间及发生紧急情况时处理方法
重点医嘱	**长期医嘱：** □ 肿瘤内科护理常规 □ 二级护理 □ 饮食：根据患者情况 **临时医嘱：** □ 血尿便常规检查、凝血、肝肾功能、X 线胸片、心电图 □ 感染性疾病筛查 □ 超声心动、骨扫描（视患者情况而定）	**长期医嘱：** □ 患者既往基础用药 □ 补液治疗（水化、碱化） □ 其他医嘱（化疗期间一级护理） **临时医嘱：** □ 化疗 □ 重要脏器保护 □ 止吐 □ 其他特殊医嘱	**长期医嘱：** □ 患者既往基础用药 □ 补液治疗（水化、碱化） □ 其他医嘱（化疗期间一级护理） **临时医嘱：** □ 化疗 □ 复查血常规、肝肾功能 □ 重要脏器保护 □ 止吐、止泻 □ 其他特殊医嘱	**出院医嘱：** □ 出院带药
护理工作	□ 入院介绍 □ 入院评估 □ 指导患者进行相关辅助检查	□ 化疗前准备 □ 宣教 □ 心理护理	□ 观察患者病情变化 □ 定时巡视病房	□ 协助患者办理出院手续 □ 出院指导，重点交代出院后用药方法

续　表

时间	住院第1~2天	住院第2~3天	住院第3天（化疗日）	住院第4天（出院日）
病情变异记录	□无　□有，原因： 1. 2.	□无　□有，原因： 1. 2.	□无　□有，原因： 1. 2.	□无　□有，原因： 1. 2.
护士签名				
医师签名				

（二）护士表单

乳腺癌辅助化疗临床路径护士表单

适用对象：第一诊断为乳腺癌（ICD-10：C50 伴 Z51.102）

患者姓名：	性别：	年龄：	门诊号：	住院号：

住院日期：	年 月 日	出院日期：	年 月 日	标准住院日：2~4 天

时间	住院第 1~2 天	住院第 2~3 天	住院第 3 天（化疗日）	住院第 4 天（出院日）
健康宣教	□ 入院宣教：介绍医院环境、设施、规章制度、主管医师、责任护士 □ 告知常规检查的目的、配合方法及注意事项 □ 安全宣教 □ 做好心理安慰，减轻患者入院后焦虑、紧张的情绪 □ 做好用药指导 □ 宣教疾病知识	□ 介绍化疗、护理知识 □ 饮食指导 □ 用药不良反应的预防方法，包括饮食、活动、睡眠、口腔黏膜、排便等 □ 出现胃肠道反应的指导 □ 出现骨髓抑制的观察指导	□ 出院宣教：用药、饮食、休息等 □ 向患者讲解深静脉置管的日常维护（必要时） □ 向患者讲解出院后注意事项，包括定时复查血象，如有乏力、不适等症状及时就医，按时返院治疗 □ 指导患者中心静脉导管换药指导 □ 指导办理出院手续 □ 告知患者科室联系电话
护理处置	□ 卫生处置：剪指（趾）甲、沐浴，更换病服，建立良好生活习惯 □ 入院护理评估：询问病史、相关查体、血常规、营养状况等 □ 监测和记录生命体征 □ 建立护理记录（病危、重患者） □ 特殊检查的配合及注意事项，指导家属相关检查的配合工作 □ 了解患者治疗方案，向患者及家属介绍药物不良反应及用药方法 □ 评估患者静脉情况 **长期医嘱：** □ 乳腺癌护理常规 □ 饮食：普通饮食/糖尿病饮食/其他 **临时医嘱：** □ 血尿便常规检查、凝血、肝肾功能、X 线胸片、心电图 □ 感染性疾病筛查 □ 超声心动、骨扫描（视患者情况而定）	**长期医嘱：** □ 患者既往基础用药 □ 防治尿酸肾病（别嘌呤醇） □ 抗菌药物（必要时） □ 补液治疗（水化、碱化） □ 其他医嘱（化疗期间一级护理） **临时医嘱：** □ 化疗 □ 重要脏器保护 □ 止吐 □ 遵医嘱及时给予对症治疗 □ 注意保护静脉，做好静脉护理	□ 完成出院记录 □ 为患者领取出院带药 □ 协助整理患者用物 □ 床单位终末消毒

续 表

时间	住院第1~2天	住院第2~3天	住院第3天（化疗日）	住院第4天（出院日）
基础护理	□ 根据患者病情和生活自理能力确定护理级别（遵医嘱执行） □ 晨晚间护理 □ 安全护理	□ 执行分级护理 □ 晨晚间护理 □ 安全护理	□ 执行分级护理 □ 晨晚间护理 □ 安全护理	□ 安全护理（护送出院）
专科护理	□ 执行乳腺癌护理常规 □ 病情观察 □ 填写患者危险因素评估表（需要时） □ 心理护理	□ 执行乳腺癌护理常规 □ 病情观察 □ 填写患者危险因素评估表（需要时） □ 心理护理	□ 密切观察病情变化 □ 生命体征的监测，必要时做好重症记录 □ 心理护理	□ 心理护理
重点医嘱	□ 详见医嘱执行单	□ 详见医嘱执行单	□ 详见医嘱执行单	□ 详见医嘱执行单
病情变异记录	□无 □有，原因： 1. 2.	□无 □有，原因： 1. 2.	□无 □有，原因： 1. 2.	□无 □有，原因： 1. 2.
护士签名				

（三）患者表单

乳腺癌辅助化疗临床路径患者表单

适用对象：第一诊断为乳腺癌（ICD-10：C50 伴 Z51.102）

患者姓名：	性别：	年龄：	门诊号：	住院号：
住院日期： 年 月 日	出院日期： 年 月 日			标准住院日：2~4 天

日期	住院第 1~2 天	住院第 3 天（化疗日）	住院第 4 天（出院日）
医患配合	□ 接受询问病史、收集资料、务必详细告知既往史、用药史、过敏史 □ 明确告知既往用药情况 □ 配合进行体格检查 □ 有任何不适告知医师 □ 配合医师完成化疗前准备 □ 配合进行相关检查和治疗，包括血尿便常规检查、凝血、肝肾功能、X 线胸片、心电图、感染性疾病筛查、超声心动、骨扫描（视患者情况而定） □ 与医师共同确定化疗方案 □ 签署化疗知情同意书、自费用品协议书、输血同意书 □ 配合用药	□ 配合用药 □ 配合各种治疗 □ 有任何不适告知医师	□ 接受出院前指导 □ 遵医嘱出院后用药 □ 明确复查时间 □ 获取出院诊断书
护患配合	□ 配合测量体温、脉搏、呼吸、血压、身高、体重 □ 配合完成入院护理评估（回答护士询问病史、过敏史、用药史） □ 接受入院宣教（环境介绍、病室规定、探视陪伴制度、送餐订餐制度、贵重物品保管等） □ 配合选择静脉输液途径 □ 有任何不适告知护士	□ 配合定时测量生命体征、每日询问排便 □ 配合各种相关检查 □ 接受输液、服药等治疗 □ 接受疾病知识介绍 □ 接受用药指导 □ 接受心理护理 □ 接受基础护理 □ 有任何不适告知护士	□ 接受出院前指导 □ 遵医嘱出院后用药 □ 明确复查时间 □ 获取出院诊断书
饮食	□ 遵照医嘱饮食	□ 遵照医嘱饮食	□ 正常饮食
排泄	□ 尿便异常时及时告知医护人员	□ 尿便异常时及时告知医护人员	□ 尿便异常时及时告知医护人员
活动	□ 根据病情适当活动	□ 根据病情适当活动	□ 适当活动，避免疲劳 □ 注意安全

附：原表单（2016 年版）

乳腺癌辅助化疗临床路径表单

适用对象：第一诊断为乳腺癌（ICD-10：C50.801，C50.802，C50.803，C50.804 伴 C50.900）

患者姓名：	性别： 年龄： 门诊号：	住院号：
住院日期： 年 月 日	出院日期： 年 月 日	标准住院日： 天

时间	住院第 1~2 天	住院第 2~3 天	住院第 3 天	住院第 4 天 （出院日）
诊疗工作	□ 询问病史及体格检查 □ 完成病历书写 □ 完善检查 □ 交代病情	□ 上级医师查房，根据检查结果完善诊疗方案 □ 完成化疗前准备 □ 根据体检、影像学检查、病理结果等，行病例讨论，确定化疗方案 □ 完成必要的相关科室会诊 □ 住院医师完成上级医师查房记录等病历书写 □ 签署化疗知情同意书、自费用品协议书、输血同意书 □ 向患者及家属交代化疗注意事项	□ 化疗 □ 住院医师完成病程记录 □ 上级医师查房 □ 向患者及家属交代病情及化疗后注意事项	□ 完成出院记录、病案首页、出院证明等书写 □ 向患者交代出院后的注意事项，重点交代复诊时间及发生紧急情况时处理方法
重点医嘱	**长期医嘱：** □ 肿瘤内科护理常规 □ 二级护理 □ 饮食：根据患者情况 **临时医嘱：** □ X 线胸片或胸部 CT、肝胆胰脾 B 超、妇科超声、乳腺及腋下淋巴结超声 □ 病理学活组织检查与诊断 □ 每周期化疗前检查项目 □ 血常规、尿常规、大便常规+隐血 □ 肝肾功能、电解质、血糖、凝血功能、CEA、CA15-3、CA125 □ 心电图	**长期医嘱：** □ 患者既往基础用药 □ 补液治疗（水化、碱化） □ 其他医嘱（化疗期间一级护理） **临时医嘱：** □ 化疗 □ 重要脏器保护 □ 止吐 □ 其他特殊医嘱	**长期医嘱：** □ 患者既往基础用药 □ 补液治疗（水化、碱化） □ 其他医嘱（化疗期间一级护理） **临时医嘱：** □ 化疗 □ 复查血常规、肝肾功能 □ 重要脏器保护 □ 止吐、止泻 □ 其他特殊医嘱	**出院医嘱：** □ 出院带药

时间	住院第 1~2 天	住院第 2~3 天	住院第 3 天	住院第 4 天（出院日）
护理工作	□ 入院介绍 □ 入院评估 □ 指导患者进行相关辅助检查	□ 化疗前准备 □ 宣教 □ 心理护理	□ 观察患者病情变化 □ 定时巡视病房	□ 协助患者办理出院手续 □ 出院指导，重点出院后用药方法
病情变异记录	□ 无　□ 有，原因： 1. 2.	□ 无　□ 有，原因： 1. 2.	□ 无　□ 有，原因： 1. 2.	□ 无　□ 有，原因： 1. 2.
护士签名				
医师签名				

第十七章

乳腺癌术后放疗临床路径释义

【医疗质量控制指标】（专家建议）

指标一、诊断需结合家族史、临床表现、影像学表现和病理结果，以病理结果为金标准。

指标二、对确诊的病例有全身（包括颈胸腹脑骨）系统检查评估。

指标三、放疗靶区范围、剂量设定及正常组织限量符合国际指南/国内共识标准。

指标四、放疗实施期间，定期监测并及时处理肿瘤变化和并发症。

一、乳腺癌术后放疗编码

1. 原编码：

疾病名称及编码：乳腺癌（ICD-10：C30.08）

2. 修改编码：

疾病名称及编码：乳腺癌（ICD-10：C50）

恶性肿瘤术后放疗（ICD-10：Z51.002）

二、临床路径检索方法

C50 伴 Z51.002

三、国家医疗保障疾病诊断相关分组（CHS-DRG）

MDC 编码：MDCJ（皮肤、皮下组织及乳腺疾病及功能障碍）

ADRG 编码：JR1（乳房恶性肿瘤）

四、乳腺癌术后放疗标准住院流程

（一）适用对象

第一诊断为乳腺癌。

1. 行乳腺癌根治术或改良根治术后，有以下指征：①局部和区域淋巴结复发高危的患者，即 T_3 及以上或腋窝淋巴结阳性≥4 个；②T_1、T_2 有 1~3 个淋巴结阳性同时含有高危复发因素者。

2. 保乳术后原则上都具有术后放疗指征。

> **释义**
>
> ■ 当原发肿瘤分期为 T_1/T_2，腋窝有 1~3 个淋巴结转移时，如果伴有腋窝淋巴结转移比例>20%；或腋窝为 2~3 个转移；或乳腺癌病理分级为Ⅲ级；或脉管瘤栓阳性等局部复发的高危因素时也建议做术后放疗。
>
> ■ 接受新辅助化疗的患者：如果改良根治术后病理腋窝淋巴结阳性者需要放疗；如果新辅助化疗前临床分期为 T_3/T_4，或腋窝淋巴结为 N_{2-3} 患者，改良根治术后需要放疗。

■乳腺癌局部复发率与原发灶大小，淋巴结转移状态，激素受体情况，HER$_2$状况和年龄等因素密切相关。有高危因素的改良根治术后患者进行术后放疗不仅能够提高局部控制率，还能提高总生存率。放疗靶区包括胸壁及锁骨上/下淋巴引流区、任何有风险的腋窝部位，内乳淋巴引流区是否要放疗尚有争议。

（二）诊断依据

病理学明确为乳腺癌。

> 释义
>
> ■根据《乳腺癌诊疗规范（2011年版）》（卫办医政发〔2011〕78号），《2011年乳腺癌临床实践指南（中国版）》《肿瘤放射治疗学》（中国协和医科大学出版社，2007年，第4版）等。

（三）进入路径标准

第一诊断为乳腺癌：

1. 行乳腺癌根治术或改良根治术后，有以下指标：①局部和区域淋巴结复发高危的患者，即 T_3 及以上或腋窝淋巴结阳性 ≥4 个；② T_1、T_2 有 1~3 个淋巴结阳性同时含有高危复发因素者。
2. 保乳术后原则上都具有术后放疗指征。

当患者合并其他疾病，但住院期间不需要特殊处理也不影响第一诊断的临床路径流程实施时，可以进入路径。

> 释义
>
> ■无放疗禁忌证者均应进入本路径。
>
> ■入院常规检查发现以往没有发现的疾病，该疾病可能影响放疗计划的实施和预后，应先治疗该疾病，暂时不宜进入路径。经合理治疗后如伴随疾病达到稳定或目前尚需要持续用药，经评估无放疗禁忌证，则可进入路径，但可能会增加医疗费用，延长住院时间。
>
> ■治疗过程中如发生严重不良反应需要退出本路径。

（四）标准住院日 10~42 天

> 释义
>
> ■住院1周内完成相关检查，确定治疗方案，合理制订放疗计划并开始治疗，放疗期间如无严重不良反应，即可如上述日程顺利完成治疗。

（五）住院期间的检查项目

1. 必需的检查项目：
(1) 血常规、尿常规、大便常规。
(2) 肝肾功、电解质。
(3) 乳腺及引流区淋巴结彩超、X 线胸片或胸部 CT、心电图。
2. 根据患者病情进行的检查项目：
(1) ECT 全身骨扫描。
(2) 提示肿瘤有转移时，相关部位 CT、MRI。
(3) 合并其他疾病需进行相关检查：如心肌酶谱、24 小时动态心电图、心肺功能检查、BNP 等。

> **释义**
>
> ■ 常规检查内容涉及身体状况评估，病情诊断以及分期，因此是必须完成的。血常规检查可了解骨髓造血情况以及患者临床改善状况。
>
> ■ 乳腺、腋窝和锁骨上区 B 超可以了解是否同时有对侧乳房肿瘤，可以检出小的无法触及的腋窝锁骨上淋巴结，并判断良恶性。
>
> ■ X 线胸片或胸 CT 检查可以了解是否有肺或内乳淋巴结转移，并评价患者心肺基础疾病。肝脏超声检查有助于了解肝脏是否有转移，合理进行临床分期。
>
> ■ 乳腺癌患者他莫昔芬内分泌治疗药物有增加子宫内膜癌的风险，不少激素受体阳性患者需要卵巢去势，有必要 B 超检查子宫内膜厚变及卵巢附件等检查。
>
> ■ 电解质检测可以了解患者是否存在肝肾基础疾病，改善肝肾功能状况和电解质紊乱对保证放疗顺利进行有重要意义。伴随糖尿病的患者应检测血糖浓度，及时纠正血糖有助于减轻放疗反应。凝血功能检测有助于了解患者出凝血情况，及时处理凝血功能紊乱。
>
> ■ 肿瘤标志物检测可以了解肿瘤负荷，有助于动态评估肿瘤治疗疗效和预测预后。
>
> ■ 胸 CT 检查显示心脏基础疾病者，需行肺功能和超声心电图检查，进一步了解心肺功能，指导放疗计划制订，减轻心肺损伤，有利于保证治疗的顺利进行。若存在严重心肺功能可能影响路径实施的患者不宜进入本路径。
>
> ■ 对局部晚期，肝转移或有疼痛的晚期乳腺癌患者还应行胸部 CT、腹部 CT、脑部增强 MRI、骨显像，必要时行 PET-CT 检查，有助于明确肺部、肝脏、骨骼等器官微小病变或转移灶，如果转移诊断明确，患者即退出本路径。
>
> ■ 对发热、咳嗽、白细胞减少患者应进行痰培养和血培养有助于明确感染部位以及致病菌，指导抗菌药物的合理使用，同时积极处理感染，升白细胞治疗，暂时不进入路径，待感染控制、白细胞恢复正常后进入本路径，可能会延长住院时间。

（六）治疗方案的选择

1. 常规放疗。
2. 适形或调强放疗。

释义

■ 乳腺癌术后放疗治疗体位固定选择：

1. 保乳术后患者：仰卧于乳腺托架上，头下垫 B/C 枕，头略过伸，患侧上肢上举扶杆。如果需要做锁骨上下区照射，患侧上臂不必扶杆，需外展约 90°。或其他合适的固定方式。

2. 改良根治术后患者：胸壁电子线照射时，患者仰卧，肩下垫 15° 斜板，头下垫软枕，头过伸，患侧上肢外展并上举扶患侧耳廓。或者患者仰卧于 15° 斜板上，患侧手臂外展上举，背部、肩下、患侧上肢及头下垫发泡胶，发泡成形固定。胸壁 X 线照射时，患者仰卧乳腺托架上，患侧上肢外展约 90° 或其他类似合适的固定方式。

■ 无论是乳腺托架还是发泡胶，都可以很好地保证患者在治疗过程中保持正确的放疗体位。

■ 改良根治术后患者治疗中，要使患者胸壁总体平面尽量与模拟定位机床面平行，常垫 15° 板，这样电子线照射胸壁时，限光筒能够较好地靠近胸壁使胸壁剂量得到保证。

■ 照射锁骨上下区时，要求患者患侧上肢外展约 90°，尽量使下颈部皮肤皱褶展平，从而减轻放疗所致的皮肤反应；同时可避免患侧上肢受到不必要的照射。

■ 保乳术后照射乳房或胸壁时，患者双侧上肢上举外展，手握扶杆，避免乳腺放疗时照射上肢。

■ 乳腺癌改良根治术后放疗方案选择：

1. 乳腺癌根治术后或改良根治术后放疗适应证：

(1) 原发肿瘤直径 ≥5cm，或肿瘤侵及皮肤或胸壁。

(2) 腋窝淋巴结转移个数 ≥4 个。

(3) 腋窝淋巴结有转移，但是腋窝淋巴结清扫不彻底。

(4) 原发肿瘤分期为 T_1/T_2，同时淋巴结转移个数为 1~3 个，如果伴有以下 1 项或多项复发高危因素，结合患者意愿考虑放疗：年龄 ≤45 岁；肿瘤分级为 Ⅲ 级；激素受体阴性；HER_2 阳性；腋窝淋巴结转移个数为 2~3 个；有脉管瘤栓。

2. 乳腺癌根治术后或改良根治术后放疗照射靶区：胸壁加锁骨上下淋巴引流区 ± 内乳区。

■ 严格掌握乳腺癌根治术后放疗适应证，争取合理选择尽量避免不必要的照射。

■ 乳腺癌根治术后照射靶区一般包括胸壁加锁骨上下淋巴引流区，对术后病理 $T_3N_0M_0$ 患者可单纯照射胸壁。

■ 腋窝淋巴结清扫彻底患者，即使腋窝淋巴结有包膜外受侵或腋窝淋巴结转移较多，其术后腋窝复发风险仅为 0~7%。故不推荐常规做腋窝放疗。当未行腋窝淋巴结清扫，腋窝淋巴结清扫不彻底或腋窝淋巴结转移灶侵犯神经、血管而无法完整切除时，需要做腋窝放疗。

■ 内乳淋巴引流区辅助放疗价值不肯定，如果患者腋窝淋巴结转移个数较多，原发肿瘤位于内象限且腋窝淋巴结阳性，可综合评估患者复发风险和心脏损伤风险后个体化决定。临床或病理检查显示内乳淋巴结转移时，需行内乳淋巴结引流区放疗。

■ 蒽环类、曲妥珠单抗等有心脏毒性药物使用的乳腺癌患者，应特别注意心脏受照射的剂量和体积，以减少相关心脏毒性的叠加。

3. 乳腺癌根治术或改良根治术后放疗实施：

(1) 胸壁照射：

1) 照射射线类型和能量的选择：6MV X 线，或 6MeV 电子线。

2) 照射技术选择：

二维常规照射技术：X 线切线野+楔形板照射或 6MeV 电子线+填充物照射。

三维适形调强放疗技术：模拟 CT 定位，然后在计划系统中的 CT 图像上勾画靶区和正常组织，并制订放疗计划，评价正常组织受量。

3) 照射剂量：全胸壁 DT 50Gy/5 周/25 次。

皮肤表面要垫组织等效填充物以增加皮肤表面剂量。

一般需要全胸壁垫补偿物 DT 20Gy，如果乳腺皮肤受侵，应增加使用填充物的照射剂量至 30~40Gy 以提高胸壁表面剂量。

■ 胸壁切线野照射体位同保乳术后放疗，采用乳腺托架，患侧上肢上举外展。

■ 电子线照射适用于胸壁平坦而薄的患者。对于胸壁较厚者，应选用 X 线切线野照射。照射需要包括手术瘢痕。注意与相邻照射野的衔接，照射过程中尽量减少肺组织和心脏的照射剂量与体积。

(2) 锁骨上下区照射：

1) 放射源的选择：6MV X 线或合适能量的电子线。

2) 照射技术选择：

二维常规照射技术：X 线单前野照射，或 X 线和 12MeV 电子线混合照射。

三维适形调强放疗技术：模拟 CT 定位，然后在计划系统中的 CT 图像上勾画靶区和正常组织，并制订放疗计划，评价正常组织受量。

3) 照射剂量：二维常规照射时，参考点一般为皮下 3~3.5cm，剂量分割为 1.8~2Gy/次，总剂量 50Gy。

■ 锁骨上下区可以用 X 线与 12MeV 电子线混合照射。其优点是肺尖所受照射剂量较低，缺点是对较肥胖患者在锁骨下动静脉处照射剂量可能偏低。也可以选择全程 X 线单前野照射，其优点是在锁骨下静脉处照射剂量比较确切，缺点是肺尖所受照射剂量较高。

■ 当锁骨上下区采用 X 线单前野照射，机架角向健侧偏转 15°~20°，尽量减少气管、食管和脊髓的照射剂量。

■ 胸壁的电子线照射野与锁骨上下区的 X 线设野可以共线。对胸壁采用切线野照射时，胸壁野与锁骨上下野应采用半野照射技术衔接，以避免两野衔接处高量。

(3) 其他淋巴引流区照射：

1) 腋窝淋巴引流区照射：

放射源的选择：6MV X 线。

照射技术选择：

二维常规照射技术：腋窝照射野和锁骨上下野合并为腋-锁联合野加腋后野。

三维适形调强放疗技术：模拟 CT 定位，然后在计划系统中的 CT 图像上勾画靶区和正常组织，并制订放疗计划，评价正常组织受量。

照射剂量：辅助放疗剂量 50Gy/5 周/25 次。

2) 内乳淋巴引流区照射：

放射源的选择：9~12MeV 电子线，6MV X 线。

照射技术选择：常用二维常规照射技术，根据内乳淋巴结深度选择9~12MeV电子线。

三维适形调强放疗技术：模拟CT定位，然后在计划系统中的CT图像上勾画靶区和正常组织，并制订放疗计划，评价正常组织受量。

照射剂量：辅助放疗剂量50Gy/5周/25次。

■腋窝淋巴引流区做二维常规照射时，一般应用6MV X线，做腋-锁联合野的单前野照射，照射剂量以锁骨上区的深度即皮下3~3.5cm计算，不足的剂量在腋-锁联合野照射结束时用腋后野补足；根据腋窝深度计算腋-锁联合野照射时的腋窝剂量，欠缺的剂量采用腋后野6MV X线补足。

■内乳淋巴引流区预防性照射是否能提高疗效还有争议，考虑到内乳照射会增加肺和心脏的受量，尤其是左侧内乳照射时，心脏剂量增加可能导致缺血性心脏病死亡增加，从而抵消放疗的生存获益。所以临床上内乳区不作为常规放疗靶区。内乳淋巴引流区预防性照射的选择应综合患者的获益和心脏的不良反应慎重考虑。

■内乳淋巴引流区预防性照射需要包括第一到第三前肋间。

■和二维治疗相比，基于CT定位的三维治疗计划可以显著提高靶区剂量均匀性和减少正常器官的照射剂量，在射野衔接、特殊解剖结构患者中尤其可以体现其优势。即使采用二维常规治疗技术定位，也建议模拟CT定位，在三维治疗计划系统上进行剂量参考点的优化，选择适当的楔形板角度，评估正常组织的体积剂量等，以便更好地达到靶区剂量的完整覆盖和放射损伤的降低。

■乳腺癌保乳术后放疗方案选择：

1. 放射源的选择：4~6MV X线。

2. 放疗技术选择：

（1）二维放疗技术射野：在模拟机下定位，确定切线野的设野角度、大小和照射范围。

（2）三维适形或调强放射治疗技术：模拟CT定位，然后在计划系统中的CT图像上勾画靶区和正常组织，并制订放疗计划，评价正常组织受量。

3. 照射剂量：

（1）全乳：50Gy/2Gy/25次，或43.5Gy/2.9Gy/15次，或其他类似的大分割方式。

（2）瘤床序贯补量：10~16Gy/5~8次，或8.7Gy/3次，或其他类似的大分割方式。

（3）瘤床同步补量：60Gy/2.4Gy/25次（全乳50Gy/2Gy/25次），或其他类似的剂量分割。

■二维放疗技术为X线模拟机下直接设野，采用两个对穿切线野即内切线野和外切线野照射。内界和外界需要各超过腺体1cm，上界一般在锁骨头下缘或与锁骨上野衔接，下界在乳房皱褶下1~2cm。一般后界包括不超过2.5cm的肺组织，前界皮肤开放，留出1.5~2cm的空隙，以弥补摆位误差，及防止在照射过程中由于呼吸运动乳腺超过设野边界。同时各个边界需要根据病灶具体部位进行调整，以保证瘤床处方剂量充分。

■三维适形和调强照射技术：CT定位和三维治疗计划涉及适形照射可以在保证靶区得到确切剂量照射的同时降低心肺组织的照射剂量，当存在设野的衔接时可以做到无缝连接，减少剂量的热点和冷点。调强照射技术的靶区剂量分布均匀性更好。

■ 目前临床上勾画全乳腺靶区时多以定位时参考常规放疗时的照射野各个边界的解剖标记勾画，具体界限参照 RTOG 乳腺癌靶区勾画共识。勾画靶区时各个边界需要根据病灶具体部位进行适当调整，以保证瘤床处剂量充分。

■ 保乳放疗者，通常为早期患者，治疗靶区为乳腺本身，不包括乳房的皮肤，所以保乳放疗时乳腺皮肤表面不加建成，不能使用体模固定，以避免由于建成效应而增加皮肤受量，从而加重皮肤放疗反应，影响乳腺的美容效果。

■ 在无淋巴结引流区照射的情况下，全乳放疗也可考虑大分割方案治疗，如每次 2.9Gy 共 15 次，总量 43.5Gy；或其他类似的大分割方案。多个随机研究结果显示全乳大分割放疗疗效和不良反应与常规分割方式类似。

4. 保乳术后放疗照射靶区：

（1）照射靶区只需包括患侧乳腺的情况有：①腋窝淋巴结已清扫且淋巴结无转移；②腋窝前哨淋巴结活检为阴性；③腋窝前哨淋巴结活检为孤立细胞转移或微转移；④腋窝淋巴结转移个数为 1~3 个，且腋窝清扫彻底，不含有其他复发的高危因素。

（2）照射靶区需要包括患侧乳腺和锁骨上下淋巴引流区的情况有：腋窝淋巴结转移个数≥4 个。

（3）照射范围需要包括患侧乳腺，根据复发风险的高低可以选择照射或不照射锁骨上下淋巴引流区的情况有：腋窝淋巴结清扫彻底，且腋窝淋巴结转移为 1~3 个，当伴有以下 1 项或多项复发的高危因素：①年龄≤45 岁；②肿瘤分级为 III 级；③激素受体阴性；④HER_2 阳性且不能接受抗 HER_2 靶向治疗；⑤腋窝淋巴结转移个数为 2~3 个；⑥有脉管瘤栓。

（4）照射靶区需要包括患侧乳腺，腋窝和锁骨上下淋巴引流区的情况有：①腋窝淋巴结有转移，但是腋窝淋巴结清扫不彻底；②腋窝前哨淋巴结阳性，但未做腋窝清扫，同时估计腋窝非前哨淋巴结转移的概率>30%。

（5）照射靶区需要包括患侧乳腺和腋窝，根据其他复发高危因素情况选择照射或不照射锁骨上下淋巴引流区的情况有：前哨淋巴结活检有 1~2 个阳性（宏转移），但是腋窝未作淋巴结清扫。

■ 靶区设置是保乳术后放射治疗的关键一环，这与局部肿瘤控制，治疗后美容效果，放射治疗并发症的发生及远期疗效密切相关。

■ 全乳和瘤床加量照射可以作为每例保乳术后患者的常规选择。但是对于年龄>60 岁分化好的 T_1N_0 的 Luminal A 型患者瘤床可以不做加量照射，这些患者加量照射获益不大。

■ 已行腋窝淋巴结清扫且无淋巴结转移或前哨淋巴结活检阴性患者不建议行术后区域淋巴引流区照射，腋窝淋巴结转移个数较多（≥4 个）或虽然淋巴结转移个数不多（1~3 个）但是伴有较多复发高危因素患者给予锁骨上下区淋巴引流区照射，内乳区是否需要照射有争议。

■ 腋窝淋巴结有转移，但是腋窝淋巴结清扫不彻底，照射靶区需要包括患侧乳腺、腋窝和锁骨上下淋巴引流区。

■ 二维放疗技术为 X 线模拟机下直接设野，采用两个对穿切线野即内切线野和外切线野照射。内界和外界需要各超过腺体 1cm，上界一般在锁骨头下缘或与锁骨上野衔接，下界在乳房皱褶下 1~2cm。一般后界包括不超过 2.5cm 的肺组织，前界皮肤开放，留出 1.5~2cm 的空隙，以弥补摆位误差，及防止在照射过程中由于呼吸运动乳腺超过设野边界。同时各个边界需要根据病灶具体部位进行调整，以保证瘤床处方剂量充分。

■ 三维适形和调强照射技术：CT 定位和三维治疗计划涉及适形照射可以在保证靶区得到确切剂量照射的同时降低心肺组织的照射剂量，当存在设野的衔接时可以做到无缝连接，减少剂量的热点和冷点。调强照射技术使靶区剂量分布均匀性更好，从而得到更好的美容效果。

■ 目前临床上勾画全乳腺靶区时多以定位时参考常规放疗时的照射野各个边界的解剖标记勾画，具体界限参照 RTOG 乳腺癌靶区勾画共识。勾画靶区时各个边界需要根据病灶具体部位进行适当调整，以保证瘤床处剂量充分。

3. 放疗期间可选择的治疗：必要的升血和皮肤保护剂等。

> **释义**
>
> ■ 治疗前后应用皮肤防护剂是顺利完成放疗的重要保证。皮肤防护剂有芦荟凝胶、三乙醇胺软膏、医用射线防护喷剂等。
>
> ■ 放疗过程中，还应保持皮肤干燥，避免局部刺激，穿柔软宽大纯棉贴身衣服，减少皮肤摩擦等。
>
> ■ 皮肤瘙痒可用手轻拍瘙痒部位或外涂冰片滑石粉，切勿用手抓挠，必要时可使用抗过敏药物如氯雷他定等缓解症状。

（七）出院标准

1. 放疗计划制订完成，病情稳定，生命体征平稳。

> **释义**
>
> ■ 放疗对患者皮肤、血象等造成不同程度的损伤，因此治疗后必须行血常规检查。
>
> ■ 常规体格检查，根据患者情况选择必要的检查，如 X 线胸片、肝肾功能、腹部 B 超和骨显像等，必要时做 CT 或 MRI 检查，以明确有无远端转移和局部区域复发。

2. 没有需要住院处理的并发症及合并症。

> **释义**
>
> ■ 临床症状明显缓解，皮肤反应轻微患者可以出院，因并发症或合并症需要住院且住院时间超过 42 天者为变异。

（八）变异及原因分析

1. 治疗中出现局部皮肤严重放射性皮炎、放射性肺炎等需要延长住院时间增加住院费用。

2. 伴有其他基础疾病或并发症，需进一步诊断及治疗或转至其他相应科室诊治，延长住院时间，增加住院费用。

3. 医师认可的变异原因分析。

4. 其他患者方面的原因。

五、乳腺癌术后放疗护理规范

1. 心理护理。针对性地向患者及家住介绍放疗相关信息，尤其应强调放疗的价值，引导患者以预约的心情接受放疗。

2. 常规护理。保护好患者照射野处皮肤，避免皮肤受到摩擦和潮湿等刺激。

3. 摆位指导。指导患者根据定位动作仰卧，使激光线和患者体表的标记一致，避免对皮肤的牵拉。

六、乳腺癌术后放疗营养治疗规范

1. 所有患者入院后应常规进行营养筛查和营养状况评估和综合测定。

2. 治疗过程中每周至少为患者评估 1 次，以便尽早发现患者出现营养风险并采取早期干预。

3. 营养治疗方式的选择：①为了降低感染风险，首选经口摄入；②出现重度口腔/口咽黏膜炎影响吞咽功能者或产生较强的胃肠道反应的患者，肠内营养应经管饲给予。

4. 患者的每日供给量推荐为每日 25~30kcal/kg，如患者合并严重消耗，每日供给量推荐为每日 30~35kcal/kg。

5. 患者可适当提高优质脂肪的供能比例；蛋白质供给量为每日 1.0~1.5g/kg。

6. 根据胃肠功能状况尽早经口营养补充肠内营养制剂。如口服摄入不足目标量的 60% 时，推荐管饲肠内营养。肠内营养不能达到目标量 60% 时可选用肠外营养药物，以全合一的方式实施（应包含氨基酸、脂肪乳、葡萄糖、维生素、微量元素、电解质注射制剂等）。根据病情变化及营养耐受性选择或调整肠外肠内营养方案。

七、乳腺癌术后放疗患者健康宣教

1. 放疗期间，嘱患者穿宽松、便于穿脱的衣服

2. 保持足够和充分平衡的饮食，少食多餐。

3. 定期检查血象，每周进行血常规检查 1 次。

八、推荐表单

(一) 医师表单

乳腺癌术后放射治疗临床路径医师表单

适用对象：第一诊断为乳腺癌 (ICD-10：C30.08)

行乳腺癌手术后，符合放射治疗指征

患者姓名：	性别： 年龄： 门诊号：	住院号：
住院日期： 年 月 日	出院日期： 年 月 日	标准住院日：≤42 天

时间	住院第 1 天	住院第 2~3 天	住院第 3~7 天
主要诊疗工作	□ 询问病史及体格检查 □ 交代病情 □ 书写病历 □ 完善各项检查 □ 初步确定放射治疗靶区和剂量	□ 上级医师查房和评估 □ 完成放疗前准备 □ 根据体检、彩超、钼靶、穿刺及手术后病理结果等，结合患者的基础疾病和综合治疗方案，行放疗前讨论，确定放疗方案 □ 完成必要的相关科室会诊 □ 住院医师完成上级医师查房记录等病历书写 □ 签署放疗知情同意书、自费用品协议书（如有必要）、输血同意书 □ 向患者及家属交代放疗注意事项	□ 放疗定位，可二维定位，定位后 CT 扫描或直接行模拟定位 CT □ 勾画靶区 □ 物理师制订计划 □ 模拟机及加速器计划确认和核对 □ 住院医师完成必要病程记录 □ 上级医师查房 □ 向患者及家属交代病情及放疗注意事项
重点医嘱	**长期医嘱：** □ 放疗科二级护理常规 □ 饮食：普通饮食/糖尿病饮食/其他 **临时医嘱：** □ 血常规、尿常规、便常规、肝肾功能、X 线胸片、心电图、腹部盆腔超声 □ 电解质、血糖、凝血功能、肿瘤标志物、肺功能、超声心动图、胸部 CT、ECT 扫描、PET-CT 痰培养、血培养等（视患者情况而定）	**长期医嘱：** □ 患者既往基础用药 □ 其他医嘱，可包括内分泌治疗 **临时医嘱：** □ 其他特殊医嘱	
主要护理工作	□ 入院介绍 □ 入院评估 □ 指导患者进行相关辅助检查	□ 放疗前准备 □ 放疗前宣教（正常组织保护等） □ 心理护理	□ 观察患者病情变化 □ 定时巡视病房
病情变异记录	□ 无 □ 有，原因： 1. 2.	□ 无 □ 有，原因： 1. 2.	□ 无 □ 有，原因： 1. 2.
护士签名			
医师签名			

时间	住院第 8~41 天 （放疗过程）	住院第 42 天
主要诊疗工作	□ 放疗 □ 上级医师查房，注意病情变化 □ 住院医师完成常规病历书写 □ 注意记录患者放疗后正常组织的不良反应的发生日期和程度	□ 上级医师查房，对放疗区域不良反应等进行评估，明确是否出院 □ 住院医师完成常规病历书写及完成出院记录、病案首页、出院证明书等，向患者交代出院后的注意事项，如返院复诊的时间、地点，后续治疗方案及用药方案等 □ 完善出院前检查
重点医嘱	长期医嘱： □ 患者既往基础用药 □ 其他医嘱，可包括内分泌治疗 临时医嘱： □ 正常组织放疗保护剂 □ 针对放疗急性反应的对症处理药物 □ 其他特殊医嘱	长期医嘱： □ 患者既往基础用药 □ 其他医嘱，可包括内分泌治疗 临时医嘱： □ 血常规、肝肾功能 □ 腹部盆腔超声检查 出院医嘱： □ 出院带药：内分泌治疗/靶向治疗
主要护理工作	□ 观察患者病情变化 □ 定时巡视病房	□ 指导患者放疗结束后注意事项 □ 出院指导 □ 协助办理出院手续
病情变异记录	□ 无　□ 有，原因： 1. 2.	□ 无　□ 有，原因： 1. 2.
护士签名		
医师签名		

（二）护士表单

乳腺癌术后放射治疗临床路径护士表单

适用对象：第一诊断为乳腺癌（ICD-10：C30.08）
　　　　　行乳腺癌手术后，符合放射治疗指征

患者姓名：		性别：	年龄：	门诊号：	住院号：
住院日期：	年　月　日	出院日期：	年　月　日		标准住院日：≤42天

时间	住院第1天	住院第2~7天
健康宣教	□ 入院宣教 □ 介绍病房环境、设施 □ 介绍主管医师、责任护士、护士长 □ 介绍住院注意事项 □ 告知探视制度	□ 放疗前宣教 □ 告知放疗前检查项目及注意事项 □ 宣教疾病知识、说明术后放疗的目的 □ 放疗前准备 □ 告知相关不良反应预防 □ 责任护士与患者沟通，了解心理反应指导应对方法 □ 告知家属等候区位置
护理处置	□ 核对患者信息，佩戴腕带 □ 卫生处置：剪指（趾）甲、沐浴，更换病号服 □ 入院评估	□ 协助医师完成放疗前检查 □ 放疗前准备
基础护理	□ 三级护理 □ 患者安全管理	□ 三级护理 □ 卫生处置 □ 患者睡眠管理 □ 患者安全管理
专科护理	□ 护理查体 □ 跌倒、压疮等风险因素评估需要时安置危险标志 □ 心理护理	□ 相关指征监测，如血压、血糖等 □ 心理护理 □ 饮食指导
病情变异记录	□无 □有，原因 1. 2.	□无 □有，原因 1. 2.
护士签名		

时间	住院第 8~41 天 （放疗过程）	住院第 42 天 （出院日）
健康宣教	□ 放疗过程宣教 □ 放疗次数、单次剂量及可能出现的不良反应 □ 饮食、活动指导 □ 强调拍背咳嗽的重要性 □ 复查患者对放疗过程宣教内容的掌握程度	□ 出院宣教 □ 复查时间 □ 服药方法 □ 活动指导 □ 饮食指导 □ 告知办理出院的流程
护理处置	□ 遵医嘱完成相应检查及治疗	□ 办理出院手续
基础护理	□ 特/一级护理（根据患者病情和自理能力给予相应的护理级别） □ 晨晚间护理 □ 患者安全管理	□ 二级护理 □ 晨晚间护理 □ 协助进食 □ 患者安全管理
专科护理	□ 病情观察，记特护记录 □ 评估生命体征、照射野部位、皮肤反应情况 □ 心理护理	□ 病情观察 □ 心理护理
病情变异记录	□ 无　□ 有，原因： 1. 2.	□ 无　□ 有，原因： 1. 2.
护士签名		

（三）患者表单

乳腺癌术后放射治疗临床路径患者表单

适用对象：第一诊断为乳腺癌（ICD-10：C30.08）

　　　　　行乳腺癌手术后，符合放射治疗指征

患者姓名：	性别： 年龄： 门诊号：	住院号：
住院日期： 年 月 日	出院日期： 年 月 日	标准住院日：≤42 天

时间	住院第 1 天	住院第 2~3 天
医患配合	□ 配合询问病史、收集资料，详细告知既往史、用药史、过敏史、家族史 □ 如服用抗凝药，明确告知 □ 配合进行体格检查 □ 有任何不适告知医师	□ 配合完善放疗前相关检查：采血、留尿便、心电图、肺功能、X 线胸片、健侧乳房目靶片、腹部 B 超等常规项目。需要时完成特殊检查，如 CT、MRI、PET-CT 等 □ 医师与患者及家属介绍病情及放疗谈话并签字
护患配合	□ 配合测量体温、脉搏、呼吸、血压、体重 □ 配合完成入院护理评估 □ 接受入院宣教（环境介绍、病室规定、订餐制度、探视制度、贵重物品保管等） □ 有任何不适告知护士	□ 配合测量体温、脉搏、呼吸、询问排便次数 □ 接受放疗前宣教 □ 自行卫生处置：剪指（趾）甲、剃胡须（男患者）、沐浴 □ 准备好必要用物、吸水管、纸巾
饮食	□ 正常饮食	□ 半流质饮食
排泄	□ 正常排尿便	□ 正常排尿便
活动	□ 正常活动	□ 正常活动

时间	住院第 8~41 天 （放疗过程）	住院第 42 天 （出院日）
医患配合	□ 及时告知放疗过程中特殊情况和症状 □ 向患者及家属交代放疗中情况及放疗后注意事项 □ 上级医师查房 □ 完成病程记录和上级医师查房记录	□ 上级医师查房，对放疗近期反应进行评估 □ 完成病历书写 □ 根据情况决定是否需要复查实验室检查
护患配合	□ 配合定时测量生命体征、每日询问排便 □ 配合皮肤放射防护剂的应用，检查皮肤反应情况 □ 接受输液、注射、服药等治疗 □ 配合晨晚间护理 □ 接受照射野皮肤护理 □ 接受进食、进水、排便等生活护理 □ 配合拍背咳痰，预防肺部并发症 □ 配合活动，预防压疮 □ 注意活动安全，避免坠床或跌倒 □ 配合执行探视及陪伴	□ 接受出院宣教 □ 办理出院手续 □ 获取出院带药 □ 知道服药方法、作用、注意事项 □ 知道复印病历方法
饮食	□ 清淡饮食	□ 普通饮食
排泄	□ 正常排尿便	□ 正常排尿便
活动	□ 根据医嘱，正常适度活动，避免劳累，注意放疗标记	□ 正常适度活动，避免疲劳

附：原表单（2016 年版）

乳腺癌术后放射治疗临床路径表单

适用对象：第一诊断为乳腺癌（ICD-10：C30.08）；

患者姓名：	性别：	年龄：	门诊号：	住院号：
住院日期： 年 月 日	出院日期： 年 月 日		标准住院日： 天	

时间	住院第 1 天	住院第 2 天	住院第 3~4 天
诊疗工作	□ 询问病史 □ 体格检查 □ 开出各项检验检查项目 □ 完善医患沟通和病历书写 □ 上级医师查房	□ 查看检查/检验报告，明确有无放疗禁忌 □ 上级医师查房，并制订放疗方案，交代放疗不良反应及注意事项 □ 完善病历书写	□ 放疗计划制作 □ 签署放疗同意书 □ 介绍放疗不良反应及相关注意事项 □ 放疗复位及摆位 □ 上级医师查房，完善病历书写
重点医嘱	**长期医嘱：** □ 肿瘤科护理常规 □ 二/三级护理 □ 饮食 □ 根据患者一般情况给予相应治疗 **临时医嘱：** □ 血常规 □ 生化 □ 肿瘤标志物 □ 心电图 □ 尿液分析 □ 大便常规±隐血 □ 骨扫描 □ 根据病情选择：消化道造影/胃镜/胸部 CT/腹部 CT/腹部彩超/脑 MRI □ 其他	**长期医嘱：** □ 肿瘤科护理常规 □ 二/三级护理 □ 饮食 □ 根据患者一般情况给予相应治疗 **临时医嘱：** □ CT 定位扫描 □ 必要时体模制作 □ 其他	**长期医嘱：** □ 肿瘤科护理常规 □ 二/三级护理 □ 饮食 □ 根据患者一般情况给予相应治疗 **临时医嘱：** □ 放疗收费
护理工作	□ 按入院流程做入院介绍 □ 入院评估 □ 进行入院健康教育	□ 抽血，大小便常规检查 □ 指导患者到相关科室进行检查并讲明各种检查的目的 □ 进行放疗期间饮食、防护及心理宣教	□ 指导患者到放疗中心进行预约及放疗 □ 进行放疗期间饮食、防护等健康宣教
病情变异记录	□ 无 □ 有，原因： 1. 2.	□ 无 □ 有，原因： 1. 2.	□ 无 □ 有，原因： 1. 2.
护士签名			
医师签名			

时间	住院第5~8天	住院9~10天
诊疗工作	□ 上级医师查房 □ 观察放疗反应，及时给予处理 □ 定期复查血常规，必要时复查肝肾功能 □ 完善病历书写	□ 根据患者检查结果及病情是否决定出院 □ 若出院，则交代出院随访事宜，并开具出院证明 □ 若病情不允许出院，根据病情制订下一步治疗方案 □ 完善病历书写
重点医嘱	长期医嘱： □ 肿瘤科护理常规 □ 二/三级护理 □ 饮食 □ 根据患者一般情况给予相应治疗 临时医嘱： □ 血常规 □ 生化 □ 其他	长期医嘱： □ 肿瘤科护理常规 □ 二/三级护理 □ 饮食 □ 根据患者一般情况给予相应治疗 临时医嘱： □ 血常规 □ 生化 □ 出院 □ （若不能出院）根据病情制订相应治疗方案
护理工作	□ 观察放疗区域皮肤、上肢及食管反应 □ 抽血 □ 放疗期间的心理与生活护理 □ 进行放疗期间饮食、防护等健康宣教	□ 协助患者办理出院手续 □ 进行出院后饮食、防护等健康宣教
病情变异记录	□ 无　□ 有，原因： 1. 2.	□ 无　□ 有，原因： 1. 2.
护士签名		
医师签名		

（有条件的单位患者也可以在门诊治疗）

第十八章

原发性肺癌手术临床路径释义

【医疗质量控制指标】（2012 年试行）

指标一、治疗前实施临床分期检查。

指标二、治疗前明确病理诊断，降低病理学不能分类的非小细胞肺癌诊断率。切除病灶的病理报告符合规范。

指标三、完全性切除手术（R_0 手术）符合规范，严格掌握Ⅲ期手术患者适应证。

指标四、不可手术的局部晚期原发性肺癌接受规范的化疗、放疗联合治疗。

指标五、晚期肺癌化疗分线治疗符合规范。

指标六、分子靶向药物的治疗方案符合规范。

指标七、严格掌握各项治疗措施与药物的适应证。

指标八、应当记录治疗的不良反应、并发症、临床获益、客观疗效（按 RECIST 标准评价）和患者生存期。

指标九、为患者提供肺癌诊疗相关的健康教育。

指标十、患者住院天数与住院费用。

一、原发性癌编码

1. 原编码：

疾病名称及编码：肺癌（ICD-10：C34/D02.2）

手术操作及编码：肺局部切除/肺叶切除/全肺切除/开胸探查术（ICD-9-CM-3：32.29/32.3-32.5）

2. 修改编码：

疾病名称及编码：肺癌（ICD-10：C34）

手术操作名称及编码：肺部分切除术（ICD-9-CM-3：32.29）

肺节段切除术（ICD-9-CM-3：32.3）

肺叶切除术（ICD-9-CM-3：32.4）

肺切除术（ICD-9-CM-3：32.5）

开胸探查术（ICD-9-CM-3：34.02）

二、临床路径检索方法

C34 伴（32.29/32.3-32.5/34.02）

三、国家医疗保障疾病诊断相关分组（CHS-DRG）

MDC 编码：MDCE（呼吸系统疾病及功能障碍）

ADRG 编码：ER1（呼吸系统肿瘤）

四、原发性肺癌手术临床路径标准住院流程

（一）适用对象

1. 第一诊断为原发性肺癌（ICD-10：C34/D02.2）。

2. 临床分期（UICC 2009）为Ⅰ期、Ⅱ期和可完全性切除的ⅢA 期非小细胞肺癌。

3. 临床分期（UICC 2009）为 $T_{1-2}N_0M_0$ 的小细胞肺癌。

4. 行肺局部切除/肺叶切除/全肺切除/开胸探查术（ICD-9-CM-3：32.29/32.3~32.5）。

> **释义**
>
> ■ 适用对象编码参见第一部分。
>
> ■ 本临床路径适用对象是第一诊断为原发性肺癌的患者。
>
> ■ 根治性手术治疗适应于Ⅰ期、Ⅱ期、可完全切除的ⅢA期以及少数可根治切除的ⅢB~Ⅳ期非小细胞肺癌患者，也包括经过新辅助化疗或新辅助放化疗后，适合根治性手术的ⅢA期患者。
>
> ■ 根治性手术治疗还适应于分期为Ⅰ期的小细胞肺癌患者（$T_{1-2}N_0M_0$）。对于分期为Ⅱ期以上的小细胞肺癌患者，不推荐进行手术切除治疗。
>
> ■ 对于肺功能不能耐受或局部肿瘤情况不能接受根治性手术治疗患者，行肺局部切除/肺段切除/肺叶切除/全肺切除亦可。对于开胸后发现肿瘤弥漫转移，不能行手术切除或经过常规方式检查无法取得病理者，可转为开胸探查术。
>
> ■ 适用对象中不包括肺部良性肿瘤，以及肺部炎症等患者。

（二）诊断依据

根据原卫生部《原发性肺癌诊疗规范（2011 年版）》《原发性肺癌诊断标准（2010 年版）》等。

1. 高危因素：吸烟指数>400、年龄>45 岁、肺癌家族史等。

2. 临床症状：早期可无明显症状。常见的症状有刺激性咳嗽、血痰或咯血、胸痛、气促、发热等。

3. 辅助检查：胸部影像学检查、血肿瘤标志物、痰细胞学检查、纤维支气管镜等。

4. 细胞、组织学等病理学诊断阳性为确诊标准。

> **释义**
>
> ■ 本路径的制订主要参考国际及国内权威参考书籍及诊疗指南，上述临床资料及实验室检查是确诊肺癌诊断的重要依据。
>
> ■ 典型的肺癌诊断并不困难，根据病史中存在呼吸系统症状，如刺激性咳嗽、咳痰，胸部 CT 提示存在肺内肿物，支气管镜+活检或 CT 引导下肺穿刺或 B 超引导下淋巴结穿刺活检的病理结果等进行诊断。
>
> ■ 如果肺部病灶为孤立病灶，累及范围小，不适合进行 CT 引导下肺穿刺或支气管镜检查明确病理，直接进行手术切除，如术中冷冻确诊为肺癌，继续行系统性淋巴结清扫+根治性手术切除。
>
> ■ 辅助检查还应包括头颅影像学检查，颈部+双锁骨上淋巴结超声检查，腹部超声检查，骨扫描检查，予患者以完整的临床分期，根据期别决定是否适合进行手术治疗。必要时可行全身 PET-CT 替代每个部位的分别检查。
>
> ■ 胸部平扫+增强 CT 检查是诊断肺癌的重要检查手段。
>
> ■ 病理是诊断的金标准，明确病理分型（非小细胞肺癌或小细胞肺癌）对于决定患者的进一步治疗方式至关重要。条件允许时还应进行分子分型的诊断，如 EGFR 突变检测、ALK 融合基因检测等，为患者后续复发或转移后治疗的选择提供指导。

（三）治疗方案的选择

按照原卫生部《原发性肺癌诊疗规范（2011年版）》：

1. 肺部分切除术（包括肺楔形切除和肺段切除）。

2. 肺叶切除术（包括复合肺叶切除和支气管、肺动脉袖式切除成形）。

3. 全肺切除术。

4. 上述术式应行系统性淋巴结清扫或采样。

非急诊手术治疗前，应当完成全面的治疗计划和必要的影像学检查（临床分期检查），充分评估决定手术切除的可能性并制订手术方案。

手术治疗应当尽可能做到肿瘤和区域淋巴结的完全性切除；同时尽量保留有功能的健康肺组织。视频辅助胸腔镜手术（VATS）主要适用于 I～II 期肺癌患者。

> **释义**
>
> ■ 肺癌的手术治疗为择期手术，需予患者进行完整的分期检查，明确疾病分期，适合手术治疗者才能考虑进行手术。
>
> ■ 采取何种手术方式主要取决于肿瘤病灶所累及的范围，患者基础的肺功能及其他脏器功能储备情况。手术应当尽可能做到对肿瘤病灶的完整切除，并保证适当的手术切缘距离，切缘尽可能做到为肿瘤阴性。如手术切缘为肿瘤阳性，需进行术后放疗及化疗。
>
> ■ 手术还需保证进行系统的淋巴结清扫，建议清扫淋巴结数目不少于6个，清扫淋巴结站数不少于3站。如未进行系统性淋巴结清扫，需考虑术后辅助放疗。
>
> ■ 手术应尽可能地保留患者的肺功能，在术前和术后均鼓励患者进行肺功能锻炼，如吹气球等。
>
> ■ 使患者充分了解手术的相关治疗方案及风险，充分尊重患者意愿。
>
> ■ 除非必要，尽量避免全肺切除手术，尤其是右全肺切除术。
>
> ■ 有条件的单位，上述术式均可采用胸腔镜完成。

（四）标准住院日≤21天

> **释义**
>
> ■ 完善手术前相关辅助检查需1~6天，进行手术需要1天，术后需观察患者病情变化，观察3~8天。病情平稳（见出院标准）时可出院。总住院时间不超过21天均符合路径要求。

（五）进入路径标准

1. 第一诊断符合 ICD-10：C34/D02.2 肺癌疾病编码。

2. 心、肺、肝、肾等器官功能可以耐受全身麻醉开胸手术。

3. 当患者合并其他疾病，但住院期间不需要特殊处理也不影响第一诊断的临床路径流程实施时，可以进入路径。

> **释义**
>
> ■ 本路径第一诊断满足肺癌疾病编码。
>
> ■ 本路径包括Ⅰ期、Ⅱ期、可完全切除的ⅢA期以及少数可根治切除的ⅢB～Ⅳ期非小细胞肺癌患者，也包括经过新辅助化疗或新辅助放化疗后，适合根治性手术的ⅢA期患者。本路径还适应于分期为Ⅰ期的小细胞肺癌患者（$T_{1\sim2}N_0M_0$）。不包括肺部良性疾病、炎性疾病等患者。
>
> ■ 对于合并其他疾病，但不需特殊处理，不影响第一诊断且对手术及术后恢复无较大影响者可以进入路径。但对于存在严重的基础性心、肺、肝、肾等疾病，预计不能耐受手术者需除外。
>
> ■ 对于合并其他疾病经合理处理后病情稳定，亦或目前尚需持续用药，但不影响手术术后恢复和路径实施的，可进入路径，但可能会延长住院时间、增加治疗费用。
>
> ■ 对于合并对手术有较大影响的内科疾病患者，需请相关科室会诊，对病情进行评估和控制以保证手术安全，影响路径实施的退出本路径。
>
> ■ 患者对于进行手术导致的风险甚至合并危及生命等情况知情并接受，同意进行手术治疗。

（六）术前准备 ≤6 天

1. 必需的检查项目：
(1) 血常规、尿常规、大便常规。
(2) 凝血功能、血型、肝功能、肾功能、电解质、感染性疾病筛查（乙型肝炎、丙型肝炎、艾滋病、梅毒等）。
(3) 肺功能、心电图、动脉血气分析。
(4) 纤维支气管镜检查。
(5) 影像学检查：X线胸片、胸部CT（平扫+增强扫描）、腹部超声或腹部CT、全身骨扫描、头颅MRI或增强CT。
2. 根据患者病情，可选择以下项目：
(1) 痰细胞学检查。
(2) 纵隔镜或EBUS。
(3) 经皮肺穿刺活检。
(4) 超声心动图，24小时动态心电图。
(5) 肿瘤标志物。
(6) 心脑血管疾病相关检查。
3. 术前风险评估。

> **释义**
>
> ■ 择期手术，根据病情决定术前时间，不需急诊手术。
>
> ■ 进行充分的分期检查及术前准备后，决定患者的手术方式。需在术前与患者及家属充分讨论拟采用的手术方式，手术可能的获益及风险，麻醉方式及可能出现的风险，进行充分的术前风险评估，进入相应临床路径。
>
> ■ 根据临床情况，可以在术前行新辅助治疗。

（七）预防性抗菌药物选择与使用时机

抗菌药物使用应按照《抗菌药物临床应用指导原则》（国办卫医发〔2015〕43 号）执行。术前 30 分预防性使用抗菌药物。

> **释义**
>
> ■ 肺癌手术属于Ⅱ类手术，需在术前 30 分预防性使用抗菌药物。患者如存在感染高危因素如免疫缺陷、高龄、免疫低下等可酌情延长应用抗菌药物时间。
>
> ■ 出现院内感染者可经验性用药并及时行细菌培养，需根据细菌培养及药敏试验及时调整抗菌药物，轻度感染增强局部控制后不影响路径实施者可不退出路径，中重度感染可能导致住院时间延长及治疗费用增加的病例退出路径。

（八）手术日为入院≤7 天

1. 麻醉方式：气管插管静脉复合全身麻醉。
2. 手术耗材：根据患者病情，可能使用吻合器和闭合器。
3. 术中用药：抗菌药物。
4. 输血：视术中出血情况而定。
5. 病理：冷冻切片。

> **释义**
>
> ■ 肺癌手术常规使用全身麻醉，麻醉药均为麻醉常规用药，麻醉期间注意加强合并内科病患者的控制。
>
> ■ 肺癌手术根据患者病情，可能会使用吻合器或闭合器，需在术前充分向患者及家属告知。
>
> ■ 肺癌手术需根据术中出血情况，决定是否需要输血。
>
> ■ 术中可以使用钛夹标记瘤床位置便于术后辅助放疗定位。

（九）术后住院恢复≤14 天

1. 必须复查的项目：
(1) 血常规、肝功能、肾功能、电解质。
(2) X 线胸片（术后第 1 天），必要时可行胸部 CT。
(3) 病理检查参照原卫生部《原发性肺癌诊疗规范（2011 年版）》。
2. 术后预防性使用抗菌药物：按照《抗菌药物临床应用指导原则》（国办卫医发〔2015〕43 号）执行。根据患者病情变化，调整抗菌药物用药时间及种类。

> **释义**
>
> ■ 手术常规全身麻醉下进行，术后需行麻醉苏醒，平稳后由麻醉医师送至外科病房，及时监测相关指标确保安全。
>
> ■ 术后患者可出现术区疼痛、麻醉相关呕吐、暂时不能进食导致的水电解质平衡紊乱等，可酌情使用镇痛、止吐、补液等对症支持治疗。

■ 肺癌手术属于Ⅱ类手术，抗菌药物应用按照相关规定进行。

■ 肿瘤患者易存在高凝状态，增加下肢深静脉血栓风险，在无明显出血倾向的情况下可应用低分子肝素预防治疗。

■ 出现院内感染者可经验性用药并及时行细菌培养，需根据细菌培养及药敏试验及时调整抗菌药物，轻度感染增强局部控制后不影响路径实施者可不退出路径，中重度感染可能导致住院时间延长及治疗费用增加的病例退出本路径。

■ 术后行功能锻炼帮助患者肺功能恢复。

（十）出院标准

1. 切口愈合良好，或门诊可处理的切口。
2. 生命体征平稳。

释义

■ 患者出院前应一般情况良好。

■ 患者需拔管后出院，已拔管患者伤口无感染、皮下无积液者可以出院。

■ 没有需要住院处理的与本手术有关的并发症如气胸、血气胸、下肢深静脉血栓等。

（十一）变异及原因分析

1. 有影响手术的合并疾病，术前需要进行相关的诊断和治疗。
2. 术后出现肺部感染、呼吸衰竭、心力衰竭、支气管胸膜瘘等并发症，需要延长治疗时间或费用超出参考费用标准。
3. 高级职称医师认可的变异原因。
4. 患者以及其他方面的原因。

释义

■ 有影响手术的合并症，如糖尿病、心脑血管疾病等，可能需要同时治疗或疾病本身导致术后恢复缓慢，从而导致治疗时间延长或治疗费用增加，严重影响路径实施者退出路径。

■ 围术期的并发症，如术后出血等，可能导致二次手术或恢复延迟，从而造成住院日延长或费用超出参考标准。

■ 医师认可的变异原因主要是指患者入选路径后，医师在检查及治疗过程中发现患者合并存在一些事前未预知的对本路径治疗可能产生影响的情况，需要终止执行路径或者是延长治疗时间、增加治疗费用。该情况需在表单中明确说明。

■ 因患者方面的主观原因导致执行路径出现变异，该情况亦需在表单中明确说明。

（十二）参考费用标准

3万~5万元（VATS手术4万~6万元）。

> **释义**
>
> ■ 建议参考费用标准：4万~5万元（VATS手术5万~6万元）。

五、原发性肺癌手术护理规范

1. 加强呼吸道护理，防治呼吸功能不全，清除呼吸道分泌物，维持气体通畅是术后护理的重点。对于肺内感染较重，呼吸道有大量分泌物，咳痰无力以致引起呼吸功能不全者，往往需较长时间反复吸氧并随时都有使用呼吸机辅助呼吸的可能。此时行气管切开吸痰最为方便和安全。

2. 持续心电监护，严密监测生命体征，防治心律失常：①在术后出现轻度低氧血症，表现为持续吸氧情况下48h内血氧饱和度为90%~95%，动脉血氧分压为10~12kPa；②术前心电图检查发ST-T改变，其中6例出现心律失常；③手术创伤所致术区疼痛，精神紧张导致自主神经功能紊乱等；④肺动脉压力增加，心脏负荷加重。最常见房性早搏和房颤。

3. 控制输液量及输液速度，预防肺水肿，输血量要低于失血量，宁少勿多，宁可保持适当脱水，不可输液过快。一般在24h内输液量不可超过1500~2000ml，速度不宜超过20~30滴/分钟。

4. 合理体位，适当活动与锻炼，全肺切除术后的患者，在术后锻炼时应取能直立的功能性位置，以促进恢复正常姿势。不宜下蹲解便，以免引起直立性低血压。在下地活动的同时进行适当的锻炼，锻炼前给予适当的镇痛药并协助患者咳出痰液，运动量以不引起疼痛和疲倦为度。另外，术后最好能服用人参皂苷Rh2，以减少癌瘤局部复发，提高患者免疫力。

六、原发性肺癌手术营养治疗规范

1. 所有患者入院后应常规进行营养筛查和营养状况评估和综合测定。

2. 治疗过程中每周至少为患者评估1次，以便尽早发现患者出现营养风险并采取早期干预。

3. 营养治疗方式的选择：①为了降低感染风险，首选经口摄入；②出现重度口腔/口咽黏膜炎影响吞咽功能者或产生较强的胃肠道反应的患者，肠内营养应经饲管给予。

4. 患者的每日供给量推荐为每日25~30kcal/kg，如患者合并严重消耗，每日供给量推荐为每日30~35kcal/kg。

5. 患者可适当提高优质脂肪的供能比例；蛋白质供给量为每日1.0~1.5g/kg。

6. 根据胃肠功能状况尽早经口营养补充肠内营养制剂。如口服摄入不足目标量的60%时，推荐管饲肠内营养。肠内营养不能达到目标量60%时可选用肠外营养药物，以全合一的方式实施（应包含氨基酸、脂肪乳、葡萄糖、维生素、微量元素、电解质注射制剂等）。根据病情变化及营养耐受性选择或调整肠外肠内营养方案。

七、原发性肺癌手术患者健康宣教

1. 提倡健康生活方式，保持口腔清洁，适当运动和休息。

2. 按医嘱定时、定量服用药物，注意监测生命体征，说明药物的疗效和不良反应。

3. 心理指导。鼓励患者保持积极、乐观的心态，配合治疗。

八、推荐表单

（一）医师表单

原发性肺癌手术临床路径医师表单

适用对象：第一诊断为原发性肺癌（ICD-10：C34/D02.2）

行肺局部切除/肺叶切除/全肺切除+系统性淋巴结清扫、开胸探查术（ICD-9-CM-3：32.29/32.3-32.5）

患者姓名：		性别：　年龄：　门诊号：	住院号：
住院日期：　年　月　日		出院日期：　年　月　日	标准住院日：12~21 天

时间	住院第 1 天	住院第 2~6 天 （术前日）	住院第 4~7 天 （手术日）
主要诊疗工作	□ 询问病史及体格检查 □ 完成病历书写 □ 开实验室检查单及检查申请单 □ 主管医师查房 □ 初步诊断	□ 上级医师查房 □ 术前准备 □ 临床分期与术前评估 □ 术前讨论，确定手术方案 □ 根据病情需要，完成相关科室会诊 □ 住院医师完成病程日志及术前小结、上级医师查房记录等病历书写 □ 签署手术知情同意书、自费用品协议书、输血同意书、授权委托同意书	□ 术前留置尿管 □ 手术 □ 术者完成手术记录 □ 住院医师完成术后病程 □ 上级医师查房 □ 观察生命体征 □ 向患者及家属交代病情及术后注意事项
重点医嘱	**长期医嘱** □ 胸外科二级护理 □ 普通饮食 **临时医嘱：** □ 血常规、尿常规、大便常规 □ 凝血功能、血型、肝功能、肾功能、电解质、感染性疾病筛查 □ 肺功能、动脉血气分析 □ 心电图 □ 痰细胞学检查、纤维支气管镜检查 □ 影像学检查：X 线胸片、胸部 CT、腹部超声或 CT、全身骨扫描、头颅 MRI 或 CT	**长期医嘱** □ 雾化吸入 **临时医嘱：** □ 明日全身麻醉下拟行肺局部切除术/肺叶切除术/全肺切除术/开胸探查术 □ 术前 6 小时禁食、禁水 □ 术前晚灌肠 □ 术前备皮 □ 备血 □ 术前镇静药物（酌情） □ 备术中抗菌药物 □ 其他特殊医嘱 □ 必要时：纵隔镜、24 小时动态心电图、超声心动图、经皮肺穿刺活检等	**长期医嘱** □ 胸外科术后护理常规 □ 特/一级护理 □ 清醒后 6 小时进流质饮食 □ 吸氧 □ 体温、心电、血压、呼吸、脉搏、血氧饱和度监测 □ 胸管引流记量 □ 持续导尿，记 24 小时出入量 □ 雾化吸入 □ 预防性应用抗菌药物 □ 镇痛药物（酌情） **临时医嘱：** □ 其他特殊医嘱
病情变异记录	□ 无　□ 有，原因： 1. 2.	□ 无　□ 有，原因： 1. 2.	□ 无　□ 有，原因： 1. 2.
医师签名			

时间	住院5~8天 （术后第1天）	住院6~12天 （术后第2~7天）	住院13~21天 （术后第8~14天，出院日）
主要诊疗工作	□ 上级医师查房 □ 住院医师完成病历书写 □ 观察胸腔引流情况 □ 注意生命体征及肺部呼吸音 □ 鼓励并协助患者排痰 □ 必要时纤维支气管镜吸痰	□ 上级医师查房 □ 住院医师完成病历书写 □ 视病情复查血常规、血生化及X线胸片 □ 视胸腔引流及肺复张情况拔除胸腔引流管并切口换药 □ 必要时纤维支气管镜吸痰 □ 视情况调整抗菌药物	□ 切口拆线 □ 上级医师查房，明确是否出院 □ 住院医师完成出院小结、病历首页等 □ 向患者及家属交代出院后注意事项 □ 根据术后病理确定术后治疗方案
重点医嘱	**长期医嘱：** □ 胸外科一级护理 □ 普通饮食 **临时医嘱：** □ 血常规、肝肾功能、电解质 □ X线胸片 □ 其他特殊医嘱	**长期医嘱：** □ 胸外科二级护理 □ 停胸腔闭式引流记量 □ 停记尿量、停吸氧、停心电监护 □ 停雾化 □ 停抗菌药物 **临时医嘱：** □ 拔胸腔闭式引流管 □ 拔除尿管 □ 切口换药 □ 复查X线胸片或胸部CT、血常规、肝肾功能、电解质（酌情） □ 其他特殊医嘱	**临时医嘱：** □ 切口拆线 □ 切口换药 □ 通知出院 □ 出院带药 □ 定期复诊
病情变异记录	□ 无 □ 有，原因： 1. 2.	□ 无 □ 有，原因： 1. 2.	□ 无 □ 有，原因： 1. 2.
医师签名			

（二）护士表单

原发性肺癌手术临床路径护士表单

适用对象：第一诊断为原发性肺癌（ICD-10：C34/D02.2）
行肺局部切除/肺叶切除/全肺切除+系统性淋巴结清扫、开胸探查术（ICD-9-CM-3：32.29/32.3-32.5）

患者姓名：		性别：	年龄：	门诊号：	住院号：
住院日期： 年 月 日		出院日期： 年 月 日			标准住院日：12~21 天

时间	住院第 1 天	住院第 2~6 天 （术前日）	住院第 4~7 天 （手术日）
主要护理工作	□ 入院宣教 □ 介绍主管医师、护士 □ 介绍病室环境、设施 □ 介绍常规制度及注意事项 □ 介绍疾病相关注意事项 □ 核对患者，佩戴腕带 □ 建立住院病历 □ 评估患者并书写护理评估单 □ 卫生处置：剪指（趾）甲、沐浴，更换病号服 □ 二级护理 □ 晨晚间护理 □ 患者安全管理 □ 遵医嘱通知实验室检查 □ 给予患者及家属心理支持 □ 辅助戒烟	□ 术前宣教 □ 宣教疾病知识、术前准备及手术过程 □ 指导术前保持良好睡眠 □ 告知准备物品 □ 告知术后饮食、活动及探视注意事项 □ 告知术后可能出现的情况及应对方式 □ 告知家属等候区位置 □ 协助医师完成术前检查 □ 术前准备 □ 备皮 □ 禁食、禁水 □ 术前无创血压监测 □ 二级护理 □ 晨晚间护理 □ 患者安全管理 □ 遵医嘱完成相关检查 □ 呼吸功能锻炼 □ 给予患者及家属心理支持	□ 术后当日宣教 □ 告知监护设备、管路功能及注意事项 □ 告知饮食、体位要求 □ 告知术后可能出现的情况及应对方式 □ 再次明确探视陪伴须知 □ 术前监测生命体征 □ 送手术 □ 摘除患者各种活动物品 □ 核对患者资料及带药 □ 填写手术交接单、签字确认 □ 接手术 □ 核对患者及资料，签字确认 □ 一级护理 □ 晨晚间护理 □ 卧位护理：雾化吸入护理；预防深静脉血栓形成 □ 排泄护理 □ 患者安全管理 □ 病情观察，写特护记录：日间 q2h、夜间 q4h 评估生命体征、伤口辅料、引流情况及出入量等 □ 遵医嘱指导康复锻炼 □ 给予患者及家属心理支持 □ 术后心理和生活护理 □ 保持呼吸道通畅
重点医嘱	□ 详见医嘱执行单	□ 详见医嘱执行单	□ 详见医嘱执行单
病情变异记录	□ 无 □ 有，原因： 1. 2.	□ 无 □ 有，原因： 1. 2.	□ 无 □ 有，原因： 1. 2.
护士签名			

时间	住院 5~8 天 （术后第 1 天）	住院 6~12 天 （术后第 2~7 天）	住院 13~21 天 （术后第 8~14 天，出院日）
主要护理工作	□ 术后宣教 □ 复查患者对术前宣教内容的掌握程度 □ 饮食、活动、安全指导 □ 药物作用及频率 □ 疾病恢复期注意事项 □ 疼痛及睡眠指导 □ 观察胸腔引流情况 □ 一级护理 □ 晨晚间护理 □ 协助进食进水 □ 协助翻身、创伤移动、防止压疮 □ 排泄护理 □ 患者安全管理 □ 鼓励并协助患者排痰 □ 评估病情，写护理记录 □ 评估生命体征、伤口敷料、引流情况、尿管情况 □ 遵医嘱给予预防深静脉血栓形成治疗 □ 遵嘱指导康复锻炼	□ 术后宣教 □ 复查患者对术前宣教内容的掌握程度 □ 饮食、活动、安全指导 □ 疾病恢复期注意事项 □ 一/二级护理 □ 晨晚间护理 □ 协助进食、进水 □ 协助翻身、创伤移动、防止压疮 □ 排泄护理 □ 患者安全管理 □ 病情观察，写护理记录 □ 评估生命体征、伤口敷料、引流情况 □ 遵医嘱给予预防深静脉血栓形成治疗 □ 遵嘱指导康复训练 □ 给予患者及家属心理支持 □ 鼓励并协助患者排痰	□ 出院宣教 □ 遵医嘱告知后续治疗（化疗、放疗）安排 □ 告知随诊及复查时间 □ 嘱患者自行继续进行肺功能锻炼 □ 二级护理 □ 晨晚间护理 □ 指导床旁活动及肺功能锻炼 □ 指导饮食 □ 患者安全管理 □ 病情观察 □ 评估生命体征、局部敷料及引流管情况 □ 遵医嘱指导出院后肺功能康复锻炼 □ 给予患者及家属心理支持 □ 办理出院手续
重点医嘱	□ 详见医嘱执行单	□ 详见医嘱执行单	□ 详见医嘱执行单
病情变异记录	□ 无 □ 有，原因： 1. 2.	□ 无 □ 有，原因： 1. 2.	□ 无 □ 有，原因： 1. 2.
护士签名			

（三）患者表单

原发性肺癌手术临床路径患者表单

适用对象：第一诊断为原发性肺癌（ICD-10：C34/D02.2）

行肺局部切除/肺叶切除/全肺切除+系统性淋巴结清扫、开胸探查术（ICD-9-CM-3：32.29/32.3~32.5）

患者姓名：		性别： 年龄： 门诊号：	住院号：
住院日期： 年 月 日		出院日期： 年 月 日	标准住院日：12~21 天

时间	入院	手术前	手术当天
医患配合	□ 配合询问病史，收集资料，务必详细告知既往史、用药史、过敏史 □ 如服用抗凝药物，明确告知医师 □ 配合测量生命体征，进行体格检查 □ 接受入院宣教 □ 遵守医院的相关规定和家属探视制度 □ 有不适症状及时告知医师和护士	□ 配合完善术前相关检查，如采血、留尿、心电图、胸部CT、头颅MRI、骨扫描等 □ 医师向患者及家属介绍病情及治疗计划，告知手术方案及风险，术前签字 □ 麻醉师进行术前访视 □ 术前讨论，确定手术方案 □ 接受术前宣教，了解围术期需要注意的问题，提前做好准备 □ 完成术前准备：备皮、配合禁食禁水、准备好必要物品、取下义齿及饰品等并将贵重物品交由家属保管、术前保证良好睡眠 □ 配合进行肺功能锻炼 □ 有不适症状及时告知医师和护士	□ 晨起配合测量生命体征 □ 配合医师完成手术标示 □ 入手术室前协助完成核对 □ 出手术室后配合心电、呼吸、血氧、血压监测以及输液、导尿等 □ 遵医嘱采取正确体位 □ 有不适症状及时告知医师和护士
重点诊疗及检查	诊疗重点： □ 协助医师记录病史 □ 初步确定肺癌手术方案 □ 告知医师既往的基础疾病并继续治疗 重要检查： □ 测量生命体征，身高体重 □ 进行全身体格检查 □ 进行专科检查	诊疗重点： □ 按照预约时间完成必要的实验室检查 □ 了解病情及可选择的治疗方案 □ 根据病情和医师建议选择适合自己的手术方案 □ 了解麻醉和手术风险、围术期可能出现的并发症等 重要检查： □ 完成血尿常规、血型、血凝常规、生化全项、流行病检测等实验室检查 □ 完成胸部CT、心电图、头颅MRI、骨扫描、颈部+双锁骨上淋巴结超声、腹部超声等检查 □ 根据专科情况完成必要的检查，如肿瘤标志物、PET-CT等 □ 根据既往病史完成相关实验室检查，如心肌酶谱、超声心动图、24小时动态心电图等	

时间	手术后	出院
医患配合	□ 配合定时测量生命体征、监测出入量、引流量等 □ 卧床期间注意活动下肢，预防静脉血栓形成，必要时接受抗凝治疗 □ 配合伤口换药 □ 接受进食、进水、排便等生活护理 □ 注意保护引流管及尿管，避免牵拉、脱出、打折等 □ 遵医嘱逐步进行功能锻炼，注意动作禁忌，避免因活动不当造成出血、引流管脱落等 □ 出现不适症状时及时告知医师和护士，如心前区不适、心悸、下肢疼痛等，并配合进行相应实验室检查 □ 配合拔除尿管、引流管 □ 注意活动安全，避免坠床或跌倒 □ 配合执行探视及陪伴制度 □ 根据术后病理回报追加必要的实验室检查	□ 接受出院前指导 □ 获取出院诊断书 □ 获取出院带药 □ 知晓服药方法、作用、注意事项 □ 遵医嘱进行适度功能锻炼，注意动作禁忌 □ 知晓复查、术后放化疗等的时间及程序 □ 知晓在院外出现不适症状时应及时就诊 □ 接受出院宣教 □ 办理出院手续
重点诊疗及检查	□ 如出现心前区不适、心悸等症状，应配合完成心电图、心功能、心悸标志物等实验室检查 □ 如出现突发胸痛、呼吸困难，应配合完成 X 线胸片、凝血试验+D-二聚体等实验室检查，必要时行 CTPA □ 如出现腹痛、腹泻等症状应配合完成便常规、腹部 B 超等检查 □ 如出现下肢疼痛、肿胀应配合完成下肢血管 B 超等检查	

附：原表单（2012 年版）

原发性肺癌手术临床路径表单

适用对象：第一诊断为原发性肺癌（ICD-10：C34/D02.2）

行肺局部切除/肺叶切除/全肺切除+系统性淋巴结清扫、开胸探查术（ICD-9-CM-3：32.29/32.3-32.5）

患者姓名：	性别： 年龄： 门诊号：	住院号：
住院日期： 年 月 日	出院日期： 年 月 日	标准住院日：12~21 天

时间	住院第 1 天	住院第 2~6 天 （术前日）	住院第 4~7 天 （手术日）
主要诊疗工作	□ 询问病史及体格检查 □ 完成病历书写 □ 开实验室检查单及检查申请单 □ 主管医师查房 □ 初步诊断	□ 上级医师查房 □ 术前准备 □ 临床分期与术前评估 □ 术前讨论，确定手术方案 □ 根据病情需要，完成相关科室会诊 □ 住院医师完成病程日志及术前小结、上级医师查房记录等病历书写 □ 签署手术知情同意书、自费用品协议书、输血同意书、授权委托同意书	□ 术前留置尿管 □ 手术 □ 术者完成手术记录 □ 住院医师完成术后病程 □ 上级医师查房 □ 观察生命体征 □ 向患者及家属交代病情及术后注意事项
重点医嘱	**长期医嘱：** □ 胸外科二级护理 □ 普通饮食 **临时医嘱：** □ 血常规、尿常规、大便常规 □ 凝血功能、血型、肝功能、肾功能、电解质、感染性疾病筛查 □ 肺功能、动脉血气分析 □ 心电图 □ 痰细胞学检查、纤维支气管镜检查 □ 影像学检查：X 线胸片、胸部 CT、腹部超声或 CT、全身骨扫描、头颅 MRI 或 CT	**长期医嘱：** □ 雾化吸入 **临时医嘱：** □ 明日全身麻醉下拟行肺局部切除术/肺叶切除术/全肺切除术/开胸探查术 □ 术前 6 小时禁食、禁水 □ 术前晚灌肠 □ 术前备皮 □ 备血 □ 术前镇静药物（酌情） □ 备术中抗菌药物 □ 其他特殊医嘱 □ 必要时：纵隔镜、24 小时动态心电图、超声心动图、经皮肺穿刺活检等	**长期医嘱：** □ 胸外科术后护理常规 □ 特/一级护理 □ 清醒后 6 小时进流质饮食 □ 吸氧 □ 体温、心电、血压、呼吸、脉搏、血氧饱和度监测 □ 胸管引流记量 □ 持续导尿，记 24 小时出入量 □ 雾化吸入 □ 预防性应用抗菌药物 □ 镇痛药物（酌情） **临时医嘱：** □ 其他特殊医嘱
主要护理工作	□ 介绍病房环境、设施和设备 □ 入院护理评估 □ 辅助戒烟	□ 宣教、备皮等术前准备 □ 提醒患者术前禁食、禁水 □ 呼吸功能锻炼	□ 观察病情变化 □ 术后心理和生活护理 □ 保持呼吸道通畅
病情变异记录	□ 无 □ 有，原因： 1. 2.	□ 无 □ 有，原因： 1. 2.	□ 无 □ 有，原因： 1. 2.
护士签名			
医师签名			

时间	住院 5~8 天 （术后第 1 天）	住院 6~12 天 （术后第 2~7 天）	住院 13~21 天 （术后第 8~14 天，出院日）
主要诊疗工作	□ 上级医师查房 □ 住院医师完成病历书写 □ 观察胸腔引流情况 □ 注意生命体征及肺部呼吸音 □ 鼓励并协助患者排痰 □ 必要时纤维支气管镜吸痰	□ 上级医师查房 □ 住院医师完成病历书写 □ 视病情复查血常规、血生化及 X 线胸片 □ 视胸腔引流及肺复张情况拔除胸腔引流管并切口换药 □ 必要时纤维支气管镜吸痰 □ 视情况停用或调整抗菌药物	□ 切口拆线 □ 上级医师查房，明确是否出院 □ 住院医师完成出院小结、病历首页等 □ 向患者及家属交代出院后注意事项 □ 根据术后病理确定术后治疗方案
重点医嘱	长期医嘱： □ 胸外科一级护理 □ 普通饮食 临时医嘱： □ 血常规、肝肾功能、电解质 □ X 线胸片 □ 其他特殊医嘱	长期医嘱： □ 胸外科二级护理 □ 停胸腔闭式引流记量 □ 停记尿量、停吸氧、停心电监护 □ 停雾化 □ 停抗菌药物 临时医嘱： □ 拔胸腔闭式引流管 □ 拔除尿管 □ 切口换药 □ 复查 X 线胸片或胸 CT、血常规、肝肾功能、电解质（酌情） □ 其他特殊医嘱	临时医嘱： □ 切口拆线 □ 切口换药 □ 通知出院 □ 出院带药 □ 定期复诊
主要护理工作	□ 观察患者病情 □ 心理与生活护理 □ 协助患者咳痰	□ 观察患者病情 □ 心理与生活护理 □ 协助患者咳痰	□ 观察病情变化 □ 心理和生活护理 □ 术后康复指导
病情变异记录	□ 无　□ 有，原因： 1. 2.	□ 无　□ 有，原因： 1. 2.	□ 无　□ 有，原因： 1. 2.
护士签名			
医师签名			

第十九章
小细胞肺癌化疗临床路径释义

【医疗质量控制指标】（专家建议）

指标一、诊断需结合既往病史、肿瘤家族史、临床表现、内镜/影像和病理/细胞学检查。

指标二、化疗方案的制订应在多学科讨论的基础上进行。

指标三、化疗前对患者一般状况、器官功能充分评估，并进行健康宣教。

指标四、化疗期间及化疗后注意监测和处理不良反应、及时评估治疗的疗效。

一、小细胞肺癌内科治疗编码

疾病名称及编码：小细胞肺癌（ICD-10：C34，M8041/3-M8045/3）

恶性肿瘤化学治疗（ICD-10：Z51.1）

二、临床路径检索方法

C34+（M8041/3-M8045/3）伴 Z51.1

三、国家医疗保障疾病诊断相关分组（CHS-DRG）

MDC 编码：MCDE（呼吸系统疾病及功能障碍）

ADRC 编码：ER1（呼吸系统肿瘤）

四、小细胞肺癌化疗临床路径标准住院流程

（一）适用对象

第一诊断为小细胞肺癌，需术后化疗、根治性化疗、姑息性化疗及同步放化疗，且无化疗禁忌的患者。

> **释义**
>
> ■ 适用对象编码参见第一部分。
>
> ■ 本临床路径适用对象是第一诊断为小细胞肺癌的患者。
>
> ■ 适用对象中不包括肺部良性肿瘤和未明确诊断为肺癌的患者。
>
> ■ 全身化疗适用于小细胞肺癌的术后治疗、局限期小细胞肺癌的同步放化疗或序贯放化疗、广泛期小细胞肺癌的姑息性抗肿瘤治疗。
>
> ■ 有化疗禁忌的患者不适用于本路径。

（二）诊断依据

1. 临床症状：咳嗽、咯血、呼吸困难、上腔静脉压迫综合征、远端转移引起的症状及肺外非特异性表现等。

2. 体征：浅表淋巴结肿大，呼吸音改变及远端转移所致的体征。

3. 辅助检查：胸部 CT、纤维支气管镜、腹部 CT 或超声、头颅 CT 或 MRI、骨扫描等。

4. 病理学诊断明确：包括胸腔积液脱落细胞学、痰脱落细胞学、纤维支气管镜活检、经皮

肺穿刺活检、淋巴结穿刺活检或术后病理。

> **释义**
>
> ■综合病史、体格检查、辅助检查和病理资料，典型的小细胞肺癌诊断并不困难。病史和体格检查可发现咳嗽、咳痰、咯血等呼吸道症状，上腔静脉综合征、胸痛等压迫症状，远端转移表现或全身非特异表现如体重减轻、乏力，部分患者可出现副肿瘤综合征。
>
> ■胸部 CT 可显示原发病灶，以及胸部其他部位是否有受侵和转移。由于小细胞肺癌具有很强的全身播散倾向，进行全面系统的影像学检查是必要的。
>
> ■病理学检查是诊断的金标准。取得病理的途径多种多样，包括痰细胞学、纤维支气管镜活检、胸腔积液脱落细胞学、经皮肺穿刺活检等。患者诊断时常为晚期，因此浅表淋巴结和远端转移病灶的穿刺活检也是重要的确诊方法。
>
> ■治疗前明确病理类型是非常重要的，尤其是鉴别小细胞肺癌和非小细胞肺癌，因二者治疗有别。两者的临床表现、影像学特点和肿瘤标志物谱都有所不同，这些信息在病理结果回报前有助于提供预判的倾向。
>
> ■当临床诊断小细胞肺癌发生急症，如上腔静脉压迫综合征，须抢救性化疗时，病理诊断不再是化疗前的强制性要求，可在化疗开始后合适的时机明确病理。

（三）进入路径标准

无化疗禁忌的患者，第一诊断为小细胞肺癌，需术后化疗、根治性化疗、姑息性化疗及同步放化疗。当患者合并其他疾病，但住院期间不需要特殊处理也不影响第一诊断的临床路径流程实施时，可以进入路径。

> **释义**
>
> ■本路径第一诊断满足小细胞肺癌疾病编码。肺部良性疾病不符合入径标准。
>
> ■入径时需具有相应化疗指征。
>
> ■对于合并其他疾病，但不需特殊处理，不影响第一诊断且对化疗实施无较大影响者可进入路径。对于未良好控制的重大慢性疾病，或严重器官功能损害，预计难以耐受化疗者，不进入本路径。如未控制良好的糖尿病，未控制良好的高血压，严重的心、肝、肺、肾等脏器功能异常，严重白细胞减少，严重血小板减少等。
>
> ■对于合并其他疾病经适当处理后病情稳定，或目前仍需持续合并使用其他药物，但对化疗路径实施无显著影响的，可进入本路径。这种情况下可能增加治疗费用，延长住院时间。

（四）标准住院日 7~10 天

> **释义**
>
> ■一般情况下总住院时间为 7~10 天均符合路径要求。

■ 同步放化疗若全程无间断住院会超过 10 天。

■ 部分检查，如病理检查，可在门诊完成。

■ 肿瘤导致的并发症和化疗相关的不良反应可能发生在出院后，故应重视患者教育，以及时发现、记录和处理不良反应，提高治疗的安全性。

（五）住院期间的检查项目

1. 必需的检查项目：

（1）血常规、尿常规、大便常规。

（2）肝肾功、电解质、凝血功能、肿瘤标志物。

（3）心电图。

（4）胸部 CT、腹部 CT 或 B 超、头颅 CT 或 MRI。

（5）全身骨扫描。

2. 根据患者病情进行的检查项目：

（1）提示肿瘤有转移时，相关部位 CT、MRI。

（2）肿瘤标志物如 NSE、CEA 等。

（3）肺功能和心功能测定。

（4）合并其他疾病需进行相关检查：如心肌酶谱、24 小时动态心电图、心肺功能检查、BNP、痰培养等。

（5）骨髓穿刺细胞学或活检。

释义

■ 完善的治疗前检查是合理治疗的基础。完善以上检查后，可以排除患者的化疗禁忌，并明确疾病的范围和严重程度，以及重要脏器的基础情况，也为后续的疗效评价和不良反应评估提供依据。

■ 部分检查可在入院前完成。

■ 抢救性化疗可酌情将部分检查推迟到化疗开始后。

■ 以疗效评价为目的的影像学检查不必每周期进行，一般每 2~3 周期 1 次，出现疑似病情进展时可加查。

（六）化疗前准备

1. 体格检查、体能状况评分。

2. 排除化疗禁忌。

3. 患者、监护人或被授权人签署相关同意书。

释义

■ 根据检查情况及病情制订化疗方案。小细胞肺癌增长较快，安排检查和完善化疗前准备不宜耗时过长。当出现肿瘤急症时，应进行抢救性化疗。

■ 化疗前需充分评估患者的重要器官功能和一般状况，预判可能的疗效和不良反应，充分与患者及家属沟通可能的获益与风险。

■ 应向患者和家属说明化疗的必要性，说明是否有化疗以外的替代治疗手段可供选择，说明可供选择的几种化疗方案分别可能出现的不良反应。同时说明化疗期间肿瘤仍可能进展，可能出现肿瘤相关并发症和化疗相关并发症，有时并发症可能相当严重；必要时会调整化疗方案或暂停化疗。患者、监护人或被授权人理解以上信息后，签署化疗同意书，以示接受治疗相关风险。

■ 化疗前需要向患者和家属详细交代化疗可能导致的不良反应的应对方法，并嘱必要时尽快至医院就诊。

（七）治疗方案的选择

一线化疗	化疗方案	时间及周期
	EP：	
	依托泊苷	
	顺铂	q21d×（4~6）
	EC：	
	依托泊苷	
	卡铂	q21d×（4~6）
	IP：	
	伊立替康	
	顺铂	q28d×（4~6）
	IP：	
	伊立替康	
	顺铂	q21d×（4~6）
	IC：	
	伊立替康	
	卡铂	q28d×（4~6）
	EL：	
	依托泊苷	
	洛铂	q21d×（4~6）
二线化疗：		
	拓扑替康	
	静点	q21d
	口服	q21d

一线化疗建议6周期。二线化疗方案可选择原治疗方案，或拓扑替康单药、伊立替康联合铂类、紫杉醇联合铂类等。

> **释义**
>
> ■ 小细胞肺癌一线、二线化疗可选择方案见上。化疗方案的选择需结合复发时间、肿瘤情况、患者对化疗的耐受性和经济承受能力综合考量。
>
> ■ 广泛期小细胞肺癌一线治疗中，卡铂联合依托泊苷方案可联合阿替利珠单抗使用。
>
> ■ 一线化疗 6 个月以上复发者，二线治疗可以使用一线治疗时使用过的化疗方案；6 个月以内（含 6 个月）复发者可选用拓扑替康单药、伊立替康联合铂类或紫杉醇联合铂类，其他可选方案包括紫杉醇单药、多西他赛单药、替莫唑胺单药、依托泊苷单药（口服）、长春瑞滨单药、吉西他滨单药、CAV 方案（环磷酰胺/多柔比星/长春新碱）、异环磷酰胺等。三线及以上治疗可选安罗替尼或纳武利尤单抗 PS 评分 2 分者可以考虑单药化疗。
>
> ■ 一线化疗推荐 6 周期。每 2~3 周期化疗后需全面复查，评价疗效。若疾病进展，需更换化疗方案。若不良反应严重，需加强不良反应预防和治疗，必要时调整化疗方案。

（八）化疗后必须复查的检查项目

1. 血常规：建议每周复查 1~2 次。根据具体化疗方案及血象变化，复查时间间隔可酌情增减。

2. 肝肾功能：每化疗周期复查 1 次。根据具体化疗方案及血象变化，复查时间间隔可酌情增减。

> **释义**
>
> ■ 小细胞肺癌化疗期间可能出现溶瘤综合征，尤其是对于肿瘤负荷较大的病例，应复查血电解质和肾功能。
>
> ■ 当发现血常规、肝肾功能、血电解质等指标异常时，应及时妥善处理，以免导致化疗延迟或终止。

（九）化疗中及化疗后治疗

化疗期间脏器功能损伤的相应防治：止吐、保肝、水化、抑酸、止泻、预防过敏、升白细胞及血小板、纠正贫血。

> **释义**
>
> ■ 化疗期间应根据化疗方案的不良反应特点给予防治。如根据方案致吐性的不同，可预防性单独或联合使用不同种类的止吐药，包括 5-羟色胺 3 受体阻断剂、地塞米松、甲氧氯普胺、神经激肽-1 受体阻断剂等。根据化疗方案特点、患者因素和实验室检查结果，可预防性或治疗性使用升白细胞药和升血小板药物。
>
> ■ 对于含顺铂方案或肿瘤负荷大者，应注意水化。
>
> ■ 若化疗中或化疗后出现并发症，或原有合并症加重，应及时处理。

（十）出院标准

1. 完成既定化疗流程。

2. 无发热等感染表现。

3. 无Ⅲ度及以上的恶心、呕吐及腹泻（NCI分级）。

4. 无未控制的癌痛。

5. 若行实验室检查，无需干预的异常结果。

6. 无需干预的其他并发症。

> 释义
>
> ■患者出院时，应化疗完成，或化疗不能继续。
>
> ■患者出院时，应无严重的化疗相关不良反应。
>
> ■患者出院时，应无肺癌的重大并发症，如明显的感染、严重肝肾功能异常、溶瘤综合征或大出血等。

（十一）变异及原因分析

1. 治疗前、中、后有骨髓抑制、感染、贫血、出血及其他合并症者，需进行相关的诊断和治疗，可能延长住院时间并导致费用增加。

2. 化疗后出现骨髓抑制，需要对症处理，导致治疗时间延长、费用增加。

3. 需要结合放疗。

4. 80岁以上的肺癌患者根据个体化情况具体实施。

5. 医师认可的变异原因分析。

6. 因出现严重咯血或气道阻塞导致治疗时间延长、费用增加。

7. 其他患者方面的原因等。

> 释义
>
> ■骨髓抑制是化疗的常见不良反应，而小细胞肺癌常用化疗方案的骨髓抑制发生率较高。白细胞减少和中性粒细胞减少增加感染发生率。严重血小板减少增加出血发生率。贫血也是铂类药物的不良反应之一。化疗开始前后的各种合并症和并发症，都可能延长住院时间，增加诊断和治疗的费用。
>
> ■医师认可的变异原因主要是指患者入选路径后，医师在检查和治疗过程中发现患者合并未预知的对本路径治疗可能产生影响的状况，须终止执行路径或延长住院时间，增加检查和治疗费用。此状况需在表单中明确说明。
>
> ■因患者方面的原因（如主观原因）导致执行路径出现变异，亦需在表单中明确说明。

五、小细胞肺癌给药方案

（一）用药选择

小细胞肺癌一线、二线化疗可选择方案详见"治疗方案的选择"。化疗方案的选择需结合肿瘤情况、患者对化疗的耐受性和经济承受能力综合考量。

小细胞肺癌术后推荐 EP 方案或 EC 方案。

局限期小细胞肺癌可选择同步放化疗或序贯放化疗。同步放化疗期间化疗推荐 EP 方案。序贯放化疗的化疗阶段推荐 EP 或 EC 方案。

广泛期可选择 EP、EC、IP 或 IC 方案。

可考虑用洛铂代替卡铂使用。

（二）药学提示

依托泊苷的主要不良反应包括骨髓抑制、消化道反应（食欲减退、恶心、呕吐、口腔炎等）和脱发等。若静脉滴注过快（<30 分钟），可有低血压、喉痉挛等超敏反应。

顺铂可导致肾毒性、消化道反应、骨髓毒性、超敏反应、耳毒性和神经毒性等。肾毒性可表现为一过性氮质血症，也可能严重而持久。已存在肾功能损害的患者禁用顺铂。顺铂是消化道反应最为强烈的化疗药物之一，并且可能导致迟发性呕吐。

卡铂的不良反应包括骨髓毒性、超敏反应、神经毒性、耳毒性和消化道毒性等。卡铂剂量需根据内生肌酐清除率和 AUC 计算。肾功能不全患者慎用卡铂。

伊立替康的剂量限制性毒性为延迟性腹泻和中性粒细胞减少。其他毒性包括胃肠道反应、胆碱能综合征、脱发、乏力等。

（三）注意事项

用于小细胞肺癌的化疗方案，导致骨髓抑制的发生率高，且可能较为严重，故治疗前应考察患者骨髓功能对化疗的耐受性，并采取合适的方案与剂量强度，按相关指南预防性或治疗性使用重组人粒细胞集落刺激因子。

使用各方案时，须按相关指南预防性使用止吐药。

小细胞肺癌患者化疗期间应注意溶瘤综合征的防治。

依托泊苷与血浆蛋白的结合率高，与血浆蛋白结合的药物可影响依托泊苷的排泄。依托泊苷用于血白蛋白低或肾功能损害的患者时，毒性增加。

氨基苷类抗菌药物会增强顺铂的肾毒性。抗组胺药、吩噻嗪类药物与顺铂联合使用，可能掩盖顺铂的耳毒性症状。硫辛酸、青霉胺或其他螯合剂会减弱顺铂的疗效，故不宜与顺铂合用。顺铂与抗惊厥药（如卡马西平、磷苯妥英、苯妥英钠）合用，可降低抗惊厥药物的血药浓度。顺铂与锂剂合用，可改变锂的药代动力学参数，应密切监测锂的血药水平。使用含顺铂方案时，应注意水化。

氨基苷类抗菌药物与卡铂同时使用时，会增加卡铂的肾毒性和耳毒性。卡铂与苯妥英钠合用，可减少苯妥英钠经胃肠道吸收，降低其疗效。

伊立替康用药后的腹泻，若出现在 24 小时以内，用阿托品皮下注射；若出现在 24 小时之后，则为延迟性腹泻，须服用洛哌丁胺，必要时补充液体和电解质，给予抗菌药物，或换用其他止泻治疗。胆碱能综合征采用阿托品治疗。

CYP3A4 的强诱导剂会降低伊立替康及其活性代谢产物 SN-38 的暴露量；而 CYP3A4 或 UGT1A1 的强抑制剂会增加伊立替康和 SN-38 的暴露量。伊立替康有抗胆碱酯酶活性，可延长琥珀胆碱的神经肌肉阻滞作用，而非去极化药物的神经肌肉阻滞作用可能被拮抗。伊立替康与具有抗胆碱酯酶活性的药物合用时，可能加重伊立替康毒性。

六、小细胞肺癌化疗护理规范

1. 应充分了解各种化疗药物的毒副作用，以便出现不良反应时做出相应的处理。

2. 鼓励患者进食营养丰富的食物，多饮水及富含钾离子的鲜果汁，协助患者制定合理食谱。

3. 白细胞低下时感染概率大，应做好保护性隔离措施，条件允许时让患者住单间。

4. 血小板低下时，避免磕碰。

七、小细胞肺癌化疗营养治疗规范

1. 所有患者入院后应常规进行营养筛查和营养状况评估和综合测定。

2. 治疗过程中每周至少为患者评估 1 次，以便尽早发现患者出现营养风险并采取早期干预。

3. 营养治疗方式的选择：①为了降低感染风险，首选经口摄入；②出现重度口腔/口咽黏膜炎影响吞咽功能者或产生较强的胃肠道反应的患者，肠内营养应经管饲给予。

4. 患者的每日供给量推荐为每日 25~30kcal/kg，如患者合并严重消耗，每日供给量推荐为每日 30~35kcal/kg。

5. 患者可适当提高优质脂肪的供能比例；蛋白质供给量为每日 1.0~1.5g/kg。

6. 根据胃肠功能状况尽早经口营养补充肠内营养制剂。如口服摄入不足目标量的 60% 时，推荐管饲肠内营养。肠内营养不能达到目标量 60% 时可选用肠外营养药物，以全合一的方式实施（应包含氨基酸、脂肪乳、葡萄糖、维生素、微量元素、电解质注射制剂等）。根据病情变化及营养耐受性选择或调整肠外肠内营养方案。

八、小细胞肺癌化疗患者健康宣教

1. 保持良好的个人卫生习惯，保持口腔清洁。

2. 化疗期间多饮水，进食营养丰富的食物。

3. 避免进食易导致腹泻的食物，包括牛奶及各种奶制品、豆浆及类似产气多的食物、各种凉拌菜及冷食、各种果汁；禁食西瓜、葡萄、草莓、香蕉、菠萝、橙子、桃，可吃苹果、橘子。

4. 注意隔热卫生，做好皮肤护理。

5. 充分休息，适度体育锻炼。

九、推荐表单

（一）医师表单

小细胞肺癌化疗临床路径医师表单

适用对象：第一诊断为小细胞肺恶性肿瘤（ICD-10：C34.907）；

患者姓名：		性别： 年龄： 门诊号：	住院号：
住院日期： 年 月 日		出院日期： 年 月 日	标准住院日：≤10 天

时间	住院第 1 天	住院第 2~3 天	住院第 4~6 天	住院第 7~10 天
诊疗工作	□ 询问病史 □ 体格检查 □ 开出各项检验检查项目 □ 完善医患沟通和病历书写 □ 上级医师查房	□ 查看检查/检验报告，明确有无化疗禁忌 □ 上级医师查房，并制订化疗方案，交代化疗不良反应及注意事项 □ 签署化疗同意书 □ 完善病历书写	□ 给予化疗及对症治疗 □ 观察患者化疗过程中的病情变化及不良反应 □ 上级医师查房，完善病历书写	□ 复查血常规及肝肾功能 □ 根据患者检查结果及病情是否决定出院 □ 若出院，则交代出院随访事宜，并开具出院证明 □ 若病情不允许出院，根据病情制订下一步治疗方案 □ 完善病历书写
重点医嘱	**长期医嘱：** □ 肿瘤科护理常规 □ 二级护理 □ 饮食 □ 根据患者一般情况给予相应治疗 **临时医嘱：** □ 血常规 □ 血生化 □ 肿瘤标志物 □ 心电图 □ 尿液分析 □ 大便常规±隐血 □ 根据病情选择：胸部 CT/腹部 CT/腹部彩超/骨扫描/颅脑 MRI 或 CT/骨髓穿刺 □ 其他	**长期医嘱：** □ 肿瘤科护理常规 □ 二级护理 □ 饮食 □ 根据患者一般情况给予相应治疗 **临时医嘱：** □ 紫杉醇预处理治疗 □ 其他	**长期医嘱：** □ 肿瘤科护理常规 □ 一级护理 □ 饮食 □ 根据患者一般情况给予相应治疗 □ 化疗药物 □ 止吐药物 □ 水化、利尿药物 □ 其他对症治疗药物 **临时医嘱：** □ 化疗药物 □ 紫杉醇预处理 □ 其他对症治疗药物	**长期医嘱：** □ 肿瘤科护理常规 □ 一级护理 □ 饮食 □ 根据患者一般情况给予相应治疗 **临时医嘱：** □ 血常规 □ 血生化 □ 出院 □ （若不能出院）根据病情制订相应治疗方案
病情变异记录	□ 无 □ 有，原因： 1. 2.	□ 无 □ 有，原因： 1. 2.	□ 无 □ 有，原因： 1. 2.	□ 无 □ 有，原因： 1. 2.
医师签名				

（二）护士表单

小细胞肺癌化疗临床路径护士表单

适用对象：第一诊断为小细胞肺恶性肿瘤（ICD-10：C34.907）；

患者姓名：	性别：　　年龄：　　门诊号：	住院号：
住院日期：　　年　月　日	出院日期：　　年　月　日	标准住院日：≤10天

时间	住院第1天	住院第2~3天	住院第4~6天	住院第7~10天
主要护理工作	□ 入院宣教 □ 介绍主管医师、护士 □ 介绍病室环境、设施 □ 介绍常规制度及注意事项 □ 介绍疾病相关注意事项 □ 核对患者，佩戴腕带 □ 建立住院病历 □ 评估患者并书写护理评估单 □ 卫生处置：剪指（趾）甲、沐浴，更换病号服 □ 二级护理 □ 晨晚间护理 □ 患者安全管理 □ 遵医嘱通知实验室检查	□ 化疗前宣教 □ 宣教疾病知识、化疗前准备及化疗过程 □ 告知准备物品 □ 告知化疗过程中饮食、活动及探视注意事项 □ 告知化疗后可能出现的不良反应及应对方式等 □ 告知家属探视须知 □ 二级护理 □ 晨晚间护理 □ 患者安全管理 □ 抽血，大小便常规检查 □ 指导患者到相关科室进行检查并讲明各种检查的目的 □ 给予患者和家属心理支持	□ 化疗当日宣教 □ 告知监护设备、管理功能及注意事项 □ 告知饮食等要求 □ 告知化疗后可能出现的不良反应及应对方式 □ 再次明确探视陪伴须知 □ 化疗前监测生命体征 □ 给予患者和家属心理支持 □ 一/二级护理 □ 晨晚间护理 □ 患者安全管理 □ 药物配置、输液及抽血 □ 观察化疗期间患者反应及血管	□ 化疗后及出院宣教 □ 遵医嘱告知后续治疗安排（监测血常规、肝肾功，下一周期化疗时间，是否需要复查评效等） □ 嘱患者观察化疗后不良反应，如有出现，及时就诊 □ 宣教患者化疗后饮食、生活锻炼须知 □ 二级护理 □ 晨晚间护理 □ 患者安全管理 □ 病情观察 □ 评估生命体征，观察化疗药物所致不良反应 □ 办理出院手续 □ 给予患者和家属心理支持
重点医嘱	□ 详见医嘱执行单	□ 详见医嘱执行单	□ 详见医嘱执行单	□ 详见医嘱执行单
病情变异记录	□ 无　□ 有，原因： 1. 2.	□ 无　□ 有，原因： 1. 2.	□ 无　□ 有，原因： 1. 2.	□ 无　□ 有，原因： 1. 2.
护士签名				

（三）患者表单

小细胞肺癌化疗临床路径患者表单

适用对象：第一诊断为小细胞肺恶性肿瘤（ICD-10：C34.907）；

患者姓名：	性别：	年龄：	门诊号：	住院号：
住院日期： 年 月 日	出院日期： 年 月 日			标准住院日：≤10 天

时间	住院第 1 天	住院第 2~3 天	住院第 4~6 天	住院第 7~10 天
医患配合	□ 配合询问病史，务必详细告知既往史、用药史、过敏史 □ 如服用抗凝药物，明确告知 □ 配合测量生命体征和体格检查 □ 接受入院宣教 □ 遵守医院的相关规定和家属探视制度 □ 有不适症状及时告知医师和护士	□ 配合完善化疗前相关实验室检查，如采血、留尿、心电图、胸部 CT、头颅 MRI、骨扫描等 □ 医师向患者及家属介绍病情及化疗计划，告知化疗方案及风险，化疗前签字 □ 接受化疗前宣教，了解化疗后需要注意的问题，提前做好准备 □ 有不适症状及时告知医师和护士	□ 晨起配合测量生命体征 □ 化疗时配合心电、呼吸、血氧、血压监测等 □ 遵医嘱采取正确体位 □ 有不适症状及时告知医师和护士	□ 接受出院前指导 □ 获取出院诊断书 □ 获取出院带药 □ 知晓服药方法、作用、注意事项 □ 遵医嘱进行适当锻炼 □ 知晓复查、监测血常规及肝肾功的频次和时间 □ 知晓在院外出院不适症状时应及时就诊 □ 接受出院宣教 □ 办理出院手续
重点诊疗及检查	诊疗重点： □ 协助医师记录病史 □ 初步确定肺癌化疗方案 □ 告知医师既往的基础疾病并继续治疗 重要检查： □ 测量生命体征，身高体重 □ 进行全身体格检查	诊疗重点： □ 按照预约时间完成必要的实验室检查 □ 了解病情及可选择的治疗方案 □ 了解化疗方案用药可能导致的不良反应，化疗可能的获益和风险，可能出现的并发症 重要检查： □ 完成血尿便常规、生化全项等实验室检查 □ 完成胸部 CT、心电图、头颅 MRI、骨扫描、颈部和双锁骨上淋巴结超声、腹部超声等检查 □ 根据专科情况完成必要的实验室检查，如肿瘤标志物、血气分析等 □ 根据病史完成相关实验室检查，如心肌酶谱、超声心动图、24 小时动态心电图等	□ 接受输液、化疗 □ 配合水化 □ 接受其他对症治疗药物	□ 如出现心前区不适、心悸等症状，应配合完成心电图、心功能、心肌酶谱等实验室检查 □ 如出现突发胸痛、呼吸困难，应配合完成 X 线胸片、凝血试验加 D-二聚体等实验室检查，必要时行 CTPA □ 如出现腹痛、腹泻等症状应配合完成便常规、腹部超声等检查 □ 如出现下肢疼痛、肿胀应配合完成下肢血管超声等检查

附：原表单（2012 版）

小细胞肺癌化疗临床路径表单

适用对象：第一诊断为小细胞肺恶性肿瘤（ICD-10：C34.907）；

患者姓名：	性别：	年龄：	门诊号：	住院号：
住院日期： 年 月 日	出院日期： 年 月 日		标准住院日：≤10 天	

时间	住院第 1 天	住院第 2~3 天	住院第 4~6 天	住院第 7~10 天
诊疗工作	□ 询问病史 □ 体格检查 □ 开出各项检验检查项目 □ 完善医患沟通和病历书写 □ 上级医师查房	□ 查看检查/检验报告，明确有无化疗禁忌 □ 上级医师查房，并制订化疗方案，交代化疗不良反应及注意事项 □ 签署化疗同意书 □ 完善病历书写	□ 给予化疗及对症治疗 □ 观察患者化疗过程中的病情变化及不良反应 □ 上级医师查房，完善病历书写	□ 复查血常规及肝肾功能 □ 根据患者检查结果及病情是否决定出院 □ 若出院，则交代出院随访事宜，并开具出院证明 □ 若病情不允许出院，根据病情制订下一步治疗方案 □ 完善病历书写
重点医嘱	**长期医嘱：** □ 肿瘤科护理常规 □ 二级护理 □ 饮食 □ 根据患者一般情况给予相应治疗 **临时医嘱：** □ 血常规 □ 生化 2 □ 肿瘤标志物 □ 心电图 □ 尿液分析 □ 大便常规±隐血 □ 根据病情选择：胸部 CT/腹部 CT/腹部彩超/骨扫描/颅脑 MRI 或 CT/骨髓穿刺 □ 其他	**长期医嘱：** □ 肿瘤科护理常规 □ 二级护理 □ 饮食 □ 根据患者一般情况给予相应治疗 **临时医嘱：** □ 紫杉醇预处理治疗 □ 其他	**长期医嘱：** □ 肿瘤科护理常规 □ 一级护理 □ 饮食 □ 根据患者一般情况给予相应治疗 □ 化疗药物 □ 止吐药物 □ 水化、利尿药物 □ 其他对症治疗药物 **临时医嘱：** □ 化疗药物 □ 紫杉醇预处理 □ 其他对症治疗药物	**长期医嘱：** □ 肿瘤科护理常规 □ 一级护理 □ 饮食 □ 根据患者一般情况给予相应治疗 **临时医嘱：** □ 血常规 □ 生化 2 □ 出院 □ （若不能出院）根据病情制订相应治疗方案
护理工作	□ 按入院流程做入院介绍 □ 入院评估 □ 进行入院健康教育	□ 抽血，大小便常规检查 □ 指导患者到相关科室进行检查并讲明各种检查的目的 □ 进行化疗期间饮食、防护及心理宣教	□ 进行化疗期间饮食、防护及心理宣教 □ 药物配置、输液及抽血 □ 观察化疗期间患者反应及血管	□ 协助患者办理出院手续 □ 进行出院后饮食、防护等健康宣教

续 表

时间	住院第 1 天	住院第 2~3 天	住院第 4~6 天	住院第 7~10 天
病情 变异 记录	□无 □有，原因： 1. 2.	□无 □有，原因： 1. 2.	□无 □有，原因： 1. 2.	□无 □有，原因： 1. 2.
护士 签名				
医师 签名				

第二十章

非小细胞肺癌化疗临床路径释义

【医疗质量控制指标】（专家建议）

指标一、诊断需结合既往病史、肿瘤家族史、临床表现、内镜/影像和病理/细胞学检查。

指标二、化疗方案的制订应在多学科讨论的基础上进行。

指标三、化疗前对患者一般状况、器官功能充分评估，并进行健康宣教。

指标四、化疗期间及化疗后注意监测和处理不良反应、及时评估治疗的疗效。

一、非小细胞肺癌编码

1. 原编码：

疾病名称及编码：肺恶性肿瘤（ICD-10：C34.901）

2. 修改编码：

疾病名称及编码：肺恶性肿瘤（ICD-10：C34，不包括：M8041/3-M8045/3）

恶性肿瘤化学治疗（ICD-10：Z51.1）

二、临床路径检索方法

C34（不包括：M8041/3-M8045/3）伴 Z51.1

三、国家医疗保障疾病诊断相关分组（CHS-DRG）

MDC 编码：MCDE（呼吸系统疾病及功能障碍）

ADRC 编码：ER1（呼吸系统肿瘤）

四、非小细胞肺癌化疗标准住院流程

（一）适用对象

无化疗禁忌的患者第一诊断为非小细胞肺癌，需行新辅助、辅助化疗、姑息性化疗及同步放化疗。

> **释义**
>
> ■ 适用对象编码参见第一部分。
>
> ■ 本路径适用对象为病理诊断为非小细胞肺癌，并需进行化疗的患者，根据 WHO 2008 年的分类，非小细胞肺癌是指组织学分类除小细胞癌外其他类型的肺癌，包括：鳞状细胞癌、腺癌、大细胞癌、腺鳞癌、肉瘤样癌、类癌、唾液腺肿瘤等。

（二）诊断依据

1. 临床症状：咳嗽、咯血、呼吸困难、上腔静脉压迫综合征、远端转移引起的症状及肺外非特异性表现等。

2. 体征：浅表淋巴结肿大，呼吸音改变及远端转移所致的体征。

3. 辅助检查：胸部 CT、纤维支气管镜、腹部 CT 或超声、头颅 CT 或 MRI、骨扫描等。

4. 病理学诊断明确：包括胸腔积液脱落细胞学、痰脱落细胞学、纤维支气管镜活检、经皮肺穿刺活检、淋巴结穿刺活检或术后病理。

> **释义**
>
> ■ 本路径的制订主要参考国内权威诊疗规范。
>
> ■ 肺癌临床表现复杂，大致可归纳为原发肿瘤引起的症状及体征，包括咳嗽、痰中带血或咯血、气短或喘鸣、发热、体重下降；肺外胸内扩展引起的症状及体征，包括胸痛、声音嘶哑、吞咽困难、胸腔积液、上腔静脉阻塞综合征、霍纳综合征（Horner syndrom）等；胸外转移引起的症状及体征，包括中枢系统、骨骼、腹部、淋巴结等相应组织器官的改变；副肿瘤综合征，包括肥大性肺性骨关节病、类癌综合征等。
>
> ■ 由于肺癌常与某些肺部疾病并存，或者其影像学形态表现和某些疾病相类似，故本疾病需要和其他相关疾病鉴别。肺门淋巴结结核易与中央型肺癌相混淆，急性粟粒型肺结核应与弥漫性肺泡细胞癌鉴别，主要通过纤维支气管镜活检、痰脱落细胞学检查以及其他组织病理学或细胞学检查进一步鉴别；对于无中毒症状、抗菌药物治疗后肺部阴影吸收缓慢，或者同一部位反复发生肺炎时，应考虑到肺癌的可能。肺脓肿起病急，中毒症状严重，影像学可见均匀大片状炎性阴影，空洞内常见较深液平，而癌性空洞继发感染也可有全身症状，应结合纤维支气管镜检查以及痰脱落细胞学检查进一步鉴别。
>
> ■ 病理学诊断明确：包括术后病理、胸腔积液脱落细胞学、痰脱落细胞学、纤维支气管镜活检、经皮肺穿刺活检、淋巴结穿刺切取活检或穿刺活检、胸腔积液脱落细胞学以及痰脱落细胞学或术后病理。对于晚期非小细胞肺癌、腺癌或含腺癌成分的其他类型肺癌，应在诊断的同时常规进行表皮生长因子受体（epidermal growth factor receptor, EGFR）基因突变和间变性淋巴瘤激酶（anaplastic lymphoma kinase, ALK）融合基因等检测。

（三）进入路径标准

无化疗禁忌的患者第一诊断为非小细胞肺癌，需行新辅助、辅助化疗、姑息性化疗及同步放化疗。当患者合并其他疾病，但住院期间不需要特殊处理也不影响第一诊断的临床路径流程实施时，可以进入路径。

> **释义**
>
> ■ 进入本路径的标准要求第一诊断为非小细胞肺癌，并且需要进行化疗。当合并其他疾病时，入院时需进行系统评估，如对非小细胞肺癌化疗无特殊影响者，可进入路径。但可能增加医疗费用，延长住院时间。
>
> ■《中国原发性肺癌诊疗规范（2015年版）》和《中国晚期原发性肺癌专家共识（2016年版）》推荐所有病理诊断为肺腺癌、含有腺癌成分和具有腺癌分化的晚期非小细胞肺癌患者进行EGFR基因突变检测，建议对于小活检标本诊断的或不吸烟的晚期肺鳞癌患者也进行检测；推荐所有病理诊断为肺腺癌、含有腺癌成分和具有腺癌分化的晚期非小细胞肺癌患者进行ALK融合基因检测。如有必要可进行c-ros

原癌基因1酪氨酸激酶（c-ros oncogene 1 receptor tyrosine kinase，ROS1）基因及RET基因融合、K-RAS基因和BRAF基因V600E突变、人类表皮生长因子受体2（human epidermal growth factor receptor-2，HER₂）基因扩增、MET基因高水平扩增及MET基因14号外显子跳跃缺失突变检测。完成上述检查后，可根据患者的检测结果及其治疗意愿，选择化疗或靶向治疗。

（四）标准住院日7~10天

> **释义**
>
> ■非小细胞肺癌患者入院后1~2天化疗前准备，包括相关实验室检查、化疗前系统评估等。第2~8天行化疗，第8~10天复查血象、生化等，同时主要观察化疗后是否存在不良反应。总住院时间不超过10天符合本路径要求。

（五）住院期间的检查项目

1. 必需的检查项目：
（1）血常规、尿常规、大便常规。
（2）肝肾功能、电解质、凝血功能、肿瘤标志物。
（3）心电图。
（4）胸部CT、腹部CT或B超、头颅CT或MRI、ECT全身骨扫描。
2. 根据患者病情进行的检查项目：
（1）PET-CT。
（2）提示肿瘤有转移时，相关部位CT、MRI。
（3）肺功能和心功能测定。
（4）合并其他疾病时需进行相关检查：如心肌酶谱、24小时动态心电图、心肺功能检查、B型钠尿肽（B-type natriuretic peptide，BNP）、痰培养等。
（5）基因检测。

> **释义**
>
> ■血常规、尿常规、大便常规、肝肾功能是最基本的检查，进入路径的患者均需完成。血常规可以明确是否存在中性粒细胞减少、严重贫血、血小板减低等情况，排除不能耐受化疗的情况，一般而言，需要满足以下条件才能耐受化疗：一般情况良好，血红蛋白≥100g/L、中性粒细胞绝对值≥1.5×10⁹/L、血小板≥80×10⁹/L，肝肾功能无明显异常；电解质、凝血功能、心电图可评估有无基础疾病，是否影响住院时间、费用及其治疗预后；肿瘤标志物可用于肿瘤预后、转归以及监测疗效，同时可作为早期复发的辅助指标，联合使用可提高其在临床应用中的敏感度和特异度。影像学检查用于评估第一次化疗前基线状态以及后续进行疗效评价。当有症状体征提示原发肿瘤存在转移时，需完善相关部位的影像学检查。

（六）化疗前准备

1. 体格检查、体能状况评分。

2. 排除化疗禁忌。

3. 患者、监护人或被授权人签署相关同意书。

释义

■ 通过体格检查以及前述的各项实验室检查，了解患者的一般状况，临床常用两种体能状况（performance status，PS）评分系统，分别为卡氏功能状态（Karnofsky，KPS）评分标准以及美国东部肿瘤协作组（Eastern Cooperative Oncology Group，ECOG）评分标准。评价标准如下表：

卡氏功能状态评分标准

体力状况	评分
正常，无症状和体征	100
能进行正常活动，有轻微症状和体征	90
勉强进行正常活动，有一些症状或体征	80
生活能自理，但不能维持正常生活和工作	70
生活能大部分自理，但偶尔需要别人帮助	60
常需要人照料	50
生活不能自理，需要特别照顾和帮助	40
生活严重不能自理	30
病重，需要住院和积极的支持治疗	20
危重，临近死亡	10
死亡	0

ECOG 评分

体力状态	评分
活动能力完全正常，与起病前活动能力无任何差异	0
能自由走动及从事轻体力活动，包括一般家务或办公室工作，但不能从事较重的体力活动	1
能自由走动以及生活自理，但已丧失工作能力，日间不少于一半时间可以起床活动	2
生活仅能部分自理，日间一半以上时间卧床或坐轮椅	3
卧床不起，生活不能自理	4
死亡	5

■ 化疗绝对禁忌证包括：疾病终末期、孕期妇女（除非终止妊娠）、败血症、昏迷。出现下列情况应谨慎考虑化疗：年老体弱，既往接受多程化疗或放疗，肝肾功能明显异常，严重贫血或白细胞、血小板减少，营养不良，肿瘤导致多发骨转移，肾上腺功能减退，并发发热、感染，心肌疾病，过敏体质，消化道有穿孔倾向。

（七）治疗方案选择

非鳞非小细胞肺癌：

AP 方案：培美曲塞+顺铂或卡铂，一线化疗无进展患者建议培美曲塞维持治疗。

TC 方案（紫杉醇+卡铂）+贝伐珠单抗（7.5mg/kg 或 15mg/kg）。

鳞癌或非鳞癌：

1. TP 方案：紫杉醇+顺铂或卡铂。

2. DP 方案：多西他赛+顺铂或卡铂。

3. GP 方案：吉西他滨+顺铂或卡铂。

4. NP 方案：长春瑞滨 +顺铂。

5. 恩度（7.5mg/m^2）+含铂两药方案。

一线化疗用 4~6 周期，新辅助化疗及辅助化疗用一线化疗方案。

若 PS 为 2 可采用培美曲塞（非鳞癌）、紫杉醇、多西他赛、吉西他滨、长春瑞滨单药化疗。

二线单药化疗：多西他赛、培美曲塞（非鳞癌）单药化疗。

释义

■ 含铂两药联合化疗是非小细胞肺癌标准的一线治疗方案，常用的联合化疗方案包括 GP 方案、NP 方案、TP 方案、TC 方案，非鳞癌患者可选择 AP 方案，贝伐珠单抗联合 TC 方案也是非鳞癌患者的一个选择。不建议使用含培美曲塞或贝伐珠单抗的方案治疗鳞癌。

■ 对于体能状况较差（PS 为 2）的患者可以选择单药化疗，以减少毒性。常用药物包括紫杉醇、多西他赛、吉西他滨、长春瑞滨等，非鳞癌患者还可选择培美曲塞。与普通紫杉醇药物相比，注射用紫杉醇脂质体具有超敏风险较低、不良反应减轻、耐受性更好、半衰期延长、总有效率更高等优势，需结合肿瘤情况、患者对化疗的耐受性和经济承受能力综合考量选择使用。此外，系统评价显示，常规化疗联合其他抗肿瘤药（如斑蝥酸钠/斑蝥酸钠维生素 B$_6$ 或抗肿瘤植物化学药榄香烯乳）可提高肺癌治疗的有效率，改善患者生存质量和生存期。康莱特能有效治疗肺癌恶病质，改善患者生存质量。

■ 化疗患者应进行 CT 检查评估疗效，有缓解或病情稳定的患者可以继续接受总计 4~6 个周期的全身化疗。

■ 多西他赛、培美曲塞是非小细胞肺癌二线治疗的选择。多西他赛已被证明优于最佳支持治疗。与多西他赛相比，培美曲塞也有类似的中位生存期，但毒性小。《中国晚期原发性肺癌诊治专家共识（2016 年版）》指出对于非鳞癌非小细胞肺癌，AP 方案疗效明显优于 GP 方案，并且耐受性更好。

（八）化疗后必须复查的检查项目

1. 血常规：建议每周检查 1~2 次。根据具体化疗方案及血象变化，检查时间间隔可酌情增减。

2. 肝肾功能：每化疗周期检查 1 次。根据具体化疗方案及肝肾功能检查结果，检查时间间隔可酌情增减。

> **释义**
>
> ■ 化疗期间每周检查血常规及肝肾功能，监测化疗有可能引起的不良反应。根据血常规及肝肾功能检查结果调整用药剂量及治疗方案。

（九）化疗过程中及化疗后期的支持治疗

化疗期间脏器功能损伤的防治：预防过敏、止吐、水化、利尿、抑酸、止泻、纠正白细胞及血小板减少、保肝、纠正贫血等治疗。

> **释义**
>
> ■ 化疗药物可引起药物不良反应，包括消化道反应、骨髓抑制、肾毒性、过敏反应等。
>
> ■ 消化道反应包括食欲减退、恶心、呕吐、腹泻、肝功能损害等。可以进行相应对症处理，包括应用止吐药物、抗酸药、保肝药，保持水电解质平衡等。化疗易造成机体免疫力低下，可服用增强免疫功能的药物，如 CD13 抑制剂乌苯美司胶囊，以改善患者生活质量、降低不良反应发生率、延长患者生存期。
>
> ■ 骨髓抑制是常见的不良反应，通常在化疗之前白细胞 $< 3.5 \times 10^9/L$，血小板 $< 80 \times 10^9/L$ 不应使用骨髓抑制明显的细胞毒类药物，白细胞 $< 2 \times 10^9/L$ 或粒细胞 $< 1.0 \times 10^9/L$，应给予重组人粒细胞集落刺激因子（Recombinant Human Granulocyte Colony-stimulating Factor，rhG-CSF）或巨噬细胞集落刺激因子（Granulocyte macrophage colony-stimulating factor，GM-CSF）治疗。rhG-CSF 或 GM-CSF 应在 1 个化疗周期治疗结束后 48 小时后应用。血小板 $< 50 \times 10^9/L$ 可皮下注射 IL-11 或重组人促血小板生成素（Thrombopoietin，TPO）并应用止血药物预防出血，血小板 $< 20 \times 10^9/L$ 应给予血小板输注。血红蛋白 $< 100g/L$ 可应用促红细胞生成素（Erythropoietin，EPO）治疗。研究表明，利可君片对预防及治疗恶性肿瘤患者在放疗、化疗发生的骨髓抑制现象具有显著效果。
>
> ■ 生物反应调节药主要通过提高机体免疫发挥抗肿瘤作用，应酌情使用。此类药物包括多种细胞因子、胸腺素、胸腺五肽等；某些中药（根据循证和辨证论治原则选择，如紫龙金片、康艾注射液）、多糖类（如香菇多糖注射液、薄芝糖肽）及微量元素也具有调节免疫、改善脏腑功能的作用，可以提高抗肿瘤疗效，减轻化疗不良反应，改善患者生存质量。红色诺卡氏菌细胞壁骨架（N-CWS）具有增强 NK 细胞及巨噬细胞免疫活性的作用，加用 N-CWS 可提高近期疗效，减少化疗不良反应，改善患者生存质量。

■ 心脏毒性是含蒽环及紫杉烷类化疗药物常见的不良反应，可以在化疗期间加用磷酸肌酸等心肌保护剂，改善心肌能量代谢，修复受损心肌细胞膜。

■ 化疗辅助用药具有防治化疗不良反应的作用，并非治疗必需用药，应结合患者基础情况、肿瘤性质、化疗方案、风险因素、不良反应程、耐受性、治疗目标和经济承受能力等多种因素综合考量后选择使用。

（十）出院标准

1. 完成既定化疗流程。
2. 无发热等感染相关症状。
3. 无Ⅲ度及以上的恶心、呕吐及腹泻（美国国立癌症研究所通用毒性标准分级）。
4. 无未控制的癌痛。
5. 辅助检查未见需干预的异常结果。
6. 无需干预的其他并发症。

释义

■ 患者出院前应完成所有必需检查项目及拟定的化疗，观察临床症状是否减轻或消失，有无明显药物相关不良反应。

（十一）变异及原因分析

1. 治疗前、中、后有骨髓抑制、感染、贫血、出血及其他合并症者，需进行相关的诊断和治疗，可能延长住院时间并导致费用增加。
2. 需要结合放疗。
3. 80岁以上的患者根据具体情况实施治疗。
4. 医师认可的变异原因分析。
5. 因出现严重咯血或气道阻塞导致治疗时间延长、费用增加。
6. 其他患者方面的原因等。

释义

■ 化疗过程中出现骨髓抑制、并发感染、出血、贫血或其他合并症，需要进行药物调整以及对症处理，将导致住院时间延长、治疗费用增高者，需退出本路径；患者身体状况不能耐受进一步治疗者，需要终止本路径；患者病情变化，需要调整治疗方案，如进行手术或者放疗者，需转入相应路径。

■ 认可的变异原因主要是指患者入选路径后，在检查及治疗过程中发现患者合并存在事前未预知的、对本路径治疗可能产生影响的情况，需要终止执行路径或延长治疗时间、增加治疗费用。医师需在表单中明确说明。

■ 因患者方面的主观原因导致执行路径出现变异，医师需在表单中予以说明。

五、非小细胞肺癌化疗给药方案

(一) 用药选择

结合《中国原发性肺癌诊疗规范（2015 年版）》和《中国晚期原发性肺癌诊治专家共识（2016 年版）》的建议，对于非小细胞肺癌可选择以下治疗方案。

1. AP 方案：培美曲塞+顺铂或卡铂。

培美曲塞：500mg/m^2 静脉滴注，第 1 天。

顺铂：75mg/m^2 静脉滴注，第 1 天。

或者卡铂：AUC 5~6 静脉滴注，第 1 天。

每 21 天为 1 周期，共 4~6 周期。

2. TP 方案：紫杉醇+顺铂或卡铂。

紫杉醇：175mg/m^2 静脉滴注，第 1 天。

顺铂：75mg/m^2 静脉滴注，第 2 天。

或者卡铂：AUC 5~6 静脉滴注，第 1 天。

每 21 天为 1 周期，共 4~6 周期。

3. DP 方案：多西他赛+顺铂或卡铂。

多西他赛：75mg/m^2 静脉滴注，第 1 天。

顺铂：75mg/m^2 静脉滴注，第 1 天。

或者卡铂：AUC 5~6 静脉滴注，第 1 天。

每 21 天为 1 周期，共 4~6 周期。

4. GP 方案：吉西他滨+顺铂或卡铂。

吉西他滨：1250mg/m^2 静脉滴注，第 1、8 天。

顺铂：75mg/m^2 静脉滴注，第 1 天。

或者卡铂：AUC 5~6 静脉滴注，第 1 天。

每 21 天为 1 周期，共 4~6 周期。

5. NP 方案：长春瑞滨+顺铂。

长春瑞滨：25mg/m^2 静脉滴注，第 1、8 天。

顺铂：75mg/m^2 静脉滴注，第 1 天。

每 21 天为 1 周期，共 4~6 周期。

6. 血管内皮抑制素+含铂两药方案：

含铂两药方案如上述。

血管内皮抑制素：7.5mg/m^2 静脉滴注，第 1~14 天。

7. 贝伐珠单抗+TC 方案：

贝伐珠单抗：15mg/kg，每 3 周 1 次。

紫杉醇：175mg/m^2 静脉滴注，第 1 天。

卡铂：AUC 5~6 静脉滴注，第 2 天。

8. 单药化疗：

多西他赛：75mg/m^2 静脉滴注，第 1 天，3 周为 1 周期。

培美曲塞：500mg/m^2 静脉滴注，第 1 天，3 周为 1 周期。

(二) 药学提示

1. 培美曲塞 (Pemetrexed)：为抗叶酸类抗肿瘤药物，主要用于治疗不能手术切除的恶性胸膜间皮瘤和非鳞非小细胞肺癌。培美曲塞主要不良反应：①骨髓抑制；②胃肠道反应，包括腹泻、恶心、呕吐、黏膜炎等。

2. 多西他赛 (Docetaxel)：为干扰微管蛋白合成的药物，主要用于局部晚期或转移性乳腺癌、局部晚期或转移性非小细胞癌的治疗。主要不良反应包括：骨髓抑制、皮肤反应、体液潴留、胃肠道反应等。

3. 吉西他滨（Gemcitabine）：属于 DNA 多聚酶抑制药，主要用于局部晚期或转移性非小细胞肺癌、局部晚期或转移性胰腺癌。骨髓抑制及肝功能不全的患者慎用，其主要不良反应为骨髓抑制、皮肤反应、心脏毒性等。

4. 紫杉醇（Paclitaxel）：为干扰微管蛋白合成的药物，主要用于治疗卵巢癌、乳腺癌、非小细胞肺癌、头颈癌、食管癌和精原细胞瘤等。主要不良反应包括：神经毒性、心脏毒性、骨髓抑制等。

5. 顺铂（Cisplatin）及卡铂（Carboplatin）：属于铂类化合物类，两者抗瘤谱相似，顺铂是非小细胞肺癌、头颈部及食管癌、胃癌、卵巢癌、膀胱癌、恶性淋巴瘤、骨肉瘤及软组织肉瘤等实体瘤的首选药之一，卡铂抗瘤谱与顺铂类似，多用于非小细胞肺癌、头颈部及食管癌、卵巢癌等。顺铂显著不良反应为恶心、呕吐、肾毒性和耳毒性，骨髓抑制相对较轻；由卡铂引起的恶心和呕吐的严重程度比顺铂轻，在肾毒性、神经毒性和耳毒性方面的问题比顺铂少，但骨髓抑制比顺铂严重。

6. 贝伐珠单抗（Bevacizumab）：为单克隆抗体药，与 TC 方案联合治疗晚期非鳞非小细胞肺癌。不良反应包括：胃肠道穿孔、出血、动脉血栓、高血压、蛋白尿、伤口愈合减慢等。

7. 重组人血管内皮抑制素注射液（Recombinant Human Endostatin Injection）：与 NP 化疗方案联合治疗初治或复治的晚期非小细胞肺癌患者，其不良反应主要有消化系统反应、皮肤及附件的过敏反应等。

（三）注意事项

1. 应用培美曲塞时如无禁忌证，在用药前后需要给予以下用药，可减轻培美曲塞不良反应以及降低其严重程度：①地塞米松：每次 4mg 口服，每日 2 次，在培美曲塞用药前 1 天开始使用，连用 3 天；②叶酸：每日口服 $400 \sim 1000\mu g$，每日 1 次，在培美曲塞用药前 7 天起开始使用；③维生素 B_{12}：每次 $1000\mu g$ 肌注，在培美曲塞用药前 7 天起开始使用，每 3 期周用 1 次。

2. 接受多西他赛治疗前需预防用药以减轻体液潴留的发生率和严重程度，同时减轻过敏反应的严重程度，预防用药包括口服地塞米松 8mg 每天 2 次，在多西他赛注射前 1 天开始服用，持续 3 天。

3. 紫杉醇因其以特殊溶媒 Cremophor-EL 进行溶解而可能导致严重的超敏反应，需常规进行皮质类固醇、抗组胺药和 H_2 受体拮抗剂的预处理，以防止严重的超敏反应。同时本品溶液不应接触聚氯乙烯塑料（PVC）装置、导管或器械。滴注时先经 $0.22\mu m$ 孔膜滤过。

4. 肾毒性是大剂量顺铂化疗最常见、最严重的不良反应之一，应用大剂量（$30mg/m^2$ 以上）顺铂化疗时，需要加强水化和利尿，用药后及时给予利尿剂，一日水摄入量维持在 $3000 \sim 3500ml$，使尿量维持在 2500ml 以上，水化过程中注意观察液体超负荷病症并及时处理，定期检测血清电解质和肾功能，同时观察 24 小时尿量及尿颜色，鼓励患者多饮水，促进毒物排泄，以防形成尿酸结晶造成肾功能损害。必要时给予碳酸氢钠碱化尿液和别嘌醇抑制尿酸形成，监测尿液酸碱度，保持 pH 在 $6.5 \sim 7.0$，准确记录 24 小时内尿量，密切观察尿量变化。卡铂的代谢受到肌酐清除能力的影响较大，同样剂量在不同患者体内的清除速率相差极大，用体表面积进行计算并不可靠，故卡铂的剂量可根据患者的身高、体重、性别、年龄、血清肌酐水平计算肌酐清除率，然后按照所需 AUC 水平计算。

六、非小细胞肺癌化疗护理规范

1. 心理护理：密切关注患者的心理变化，帮助患者了解自身病情，安慰患者，鼓励患者树立信心。

2. 防止静脉炎：尽量选择弹性好、饱满充盈的血管进行静脉注射，使用多条血管轮流穿刺，为损伤的血管留下修复时间。对患者进行输液指导。

七、非小细胞肺癌化疗营养治疗规范

1. 所有患者入院后应常规进行营养筛查和营养状况评估和综合测定。

2. 治疗过程中每周至少为患者评估 1 次，以便尽早发现患者出现营养风险并采取早期干预。

3. 营养治疗方式的选择：①为了降低感染风险，首选经口摄入；②出现重度口腔/口咽黏膜炎影响吞咽功能者或产生较强的胃肠道反应的患者，肠内营养应经管饲给予。

4. 患者的每日供给量推荐为每日 25~30kcal/kg，如患者合并严重消耗，每日供给量推荐为每日 30~35kcal/kg。

5. 患者可适当提高优质脂肪的供能比例；蛋白质供给量为每日 1.0~1.5g/kg。

6. 根据胃肠功能状况尽早经口营养补充肠内营养制剂。如口服摄入不足目标量的 60% 时，推荐管饲肠内营养。肠内营养不能达到目标量 60% 时可选用肠外营养药物，以全合一的方式实施（应包含氨基酸、脂肪乳、葡萄糖、维生素、微量元素、电解质注射制剂等）。根据病情变化及营养耐受性选择或调整肠外肠内营养方案。

八、非小细胞肺癌化疗患者健康宣教

1. 保持良好的个人卫生习惯，保持口腔清洁。

2. 化疗期间多饮水，进食营养丰富的食物。

3. 注意个人卫生，做好皮肤护理。

4. 充分休息，适度体育锻炼。

九、推荐表单

（一）医师表单

非小细胞肺癌化疗临床路径医师表单

适用对象：第一诊断为肺恶性肿瘤（ICD-10：C34.901）

患者姓名：		性别：　年龄：　门诊号：	住院号：
住院日期：　　年　月　日		出院日期：　　年　月　日	标准住院日：7~10天

时间	住院第1天	住院第2~3天	住院第4~6天	住院第7~10天
诊疗工作	□ 询问病史 □ 体格检查 □ 开具各项检查单 □ 完善医患沟通和病历书写 □ 上级医师查房	□ 查看检查/检验报告，评估有无化疗禁忌 □ 上级医师查房，制订化疗方案，交代化疗不良反应及注意事项 □ 签署化疗同意书 □ 完善病历书写	□ 给予化疗及对症治疗 □ 观察患者化疗过程中的病情变化及不良反应 □ 上级医师查房，完善病历书写	□ 复查血常规及肝肾功能 □ 根据患者检查结果及病情决定是否出院 □ 若出院，则交代出院随访事宜，并开具出院证明 □ 若病情不允许出院，根据病情制订下一步治疗方案 □ 完善病历书写
重点医嘱	**长期医嘱：** □ 肿瘤科护理常规 □ 二级护理 □ 饮食 □ 根据患者一般情况给予相应治疗 **临时医嘱：** □ 血常规 □ 生化 □ 肿瘤标志物 □ 心电图 □ 尿液分析 □ 大便常规±隐血 □ 根据病情选择：颈部CT或MRI/X线胸片或胸部CT/腹部CT或彩超/骨扫描/纤维支气管镜等 □ 其他	**长期医嘱：** □ 肿瘤科护理常规 □ 二级护理 □ 饮食 □ 根据患者一般情况给予相应治疗 **临时医嘱：** □ 紫杉醇预处理治疗 □ 其他	**长期医嘱：** □ 肿瘤科护理常规 □ 一级护理 □ 饮食 □ 根据患者一般情况给予相应治疗 □ 化疗药物 □ 止吐药物 □ 水化、利尿药物 □ 其他对症治疗药物 **临时医嘱：** □ 化疗药物 □ 紫杉醇预处理 □ 其他对症治疗药物	**长期医嘱：** □ 肿瘤科护理常规 □ 一级护理 □ 饮食 □ 根据患者一般情况给予相应治疗 **临时医嘱：** □ 血常规 □ 生化 □ 出院 □ （若不能出院）根据病情制订相应治疗方案
病情变异记录	□ 无　□ 有，原因： 1. 2.	□ 无　□ 有，原因： 1. 2.	□ 无　□ 有，原因： 1. 2.	□ 无　□ 有，原因： 1. 2.
医师签名				

（二）护士表单

非小细胞肺癌化疗临床路径护士表单

适用对象：第一诊断为肺恶性肿瘤（ICD-10：C34.901）

患者姓名：		性别： 年龄： 门诊号：		住院号：
住院日期： 年 月 日		出院日期： 年 月 日		标准住院日：7~10 天

时间	住院第 1 天	住院第 2~3 天	住院第 4~6 天	住院第 7~10 天
健康宣教	□ 按入院流程做入院介绍 □ 入院评估 □ 进行入院健康教育	□ 指导患者到相关科室进行检查并讲明各种检查的目的 □ 进行化疗期间饮食、防护及心理宣教	□ 进行化疗期间饮食、防护及心理宣教	□ 出院宣教、复查时间、服药方法 □ 活动休息、指导饮 □ 食、指导办理出院手续
护理处置	□ 核对患者，佩戴腕带 □ 建立入院护理病历 □ 协助患者留取各种标本 □ 测量体重	□ 抽血，大小便常规检查	□ 药物配置、输液及抽血 □ 观察化疗期间患者反应及血管	□ 协助患者办理出院手续
基础护理	□ 三级护理 □ 晨晚间护理 □ 患者安全管理	□ 三级护理 □ 晨晚间护理 □ 患者安全管理	□ 二/一级护理 □ 晨晚间护理 □ 患者安全管理	□ 三级护理 □ 晨间护理 □ 协助或指导进食、进水 □ 协助或指导活动 □ 患者安全管理
专科护理	□ 护理查体 □ 病情观察 □ 静脉置管护理 □ 需要时，填写跌倒及压疮防范表 □ 需要时，请家属陪伴 □ 确定饮食种类 □ 心理护理	□ 病情观察 □ 静脉置管护理 □ 遵医嘱完成相关检查 □ 心理护理	□ 遵医嘱予补液 □ 病情观察 □ 静脉置管护理 □ 心理护理	□ 病情观察 □ 出院指导 □ 心理护理
重点医嘱	□ 详见医嘱执行单	□ 详见医嘱执行单	□ 详见医嘱执行单	
病情变异记录	□ 无 □ 有，原因： 1. 2.	□ 无 □ 有，原因： 1. 2.	□ 无 □ 有，原因： 1. 2.	□ 无 □ 有，原因： 1. 2.
护士签名				

（三）患者表单

非小细胞肺癌化疗临床路径患者表单

适用对象：第一诊断为肺恶性肿瘤（ICD-10：C34.901）

患者姓名：	性别：　年龄：　门诊号：	住院号：
住院日期：　　年　月　日	出院日期：　　年　月　日	标准住院日：7~10 天

时间	住院第 1 天	住院第 2~3 天	住院第 4~6 天	住院第 7~10 天
医患配合	□ 配合询问病史、收集资料，务必详细告知既往史、用药史、过敏史 □ 配合进行体格检查 □ 有任何不适告知医师	□ 配合化疗前相关检查 □ 医师与患者及家属介绍病情及化疗相关注意事项	□ 配合完善相关检查	□ 接受出院前指导 □ 了解复查程序 □ 获取出院诊断书
护患配合	□ 配合测量体温、脉搏、呼吸 3 次，血压、体重 1 次 □ 配合完成入院护理评估（简单询问病史、过敏史、用药史） □ 接受入院宣教（环境介绍、病室规定、订餐制度、贵重物品保管等） □ 配合执行探视和陪伴制度 □ 有任何不适告知护士	□ 配合测量体温、脉搏、呼吸 3 次，询问大便 1 次 □ 接受胃镜检查前宣教 □ 接受饮食宣教 □ 接受药物宣教	□ 配合测量体温、脉搏、呼吸 3 次，询问大便 1 次 □ 送内镜中心前，协助完成核对，带齐影像资料及用药 □ 返回病房后，配合接受生命体征的测量 □ 配合检查意识（全身麻醉者） □ 配合缓解疼痛 □ 接受化疗期间饮食及药物宣教 □ 有任何不适告知护士	□ 接受出院宣教 □ 办理出院手续 □ 获取出院带药 □ 知道服药方法、作用、注意事项 □ 知道复印病历程序
饮食	□ 遵医嘱饮食	□ 遵医嘱饮食	□ 遵医嘱饮食	□ 遵医嘱饮食
排泄	□ 正常排尿便	□ 正常排尿便	□ 正常排尿便	□ 正常排尿便
活动	□ 正常活动	□ 正常活动	□ 正常活动	□ 正常适度活动，避免疲劳

附：原表单（2016 年版）

非小细胞肺癌化疗临床路径表单

适用对象：第一诊断为肺恶性肿瘤（ICD-10：C34.901）

患者姓名：	性别：	年龄：	门诊号：	住院号：
住院日期： 年 月 日	出院日期： 年 月 日			标准住院日：7~10 天

时间	住院第 1 天	住院第 2~3 天	住院第 4~6 天	住院第 7~10 天
诊疗工作	□ 询问病史 □ 体格检查 □ 开出各项检验检查项目 □ 完善医患沟通和病历书写 □ 上级医师查房	□ 查看检查/检验报告，明确有无化疗禁忌 □ 上级医师查房，并制订化疗方案，交代化疗不良反应及注意事项 □ 签署化疗同意书 □ 完善病历书写	□ 给予化疗及对症治疗 □ 观察患者化疗过程中的病情变化及不良反应 □ 上级医师查房，完善病历书写	□ 复查血常规及肝肾功能 □ 根据患者检查结果及病情是否决定出院 □ 若出院，则交代出院随访事宜，并开具出院证明 □ 若病情不允许出院，根据病情制订下一步治疗方案 □ 完善病历书写
重点医嘱	长期医嘱： □ 肿瘤科护理常规 □ 二级护理 □ 饮食 □ 根据患者一般情况给予相应治疗 临时医嘱： □ 血常规 □ 生化 2 □ 肿瘤标志物 □ 心电图 □ 尿液分析 □ 大便常规±隐血 □ 根据病情选择：颈部 CT 或 MRI/X 线胸片或胸部 CT/腹部 CT 或彩超/骨扫描/纤维支气管镜等 □ 其他	长期医嘱： □ 肿瘤科护理常规 □ 二级护理 □ 饮食 □ 根据患者一般情况给予相应治疗 临时医嘱： □ 紫杉醇预处理治疗包 □ 其他	长期医嘱： □ 肿瘤科护理常规 □ 一级护理 □ 饮食 □ 根据患者一般情况给予相应治疗 □ 化疗药物 □ 止吐药物 □ 水化、利尿药物 □ 其他对症治疗药物 临时医嘱： □ 化疗药物 □ 紫杉醇预处理 □ 其他对症治疗药物	长期医嘱： □ 肿瘤科护理常规 □ 一级护理 □ 饮食 □ 根据患者一般情况给予相应治疗 临时医嘱： □ 血常规 □ 生化 2 □ 出院 □（若不能出院）根据病情制订相应治疗方案
护理工作	□ 按入院流程做入院介绍 □ 入院评估 □ 进行入院健康教育	□ 抽血，大小便常规检查 □ 指导患者到相关科室进行检查并讲明各种检查的目的 □ 进行化疗期间饮食、防护及心理宣教	□ 进行化疗期间饮食、防护及心理宣教 □ 药物配置、输液及抽血 □ 观察化疗期间患者反应及血管	□ 协助患者办理出院手续 □ 进行出院后饮食、防护等健康宣教

时间	住院第 1 天	住院第 2~3 天	住院第 4~6 天	住院第 7~10 天
病情 变异 记录	□无　□有，原因： 1. 2.	□无　□有，原因： 1. 2.	□无　□有，原因： 1. 2.	□无　□有，原因： 1. 2.
护士 签名				
医师 签名				

第二十一章

肺癌放疗临床路径释义

【医疗质量控制指标】（专家建议）

指标一、诊断需结合家族史、临床表现、影像学表现和病理结果，以病理结果为金标准。

指标二、对确诊的病例有全身（包括颈胸腹脑骨）系统检查评估。

指标三、放疗靶区范围、剂量设定及正常组织限量符合国际指南/国内共识标准。

指标四、放疗实施期间，定期监测并及时处理肿瘤变化和并发症。

一、肺癌放疗编码

1. 原编码：

疾病名称及编码：肺癌（ICD-10：C34/D02.2）

2. 修改编码：

疾病名称及编码：肺癌（ICD-10：C34）

恶性肿瘤放射治疗（ICD-10：Z51.0）

二、临床路径检索方法

C34 伴 Z51.0

三、国家医疗保障疾病诊断相关分组（CHS-DRG）

MDC 编码：MDCE（呼吸系统疾病及功能障碍）

ADRG 编码：ER1（呼吸系统肿瘤）

四、肺癌放疗临床路径标准住院流程

（一）适用对象

第一诊断为支气管肺癌（ICD-10：C34/D02.2）。

1. 临床 Ⅰ、Ⅱ 期非小细胞肺癌因合并内科疾病（心肺功能不全，糖尿病）、患者高龄等不适合手术或拒绝手术者。

2. 临床 Ⅰ、Ⅱ 期接受手术的病例中，手术切缘阳性、术后病理报告纵隔淋巴结转移或术后复发。

3. 临床 Ⅲ 期非小细胞肺癌。

4. 临床 Ⅳ 期非小细胞肺癌的姑息放疗。

5. 既往治疗后局部复发的非小细胞肺癌

6. 小细胞肺癌的综合治疗和姑息性放疗。

7. 既往治疗后局部复发的小细胞肺癌。

> **释义**
>
> ■ 适用对象编码参见第一部分。
> ■ 本临床路径适用对象是第一诊断为原发性肺癌的患者。

■ 本文标注为 Ⅰ~Ⅳ 期的分期，均参照国际通用的美国癌症联合会（AJCC）第 8 版分期。小细胞肺癌在参照上述分期同时，还参照美国退伍军人医院分期（VA）分为局限期和广泛期。

■ 根治性放疗适用于 ⅢA、ⅢB 及 Ⅲc 期非小细胞肺癌和局限期小细胞肺癌患者，及部分 Ⅰ、Ⅱ 期不能耐受手术的非小细胞肺癌患者。

■ 术前放疗适用于 ⅢA 期非小细胞肺癌不能立即进行手术患者，术后放疗适用于 R_1、R_2 切除，N_2 病变及淋巴结探查不够和手术后残端近切缘等。

■ 晚期非小细胞肺癌（出现远地转移）的姑息性放疗，姑息性放疗适用于对晚期肺癌原发灶和转移灶的减症治疗，以减轻局部压迫症状、骨转移导致的疼痛以及脑转移已导致或可能导致的神经症状等。晚期肺癌患者经过化疗后或靶向治疗后或免疫治疗后的局部病灶的姑息放疗。对于靶向治疗后或免疫治疗后局部病变进展者，也可行局部病变放疗。针对寡转移的患者，可进行局部根治量的放射治疗。对于广泛期小细胞肺癌，如果化疗有效者，且远地转移病灶控制，一般情况尚好者建议行胸部病变放疗。

■ 放疗可用于既往未行放疗，随诊过程中出现复发，复发位置较局限，且周围正常器官对射线耐受度可的非小细胞肺癌；或既往接受过放疗，随诊过程中出现复发，复发位置较局限，且经慎重评估原放疗计划，判定此次放疗可以实施的患者。

■ 适用对象中不包括肺部良性肿瘤，合并严重间质性肺炎等肺功能差的患者。

■ 脑预防照射（PCI）：局限期小细胞肺癌患者化放疗后达完全缓解（CR）或部分缓解（PR）者，复查脑 MRI 如果无脑转移，建议进行脑预防照射。$T_{1-2}N_0$ 小细胞肺癌患者综合治疗后是否进行脑预防照射尚有争议。广泛期小细胞肺癌患者化放疗后进行脑预防照射有争议。

■ PCI 适用于无神经认知功能障碍及脑部病变患者，建议年龄≤70 岁的患者。

■ 小细胞肺癌的复发后放疗及姑息放疗情况参照非小细胞肺癌的复发后放疗及姑息放疗。

（二）诊断依据

根据《美国国家癌症综合网非小细胞肺癌治疗指南 2009 年第一版（中国版）》《临床诊疗指南》（中华医学会编著，人民卫生出版社）。

1. 高危因素：吸烟指数>400，年龄>45 岁，环境与职业因素。
2. 临床症状：咳嗽、咯血、胸痛、声音嘶哑、胸闷气短、呼吸困难、肺外症状。
3. 临床体征：锁骨上区淋巴结肿大、上腔静脉综合征、膈肌麻痹、食管受压、胸腔积液、心包积液。
4. 辅助检查：胸部影像学检查，纤维支气管镜，正电子发射计算机断层显像（PETCT），病理学检查（支气管镜下活检、肺穿刺活检、肺外转移淋巴结穿刺病理、纵隔镜活检病理、痰脱落细胞学检查、胸腔积液细胞学检测），肺癌标志物检测分子生物学方法。

释义

■ 临床症状还可有发热、咳痰、体重减轻。

■ 本路径的制订主要参考国际及国内权威参考书籍及诊疗指南，上述临床资料及实验室检查是确诊肺癌诊断的重要依据。

■ 典型的肺癌诊断并不困难，根据病史中存在呼吸系统症状，如刺激性咳嗽、咳痰、痰中带血等，胸部 CT 提示存在肺内肿物，支气管镜+活检或 CT 引导下肺穿刺或 B 超引导下淋巴结穿刺活检的病理结果或痰细胞学检测等进行诊断。

■ 胸部平扫+增强 CT 检查是诊断肺癌的重要检查手段。

■ 辅助检查还应包括头颅影像学检查，颈部+双锁骨上淋巴结超声检查，腹部 CT 或超声检查，骨扫描检查，予患者以明确的临床分期，有条件的建议 PET-CT 检查，必要时需要行纵隔镜下淋巴结活检，全面评估分期决定是否适合进行放射治疗。

■ 病理是诊断的金标准，明确病理分型（非小细胞肺癌或小细胞肺癌）对于决定患者的进一步治疗方式至关重要。条件允许时还应进行分子分型的诊断，如基因检测：EGFR 突变检测、ALK 融合基因检测等，也可进行 PDL1 免疫组织化学检测，也可通过血液检测基因突变或肿瘤负荷突变。

（三）进入路径标准

1. 第一诊断符合 ICD-10：C34/D02.2 支气管肺癌疾病编码。
2. 临床分期（UICC 2009）为 I 期、II 期、III 期及需要姑息性放疗的 IV 期肺癌患者。
3. 临床分期（UICC 2009）各临床分期的小细胞肺癌。
4. 心、肺、肝、肾等器官功能临床状态可以耐受放疗。
5. 当患者同时具有其他疾病诊断，但住院期间不需要特殊处理也不影响第一诊断的临床路径流程实施时，可进入本路径。

> **释义**
>
> ■ 本路径第一诊断满足肺癌疾病编码。
>
> ■ 临床分期（AJCC 第 8 版）。
>
> ■ 本路径包括不能进行手术治疗的非小细胞肺癌 I、II 期患者，能够接受同步放化疗的 III A 和 III B 及 III c 期非小细胞肺癌患者，准备进行放化疗序贯治疗的 III 期非小细胞肺癌患者，术后放疗的非小细胞肺癌患者，及部分晚期非小细胞肺癌存在转移灶症状（如脑转移或骨转移）的患者，需要对化疗后残存病灶加强局部控制的晚期肺癌患者。还适用于局限期小细胞肺癌患者；适用于广泛期化疗有效者的胸部放疗。包括脑预防照射（PCI）：局限期患者化放疗后达 CR 或 PR 者，复查脑 MRI 如果无脑转移，建议进行脑预防照射。
>
> ■ 对于合并其他疾病，但不需特殊处理，不影响第一诊断且对放疗无较大影响者可以进入路径。但对于存在肺功能差或有严重的基础性肺病或心脏病，预计不能耐受放疗者需除外。
>
> ■ 对于合并其他疾病经合理处理后病情稳定，亦或目前尚需持续用药，但不影响放疗预后和路径实施的，可进入路径，但可能会延长住院时间，增加治疗费用。
>
> ■ 对于放疗有较大影响的合并内科疾病患者，需请相关科室会诊，对病情进行评估和控制以保证放疗安全，影响路径实施的退出本路径。
>
> ■ 患者对于放疗导致的放射性肺炎甚至肺部感染、放射性食管炎等情况知情并接受，同意进行局部放疗，必要时会中断或终止放疗。

　　■ 患者对放疗过程中有可能会出现放疗野外病灶的进展或放疗区域内病灶进展造成放疗失败知情并接受。

（四）标准住院日 14~50 天

释义

　　■ 完善放疗前相关辅助实验室检查及检查需第 1~3 天，放疗计划制订需要第 4~7 天，进行放疗需要 20~42 天，病情平稳（见出院标准）时可出院。总住院时间不超过 54 天均符合路径要求。

（五）住院期间的检查项目

1. 必需的检查项目：
（1）血常规、尿常规、大便常规。
（2）凝血功能、血型、肝肾功能、电解质、感染性疾病筛查（乙型肝炎、丙型肝炎、艾滋病、梅毒等）、肿瘤标志物检查。
（3）肺功能、心电图。
（4）影像学检查：胸部 CT（平扫+增强扫描）、腹部超声或 CT、全身骨扫描、头颅 MRI 或 CT。
2. 根据患者病情，可选择以下项目：
（1）纵隔镜。
（2）超声内镜引导下纵隔淋巴结活检。
（3）正电子发射计算机断层成像术（PET-CT）或单光子发射计算机断层成像术（SPECT）。
（4）24 小时动态心电图、超声心动图、血气分析。
（5）心脑血管疾病相关检查。
3. 体位固定、CT 模拟定位、图像重建。
4. 治疗靶区勾画、确认。
5. 治疗计划设计、评估、确认、验证。

释义

　　■ 定位：首选 CT 定位，必要时辅以 PETCT 定位或 MR 定位（例如若有肺不张，采用上述两者联合或之一，确定肿瘤区域和不张的边界），选择体模或头颈肩面罩或真空垫进行固定。
　　■ 定位时注意病变的活动度，有条件者可采用四维 CT 定位。
　　■ 勾画靶区，包括 GTV、CTV、PTV；勾画正常组织包括脊髓、全肺、心脏、肝脏、双肾、食管及可评价的正常器官。治疗计划单提交：95% PTV 的剂量，正常组织的限量。完成计划设计后确认计划，逐层确认，靶区适形度，高低剂量区及 DVH 等，验证，治疗。

■ 疗中进行图像引导 IGRT 或 EPID 进行摆位验证。

■ 靶区勾画时如有肺不张，建议 PET-CT 或 MRI 进行融合勾画靶区。

■ 如患者治疗中出现并发症（如放射性肺炎等），有可能延长住院时间。

■ 部分患者疗中因病变变化大（肺不张或缩小或增大），需疗中进行重新定位及靶区计划融合。

（六）治疗方案的选择

参考《肿瘤放射治疗学第四版》（殷蔚伯、余子豪等编著，中国协和医科大学出版社）、《NCCN 肺癌临床实践指南中国版》《NCCN 指南》。

1. 放疗方式：常规放疗、三维适形放疗或者调强放疗、SBRT。
2. 放疗中用药：生血药、放疗保护剂、放疗增敏剂、抗菌药物、抗肿瘤药。
3. 激素和支持治疗：视放疗中患者情况而定。
4. 治疗中检查的项目：
(1) 血常规、肝肾功能、电解质。
(2) 胸部 CT（含定位 CT）、腹部超声。

> **释义**
>
> ■ 放疗方式：可选择常规放疗（二维放疗），三维适形放疗或者调强放疗（普通调强放疗（IMRT），旋转调强放疗（VMAT）和断层调强放疗（TOMO）及 SBRT 等技术。注意对周围正常脏器的保护，不能超过正常组织的耐受剂量，避免造成严重不良反应，影响患者的日常生活或器官功能。根据临床试验结果和专家共识意见，建议联用复方苦参注射液减轻癌性疼痛，减少放疗引起的 3 级及以上放射性肺炎、放射性食管炎等放射性损伤，提高患者生存质量，降低不良反应发生率。
>
> ■ 放疗剂量：非小细胞肺癌同步放化疗，临床上一般采用 60Gy。单纯根治性放疗或序贯放疗的剂量为 60~70Gy。术后辅助放疗剂量为 50Gy。早期非小细胞肺癌，可行立体定向（SBRT），建议 BED>100Gy。局限期小细胞肺癌的推荐剂量为 45Gy（1.5Gy/次，2 次/日）或 60~70Gy，2Gy/次。广泛期小细胞肺癌推荐胸部放疗剂量为 45Gy，3Gy/次或 50~60Gy，2Gy/次。
>
> ■ 姑息性放疗的剂量低于或等同根治性放疗剂量，目的在于控制症状，改善患者生活质量。
>
> ■ 正常组织限量：包括 95% PTV 的剂量；脊髓≤45Gy，心脏 V30<50%，V40<30%；双肺：单放 V20<30%，同步放化疗以及化疗后 V20<28%、V30<20%、Mean lung<1700；V50<60%；术后限量：肺叶切除术后 V20<20%，全肺切除术后 V20<10%；肝脏 V20<30%；在评价放疗计划时确保正常组织限定在安全界限内。
>
> ■ 靶区剂量变化可适当超出 95%~107% 的范围。
>
> ■ 放射性食管炎时可行抗炎，营养支持治疗。
>
> ■ 放射性肺炎时建议抗炎、激素、镇咳及平喘吸氧等治疗。
>
> ■ 放疗中疼痛患者可行对症镇痛治疗。
>
> ■ 局部晚期非小细胞肺癌同步放化疗。同步放化疗的化疗方案需根据患者的病理类型进行选择，并且注意化疗剂量的调整。

■局部晚期非小细胞肺癌同步放化疗时，化疗方案主要选择

1. EP 方案（依托泊苷+顺铂）依托泊苷 $50mg/m^2$ 第 1~5 天，顺铂 $50mg/m^2$ 第 1 和第 8 天给药，28 天一个周期。

2. PC 方案（紫杉醇+卡铂）：紫杉醇 $45mg/m^2$、卡铂 AUC=2 第一天给药，或顺铂给药根据体表面积计算，每周方案。

3. 非鳞癌患者也可以使用培美曲塞加卡铂/顺铂方案。其中培美曲塞 $500mg/m^2$，第 1 天，顺铂 $75mg/m^2$，第 1 天或卡铂 AUC=5，第 1 天，21 天/周期。

■近期 RTOG 研究，同步放化疗时高剂量 74Gy 对患者无益，NCCN 指南建议：非小细胞肺癌同步放化疗放疗剂量采用 60Gy 即可。单纯根治性放疗或序贯放疗的剂量为 60~70Gy。早期非小细胞肺癌，可行大分割放疗（SBRT），建议 BED>100Gy，注意正常组织器官的耐受剂量评价，参考 NCCN 指南。

■若采用大分割方式，暨行立体定向放疗时，正常组织限量参考 NCCN 指南限量。

■脑转移放疗可以选择全脑放疗（WBRT），SBRT 或两者联合。建议全脑放疗剂量 30Gy/3Gy/10 次或 37.5Gy/2.5Gy/15 次，SBRT 或全脑和局部病灶的同步加量放疗。

■局限期小细胞肺癌同步放化疗根据体表面积按 21 天 1 个周期给药，剂量同内科一致。通常为：①依托泊苷 $100mg/（m^2·d）$，第 1~3 天，顺铂 $75mg/（m^2·d）$，第 1 天，21 天/周期；②依托泊苷 $120mg/（m^2·d）$，第 1~3 天，顺铂 $60mg/（m^2·d）$，第 1 天，21 天/周期；③依托泊苷 $100mg/（m^2·d）$，第 1~3 天，顺铂 $25mg/（m^2·d）$，第 1~3 天，21 天/周期；④依托泊苷 $100mg/（m^2·d）$，第 1~3 天，卡铂 AUC=5，第 1 天，21 天/周期。

■放疗（或化疗后 24h）联合给予重组人粒细胞-巨噬细胞刺激因子（rhGM-CSF）[皮下注射，3~5μg/（kg·d），白细胞 $>40×10^9/μl$ 时可自行评估考虑停药，$>60×10^9/μl$ 需停药]，可提高机体免疫能力，促进白细胞、树突状细胞等免疫细胞增殖，减少骨髓抑制，改善患者生存期。

■局限期小细胞肺癌同步放化疗根据体表面积按 21~28 天 1 个周期给药，剂量同内科一致。

■红色诺卡菌细胞壁骨架（N-CWS）具有增强 NK 细胞及巨噬细胞免疫活性的作用，加用 N-CWS 可提高近期疗效，减少放疗不良反应，改善患者生存质量。

■放疗中疼痛患者可行对症镇痛治疗。根据三阶梯镇痛给药模式进行对症镇痛治疗。

■放疗中咳嗽咳痰进行对症治疗，根据病情选择口服或静脉治疗。

■放疗中出现咯血情况根据病情选择止血药物。

■放射性食管炎发生后，建议多饮水，必要时抗炎激素治疗，注意激素用量及时间不宜过长。

■放射性肺炎发生时，根据患者症状、发热或气短等情况，及时采取抗炎、激素、镇咳及吸氧等对症措施，根据病情建议激素每周减量。

■脑转移患者放疗中颅压高脑水肿时建议甘露醇和激素降颅压治疗。

（七）出院标准

1. 放射治疗计划完成。

2. 一般状态平稳。

> 释义

> ■ 治疗后需根据患者情况，复查胸部 CT，建议复查颈部 CT 或 B 超。进行常规实验室指标的检查，如有异常需及时对症处理。
> ■ 患者出院前应一般情况良好，无明显副作用。
> ■ 放疗计划完成或因为严重不良反应不能继续。
> ■ 没有需要住院处理的与放疗有关的并发症，如严重的肺部感染、放射性肺炎等。
> ■ 治疗费用：常规外照射 1.5 万~2 万元；精确调强放疗 3 万~20 万元。
> ■ 针对肿瘤病灶部位及分期和疗效，需要综合治疗的患者建议到内科或外科就诊，进行后续治疗。如出现疾病进展，需及时进行后续治疗，包括全身化疗或靶向治疗或姑息放疗。放疗后 2 年内需常规每 3~4 个月定期复查，包括血液学生化检查及颈胸腹部影像学检查及骨扫描和脑 MRI 等。

（八）变异及原因分析

1. 病理不明确，放疗前需要进行相关的诊断。

2. 放疗中出现并发症、合并症。

> 释义

> ■ 放射治疗前必须全面了解病情，完善检查，准确分期评估，需根据具体病情及病灶累及部位合理制订放疗计划，在评价放疗计划时确保正常组织限定在安全界限内。选择合适的放疗计划并尽量确保放疗安全，进入相应路径管理。
> ■ 认可的变异原因主要是指患者入选路径后，在检查及治疗过程中发现患者合并存在事前未预知的、对本路径治疗可能产生影响的情况，需要终止执行路径或延长治疗时间、增加治疗费用。医师需在表单中明确说明。
> ■ 因患者方面的主观原因导致执行路径出现变异，需医师在表单中予以说明。
> ■ 按标准治疗方案如患者疗中发现其他严重基础疾病，需调整放疗或药物治疗或继续其他基础疾病的治疗，则终止本路径；出现呼吸道出血、食管穿孔、梗阻或放射性肺炎等并发症时，需转入相应路径。

五、肺癌放疗给药方案

（一）用药选择

局部晚期非小细胞肺癌同步放化疗时，化疗方案主要选择：

1. EP 方案（依托泊苷+顺铂）依托泊苷 $50mg/m^2$ 第 1~5 天，顺铂 $50mg/m^2$ 第 1 和第 8 天给药，28 天一个周期。

2. PC 方案（紫杉醇+卡铂或顺铂）。EP 给药方案：依托泊苷 $50mg/m^2$ 第 1~5 天，顺铂 $50mg/m^2$ 第

1 和第 8 天给药，28 天一个周期；PC 给药方案：紫杉醇 $45mg/m^2$、卡铂 AUC＝2 第 1 天给药，每周方案；

3. 非鳞癌患者也可以使用培美曲塞加卡铂/顺铂方案。其中培美曲塞 $500mg/m^2$，第 1 天，顺铂 $75mg/m^2$，第 1 天或卡铂 AUC＝5，第 1 天，21 天/周期。或顺铂给药根据体表面积计算。

局限期小细胞肺癌同步放化疗根据体表面积按 21 天 1 个周期给药，剂量同内科一致。通常为：

1. 依托泊苷 $100mg/(m^2 \cdot d)$，第 1~3 天，顺铂 $75mg/(m^2 \cdot d)$，第 1 天，21 天/周期。

2. 依托泊苷 $120mg/(m^2 \cdot d)$，第 1~3 天，顺铂 $60mg/(m^2 \cdot d)$，第 1 天，21 天/周期。

3. 依托泊苷 $100mg/(m^2 \cdot d)$，第 1~3 天，顺铂 $25mg/(m^2 \cdot d)$，第 1~3 天，21 天/周期。

4. 依托泊苷 $100mg/(m^2 \cdot d)$，第 1~3 天，卡铂 AUC＝5，第 1 天，21 天/周期。

抗菌药物的使用：

患者若合并有发热的阻塞性肺炎，或合并有感染性疾病，根据病原学培养结果及试敏结果有针对性使用抗生素。若无药敏结果，或结果为阴性，排除禁忌后，可经验性使用喹诺酮类药物治疗消化道感染；β 内酰胺类药物/喹诺酮类药物治疗呼吸系统疾病。

镇痛药物使用：参照镇痛三阶梯治疗原则。

中西医结合治疗：

1. 放疗期间可以考虑采用辐射防护剂，中药消化道黏膜保护剂，活血化瘀（咳血者慎用或禁用），对抗肺纤维化，保护血象促进升血的经国家药监局批准的中成药物，或经三级甲等医院具有中医执业医师的人员开具的个体化方剂。

2. 注意禁用红豆杉等可加重肺纤维化的药物。

六、肺癌放疗营养治疗规范

1. 所有患者入院后应常规进行营养筛查和营养状况评估和综合测定。

2. 治疗过程中每周至少为患者评估 1 次，以便尽早发现患者出现营养风险并采取早期干预。

3. 营养治疗方式的选择：①为了降低感染风险，首选经口摄入；②出现重度口腔/口咽黏膜炎影响吞咽功能者或产生较强的胃肠道反应的患者，肠内营养应经管饲给予。

4. 患者的每日供给量推荐为每日 25~30kcal/kg，如患者合并严重消耗，每日供给量推荐为每日 30~35kcal/kg。

5. 患者可适当提高优质脂肪的供能比例；蛋白质供给量为每日 1.0~1.5g/kg。

6. 根据胃肠功能状况尽早经口营养补充肠内营养制剂。如口服摄入不足目标量的 60% 时，推荐管饲肠内营养。肠内营养不能达到目标量 60% 时可选用肠外营养药物，以全合一的方式实施（应包含氨基酸、脂肪乳、葡萄糖、维生素、微量元素、电解质注射制剂等）。根据病情变化及营养耐受性选择或调整肠外肠内营养方案。

七、肺癌放疗患者健康宣教

1. 保持良好的个人卫生习惯。

2. 少去人群密集的公共场所，避免感染。

3. 多饮开水，合理优质蛋白饮食。

4. 保护皮肤，避免一切物理化学刺激。

5. 监测体温，预防感冒。

6. 休息为主，适度锻炼，不宜剧烈运动。保护皮肤体表的放疗标记，及时补绘。

八、推荐表单

（一）医师表单

支气管肺癌放疗临床路径医师表单

适用对象：第一诊断为支气管肺癌（ICD-10：C34；D02.2）

患者姓名：	性别： 年龄： 门诊号：	住院号：
住院日期： 年 月 日	出院日期： 年 月 日	标准住院日：42~54 天

时间	住院第 1 天	住院第 2~7 天 （放疗前准备）	住院第 3~7 天 （放疗第 1 天）
主要诊疗工作	□ 询问病史及体格检查 □ 完成病历书写 □ 开实验室检查单及检查申请单 □ 主管医师查房 □ 初步确定治疗方式	□ 上级医师查房 □ 完善检查，临床分期与放疗前评估 □ 放疗前准备 □ 根据病情需要，完成相关科室会诊 □ 住院医师完成病程日志上级医师查房记录等病历书写 □ 签署放疗或放化疗知情同意书及放疗技术同意书和自费药物同意书	□ 第一次治疗医师摆位 □ 上级医师查房 □ 观察病情变化 □ 靶区勾画，上级医师确认靶区，计划设计，计划确认 □ 校位，放疗实施及验证
重点医嘱	长期医嘱： □ 二级护理 □ 普通饮食 临时医嘱： □ 血常规、尿常规、大便常规 □ 凝血功能、血型、肝肾功能、电解质、感染性疾病筛查、肿瘤标志物检查 □ 肺功能、心电图、超声心动图 □ 影像学检查：颈部 B 超和胸部 CT、腹部超声或 CT、全身骨扫描、头颅 MRI 或 CT □ 必要时：PET-CT 或 SPECT、纵隔镜、24 小时动态心电图、超声内镜纵隔淋巴结活检等	长期医嘱： □ 同前 临时医嘱： □ 模拟定位 □ 放射治疗计划制订（复杂） □ 其他特殊医嘱	长期医嘱： □ 开始放疗 临时医嘱： □ 放疗验证 □ 其他特殊医嘱
主要护理工作	□ 介绍病房环境、设施和设备 □ 入院护理评估 □ 辅助戒烟	□ 观察病情变化	□ 观察病情变化 □ 放疗心理和生活护理
病情变异记录	□ 无 □ 有，原因： 1. 2.	□ 无 □ 有，原因： 1. 2.	□ 无 □ 有，原因： 1. 2.
护士签名			
医师签名			

时间	住院 7~35 天 （放疗 1~28 天）	住院 36 天 （放疗后第 28 天）	住院 37~54 天 （放疗后第 29~46 天，至出院）
主要诊疗工作	□ 上级医师查房 □ 住院医师完成病程书写 □ 注意生命体征及肺部呼吸音 □ 每周复查血常规 □ 视情况应用抗菌药物和/或激素	□ 上级医师查房 □ 住院医师完成病程书写 □ 视病情复查血常规、血生化及胸 CT、超声 □ 评价疗效，观察有无并发症 □ 必要时修改计划	□ 上级医师查房，明确是否出院 □ 住院医师完成出院小结、病历首页等 □ 向患者及家属交代出院后注意事项
重点医嘱	**长期医嘱：** □ 二级护理 □ 普通饮食 **临时医嘱：** □ 血常规 □ 其他特殊医嘱	**长期医嘱：** □ 二级护理 □ 普通饮食 **临时医嘱：** □ 复查 X 线胸片、血常规、肝肾功能、电解质 □ 胸 CT、超声或其他需要检查 □ 其他特殊医嘱	**临时医嘱：** □ 通知出院 □ 出院带药 □ 出院诊断书 □ 定期复诊、随访
主要护理工作	□ 观察患者病情 □ 心理与生活护理	□ 观察患者病情 □ 心理与生活护理	□ 指导患者办理出院手续 □ 交代出院后的注意事项 □ 出院后饮食指导
病情变异记录	□ 无　□ 有，原因： 1. 2.	□ 无　□ 有，原因： 1. 2.	□ 无　□ 有，原因： 1. 2.
护士签名			
医师签名			

（有条件的单位患者也可以在门诊治疗）

（二）护士表单

支气管肺癌放疗临床路径护士表单

适用对象：第一诊断为支气管肺癌（ICD-10：C34；D02.2）

患者姓名：	性别： 年龄： 门诊号：	住院号：
住院日期： 年 月 日	出院日期： 年 月 日	标准住院日：42~54 天

时间	住院第 1 天	住院第 2~3 天	住院第 3~7 天
主要诊疗工作	□ 建立住院病历 □ 核对患者信息，佩戴腕带 □ 入院评估 □ 患者一般情况评估 □ 日常生活能力评估 □ 跌倒/坠床危险因素评估 □ 压疮危险因素评估 □ 入院宣教 □ 介绍住院物品准备 □ 介绍主管医师、责任护士、护士长 □ 介绍病室环境、设施 □ 介绍住院规章制度及注意事项 □ 介绍探视制度及注意事项 □ 介绍疾病相关注意事项 □ 卫生处置 □ 剪指（趾）甲 □ 沐浴 □ 更换病号服 □ 医师依据患者病情及生活能力确定护理级别 □ 测量生命体征 □ 心理护理 □ 患者安全管理 □ 书写一般护理记录单 □ 遵医嘱通知相关检查，介绍检查的注意事项	□ 根据护理级别定时巡视病房 □ 观察患者病情变化情况 □ 放疗前宣教 □ 放疗前准备 □ 介绍放疗相关知识 □ 化疗前宣教（需要时） □ 介绍化疗相关知识 □ 测量生命体征 □ 饮食指导 □ 用药指导 □ 心理护理 □ 遵医嘱完成相关检查 □ 患者安全管理 □ 书写一般护理记录单	□ 根据护理级别定时巡视病房 □ 观察患者病情变化情况 □ 放疗期间宣教 □ 介绍放疗的不良反应及注意事项 □ 化疗期间宣教（需要时） □ 介绍化疗的不良反应及注意事项 □ 测量生命体征 □ 饮食指导 □ 用药指导 □ 心理护理 □ 患者安全管理 □ 书写一般护理记录单
重点医嘱	□ 详见医嘱执行单	□ 详见医嘱执行单	□ 详见医嘱执行单
病情变异记录	□ 无 □ 有，原因： 1. 2.	□ 无 □ 有，原因： 1. 2.	□ 无 □ 有，原因： 1. 2.
护士签名			

日期	住院第 4~53 天 （放疗过程）	住院第 53~54 天 （出院日）
主 要 诊 疗 工 作	□ 根据护理级别定时巡视病房 □ 观察患者病情变化情况 □ 放疗期间宣教 □ 介绍放疗的不良反应及注意事项 □ 介绍如何保护放射野皮肤 □ 化疗期间宣教（需要时） □ 介绍化疗的不良反应及注意事项 □ 观察放疗/化疗的不良反应 □ 放疗/化疗不良反应的护理 □ 测量生命体征 □ 饮食指导 □ 用药指导 □ 心理护理 □ 患者安全管理 □ 书写一般护理记录单	□ 日常生活能力评估 □ 出院宣教 □ 介绍放疗后的注意事项 □ 介绍出院后的注意事项 □ 出院带药用药指导 □ 协助办理出院手续 □ 完成一般护理记录单
重点 医嘱	□ 详见医嘱执行单	□ 详见医嘱执行单
病情 变异 记录	□无 □有，原因： 2. 2.	□无 □有，原因： 1. 2.
护士 签名		

（三）患者表单

支气管肺癌放疗临床路径患者表单

适用对象：第一诊断为支气管肺癌（ICD-10：C34；D02.2）

患者姓名：	性别：	年龄：	门诊号：	住院号：
住院日期： 年 月 日	出院日期： 年 月 日			标准住院日：42~54 天

日期	住院第 1 天	住院第 2~3 天	住院第 3~7 天
医患配合	□ 配合询问病史，收集资料，务必详细告知既往史、用药史、过敏史 □ 配合测量生命体征，进行体格检查 □ 接受入院宣教 □ 遵守医院的相关规定和家属探视制度 □ 有不适症状及时告知医师和护士	□ 配合完善放疗前相关实验室检查，如采血、留尿、心电图、胸 CT、B 超等 □ 医师向患者及家属介绍病情及治疗计划，告知放疗方案及风险和自费 项目，并签字 □ 配合疗前定位及注意事项 □ 有不适症状及时告知医师和护士	□ 晨起配合测量生命体征 □ 遵医嘱采取正确体位 □ 进行放疗前校位及同步化疗前准备 □ 有不适症状及时告知医师和护士
重点诊疗及检查	诊疗重点： □ 协助医师记录病史 □ 初步确定肺癌治疗方案 □ 告知医师既往的基础疾病并继续治疗 重要检查： □ 测量生命体征，身高体重 □ 进行全身体格检查	诊疗重点： □ 按照预约时间完成必要的实验室检查 □ 了解病情和可选择的治疗方案 □ 根据病情和医师建议选择适合自己的治疗方案 重要检查： □ 完成血尿常规、血型、血凝常规、生化全项、流行病检测等实验室检查 □ 完成胸 CT、心电图、B 超等检查 □ 根据专科情况完成必要的实验室检查，如肿瘤标志物、ECT 等 □ 根据既往病史完成相关实验室检查，如心肌标志物、超声心动、甲状腺功能全项等	

日期	住院第 4~53 天 （放疗过程）	住院第 53~54 天 （出院日）
医患配合	□ 配合定时测量生命体征等 □ 配合标记划线 □ 配合每周的体格检查及血象检查 □ 放疗中出现的不适应及时告知主管医师 □ 配合医嘱执行疗中及疗末复查 □ 注意活动安全，避免坠床或跌倒 □ 配合执行探视及陪伴制度	□ 接受出院前指导 □ 获取出院诊断书 □ 获取出院带药 □ 知晓服药方法、作用、注意事项 □ 遵医嘱进行适度功能锻炼，注意动作禁忌 □ 知晓复查的时间及程序 □ 知晓在院外出现不适症状时应及时就诊 □ 接受出院宣教 □ 办理出院手续
重点诊疗及检查	□ 如出现心前区不适、心悸等症状，应配合完成心电图、心功能、心肌标志物等实验室检查 □ 如出现腹痛、腹泻等症状应配合完成便常规、腹部 B 超等检查 □ 如出现下肢疼痛应配合完成下肢血管 B 超等检查 □ 如有呼吸困难、发热等症状，复查 X 线胸片、胸部 CT 等	

附：原表单（2016 年版）

支气管肺癌放疗临床路径表单

适用对象：第一诊断为支气管肺癌（ICD-10：C34；D02.2）

患者姓名：	性别：	年龄：	门诊号：	住院号：
住院日期： 年 月 日	出院日期： 年 月 日			标准住院日：42~54 天

时间	住院第 1 天	住院第 2~7 天（放疗前准备）	住院第 3~7 天 （放疗第 1 天）
主要诊疗工作	□ 询问病史及体格检查 □ 完成病历书写 □ 开检查申请单 □ 主管医师查房 □ 初步确定治疗方式	□ 上级医师查房 □ 临床分期与放疗前评估 □ 放疗前准备 □ 根据病情需要，完成相关科室会诊 □ 住院医师完成病程日志上级医师查房记录等病历书写 □ 签署放疗知情同意书	□ 第一次治疗医师摆位 □ 上级医师查房 □ 观察病情变化
重点医嘱	长期医嘱： □ 二级护理 □ 普通饮食 临时医嘱： □ 血常规、尿常规、大便常规 □ 凝血功能、血型、肝肾功能、电解质、感染性疾病筛查、肿瘤标志物检查 □ 肺功能、心电图、超声心动图 □ 影像学检查：胸部 CT、腹部超声或 CT、全身骨扫描、头颅 MRI 或 CT □ 必要时：PET-CT 或 SPECT、纵隔镜、24 小时动态心电图、超声内镜纵隔淋巴结活检等	长期医嘱： □ 同前 临时医嘱： □ 模拟定位 □ 放射治疗计划制订（复杂） □ 其他特殊医嘱	长期医嘱： □ 开始放疗 临时医嘱： □ 放疗验证 □ 其他特殊医嘱
主要护理工作	□ 介绍病房环境、设施和设备 □ 入院护理评估 □ 辅助戒烟	□ 观察病情变化	□ 观察病情变化 □ 放疗心理和生活护理
病情变异记录	□ 无 □ 有，原因： 1. 2.	□ 无 □ 有，原因： 1. 2.	□ 无 □ 有，原因： 1. 2.
护士签名			
医师签名			

时间	住院 7~35 天 （放疗 1~28 天）	住院 36 天 （放疗后第 28 天）	住院 37~54 天 （放疗后第 29~46 天，至出院）
主要诊疗工作	□ 上级医师查房 □ 住院医师完成病程书写 □ 注意生命体征及肺部呼吸音 □ 每周复查血常规 □ 视情况应用抗菌药物和/或激素	□ 上级医师查房 □ 住院医师完成病程书写 □ 视病情复查血常规、血生化及胸 CT、超声 □ 评价疗效，观察有无并发症 □ 必要时修改计划	□ 上级医师查房，明确是否出院 □ 住院医师完成出院小结、病历首页等 □ 向患者及家属交代出院后注意事项
重点医嘱	长期医嘱： □ 二级护理 □ 普通饮食 临时医嘱： □ 血常规 □ 其他特殊医嘱	长期医嘱： □ 二级护理 □ 普通饮食 临时医嘱： □ 复查 X 线胸片、血常规、肝肾功能、电解质 □ 胸 CT、超声 □ 其他特殊医嘱	临时医嘱： □ 通知出院 □ 出院带药 □ 定期复诊、随访
主要护理工作	□ 观察患者病情 □ 心理与生活护理	□ 观察患者病情 □ 心理与生活护理	□ 指导患者办理出院手续 □ 交代出院后的注意事项 □ 出院后饮食指导
病情变异记录	□ 无　□ 有，原因： 1. 2.	□ 无　□ 有，原因： 1. 2.	□ 无　□ 有，原因： 1. 2.
护士签名			
医师签名			

（有条件的单位患者也可以在门诊治疗）

第二十二章

肝胆管细胞癌化疗临床路径释义

【医疗质量控制指标】（专家建议）

指标一、诊断需结合既往病史、肿瘤家族史、临床表现、内镜/影像和病理/细胞学检查。

指标二、化疗方案的制订应在多学科讨论的基础上进行。

指标三、化疗前对患者一般状况、器官功能充分评估，并进行健康宣教。

指标四、化疗期间及化疗后注意监测和处理不良反应、及时评估治疗的疗效。

一、肝胆管细胞癌化疗编码

1. 原编码：

疾病名称及编码：肝胆管细胞癌（ICD-10：C24.001）

2. 修改编码：

疾病名称及编码：肝胆管细胞癌（ICD-10：C22.1/C24）

恶性肿瘤化学治疗（ICD-10：Z51.1）

二、临床路径检索方法

（C22.1/C24）伴 Z51.1

三、国家医疗保障疾病诊断相关分组（CHS-DRG）

MDC 编码：MDCG（消化系统疾病及功能障碍）

ARDC 编码：GR1（消化系统恶性肿瘤）

四、肝胆管细胞癌化疗标准住院流程

（一）适用对象

第一诊断为肝胆管细胞癌（ICD-10：C24.001），需术后化疗、姑息性化疗，但无化疗禁忌的患者。

> **释义**
>
> - 适用对象编码参见第一部分。
> - 本临床路径适用对象是第一诊断为肝胆管细胞癌的患者。
> - 适用对象中不包括肝细胞型肝癌。
> - 全身化疗适用于有高危复发因素的肝胆管细胞癌的术后治疗以及姑息性治疗。
> - 有化疗禁忌的患者不适用于本路径。

（二）诊断依据

1. 临床症状：乏力、食欲缺乏、腹胀、腹痛、黄疸。

2. 临床体征：一般状况评价、全身浅表淋巴结情况，腹部视诊和触诊，检查有无肝脏变大、肝区叩痛、腹部肿块。

3. 辅助检查：全腹部 CT、X 线胸片/肺部 CT、盆腔 CT，必要时肝脏 MRI。

4. 病理学诊断明确：术后病理，或经皮肝穿刺活检，或淋巴结等转移灶穿刺活检。

> **释义**
>
> ■ 肝胆管细胞癌患者临床症状主要表现以全身症状：乏力、食欲缺乏、消瘦和消化系统症状如腹胀、腹痛、黄疸等。查体一般无典型的阳性体征。
>
> ■ 腹部盆腔 CT 可显示原发病灶以及腹部盆腔其他部位是否有受侵和转移。肝脏 MRI 有助于鉴别肝内胆管细胞癌及原发性肝癌，并可准确判断肝内转移病灶的情况，推荐常规开展。
>
> ■ 病理学检查是诊断的金标准。
>
> ■ 治疗前明确病理类型是非常重要的，尤其是鉴别肝胆管细胞癌和转移性肝癌。

（三）进入路径标准

1. 第一诊断为肝胆管细胞癌。

2. 术后病理有淋巴结阳性等高危因素；伴不可手术的远端转移或局部无法根治的肝胆管细胞癌；术后复发转移患者。

3. 符合化疗适应证，无化疗禁忌证。

4. 当患者合并其他疾病，但住院期间不需要特殊处理也不影响第一诊断的临床路径流程实施时，可以进入路径。

> **释义**
>
> ■ 入路径时需具有相应化疗指征。
>
> ■ 对于合并其他疾病，但不需特殊处理，不影响第一诊断且对化疗实施无较大影响者可进入路径。对于未良好控制的重大慢性疾病，或严重器官功能损害，预计难以耐受化疗者，不进入本路径。如：未控制良好的糖尿病和高血压，严重的心、肝、肺、肾等脏器功能异常，骨髓功能障碍等。
>
> ■ 对于合并其他疾病经适当处理后病情稳定，或目前仍须持续合并使用其他药物，但对化疗路径实施无显著影响的，可进入路径。这种情况下可能增加治疗费用，延长住院时间。

（四）标准住院日 7~10 天

> **释义**
>
> ■ 一般情况下总住院时间为 7~10 天均符合路径要求。
>
> ■ 部分检查（如病理检查），可在门诊完成。
>
> ■ 肿瘤导致的并发症和化疗相关的不良反应可能发生在出院后，故应重视患者教育，以及时发现、记录和处理不良反应，提高治疗的安全性。

（五）住院期间的检查项目

1. 必需的检查项目：

（1）血常规、尿常规、大便常规+隐血。

（2）肝肾功能、电解质、凝血功能、感染指标筛查（乙型、丙型肝炎病毒）。

（3）腹部超声、腹部 CT 或 MRI，胸部 CT。

（4）心电图。

2. 根据患者具体情况选择的检查项目：

（1）提示肿瘤有转移时，相关部位 CT、MRI。

（2）肿瘤标志物如 CEA、CA19-9、CA72-4、AFP 等。

（3）骨扫描。

（4）合并其他疾病相关检查。

> **释义**
>
> ■ 完善的治疗前检查是合理治疗的基础。完善以上检查后，可以排除患者的化疗禁忌，并明确疾病的范围和严重程度以及重要脏器的基础情况，也为后续的疗效评价和不良反应评估提供依据。
>
> ■ 部分检查可在入院前完成。
>
> ■ 以疗效评价为目的的影像学检查不必每周期进行，一般每2~3周期1次，出现疑似病情进展时可加查。

（六）化疗前准备

1. 体格检查、体力状况评分。

2. 排除化疗禁忌。

3. 患者、监护人或被授权人签署相关同意书。

> **释义**
>
> ■ 根据检查情况及病情制订化疗方案。
>
> ■ 化疗前需充分评估患者的重要器官功能和一般状况，预判可能的疗效和不良反应，充分与患者及家属沟通可能的获益与风险。
>
> ■ 应向患者和家属说明化疗的必要性，同时说明化疗期间肿瘤仍可能进展，可能出现肿瘤相关并发症和化疗相关并发症，有时并发症可能危及生命；必要时会调整化疗方案或暂停化疗。患者、监护人或被授权人理解以上信息后，签署化疗同意书，以示接受治疗相关风险。
>
> ■ 化疗前需要向患者和家属详细交代化疗可能导致的不良反应及其应对方法，并嘱必要时尽快至医院就诊。

（七）治疗方案的选择

1. 吉西他滨为基础的方案：

（1）吉西他滨+顺铂（GP），3周重复。

（2）吉西他滨+奥沙利铂（GEMOX），3周重复。

（3）吉西他滨+卡培他滨，3周重复。

（4）吉西他滨单药。

2. 氟尿嘧啶为基础的方案：

（1）奥沙利铂+5-FU［FOLFOX4、（m）FOLFOX6、（m）FOLFOX7］，2周重复。

（2）奥沙利铂+卡培他滨（XELOX），3周重复。

> **释义**
>
> ■肝胆管细胞癌姑息性及辅助化疗选择方案见上。化疗方案的选择需结合肿瘤情况、患者对化疗的耐受性和经济承受能力综合考量。
>
> ■一线化疗推荐4~6周期。每2~3周期化疗后需全面复查，评价疗效。若疾病进展，需更换化疗方案。若不良反应严重，需加强不良反应预防和治疗，必要时调整化疗方案。
>
> ■辅助化疗一般6个周期。

（八）化疗后必须复查的检查项目

1. 血常规：建议每周复查1~2次。根据具体化疗方案及血象变化，复查时间间隔可酌情增减。

2. 肝肾功能：每化疗周期复查1次。

> **释义**
>
> ■化疗期间需定期复查血常规和肝肾功能。血常规建议每周复查1~2次，若病情需要可增加复查频度。
>
> ■当发现血常规、肝肾功能、血电解质等指标异常时，应及时妥善处理，以免导致化疗延迟或终止。

（九）化疗中及化疗后治疗

化疗期间脏器功能损伤的相应防治：止吐、保肝、水化、抑酸、止泻、预防过敏、升白细胞及血小板、纠正贫血。

> **释义**
>
> ■化疗期间应根据化疗方案的不良反应特点给予防治。如：根据方案致吐性的不同，可预防性单独或联合使用不同种类的止吐药，包括5-TH$_3$受体阻断剂、地塞米松、甲氧氯普胺、神经激肽-1受体阻断剂等；根据化疗方案特点、患者因素和实验室检查结果，可预防性或治疗性使用升白细胞药和升血小板药。
>
> ■对于含顺铂方案或肿瘤负荷大者，应注意水化。

（十）出院标准

1. 完成既定化疗流程。

2. 无发热等感染表现。

3. 无Ⅲ度以上恶心、呕吐及腹泻（NCI 分级）。

4. 无未控制的癌痛。

5. 若行实验室检查，无需干预的异常结果。

6. 无需干预的其他并发症。

> **释义**
>
> ■ 患者出院时，应化疗完成或化疗不能继续。
>
> ■ 患者出院时，应无严重的化疗相关不良反应。
>
> ■ 患者出院时，应无重大并发症，如明显的感染、严重肝肾功能异常、大出血等。

（十一）变异及原因分析

1. 治疗前、中、后有骨髓抑制、感染、贫血、出血及其他合并症者，需进行相关的诊断和治疗，可能延长住院时间并导致费用增加。

2. 化疗后出现骨髓抑制，需要对症处理，导致治疗时间延长、费用增加。

3. 需要结合放疗。

4. 70 岁以上的肝胆管细胞癌患者根据个体化情况具体实施。

5. 医师认可的变异原因分析。

6. 其他患者方面的原因等。

> **释义**
>
> ■ 骨髓抑制是化疗的常见不良反应，而肝胆管细胞癌常用化疗方案的骨髓抑制发生率较高。白细胞减少和中性粒细胞减少增加感染发生率。严重血小板减少增加出血发生率。贫血也是铂类药物的不良反应之一。化疗开始前后的各种合并症和并发症，都可能延长住院时间，增加诊断和治疗的费用。
>
> ■ 医师认可的变异原因主要是指患者入选路径后，医师在检查和治疗过程中发现患者合并未预知的对本路径治疗可能产生影响的状况，须终止执行路径或延长住院时间，增加检查和治疗费用。此状况需在表单中明确说明。
>
> ■ 因患者方面的原因（如主观原因）导致执行路径出现变异，亦须在表单中明确说明。

五、肝胆管细胞癌化疗给药方案

用药选择

姑息化疗（3 周重复方案）

1. 吉西他滨为基础的方案：

（1）吉西他滨-顺铂（GP）方案：吉西他滨 $1000mg/m^2$，静脉滴注，第 1、8 天；顺铂 $60\sim80mg/m^2$，静脉滴注，第 1 天或分 2~3 天给予。

（2）吉西他滨-奥沙利铂（GEMOX）方案：吉西他滨 $1000mg/m^2$，静脉滴注，第 1、8 天；奥沙利铂 $130mg/m^2$，静脉滴注，第 1 天给予。

（3）吉西他滨-卡培他滨方案：吉西他滨 $1000mg/m^2$，静脉滴注，第 1、8 天；卡培他滨 $825\sim 1000mg/m^2$，口服，一日 2 次，第 1~14 天。

（4）吉西他滨单药方案：吉西他滨 $1000mg/m^2$，一周 1 次，静脉滴注，连用 7 周后间歇 1 周，然后 3 周间歇 1 周。

2. 氟脲嘧定为基础的方案：

（1）FOLFOX4：奥沙利铂 $85mg/m^2$，静脉滴注 2 小时，第 1 天；亚叶酸钙 $200mg/(m^2\cdot d)$，在氟尿嘧啶前 2 小时静脉滴注，第 1、2 天；氟尿嘧啶 $400mg/(m^2\cdot d)$，静脉注射，然后再用 $600mg/(m^2\cdot d)$，持续静脉滴注 22 小时，第 1、2 天；2 周重复 1 次，共 8~12 个周期。

（2）（m）FOLFOX6：奥沙利铂 $85mg/m^2$，静脉滴注 2 小时，第 1 天；亚叶酸钙 $400mg/(m^2\cdot d)$，在氟尿嘧啶前 2 小时静脉滴注，第 1 天；氟尿嘧啶 $400mg/(m^2\cdot d)$，静脉注射，然后再用 $2400mg/(m^2\cdot d)$，持续静脉滴注 44~48 小时；2 周重复 1 次，共 8~12 个周期。

（3）XELOX 方案：卡培他滨 $850\sim 1000mg/m^2$，口服，一天 2 次，第 1~14 天；奥沙利铂 $130mg/m^2$，第 1 天；3 周重复 1 次，共 6~8 个周期。

（4）FP 方案：氟尿嘧啶 $425\sim 750mg/(m^2\cdot d)$，静脉滴注 24 小时，第 1~5 天；顺铂 $60\sim 80mg/m^2$，静脉滴注，第 1 天（或分 2~3 天用）；或 $15\sim 20mg/(m^2\cdot d)$，静脉滴注，第 1~5 天；3 周重复 1 次，共 6~8 个周期。

（5）卡培他滨单药方案：卡培他滨：$850\sim 1250mg/m^2$，口服，一日 2 次，第 1~14 日；3 周重复 1 次，共 8 个周期。

（6）亚叶酸钙-氟尿嘧啶方案：亚叶酸钙：$200\sim 400mg/m^2$，静脉滴注 2 小时，第 1、2 日；氟尿嘧啶：$400mg/m^2$，静脉注射，然后 $600mg/m^2$，持续静脉滴注 22 小时，第 1、2 日；2 周重复 1 次，共 8~12 个周期。

辅助化疗：目前尚缺乏高级别循证医学证据，但是由于胆管细胞癌术后复发率高，特别是对于有区域淋巴结转移的患者建议术后辅助化疗。

3. 吉西他滨为基础的方案：见前述。

4. 氟脲嘧定为基础的方案：见前述

六、肝胆管细胞癌化疗护理规范

1. 心理护理：密切关注患者的心理变化，帮助患者了解自身病情，安慰患者，鼓励患者树立信心。

2. 按照化疗药物作用机制，采取正确的给药方法及给药顺序。

3. 化疗前了解患者的治疗方案，向患者及家属介绍药物不良反应及用药方法。化疗期间注意观察药物特殊不良反应。

七、肝胆管细胞癌化疗营养治疗规范

1. 所有患者入院后应常规进行营养筛查和营养状况评估和综合测定。

2. 治疗过程中每周至少为患者评估 1 次，以便尽早发现患者出现营养风险并采取早期干预。

3. 营养治疗方式的选择：①为了降低感染风险，首选经口摄入；②出现重度口腔/口咽黏膜炎影响吞咽功能者或产生较强的胃肠道反应的患者，肠内营养应经管饲给予。

4. 患者的每日供给量推荐为每日 25~30kcal/kg，如患者合并严重消耗，每日供给量推荐为每日 30~35kcal/kg。

5. 患者可适当提高优质脂肪的供能比例；蛋白质供给量为每日 1.0~1.5g/kg。

6. 根据胃肠功能状况尽早经口营养补充肠内营养制剂。如口服摄入不足目标量的 60% 时，推荐管饲肠内营养。肠内营养不能达到目标量 60% 时可选用肠外营养药物，以全合一的方式实施（应包含氨基酸、脂肪乳、葡萄糖、维生素、微量元素、电解质注射制剂等）。根据病情变化及营养耐受性选择或调整肠外肠内营养方案。

八、肝胆管细胞癌化疗患者健康宣教

1. 保持良好的生活作息及个人卫生习惯。
2. 勤洗手，多漱口，少去人群密集的公共场所，避免在免疫低下时期感染病毒和病菌。
3. 加强力所能及的体育锻炼，提高机体免疫力。
4. 养成良好的饮食习惯，少食多餐，睡前 2 小时勿进食。

九、推荐表单

（一）医师表单

肝胆管细胞癌化疗临床路径医师表单

适用对象：第一诊断为肝胆管细胞癌（ICD-10：C24.001）

患者姓名：	性别： 年龄： 门诊号：	住院号：
住院日期： 年 月 日	出院日期： 年 月 日	标准住院日：7~10天

时间	住院第1天	住院第2~3天	住院第4~6天	住院第7~10天
诊疗工作	□ 询问病史 □ 体格检查 □ 开出各项检验检查项目 □ 完善医患沟通和病历书写 □ 上级医师查房	□ 查看检查/检验报告，明确有无化疗禁忌 □ 上级医师查房，并制订化疗方案，交代化疗不良反应及注意事项 □ 签署化疗同意书 □ 完善病历书写	□ 给予化疗及对症治疗 □ 观察患者化疗过程中的病情变化及不良反应 □ 上级医师查房，完善病历书写	□ 复查血常规及肝肾功能 □ 根据患者检查结果及病情决定是否出院 □ 若出院，则交代出院随访事宜，并开具出院证明 □ 若病情不允许出院，根据病情制订下一步治疗方案 □ 完善病历书写
重点医嘱	**长期医嘱：** □ 肿瘤科护理常规 □ 二级护理 □ 饮食 □ 根据患者一般情况给予相应治疗 **临时医嘱：** □ 血常规 □ 血生化 □ 肿瘤标志物 □ 心电图 □ 尿液分析 □ 大便常规±隐血 □ 根据病情选择：胸部CT/腹部CT/腹部彩超/骨扫描/颅脑MRI或CT/骨髓穿刺 □ 其他	**长期医嘱：** □ 肿瘤科护理常规 □ 二级护理 □ 饮食 □ 根据患者一般情况给予相应治疗 **临时医嘱：** □ 其他	**长期医嘱：** □ 肿瘤科护理常规 □ 一级护理 □ 饮食 □ 根据患者一般情况给予相应治疗 □ 化疗药物 □ 止吐药物 □ 水化、利尿药物 □ 其他对症治疗药物 **临时医嘱：** □ 化疗药物 □ 其他对症治疗药物	**长期医嘱：** □ 肿瘤科护理常规 □ 一级护理 □ 饮食 □ 根据患者一般情况给予相应治疗 **临时医嘱：** □ 血常规 □ 血生化 □ 出院 □ （若不能出院）根据病情制订相应治疗方案
病情变异记录	□ 无 □ 有，原因： 1. 2.	□ 无 □ 有，原因： 1. 2.	□ 无 □ 有，原因： 1. 2.	□ 无 □ 有，原因： 1. 2.
医师签名				

（二）护士表单

肝胆管细胞癌化疗临床路径护士表单

适用对象：第一诊断为肝胆管细胞癌（ICD-10：C24.001）

患者姓名：		性别： 年龄： 门诊号：		住院号：
住院日期： 年 月 日		出院日期： 年 月 日		标准住院日：7~10 天

时间	住院第 1 天	住院第 2~3 天	住院第 4~6 天	住院第 7~10 天
主要护理工作	□ 入院宣教 □ 介绍主管医师、护士 □ 介绍病室环境、设施 □ 介绍常规制度及注意事项 □ 介绍疾病相关注意事项 □ 核对患者，佩戴腕带 □ 建立住院病历 □ 评估患者并书写护理评估单 □ 卫生处置：剪指（趾）甲、沐浴，更换病号服 □ 二级护理 □ 晨晚间护理 □ 患者安全管理 □ 遵医嘱通知实验室检查	□ 化疗前宣教 □ 宣教疾病知识、化疗前准备及化疗过程 □ 告知准备物品 □ 告知化疗过程中饮食、活动及探视注意事项 □ 告知化疗后可能出现的不良反应及应对方式等 □ 告知家属探视须知 □ 二级护理 □ 晨晚间护理 □ 患者安全管理 □ 抽血，大小便常规检查 □ 指导患者到相关科室进行检查并讲明各种检查的目的 □ 给予患者和家属心理支持	□ 化疗当日宣教 □ 告知监护设备、管理功能及注意事项 □ 告知饮食等要求 □ 告知化疗后可能出现的不良反应及应对方式 □ 再次明确探视陪伴须知 □ 化疗前监测生命体征 □ 给予患者和家属心理支持 □ 一/二级护理 □ 晨晚间护理 □ 患者安全管理 □ 药物配置、输液及抽血 □ 观察化疗期间患者反应及血管	□ 化疗后及出院宣教 □ 遵医嘱告知后续治疗安排（监测血常规、肝肾功，下一周期化疗时间，是否需要复查评效等） □ 嘱患者观察化疗后不良反应，如有出现，及时就诊 □ 宣教患者化疗后饮食、生活锻炼须知 □ 二级护理 □ 晨晚间护理 □ 患者安全管理 □ 病情观察 □ 评估生命体征，观察化疗药物所致不良反应 □ 办理出院手续 □ 给予患者和家属心理支持
重点医嘱	□ 详见医嘱执行单	□ 详见医嘱执行单	□ 详见医嘱执行单	□ 详见医嘱执行单
病情变异记录	□ 无 □ 有，原因： 1. 2.	□ 无 □ 有，原因： 1. 2.	□ 无 □ 有，原因： 1. 2.	□ 无 □ 有，原因： 1. 2.
护士签名				

（三）患者表单

肝胆管细胞癌化疗临床路径患者表单

适用对象：第一诊断为肝胆管细胞癌（ICD-10：C24.001）

患者姓名：		性别： 年龄： 门诊号：		住院号：
住院日期： 年 月 日		出院日期： 年 月 日		标准住院日：7~10 天

时间	住院第 1 天	住院第 2~3 天	住院第 4~6 天	住院第 7~10 天
医患配合	□ 配合询问病史，务必详细告知既往史、用药史、过敏史 □ 如服用抗凝药物，明确告知 □ 配合测量生命体征和体格检查 □ 接受入院宣教 □ 遵守医院的相关规定和家属探视制度 □ 有不适症状及时告知医师和护士	□ 配合完善化疗前相关检查，如采血、留尿、心电图、胸部 CT、头颅 MRI、骨扫描等 □ 医师向患者及家属介绍病情及化疗计划，告知化疗方案及风险，化疗前签字 □ 接受化疗前宣教，了解化疗后需要注意的问题，提前做好准备 □ 有不适症状及时告知医师和护士	□ 晨起配合测量生命体征 □ 化疗时配合心电、呼吸、血氧、血压监测等 □ 遵医嘱采取正确体位 □ 有不适症状及时告知医师和护士	□ 接受出院前指导 □ 获取出院诊断书 □ 获取出院带药 □ 知晓服药方法、作用、注意事项 □ 遵医嘱进行适当锻炼 □ 知晓复查、监测血常规及肝肾功的频次和时间 □ 知晓在院外出院不适症状时应及时就诊 □ 接受出院宣教 □ 办理出院手续
重点诊疗及检查	**诊疗重点：** □ 协助医师记录病史 □ 初步确定肺癌化疗方案 □ 告知医师既往的基础疾病并继续治疗 **重要检查：** □ 测量生命体征，身高体重 □ 进行全身体格检查	**诊疗重点：** □ 按照预约时间完成必要的实验室检查 □ 了解病情及可选择的治疗方案 □ 了解化疗方案用药可能导致的不良反应，化疗可能的获益和风险，可能出现的并发症 **重要检查：** □ 完成血尿便常规、生化全项等实验室检查 □ 完成胸部 CT、心电图、头颅 MRI、骨扫描、颈部和双锁骨上淋巴结超声、腹部超声等检查 □ 根据专科情况完成必要的实验室检查，如肿瘤标志物、血气分析等 □ 根据病史完成相关检查，如心肌酶谱、超声心动图、24 小时动态心电图等	□ 接受输液、化疗 □ 配合水化 □ 接受其他对症治疗药物	□ 如出现心前区不适、心悸等症状，应配合完成心电图、心功能、心肌酶谱等实验室检查 □ 如出现突发胸痛、呼吸困难，应配合完成 X 线胸片、凝血试验加 D-二聚体等实验室检查，必要时行 CTPA □ 如出现腹痛、腹泻等症状应配合完成便常规、腹部超声等检查 □ 如出现下肢疼痛、肿胀应配合完成下肢血管超声等检查

附：原表单（2012 版）

肝胆管细胞癌化疗临床路径表单

适用对象：第一诊断为肝胆管细胞癌（ICD-10：C24.001）

患者姓名：　　　　　性别：　　年龄：　　门诊号：　　住院号：

住院日期：　　年　月　日　　出院日期：　　年　月　日　　标准住院日：7~10 天

时间	住院第 1 天	住院第 2~3 天	住院第 4~6 天	住院第 7~10 天
诊疗工作	□ 询问病史 □ 体格检查 □ 开出各项检验检查项目 □ 完善医患沟通和病历书写 □ 上级医师查房	□ 查看检查/检验报告，明确有无化疗禁忌 □ 上级医师查房，并制订化疗方案，交代化疗不良反应及注意事项 □ 签署化疗同意书 □ 完善病历书写	□ 给予化疗及对症治疗 □ 观察患者化疗过程中的病情变化及不良反应 □ 上级医师查房，完善病历书写	□ 复查血常规及肝肾功能 □ 根据患者检查结果及病情是否决定出院 □ 若出院，则交代出院随访事宜，并开具出院证明 □ 若病情不允许出院，根据病情制订下一步治疗方案 □ 完善病历书写
重点医嘱	长期医嘱： □ 肿瘤科护理常规 □ 二级护理 □ 饮食 □ 根据患者一般情况给予相应治疗 临时医嘱： □ 血常规 □ 生化 2 □ 肿瘤标志物 □ 心电图 □ 尿液分析 □ 大便常规±隐血 □ 根据病情选择：胸部 CT/腹部 CT/腹部彩超/骨扫描/颅脑 MRI 或 CT/骨髓穿刺 □ 其他	长期医嘱： □ 肿瘤科护理常规 □ 二级护理 □ 饮食 □ 根据患者一般情况给予相应治疗 临时医嘱： □ 紫杉醇预处理治疗 □ 其他	长期医嘱： □ 肿瘤科护理常规 □ 一级护理 □ 饮食 □ 根据患者一般情况给予相应治疗 □ 化疗药物 □ 止吐药物 □ 水化、利尿药物 □ 其他对症治疗药物 临时医嘱： □ 化疗药物 □ 紫杉醇预处理 □ 其他对症治疗药物	长期医嘱： □ 肿瘤科护理常规 □ 一级护理 □ 饮食 □ 根据患者一般情况给予相应治疗 临时医嘱： □ 血常规 □ 生化 2 □ 出院 □ （若不能出院）根据病情制订相应治疗方案
护理工作	□ 按入院流程做入院介绍 □ 入院评估 □ 进行入院健康教育	□ 抽血，大小便常规检查 □ 指导患者到相关科室进行检查并讲明各种检查的目的 □ 进行化疗期间饮食、防护及心理宣教	□ 进行化疗期间饮食、防护及心理宣教 □ 药物配置、输液及抽血 □ 观察化疗期间患者反应及血管	□ 协助患者办理出院手续 □ 进行出院后饮食、防护等健康宣教

续　表

时间	住院第 1 天	住院第 2~3 天	住院第 4~6 天	住院第 7~10 天
病情变异记录	□无　□有，原因： 1. 2.	□无　□有，原因： 1. 2.	□无　□有，原因： 1. 2.	□无　□有，原因： 1. 2.
护士签名				
医师签名				

第二十三章

原发性肝细胞癌临床路径释义

【医疗质量控制指标】(专家建议)

指标一、化疗前充分评估骨髓、肝肾、心肺功能,除外化疗禁忌。

指标二、按时进行疗效评价。

指标三、平均住院日和平均住院费用。

一、原发性肝细胞癌编码

疾病名称及编码:原发性肝细胞癌(ICD-10:C22.0)

手术操作名称及编码:部分肝切除术(ICD-9-CM-3:50.22)

肝叶切除术(ICD-9-CM-3:50.3)

二、临床路径检索方法

C22.0伴(50.22 / 50.3)

三、国家医疗保障疾病诊断相关分组(CHS-DRG)

MDC编码:MDCH(肝、胆、胰疾病及功能障碍)

ADRC编码:HJ1(与肝、胆或胰腺疾患有关的其他手术)

四、原发性肝细胞癌临床路径标准住院流程

(一)适用对象

第一诊断为原发性肝细胞癌(ICD-10:C22.0),行规则性肝切除或非规则性肝切除术(ICD-9-CM-3:50.22/50.3)。

> **释义**
>
> ■ 原发性肝癌(primarylivercancer,PLC),简称肝癌,是指原发性的肝细胞性肝癌是我国常见的恶性肿瘤。在我国,本病年死亡率占肿瘤死亡率的第三位。
>
> ■ 规则性肝切除(anatomic hepatectomy)是严格按照肝的解剖分叶和分段为基础的整叶或整段的肝切除,又称解剖性肝切除。而非规则性肝切除(non-anatomic hepatectomy)是不完全符合肝的解剖,常在保留残肝血供的基础上,以肿瘤为中心做距肿瘤边缘1~2cm的局部切除。

(二)诊断依据

根据《临床诊疗指南·普通外科分册》(中华医学会编著,人民卫生出版社,2006)、《黄家驷外科学(第7版)》(吴孟超等主编,人民卫生出版社,2008)及全国高等学校教材《外科学(第7版)》(吴在德等主编,人民卫生出版社,2008)。

1. 主要症状:上腹或肝区疼痛不适,食欲缺乏、腹胀、消化不良、恶心、呕吐、腹泻或便秘等消化道症状,消瘦、乏力、体重下降,晚期可以出现恶病质。

2. 体征：肝脏肿大以及肝硬化的体征。

3. 影像学检查：B超、动态增强螺旋CT、MRI。

4. 实验室检查：血清AFP对于原发性肝细胞癌具有较高的特异性。AFP>400μg/L并能排除妊娠、活动性肝病、生殖腺胚胎源性肿瘤等，即可考虑肝细胞癌的诊断。

> **释义**
>
> ■ 此外，《原发性肝癌诊疗规范（2017年版）》也为重要参照。
>
> ■ 影像学检查：目前超声为具有较好诊断价值的非侵入性检查方法，并可作为高发人群的普查工具，通过超声造影可提高肝癌确诊率；CT分辨率较高，诊断符合率高达90%以上；MRI诊断价值与CT相仿，对良恶性肝内占位病变，特别是血管瘤的鉴别优于CT，且可进行肝内脉管的重建，可显示这些管腔内有无癌栓。
>
> ■ 实验室检查：临床上约有30%的肝癌患者AFP水平不升高，此时应检测AFP异质体，如为阳性，则有助于诊断。

（三）选择治疗方案的依据

根据《临床诊疗指南·普通外科分册》（中华医学会编著，人民卫生出版社，2006）、《黄家驷外科学（第7版）》（吴孟超等主编，人民卫生出版社，2008）及全国高等学校教材《外科学（第7版）》（陈孝平等主编，人民卫生出版社，2008）。

1. 根据术前检查所获得的资料，多学科评估结果。

2. 根据肿瘤分期选择治疗方法。

3. 患者满足肝切除术的条件：

（1）（必备条件）患者的一般情况：一般情况良好，无明显心、肺、肾等重要脏器器质性病变；肝功能正常或仅有轻度损害（Child-Pugh A级）；或肝功能分级属B级，经短期护肝治疗后恢复到A级；肝储备功能（如ICGR 15）基本在正常范围以内；无不可切除的肝外转移性肿瘤。

（2）可行根治性肝切除的局部病变须满足下列条件：单发肝癌，周围界限较清楚或有假包膜形成，受肿瘤破坏的肝组织少于30%；若受肿瘤破坏的肝组织大于30%，则需残肝组织不能低于全肝组织的50%；对多发性肿瘤，肿瘤结节应少于3个，且最大结节<5厘米，且局限在肝脏的一段或一叶内。

> **释义**
>
> ■ Child-Pugh分级标准：是一种临床上常用的用以对肝硬化患者的肝脏储备功能进行量化评估的分级标准，如今临床常用的Child-Pugh改良分级法将患者5个指标（包括血清胆红素、血浆清蛋白浓度及凝血酶原延长时间、腹腔积液、肝性脑病）的不同状态分为三个层次，分别记以1分、2分和3分，并将5个指标计分进行相加，总和最低分为5分，最高分为15分，从而根据该总和的多少将肝脏储备功能分为A、B、C三级，预示着三种不同严重程度的肝脏损害（分数越高，肝脏储备功能越差）。其具体分级标准如下表。

项目	1	2	3
血清胆红素（mmol/L）	<34.2	34.2~51.3	>51.3
血浆清蛋白（g/L）	>35	28~35	<28
凝血酶原延长时间（S）	1~3	4~6	>6
腹腔积液	无	少量，易控制	中等量，难控制
肝性脑病	无	轻度	中度以上

A级：5~6分

B级：7~9分

C级：>10分（包括10分）

Child-Pugh 分级标准自提出以来，一直受到临床医学工作者的广泛认同，并因此为肝硬化患者治疗方案的选择提供了较具体的临床参考，具有重要的临床价值。

■ ICGR15：吲哚氰绿15分钟滞留率（indocyaninegreen retention rateat 15min, ICGR15），为评价肝储备能力的敏感指标之一。若肝癌患者术前 ICGR15<10%，表明肝储备功能良好，可行各类肝切除；ICGR15 为 10%~20%，肝切除范围应限制在两个肝段以内；ICGR15 大于 20%而小于 30%仅可做亚肝段切除；而 ICGR15>30%，一般仅可做肝楔形切除。

（四）标准住院日

12~18 天。

> 释义
>
> ■ 如果患者条件允许，住院时间可以低于上述住院天数；如患者出现并发症或者肝功能恢复缓慢，则住院日期可以高于上述天数。

（五）进入路径标准

1. 第一诊断必须符合 ICD-10：C22.0 原发性肝细胞癌疾病编码。

2. 患者本人有手术治疗意愿。

3. 当患者合并其他疾病，但住院期间不需要特殊处理也不影响第一诊断的临床路径流程实施时，可以进入路径。

> 释义
>
> ■ 患者同时具有其他疾病影响第一诊断的临床路径流程实施时均不适合进入临床路径。
>
> ■ 肝癌自发破裂或需要入住 ICU 的患者不适合进入临床路径。

（六）术前准备

2~5 天。

1. 必须的检查项目：

（1）血常规+血型、尿常规、大便常规+隐血。

（2）肝功能、肾功能、电解质、凝血功能、肿瘤标志物检查（含 AFP）、感染性疾病筛查。

（3）X 线胸片（正侧位）、心电图。

（4）肝脏 CT 平扫+增强或肝脏 MRI/MRA，和（或）肝胆胰腺 B 超。

2. 根据病情，可考虑进一步检查：

（1）胃镜、胃肠钡剂造影：对合并门静脉高压症的患者。

（2）靛氰绿清除率（ICGR）。

（3）超声心动图、肺功能检测和（或）血气分析。

（4）必要时行选择性动脉造影：进一步了解肿瘤侵犯情况及提供转移证据。

> **释义**
>
> ■ 部分检查可以在门诊完成。
>
> ■ 根据病情部分检查可以不进行。
>
> ■ 如果进行了胸部 CT 检查可以不进行胸部 X 线正侧位片。
>
> ■ 如果高度怀疑转移性病灶，可进一步选择 PET-CT 检查评估全身病情。

（七）选择用药

1. 抗菌药物：按照《抗菌药物临床应用指导原则》（国办卫医发〔2015〕43 号）执行。建议使用第二代头孢菌素，有反复感染史者可选头孢曲松或头孢哌酮或头孢哌酮舒巴坦头；明确感染患者，可根据药敏试验结果调整抗菌药物。

2. 如有继发感染征象，尽早开始抗菌药物的经验治疗。

3. 预防性用抗菌药物，时间为术前 0.5 小时，手术超过 3 小时加用 1 次抗菌药物；总预防性用药时间一般不超过 24 小时，个别情况可延长至 48 小时。

> **释义**
>
> ■ 肝癌手术患者选用预防性抗菌药物的原则是：①抗菌谱广，涵盖肝脏外科常见感染菌种；②应用安全，不良反应小，尤其是肝脏毒性；③对医院内常见感染的细菌未发生耐药；④价格适宜。此外，还要考虑抗菌药物的药代动力学特点，所用药物不仅能在血液中形成较高的作用浓度，而且应能在肝胆组织以及胆汁中形成较高浓度。因此，应优先选用能从肝脏排泄入胆汁的抗菌药物。研究表明，胆汁浓度高于血清浓度的常用抗菌药物有哌拉西林、头孢曲松、头孢哌酮、莫西沙星、利福霉素、克林霉素、氨苄西林等，其中前五种抗菌药物的胆汁浓度可达到血清浓度 10 倍以上。预防性使用抗菌药物具体究竟以何种抗菌药物为最佳，尚无一致意见，主要应根据当时可得药物和医师习惯而定，但目前国内外多主张首选头孢菌素。
>
> ■ 如若无法排除术中采用酒精注射治疗可能，术前则不建议使用头孢菌素。

（八）手术日

入院后第 4~7 天。

1. 麻醉方式：气管内插管全身麻醉。

2. 手术方式：

（1）规则性肝切除（左外叶肝切除、左半肝切除、右半肝切除、左三叶肝切除、右三叶肝切除、中叶肝切除、右后叶肝切除、尾叶肝切除）。

（2）非规则性肝切除术。

3. 术中用药：麻醉常规用药，补充血容量药物（晶体、胶体）。

4. 输血：根据术前血红蛋白状况及术中出血情况而定。

5. 病理学检查：切除标本解剖后作病理学检查，必要时行术中冷冻病理学检查。

> **释义**
>
> ■ 麻醉方式：气管内插管全身麻醉，或者气管内插管全身麻醉联合硬膜外麻醉。
>
> ■ 手术方式：目前，在技术条件允许的单位还可选择腹腔镜肝切除手术。
>
> ■ 术中用药：为预防或阻止腹膜转移和淋巴转移，减少或杀死腹腔脱落肿瘤细胞，可于术中行腹腔化疗，必要时植入抗肿瘤缓释植入剂，如氟尿嘧啶植入剂，以清除残留癌细胞，降低局部复发率。另外，术中可使用纠正凝血功能药物，补充蛋白制剂等。
>
> ■ 输血：术前预存式自体血回输可作为肝癌患者围术期"节血"举措的重要手段。预存式自体血回输是术前分次预存一定量的自身血液（全血或成分血）在术中或术后输还给患者的方法。适应于符合条件的择期大手术患者及含有多种红细胞抗体、有严重输血反应、从事放射高度危险工作及忌用他人血液的患者。尤其对于稀有血型，如 Rh 阴性或对异体蛋白易发生过敏反应的体质，术中又需要输血者更适合。一般于术前 2 周及 1 周对患者行肘静脉采血，每次采血为总血容量（血容量占患者体重的 8%）的 12%~15%。二次采血的间隔时间不少于 5 天，术前 3 天停止采血。

（九）术后住院恢复

6~11 天。

1. 必须复查的检查项目：血常规、血电解质、肝功能、肾功能、凝血功能、肿瘤标志物。

2. 根据情况，选择检查项目：腹部 B 超、CT 检查、X 线胸片等。

3. 术后用药：

（1）抗菌药物：按照《抗菌药物临床应用指导原则》（卫医发〔2004〕285 号）执行。

（2）根据病情，按照《国家基本药物》目录要求选择：制酸剂、营养治疗、护肝类药物。

4. 各种管道处理：根据患者病情，尽早拔除胃管、尿管、引流管、深静脉穿刺管。

5. 康复情况监测：监测生命体征、有无并发症发生、胃肠道功能恢复情况、指导患者术后饮食。

6. 伤口护理。

> **释义**
>
> ■ 术后早期应对患者进行持续监测，以便及时掌握病情变化。评估患者病情平稳后，方可终止持续监测。若患者出现水电解质紊乱，应及时考虑使用复方（糖）电解质注射液用于液体补充治疗。

　　■ 通常肝切除手术患者术后72小时内即可逐渐进流食，同时减少静脉输液量。
　　■ 复查影像学检查主要是观察术后腹腔、胸腔有无积液，引流管位置是否合适以及余肝实质、肺野有无不良影响。
　　■ 肝癌手术切除后5年肿瘤复发转移率高达40%~70%，患者术后需要接受密切随访，可联用减少复发，延长生存的药物，近年有研究提示，榄香烯乳状注射液、康莱特（软胶囊或注射剂）、华蟾素（片剂或注射剂）能改善患者术后的生活质量，对肿瘤的复发或转移具有一定抑制作用。化疗耐受性差时，可考虑加用榄香烯乳状注射液，协同增强抗肿瘤疗效，并减轻化疗不良反应。康莱特能减轻患者癌痛程度，改善肝功能。华蟾素具有类似拉米夫定的抗HBV-DNA复制活性，尤适用于具乙肝病毒感染史的肝癌患者。

（十）出院标准

1. 伤口愈合好，无感染征象。
2. 肠道功能基本恢复。
3. 常规化验指标复查无明显异常，影像学复查（根据患者病情进行）无明显异常。
4. 没有需要住院处理的并发症和（或）合并症等。

释义

　　■ 常规化验指标复查：着重观察肝功能是否恢复正常，必要时延长保肝治疗时间。
　　■ 如果出现并发症，是否需要继续住院处理，由主管医师具体决定。

（十一）变异及原因分析

1. 合并症及并发症如全身重要器官功能不全，影响手术安全性者，需要进行相关的诊断和治疗。
2. 肝癌术前存在严重合并症，手术风险高，住院时间延长，费用增加。
（1）合并门静脉主干癌栓（PVTT）和（或）腔静脉癌栓、胆管癌栓。
（2）合并门脉高压症的严重并发症：如消化道大出血。
（3）肝脏功能中重度损害：如肝性脑病、肝肾综合征、黄疸、凝血功能紊乱及难以控制的腹水等。
（4）活动性肝炎。
3. 术前明确符合二期切除适应证者。
4. 不同意手术者，退出本路径。
5. 肝外广泛转移。

释义

　　■ 对于轻微变异，如由于某种原因，路径指示应当于某一天的操作不能如期进行而要延期的，这种改变不会对最终结果产生重大改变，也不会更多地增加住院天数和住院费用，可不出本路径。

■ 除以上所列变异及原因外，如还出现医疗、护理、患者、环境等多方面的变异原因，应阐明变异相关问题的重要性，必要时须及时退出本路径，并应将特殊的变异原因进行归纳、总结，以便重新修订路径时作为参考，不断完善和修订路径。

五、原发性肝细胞癌临床路径给药方案

（一）用药选择

1. 为预防术后切口感染，应针对金黄色葡萄球菌选用药物。

2. 预防性抗菌药物的原则是：①抗菌谱广，涵盖肝脏外科常见感染菌种；②应用安全，不良反应小，尤其是肝脏毒性；③对医院内常见感染的细菌未发生耐药；④价格适宜。预防性使用抗菌药物具体究竟以何种抗菌药物为最佳，尚无一致意见，主要应根据当时可得药物和医师习惯而定，但目前国内外多主张首选头孢菌素。第一代头孢菌素常用的注射剂有头孢唑林、头孢噻吩、头孢拉定等，口服制剂有头孢拉定、头孢氨苄和头孢羟氨苄等。第二代头孢菌素注射剂有头孢呋辛、头孢替安等，口服制剂有头孢克洛、头孢呋辛酯和头孢丙烯等。

（二）药学提示

1. 接受原发性肝细胞癌手术者，应在术前 0.5~2 小时给药，或麻醉开始时给药，使手术切口暴露时局部组织中已达到足以杀灭手术过程中入侵切口细菌的药物浓度。

2. 手术时间较短（<2 小时）的清洁手术，术前用药一次即可。手术时间超过 3 小时，或失血量大（>1500ml），可手术中给予第 2 剂。

（三）注意事项

1. 原发性肝细胞癌手术切口属于 Ⅱ 类切口，因此可按规定适当预防性和术后应用抗菌药物，应优先选用能从肝脏排泄入胆汁的抗菌药物。

2. 用药前必须详细询问患者先前有否对头孢菌素类、青霉素青霉素类或其他药物的过敏史。

六、推荐表单

（一）医师表单

原发性肝细胞癌临床路径医师表单

适用对象：第一诊断为原发性肝细胞癌（ICD-10：C22.0）

行规则性肝切除或非规则性肝切除术（ICD-9-CM-3：50.2/50.3）

患者姓名：	性别：	年龄：	门诊号：	住院号：
住院日期：　年　月　日	出院日期：　年　月　日			标准住院日：12~18 天

日期	住院第 1 天	住院第 2~5 天	住院第 3~6 天（术前 1 日）
主要诊疗工作	□ 询问病史及体格检查 □ 完成住院病历和首次病程记录 □ 开实验室检查单 □ 上级医师查房 □ 初步确定诊治方案和特殊检查项目	□ 上级医师查房 □ 完成术前准备与术前评估 □ 完成必要的相关科室会诊 □ 根据检查检验等，进行术前讨论，确定治疗方案	□ 手术医嘱 □ 住院医师完成上级医师查房记录、术前小结等 □ 完成术前总结（拟行手术方式、手术关键步骤、术中注意事项等） □ 向患者及家属交代病情、手术安排及围术期注意事项 □ 签署手术知情同意书（含标本处置）、自费用品协议书、输血同意书、麻醉同意书或授权委托书
重点医嘱	**长期医嘱** □ 外科二级或三级护理常规 □ 饮食：根据患者情况而定 □ 专科基础用药：保肝类药物、维生素 K1 维生素 K1 临时医嘱 □ 血常规+血型、尿常规、便常规+隐血 □ 凝血功能、电解质、肝功能、肾功能、肿瘤标志物、感染性疾病筛查 □ 心电图、X 线胸片 □ 上腹部 CT 平扫+增强 +血管重组和（或）腹部 B 超或 MR/MRA □ 必要时行血气分析、肺功能、超声心动图、选择性腹腔动脉造影、钡剂造影、胃镜	**长期医嘱** □ 外科二级或三级护理常规 □ 患者既往基础用药 □ 专科基础用药：保肝类 药物、维生素 K1 □ 其他相关治疗临时医嘱 □ 相关专科医师的会诊 □ 复查有异常的检验及检查结果	**长期医嘱** □ 见左列临时医嘱 □ 术前医嘱 □ 常规准备明日在气管内全身麻醉或全身麻醉联合硬膜外麻醉下拟行肝癌切除术 □ 备皮 □ 药物过敏试验 □ 术前禁食 4~6 小时，禁水 2~4 小时 □ 必要时行肠道准备（清洁肠道） □ 麻醉前用药 □ 术前留置胃管和尿管 □ 术中特殊用药带药 □ 备血 □ 带影像学资料入手术室 □ 必要时预约 ICU
病情变异记录	□ 无　□ 有，原因： 1. 2.	□ 无　□ 有，原因： 1. 2.	□ 无　□ 有，原因： 1. 2.
医师签名			

日期	住院第 4~7 天（手术日）		住院第 5~8 天（术后第 1 日）
	术前及术中	术后	
主要诊疗工作	□ 送患者入手术室 □ 麻醉准备，监测生命体征 □ 施行手术 □ 保持各引流管通畅 □ 解剖标本，送病理检查	□ 麻醉医师完成麻醉记录 □ 完成术后首次病程记录 □ 完成手术记录 □ 向患者及家属说明手术情况	□ 上级医师查房 □ 观察病情变化 □ 观察引流量和性状 □ 检查手术伤口，更换敷料 □ 分析实验室检查结果 □ 维持水、电解质平衡 □ 住院医师完成常规病程记录
重点医嘱	**长期医嘱** □ 肝癌常规护理 □ 禁食临时医嘱 □ 液体治疗 □ 相应治疗（视情况） □ 手术前 0.5 小时预防使用抗菌药物	**长期医嘱** □ 肝癌术后常规护理 □ 一级护理 □ 禁食 □ 监测生命体征 □ 记录 24 小时液体出入量 □ 常规雾化吸入，bid □ 胃管接负压瓶吸引并记量（酌情） □ 腹腔引流管接负压吸引并记量 □ 尿管接尿袋记尿量 □ 预防性抗菌药物使用（酌情） □ 监测血糖（酌情） □ 必要时测定中心静脉压 □ 必要时使用抑酸剂及生长抑素临时医嘱 □ 吸氧 □ 液体治疗 □ 术后当天查血常规和血电解质 □ 必要时查肝功能、凝血功能等 □ 明晨查血常规、血生化和肝功能等	**长期医嘱** □ 患者既往基础用药（见左列） □ 肠外营养治疗临时医嘱 □ 液体治疗及纠正水、电解质失衡 □ 复查实验室检查（如血常规、血生化等）（视情况） □ 更换手术伤口敷料 □ 必要时测定中心静脉压 □ 根据病情变化施行相关治疗
病情变异记录	□ 无 □ 有，原因： 1. 2.	□ 无 □ 有，原因： 1. 2.	□ 无 □ 有，原因： 1. 2.
医师签名			

日期	住院第 6~10 天 （术后第 2~3 日）	住院第 8~13 天 （术后第 4~6 日）	住院第 12~1 8 天（出院日）
主要诊疗工作	□ 上级医师查房 □ 观察病情变化 □ 观察引流量和性状 □ 复查实验室检查 □ 住院医师完成常规病程记录 □ 必要时予相关特殊检查	□ 上级医师查房 □ 观察腹部、肠功能恢复情况 □ 观察引流量和颜色 □ 根据手术情况和术后病理结果，进行肿瘤分期与后续治疗评定 □ 住院医师完成常规病程记录 □ 必要时予相关特殊检查	□ 上级医师查房 □ 明确是否符合出院标准 □ 通知出院处 □ 通知患者及其家属出院 □ 完成出院记录、病案首页、出院证明书等 □ 向患者告知出院后注意事项，如康复计划、返院复诊、后续治疗及相关并发症的处理等 □ 出院小结、出院证明及出院须知并交患者或家属
重点医嘱	**长期医嘱** □ 继续监测生命体征（视情况） □ 拔除引流管（视情况） □ 拔除胃管（视情况） □ 拔除尿管（视情况） □ 肠外营养支持或液体治疗 □ 无感染证据时停用抗菌药物临时医嘱 □ 液体治疗及纠正水、电解质失衡 □ 复查实验室检查（如血常规、血生化等）（视情况） □ 更换手术伤口敷料 □ 必要时测定中心静脉压	**长期医嘱** □ 二级或三级护理（视情况） □ 肛门排气后改流质饮食/半流质饮食 □ 拔除深静脉留置管（视情况） □ 停止记 24 小时出入量 □ 逐步减少或停止肠外营养或液体治疗 □ 伤口换药/拆线（视情况）临时医嘱 □ 复查血常规、生化、肝功能等 □ 必要时行 X 线胸片、CT、B 超等检查	**出院医嘱** □ 出院相关用药
病情变异记录	□ 无　□ 有，原因： 1. 2.	□ 无　□ 有，原因： 1. 2.	□ 无　□ 有，原因： 1. 2.
医师签名			

（二）护士表单

原发性肝细胞癌临床路径护士表单

适用对象：第一诊断为原发性肝细胞癌（ICD-10：C22.0）

行规则性肝切除或非规则性肝切除术（ICD-9-CM-3：50.2/50.3）

患者姓名：		性别： 年龄： 门诊号：	住院号：
住院日期： 年 月 日		出院日期： 年 月 日	标准住院日：12~18天

日期	住院第1天	住院第2~5天	住院第3~6天（术前1日）
健康宣教	□ 入院宣教介绍主管医师、护士介绍环境、设施介绍住院注意事项	□ 活动指导、饮食指导 □ 患者相关检查配合的指导 □ 疾病知识指导 □ 心理支持	□ 术前宣教宣教疾病知识、术前准备及手术过程告知准备物品、沐浴告知术后饮食、活动及探视注意事项告知术后可能出现的情况及应对方式
护理处置	□ 核对患者姓名，佩戴腕带 □ 建立入院护理病历 □ 卫生处置：剪指（趾）甲、沐浴，更换病号服	□ 协助医师完成术前实验室检查	□ 术前准备 □ 备血、抗菌药物皮试药物 □ 禁食、禁水
基础护理	□ 二级护理 □ 晨晚间护理 □ 患者安全管理	□ 二级护理 □ 晨晚间护理 □ 患者安全管理	□ 二级护理 □ 晨晚间护理 □ 患者安全管理
专科护理	□ 护理查体 □ 需要时，填写跌倒及压疮防范表 □ 需要时，请家属陪护	□ 协助医师完成术前检查化验	□ 术前禁食、禁水、备皮
重点医嘱	□ 详见医嘱执行单	□ 详见医嘱执行单	□ 详见医嘱执行单
病情变异记录	□ 无 □ 有，原因： 1. 2.	□ 无 □ 有，原因： 1. 2.	□ 无 □ 有，原因： 1. 2.
护士签名			

日期	住院第 4~7 天（手术日）		住院第 5~8 天（术后第 1 日）
	术前及术中	术后	
健康宣教	□ 主管护士与患者家属沟通，了解并指导心理应对 □ 告知家属等候区位置	□ 术后当日宣教 □ 告知监护设备、管路功能及注意事项 □ 告知饮食、体位要求 □ 告知疼痛注意事项 □ 告知术后可能出现情况及应对方式 □ 告知用药情况 □ 给予患者及家属心理支持 □ 再次明确探视陪护须知	□ 术后宣教药物作用及频率饮食，活动指导复查患者对术前宣教内容的掌握程度
护理处置	□ 送手术摘除患者各种活动物品核对患者资料及带药填写手术交接单，签字确认 □ 接手术核对患者及资料，签字确认	□ 遵医嘱完成相关检查	□ 遵医嘱完成相关检查
基础护理	□ 二级护理 □ 晨晚间护理 □ 患者安全管理	□ 一级护理 □ 卧位护理：协助翻身、床上移动、预防压疮 □ 排泄护理 □ 患者安全管理	□ 一级护理 □ 卧位护理：协助翻身、床上移动、预防压疮 □ 排泄护理 □ 患者安全管理
专科护理	□ 护理查体 □ 需要时，填写跌倒及压疮防范表 □ 需要时，请家属陪护		□ 病情观察，写护理记录 □ 评估生命体征、伤口敷料、各种引流管情况、出入量 □ 遵医嘱予抗感染、止血、抑酸、控制血糖等治疗 □ 需要时，联系主管医师给予相关治疗及用药
重点医嘱	□ 详见医嘱执行单		□ 详见医嘱执行单
病情变异记录	□ 无 □ 有，原因： 1. 2.	□ 无 □ 有，原因： 1. 2.	□ 无 □ 有，原因： 1. 2.
护士签名			

日期	住院第6~10天 （术后第2~3日）	住院第8~13天 （术后第4~6日）	住院第12~18天 （出院日）
健康宣教	□ 术后宣教药物作用及频率饮食、活动指导复查患者对术前宣教内容的掌握程度	□ 疾病恢复期注意事项 □ 拔尿管后注意事项 □ 下床活动注意事项	□ 出院宣教复查时间服药方法活动休息指导饮食 □ 指导办理出院手续
护理处置	□ 遵医嘱完成相关检查 □ 夹闭尿管，锻炼膀胱功能	□ 遵医嘱完成相关检查	□ 办理出院手续 □ 书写出院小结
基础护理	□ 二级护理 □ 晨晚间护理 □ 协助进食、进水，协助翻身、离床活动，预防压疮 □ 排泄护理 □ 协助更衣 □ 患者安全管理	□ 二级护理 □ 晨晚间护理 □ 协助或指导进食、进水 □ 协助或指导床旁活动 □ 患者安全管理	□ 二级护理 □ 晨晚间护理 □ 协助或指导进食、进水 □ 协助或指导床旁活动 □ 患者安全管理
专科护理	□ 病情观察，写护理记录 □ 评估生命体征、伤口敷料、各种引流管情况、出入量 □ 遵医嘱予抗感染、止血、抑酸、控制血糖等治疗 □ 需要时，联系主管医师给予相关治疗及用药	□ 病情观察，写护理记录 □ 评估生命体征、伤口敷料、各种引流管情况、出入量 □ 遵医嘱予抗感染、止血、抑酸、控制血糖等治疗	□ 病情观察 □ 评估生命体征、肢体活动、饮食、二便等恢复情况
重点医嘱	□ 详见医嘱执行单	□ 详见医嘱执行单	□ 详见医嘱执行单
病情变异记录	□ 无 □ 有，原因： 1. 2.	□ 无 □ 有，原因： 1. 2.	□ 无 □ 有，原因： 1. 2.
护士签名			

（三）患者表单

原发性肝细胞癌临床路径患者表单

适用对象：第一诊断为原发性肝细胞癌（ICD-10：C22.0）

行规则性肝切除或非规则性肝切除术（ICD-9-CM-3：50.2/50.3）

患者姓名：		性别：　　年龄：　　门诊号：	住院号：
住院日期：　　年　月　日		出院日期：　　年　月　日	标准住院日：12-18 天

日期	住院第 1 天	住院第 2~5 天	住院第 3~6 天（术前 1 日）
监测	□ 测量生命体征、体重	□ 每日测量生命体征、询问排便	□ 每日测量生命体征、询问排便，手术前 1 天晚测量生命体征
医患配合	□ 护士行入院护理评估（简单询问病史） □ 接受入院宣教 □ 医师询问病史、既往病史、用药情况，收集资料 □ 进行体格检查	□ 配合完善术前相关化验、检查术前宣教 □ 肝脏肿瘤疾病知识、临床表现、治疗方法 □ 术前用物准备：尿垫、湿巾等	□ 手术室接患者，配合核对 □ 医师与患者及家属介绍病情及手术谈话
重点诊疗及检查	**重点诊疗** □ 二级护理 □ 既往基础用药	**重点诊疗** □ 术前准备备皮配血心电图、X 线胸片 MRI、CT	**重点诊疗** □ 术前签字
饮食及活动	□ 普通饮食 □ 正常活动	□ 普通饮食 □ 正常活动	□ 术前 12 小时禁食、禁水 □ 正常活动

日期	住院第 4~7 天（手术日）		住院第 5~8 天 （术后第 1 日）
	术前及术中	术后	
监测	□ 定时监测生命体征，每日询问排便	□ 定时监测生命体征、每日询问排便	□ 定时监测生命体征、每日询问排便
医患配合	□ 手术时家属在等候区等候 □ 探视及陪护制度	术后宣教 □ 术后体位：麻醉未醒时 平卧，清醒后，4~6 小时无不适反应可垫枕或 根据医嘱予监护设备、吸氧 □ 配合护士定时监测生命体征、肢体活动、伤口敷料等 □ 不要随意动引流管 □ 疼痛的注意事项及处理 □ 告知医护不适及异常感受 □ 配合评估手术效果	术后宣教 □ 根据医嘱予监护设备、吸氧 □ 配合护士定时监测生命体征、肢体活动、伤口敷料等 □ 不要随意动引流管 □ 疼痛的注意事项及处理 □ 告知医护不适及异常感受，配合评估手术效果
重点诊疗及检查	重点诊疗 □ 术前签字	重点诊疗 □ 一级护理 □ 予监护设备、吸氧 □ 注意留置管路安全与通畅 □ 用药：抗菌药物、止血药、抑酸补液药物的应用 □ 护士协助记录出入量	重点诊疗 □ 一级护理 □ 予监护设备、吸氧 □ 注意留置管路安全与通畅 □ 用药：抗菌药物、止血药、抑酸补液药物的应用
饮食及活动	□ 根据病情指导饮食 □ 卧床休息，自主体位	□ 适量饮水 □ 勿吸烟、饮酒 □ 卧床休息，自主体位	

日期	住院第 6~10 天 （术后第 2~3 日）	住院第 8~13 天 （术后第 4~6 日）	住院第 12~18 天 （出院日）
监测	□ 定时监测生命体征，每日询问排便	□ 定时监测生命体征，每日询问排便	□ 定时监测生命体征，每日询问排便
医患配合	□ 医师巡视，了解病情 □ 护士行晨晚间护理 □ 护士协助进食、进水、排泄等生活护理 □ 配合监测出入量 □ 膀胱功能锻炼，成功后可将尿管拔除 □ 注意探视及陪护时间	□ 医师巡视，了解病情 □ 护士行晨晚间护理 □ 护士协助进食、进水、排泄等生活护理 □ 配合监测出入量 □ 注意探视及陪护时间	□ 护士行晨晚间护理 □ 医师拆线 □ 伤口注意事项出院宣教 □ 接受出院前康复宣教 □ 学习出院注意事项 □ 了解复查程序 □ 办理出院手续，取出院带药
重点诊疗及检查	重点诊疗 □ 一级或二级护理 □ 静脉用药逐渐过渡至口服药 □ 医师定时予伤口换药 重要检查 □ 定期抽血化验	重点诊疗 □ 二级护理 □ 医师定时予伤口换药重要检查 □ 定期抽血化验	重点诊疗 □ 二级护理 □ 普通饮食重要检查 □ 定期抽血化验（必要时） □ 复查 CT
饮食及活动	□ 根据病情逐渐过渡至流食，营养均衡，高蛋白、低脂肪、易消化，避免产气食物（牛奶、豆浆）及油腻食物 □ 卧床休息时可头高位，渐坐起 □ 术后第 2~4 天可视体力情况渐下床活动，循序渐进，注意安全	□ 根据病情逐渐过渡至流食，营养均衡，高蛋白、低脂肪、易消化，避免产气食物（牛奶、豆浆）及油腻食物 □ 卧床休息时可头高位，渐坐起 □ 术后第 2~4 天可视体力情况渐下床活动，循序渐进，注意安全	□ 普通饮食，营养均衡 □ 勿吸烟、饮酒 □ 正常活动

附：原表单（2011 年版）

原发性肝细胞癌临床路径表单

适用对象：第一诊断为原发性肝细胞癌（ICD-10：C22.0）

行规则性肝切除或非规则性肝切除术（ICD-9-CM-3：50.2/50.3）

患者姓名：		性别：	年龄：	门诊号：		住院号：

住院日期： 年 月 日	出院日期： 年 月 日	标准住院日：12~18 天

日期	住院第 1 天	住院第 2~5 天	住院第 3~6 天（术前 1 日）
主要诊疗工作	□ 询问病史及体格检查 □ 完成住院病历和首次病程记录 □ 开实验室检查单 □ 上级医师查房 □ 初步确定诊治方案和特殊检查项目	□ 上级医师查房 □ 完成术前准备与术前评估 □ 完成必要的相关科室会诊 □ 根据检查检验等，进行术前讨论，确定治疗方案	□ 手术医嘱 □ 住院医师完成上级医师查房记录、术前小结等 □ 完成术前总结（拟行手术方式、手术关键步骤、术中注意事项等） □ 向患者及家属交代病情、手术安排及围术期注意事项 □ 签署手术知情同意书（含标本处置）、自费用品协议书、输血同意书、麻醉同意书或授权委托书
重点医嘱	**长期医嘱** □ 外科二级或三级护理常规 □ 饮食：根据患者情况而定 □ 专科基础用药：保肝类药物、维生素 K1 临时医嘱 □ 血常规+血型、尿常规、大便常规+隐血 □ 凝血功能、电解质、肝功能、肾功能、肿瘤标志物、感染性疾病筛查 □ 心电图、X 线胸片 □ 上腹部 CT 平扫+增强+血管重组和（或）腹部 B 超或 MR/MRA □ 必要时行血气分析、肺功能、超声心动图、选择性腹腔动脉造影、钡餐、胃镜	**长期医嘱** □ 外科二级或三级护理常规 □ 患者既往基础用药 □ 专科基础用药：保肝类药物、维生素 K1 □ 其他相关治疗临时医嘱 □ 相关专科医师的会诊 □ 复查有异常的检验及检查结果	**长期医嘱** □ 见左列临时医嘱 □ 术前医嘱 □ 常规准备明日在气管内全身麻醉下拟行肝癌切除术 □ 备皮 □ 药物过敏试验 □ 术前禁食 4~6 小时，禁水 2~4 小时 □ 必要时行肠道准备（清洁肠道） □ 麻醉前用药 □ 术前留置胃管和尿管 □ 术中特殊用药带药 □ 备血 □ 带影像学资料入手术室 □ 必要时预约 ICU
主要护理工作	□ 入院介绍 □ 入院评估 □ 静脉抽血 □ 健康教育 □ 活动指导、饮食指导 □ 患者相关检查配合的指导 □ 疾病知识指导 □ 心理支持	□ 患者活动：无限制 □ 饮食：根据患者情况而定 □ 心理支持	□ 入院介绍 □ 入院评估 □ 静脉抽血 □ 健康教育 □ 活动指导、饮食指导 □ 患者相关检查配合的指导 □ 疾病知识指导 □ 心理支持

日期	住院第 1 天	住院第 2~5 天	住院第 3~6 天（术前 1 日）
病情变异记录	□无　□有，原因： 1. 2.	□无　□有，原因： 1. 2.	□无　□有，原因： 1. 2.
护士签名			
医师签名			

日期	住院第 4~7 天（手术日）		住院第 5~8 天
	术前及术中	术后	（术后第 1 日）
主要诊疗工作	□ 送患者入手术室 □ 麻醉准备，监测生命体征 □ 施行手术 □ 保持各引流管通畅 □ 解剖标本，送病理检查 □ 麻醉医师完成麻醉记录	□ 完成术后首次病程记录 □ 完成手术记录 □ 向患者及家属说明手术情况	□ 上级医师查房 □ 观察病情变化 □ 观察引流量和性状 □ 检查手术伤口，更换敷料 □ 分析实验室检查结果 □ 维持水电解质平衡 □ 住院医师完成常规病程记录
重点医嘱	**长期医嘱** □ 肝癌常规护理 □ 禁食临时医嘱 □ 液体治疗 □ 相应治疗（视情况） □ 手术前 0.5 小时预防使用抗菌药物	**长期医嘱** □ 肝癌术后常规护理 □ 一级护理 □ 禁食 □ 监测生命体征 □ 记录 24 小时液体出入量 □ 常规雾化吸入，bid □ 胃管接负压瓶吸引并记量（酌情） □ 腹腔引流管接负压吸引并记量 □ 尿管接尿袋记尿量 □ 预防性抗菌药物使用（酌情） □ 监测血糖（酌情） □ 必要时测定中心静脉压 □ 必要时使用制酸剂及生长抑素临时医嘱 □ 吸氧 □ 液体治疗 □ 术后当天查血常规和血电解质 □ 必要时查肝功能、凝血功能等 □ 明晨查血常规、生化和肝功能等	**长期医嘱** □ 患者既往基础用药（见左列） □ 肠外营养治疗临时医嘱 □ 液体治疗及纠正水电解质失衡 □ 复查实验室检查（如血常规、血生化等）（视情况） □ 更换手术伤口敷料 □ 必要时测定中心静脉压 □ 根据病情变化施行相关治疗
主要护理工作	□ 术晨按医嘱留置尿管 □ 健康教育 □ 饮食指导：禁食、禁水 □ 指导术前注射麻醉用药后注意事项 □ 安排陪送患者入手术室 □ 心理支持 □ 夜间巡视	□ 术后活动：去枕平卧 6 小时，协助改变体位及足部活动 □ 吸氧、禁食、禁水 □ 密切观察患者情况 □ 疼痛护理 □ 生活护理（一级护理） □ 皮肤护理 □ 管道护理及指导 □ 记录 24 小时出入量 □ 营养支持护理 □ 心理支持	□ 体位与活动：协助翻身、取半坐或斜坡卧位 □ 密切观察患者病情变化 □ 饮食：禁食、禁水 □ 疼痛护理 □ 生活护理（一级护理） □ 皮肤护理 □ 管道护理及指导 □ 记录 24 小时出入量 □ 营养支持护理 □ 心理支持 □ 夜间巡视

日期	住院第 4~7 天（手术日）		住院第 5~8 天
	术前及术中	术后	（术后第 1 日）
病情变异记录	□无　□有，原因： 1. 2.	□无　□有，原因： 1. 2.	
护士签名			
医师签名			

日期	住院第 6~10 天 （术后第 2~3 日）	住院第 8~13 天 （术后第 4~6 日）	住院第 12~18 天 （出院日）
主要诊疗工作	□ 上级医师查房 □ 观察病情变化 □ 观察引流量和性状 □ 复查实验室检查 □ 住院医师完成常规病程记录 □ 必要时予相关特殊检查	□ 上级医师查房 □ 观察腹部、肠功能恢复情况 □ 观察引流量和颜色 □ 根据手术情况和术后病理结果，进行肿瘤分期与后续治疗评定 □ 住院医师完成常规病程记录 □ 必要时予相关特殊检查	□ 上级医师查房 □ 明确是否符合出院标准 □ 通知出院处 □ 通知患者及其家属出院 □ 完成出院记录、病案首页、出院证明书等 □ 向患者告知出院后注意事项，如康复计划、返院复诊、后续治疗及相关并发症的处理等 □ 出院小结、出院证明及出院须知并交患者或家属
重点医嘱	**长期医嘱** □ 继续监测生命体征（视情况） □ 拔除引流管（视情况） □ 拔除胃管（视情况） □ 拔除尿管（视情况） □ 肠外营养支持或液体治疗 □ 无感染证据时停用抗菌药物 **临时医嘱** □ 液体治疗及纠正水电解质失衡 □ 复查实验室检查（如血常规、血生化等）（视情况） □ 更换手术伤口敷料 □ 必要时测定中心静脉压	**长期医嘱** □ 二级或三级护理（视情况） □ 肛门排气后改流质饮食/半流质饮食 □ 拔除深静脉留置管（视情况） □ 停止记 24 小时出入量 □ 逐步减少或停止肠外营养或液体治疗 **临时医嘱** □ 伤口换药/拆线（视情况） □ 复查血常规、生化、肝功能等 □ 必要时行 X 线胸片、CT、B 超等检查	**出院医嘱** □ 出院相关用药
主要护理工作	□ 体位与活动：取半坐或斜坡卧位，指导床上或床边活动 □ 饮食：指导流质或半流质饮食 □ 疼痛护理及指导 □ 协助或指导生活护理 □ 观察患者腹部体征及肠道功能恢复的情况 □ 记录 24 小时出入量 □ 营养支持护理 □ 心理支持（患者及家属） □ 康复指导（运动指导） □ 夜间巡视	□ 体位与活动：自主体位，鼓励离床活动 □ 指导半流质饮食 □ 协助或指导生活护理 □ 观察患者腹部体征情况 □ 营养支持护理 □ 康复指导 □ 夜间巡视	□ 出院指导 □ 办理出院手续 □ 复诊时间 □ 作息、饮食、活动 □ 服药指导 □ 日常保健 □ 清洁卫生 □ 疾病知识及后续治疗

日期	住院第 6~10 天 （术后第 2~3 日）	住院第 8~13 天 （术后第 4~6 日）	住院第 12~18 天 （出院日）
病情 变异 记录	□无　□有，原因： 1. 2.	□无　□有，原因： 1. 2.	□无　□有，原因： 1. 2.
护士 签名			
医师 签名			

第二十四章

原发性肝癌经皮肝动脉化疗栓塞术（TACE）临床路径释义

【医疗质量控制指标】（专家建议）

指标一、化疗前充分评估骨髓、肝肾、心肺功能，除外化疗禁忌。

指标二、按时进行疗效评价。

指标三、平均住院日和平均住院费用。

一、原发性肝癌经皮肝动脉化疗栓塞术（TACE）编码

1. 原编码：

疾病名称及编码：原发性肝细胞癌（ICD-10：C22.001/C22.951）

2. 修改编码：

疾病名称及编码：原发性肝细胞癌（ICD-10：C22.0）

手术、操作名称及编码：肝局部灌注（ICD-9-CM-3：50.93）

动脉灌注化疗（栓塞）：（ICD-9-CM-3：99.25）

二、临床路径检索方法

C22.0 伴（50.93+99.25）

三、国家医疗保障疾病诊断相关分组（CHS-DRG）

MDC 编码：MDCH（肝、胆、胰疾病及功能障碍）

ADRC 编码：HJ1（与肝、胆或胰腺疾患有关的其他手术）

四、原发性肝癌经皮肝动脉化疗栓塞术（TACE）临床路径标准住院流程

（一）适用对象

第一诊断为原发性肝细胞癌（ICD-10：C22.001/C22.951）。

不能手术切除的中晚期原发性肝细胞癌患者；可以手术切除，但由于其他原因（如高龄、严重肝硬化等）不能或不愿接受手术的患者。

> 释义
>
> ■ 适用对象编码参见第一部分。
>
> ■ 本路径适用对象为临床诊断为原发性肝细胞癌的患者，如合并肝癌结节破裂出血、上消化道出血、肝性脑病、肾损害、继发感染等并发症，需进入其他相应路径。

（二）诊断依据

1. 临床症状：肝区疼痛、食欲减退、上腹饱胀、消化不良、恶心、呕吐、腹泻、消瘦、乏力、发热。晚期常出现黄疸、出血倾向、远端转移引起的症状及肝外非特异性表现等。患者常有慢性肝病病史。

2. 体征：肝大、血管杂音、黄疸、门静脉高压征象以及浸润、远端转移和合并症引起的体征。

3. 辅助检查：血清 AFP 等肿瘤标志物；肝脏影像学（腹部超声检查、增强 MRI、增强 CT），选择性肝动脉造影、PET-CT、骨扫描。

4. 病理学诊断明确：术后病理、经皮肝穿刺活检或淋巴结穿刺活检。

5. 原发性肝细胞癌的临床诊断：建议尽可能取得病理诊断。对于无法获得病理学诊断的肝细胞癌，2019 年中国《原发性肝癌诊疗规范》建议如下，（1）+（2a）两项或者（1）+（2b）+（3）三项时，可确定原发性肝癌的临床诊断。

（1）具有肝硬化以及乙型肝炎病毒和/或丙型肝炎病毒感染的证据。

（2）典型的原发性肝癌影像学特征：同期多排 CT 扫描和/或动态对比增强 MRI 检查显示肝脏占位在动脉期快速不均质血管强化，而静脉期或延迟期快速洗脱或廓清。

（2a）如果肝脏占位直径≥2cm，CT 和 MRI 两项影像学检查中有一项显示肝脏占位具有上述肝细胞癌的特征，即可诊断原发性肝癌。

（2b）如果肝脏占位直径在 1~2cm，则需要 CT 和 MRI 两项影像学检查都显示肝脏占位具有上述肝细胞癌的特征，方可诊断原发性肝细胞癌，以加强诊断的特异度。

（3）血清 AFP≥400μg/L 持续 4 周或≥200μg/L 持续 8 周，并能排除其他原因引起的 AFP 升高，包括妊娠、生殖系胚胎源性肿瘤、活动性肝病及继发性肝癌等。

6. 临床分期：建议用巴塞罗那（BCLC）分期标准，也可参照中国分期标准。

释义

■肝细胞癌缺乏特异的临床症状，其在肝硬化患者中发病率高，因此建议肝硬化患者每 3~6 个月复查 AFP 和肝脏超声。

■血清 AFP 及其异质体是诊断肝细胞癌的重要指标和特异性最强的肿瘤标志物，国内常用于肝细胞癌的普查、早期诊断、术后监测和随访。对于 AFP≥400μg/L 超过 4 周，或≥200μg/L 持续 8 周，排除妊娠、生殖腺胚胎肿瘤和活动性肝病，应该高度怀疑肝细胞癌；尚有 30%~40% 的肝细胞癌患者 AFP 检测呈阴性，包括肝内胆管细胞癌、高分化和低分化原发性肝细胞癌，或原发性肝细胞癌已坏死液化者，AFP 均可不增高。因此，仅靠 AFP 不能诊断所有的肝细胞癌，AFP 对肝细胞癌诊断的阳性率一般为 60%~70%，有时差异较大，强调需要定期检测和动态观察，并且要借助于影像学检查甚或 B 超导引下的穿刺活检等手段来明确诊断。

■腹部超声检查、CT、MRI 三种重要的影像学检查技术，各有特点，优势互补，应该强调综合检查，全面评估。

■血管造影（含 DSA）检查意义不仅在于诊断和鉴别诊断，在术前或治疗前可用于估计病变范围，特别是了解肝内播散的子结节情况；也可为血管解剖变异和重要血管的解剖关系以及门静脉浸润提供正确客观的信息，对于判断手术切除的可能性和彻底性以及决定合理的治疗方案有重要价值。

■PET-CT（正电子发射计算机断层成像）是将 PET 与 CT 融为一体而成的功能分子影像成像系统，既可由 PET 功能显像反映肝脏占位的生化代谢信息，又可通过 CT 形态显像进行病灶的精确解剖定位，并且同时全身扫描可以了解整体状况和评估转移情况，达到早期发现病灶的目的，同时可了解肿瘤治疗前后的大小和代谢变化。但是，PET-CT 肝癌临床诊断的敏感度和特异度还需进一步提高，且在我国大多数医院尚未普及应用，不推荐其作为肝细胞癌诊断的常规检查方法，可以作为其他手段的补充。

■ECT（发射单光子计算机断层扫描仪）全身骨显像有助于肝癌骨转移的诊断，可较X线和CT检查提前3~6个月发现骨转移癌。

■肝穿刺活检：在超声引导下经皮肝穿刺空芯针活检（Core biopsy）或细针穿刺（Fine needle aspiration，FNA），进行组织学或细胞学检查，可以获得肝细胞癌的病理学诊断依据以及了解分子标志物等情况，对于明确诊断、病理类型、判断病情、指导治疗以及评估预后都非常重要，近年来越来越多地被采用，但是也有一定的局限性和危险性。肝穿刺活检时，应注意防止肝脏出血和针道癌细胞种植；禁忌证是有明显出血倾向，或患有严重心、肺、脑、肾疾患和全身衰竭的患者。

（三）进入路径标准

1. 第一诊断为原发性肝细胞癌。
2. 需行经皮肝动脉化疗栓塞术（TACE），但无TACE禁忌的患者。
3. 肝功能分级（Child-Pugh）A或B级。
4. 当患者合并其他疾病，但住院期间不需要特殊处理也不影响第一诊断的临床路径流程实施时，可以进入路径。

> **释义**
>
> ■进入本路径的患者为第一诊断为原发性肝细胞癌的者入院后，完善相关患者，如合并肝癌结节破裂出血、上消化道出血、肝性脑病、肾损害、继发感染等并发症，需进入其他相应路径。
>
> ■入院后常规检查发现有基础疾病，如高血压、冠状动脉粥样硬化性心脏病、糖尿病、肝肾功能不全等，经系统评估后对手术治疗无特殊影响者，可进入路径。但可能增加医疗费用，延长住院时间。

（四）标准住院日5~7天

> **释义**
>
> ■怀疑原发性肝细胞癌的患者入院后，完善相关检查明确诊断1~2天，评估患者行TACE的适应证和禁忌证。第2~3天行TACE治疗，第3~5天主要观察患者生命体征、腹部体征、动脉穿刺点情况，并根据术后表现和检查结果给予必要的支持治疗。总住院时间不超过7天符合本路径要求。

（五）住院期间检查项目

1. 必需的检查项目：
（1）血常规+血型、尿常规、大便常规+隐血试验。
（2）肝肾功能、电解质、血脂血糖、凝血功能、术前四项、AFP等肿瘤标志物。
（3）腹部超声，腹部CT或MRI，胸部CT或胸部正侧位片。

（4）心电图、心脏超声。

2. 根据患者具体情况可选择的检查项目：

（1）提示肿瘤有转移时，相关部位 CT、MRI。

（2）肿瘤标志物如 CEA、CA19-9、CA72-4 等。

（3）全身骨扫描。

（4）食管镜、胃镜。

（5）合并其他疾病相关检查。

> **释义**
>
> ■ 血常规、尿常规、大便常规+隐血试验是最基本的三大常规检查，进入路径的患者均需完成。大便隐血试验和血红蛋白检测可以进一步了解患者有无急性或慢性失血；肝肾功能、电解质、血脂血糖、凝血功能、心电图、心脏超声、X 线胸片或胸部 CT 可评估有无基础疾病，肝储备功能，是否影响住院时间、费用及其治疗预后；血型、术前四项感染性疾病筛查用于术前检查和输血前准备，并明确患者是否合并慢性肝炎病毒感染，是否需针对病因进行治疗，对无慢性肝炎/肝硬化患者作出原发性肝细胞癌的诊断应谨慎；AFP 可协助诊断，术后 AFP 的转归可在一定程度上预示疗效。
>
> ■ 腹部超声、腹部增强 CT 或 MRI 是原发性肝细胞癌最重要的检查，一方面是为明确诊断，另一方面为与其他疾病（继发性肝细胞肝癌、肝内胆管细胞癌、肝肉瘤、肝腺瘤、肝血管瘤、肝脓肿、肝包虫等）进行鉴别诊断。同时，TACE 为血管介入，术前增强 CT 或 MRI 可评估患者肿瘤供应血管情况，对手术有一定指导作用。
>
> ■ 因多数原发性肝细胞癌患者是在肝硬化基础上发展而来，因此可能同时存在门脉高压相关并发症，胃镜检查对该类患者尤为重要，可评估胃食管静脉曲张的严重程度，必要时择期行一级或二级预防。

（六）治疗前准备

1. 体格检查、体力状况评分。

2. 排除化疗禁忌。

3. 患者、监护人或被授权人签署相关同意书。

> **释义**
>
> ■ 评价患者的体力活动状态（performance status，PS），即从患者的体力来了解其一般健康状况和对治疗耐受能力。原发性肝癌通常也采用美国东部肿瘤协作组（ECOG）评分系统，具体如下。
>
> 0 分：活动能力完全正常，与起病前活动能力无任何差异。
>
> 1 分：能自由走动及从事轻体力活动，包括一般家务或办公室工作，但不能从事较重的体力活动。
>
> 2 分：能自由走动及生活自理，但已丧失工作能力，不少于一半时间可以起床活动。
>
> 3 分：生活仅能部分自理，日间一半以上时间卧床或坐轮椅。

4分：卧床不起，生活不能自理。

5分：死亡。

■ 与其他肿瘤的化疗禁忌证不同，外周血白细胞和血小板显著减少并非绝对禁忌，如脾大并功能亢进者，与化疗所致骨髓抑制有所不同。

（七）治疗方案与药物选择

1. 药物选择：常用化疗药物有多柔比星、表多柔比星、顺铂、5-氟尿嘧啶及丝裂霉素。

2. 栓塞剂选择：肝动脉栓塞常用的栓塞剂为碘油和明胶海绵，碘油通常和化疗药物混合栓塞，栓塞剂应超选择至供养肿瘤的靶动脉。

> **释义**
>
> ■ TACE栓塞前应分析造影表现，明确肿瘤部位、大小、数目及供血动脉，超选择插管至肿瘤供血动脉，分别给予灌注化疗和栓塞。必要时应采取有效的保护性栓塞（如使用明胶海绵颗粒或弹簧圈栓等将胃十二指肠动脉起始部完全栓塞）。化疗药物应适当稀释，缓慢注入靶血管，大多数原发性肝癌的95%以上血供来自肝动脉，表现为供血动脉增粗、肿瘤血管丰富和肿瘤染色浓密。灌注化疗后应进行栓塞。提倡将超液化碘油与化疗药物充分混合成乳剂，用微导管超选择插入肿瘤的供血动脉支，经导管将混合物缓慢注入靶血管。而载药微球应在栓塞前充分载入化疗药物，载入时间根据化疗药物的不同而不同，一般载入时间应≥30分钟。栓塞时应尽量避免栓塞剂栓塞正常肝组织或进入非靶器官。对于供血动脉明显增粗的肝癌患者，通常主张在碘油乳剂栓塞后加用颗粒性栓塞剂（如明胶海绵、PVA或空白微球）。栓塞时应尽量栓塞肿瘤的所有供养血管，以使肿瘤去血管化。注意勿将肝固有动脉完全闭塞，以利于再次TACE治疗。
>
> ■ 化疗药物主要用药为蒽环类、铂类。
>
> ■ 治疗常用栓塞剂有碘油化疗乳剂、明胶海绵颗粒、PVA、（载药或不载药）微球、及弹簧圈等。碘油化疗乳剂是由化疗药物和超液化碘油配置而成，可用碘对比剂溶解化疗药物后再与碘油混合进行乳化，可根据需要调整比例以获得不同黏稠度的乳剂。在透视监视下依据肿瘤区碘油沉积是否浓密、瘤周是否已出现门静脉小分支影为界限，碘油一次用量以≤30ml为宜。

（八）TACE治疗后必须复查的检查项目

1. 血常规、肝功能：建议术后三天复查，根据具体化疗用药、血象及肝功能变化，复查时间间隔可酌情增减。

2. 肾功能：每周期复查1次。

> **释义**
>
> ■ 一般建议第一次肝动脉介入治疗后4~6周时复查增强CT和/或MRI等；至于后续复查则视患者的具体情况，可间隔1~3个月。介入治疗的频率应依随访结果而定，

若介入术后 4~6 周时，影像学检查显示肝脏的瘤灶内的碘油沉积浓密、瘤组织坏死并且无增大和无新病灶，暂时不再做介入治疗。最初 2~3 次介入治疗间隔可以较短，每 4 周 1 次，此后，在肿瘤无进展的情况下应延长治疗间隔，以保证肝功能的恢复。在治疗间隔期，可利用 CT 和/或 MRI 动态增强扫描评价肝脏肿瘤的存活情况，以决定是否需要再次进行介入治疗。如经过数次介入治疗后，肿瘤仍继续进展，应考虑换用或联合其他治疗方法，如肝移植、外科手术、局部消融和系统治疗等。

（九）TACE 治疗期间的治疗

TACE 治疗期间脏器功能损伤的相应防治：止吐、保肝、水化、镇痛、抑酸、止泻、预防过敏、升白细胞及血小板、纠正贫血。

合并病毒性肝炎患者，需要接受抗病毒治疗。

> **释义**
>
> ■ 栓塞后综合征是 TACE 治疗的最常见不良反应，主要表现为发热、疼痛、恶心和呕吐等。发热、疼痛的发生原因是肝动脉被栓塞后引起局部组织缺血、坏死、肿瘤水肿刺激肝包膜。发热可予以非甾体类抗炎药物等解热药物对症处理，疼痛根据程度可根据三级阶梯镇痛方案干预，必要时可疼痛介入治疗。而恶心、呕吐主要与化疗药物有关。常规不建议应用抗菌药物，静脉应用抑酸剂。康艾注射液、康莱特等中成药联合 TACE 化疗，可改善症状，减轻化疗不良反应，提高患者生活质量。此外，还有穿刺部位出血、白细胞下降、一过性肝功能异常、肾功能损害以及排尿困难等其他常见不良反应。一般来说，介入治疗术后的不良反应会持续 1~7 天，发热有时可持续 2~4 周，经对症治疗后大多数患者可以完全恢复。
>
> ■ 病毒性肝炎并发原发性肝细胞癌的患者，除病毒性肝炎的抗病毒指征外，由于化疗药物可以激活病毒，因此即使仅有 HBsAg 阳性，目前亦建议抗病毒治疗。近年有研究提示，华蟾素（片剂或注射剂）能改善患者术后的生活质量，对肿瘤的复发或转移具有一定抑制作用，同时鉴于其类似拉米夫定的抗 HBV-DNA 复制活性，尤适用于具乙肝病毒感染史的肝癌患者。

（十）出院标准

1. 完成既定治疗流程。
2. 无发热等感染表现。
3. 无Ⅲ度恶心、呕吐、高热及腹泻（NCI 分级）。
4. 无未控制的癌痛。
5. 肝功能指标大致正常范围，若行实验室检查，无需干预的异常结果。
6. 无需干预的其他并发症。

> **释义**
>
> ■ 患者出院前应完成所有必须检查项目，且观察栓塞后综合征相关症状是否减轻或消失，有无明显药物相关不良反应，患者肝功能损害术后可能有一过性加重，持续恶化患者应警惕慢性肝衰竭。

（十一）变异及原因分析

1. 入院检查发现门静脉血供缺乏、Child C 级肝硬化、胆道梗阻、肝性脑病者不适宜行 TACE，退出路径。

2. 重要器官功能障碍、生命体征不稳定、休克、意识障碍等均属高危患者，不宜行 TACE 术。

3. 出现严重的并发症，如曲张静脉破裂出血、肺栓塞及脑血管意外，退出路径，进入相应路径。

4. 治疗前、中、后有骨髓抑制、感染、贫血、出血及其他合并症者，需进行相关的诊断和治疗，可能延长住院时间并导致费用增加。

5. 治疗后出现骨髓抑制，需要对症处理，导致治疗时间延长、费用增加。

6. 需要结合放疗、射频等其他治疗。

7. 70 岁以上的肝细胞癌患者根据个体化情况具体实施。

8. 医师认可的变异原因分析。

9. 其他患者方面的原因等。

> **释义**
>
> ■ 按标准治疗方案如患者发热、腹痛缓解不明显，发现其他严重基础疾病，需调整药物治疗或继续其他基础疾病的治疗，则终止本路径；出现严重的并发症，如肝衰竭、曲张静脉破裂出血、肺栓塞及脑血管意外，治疗疗程长、治疗费用高者，需退出本路径，进入相应路径。
>
> ■ 认可的变异原因主要是指患者入选路径后，在检查及治疗过程中发现患者合并存在事前未预知的、对本路径治疗可能产生影响的情况，需要终止执行路径或延长治疗时间、增加治疗费用。医师需在表单中明确说明。
>
> ■ 因患者方面的主观原因导致执行路径出现变异，需医师在表单中予以说明。

五、原发性肝细胞癌经皮肝动脉化疗栓塞术（TACE）给药方案

（一）用药选择

1. 化疗药：TACE 中化疗药物较多，如多柔比星或表柔比星素（10~30mg）、顺铂（20mg）或奥沙利铂（50~100mg）、丝裂霉素（2~4mg）、5-氟尿嘧啶（200~500mg）、注射用羟喜树碱（20mg）无统一的标准，其中无任何一种药物的疗效明显优于其他药物。

2. 栓塞剂：灌注化疗后通常行栓塞治疗，栓塞材料主要包括碘油（常用超液化碘油）、明胶海绵颗粒、聚乙烯醇微球、空白微球、载药微球和弹簧圈。一般用超液化碘油与化疗药物充分混合成乳剂，经导管缓慢注入。如超液化碘油 5~20ml 联合多柔比星 10~30mg 或丝裂霉素 2~4mg 或顺铂 20mg 充分乳化后经导管栓塞。用药剂量视肝癌病灶体积大小、肿瘤血管丰富

程度、患者术中对腹部疼痛耐受程度不同予以相应变化。

3. 载药微球：能选择性地进入肿瘤血管并长期滞留，同时载入微球里面的化疗药物能够持续缓慢释放出来。副作用包括化疗药物引起的过敏反应，心脏毒性、肝肾功能影响、骨髓抑制等。载药微球则可能促使结核病灶恶化，进入肺泡、颅脑等组织可引起异物反应，生成肉芽肿，异位栓塞等。

（二）药学提示

1. 化疗药：因是经肝动脉局部给药，出现化疗药的不良反应可能相对较小，包括过敏反应、心脏毒性、肝肾功能影响、骨髓抑制等。

2. 超液化碘油：能选择性地进入肿瘤血管并长期滞留，同时与某些化疗药物混合后制成乳剂，可作为药物载体。不良反应包括过敏反应，促使结核病灶恶化，进入肺泡、腹腔等组织可引起异物反应，生成肉芽肿，异位栓塞等。

（三）注意事项

1. 化疗药物应根据患者情况，选择 1~3 种药物联合使用。

2. 在实施 TACE 治疗前，需检测乙型和丙型肝炎病毒标志物及 HBV-DNA 和 HCV-RNA 滴度。由于化疗药物可以激活病毒，需给予抗病毒治疗。即使是 HBsAg 阳性，目前也推荐抗病毒治疗，首选恩替卡韦。

3. 应根据肿瘤具体情况选择合适的栓塞剂。如有肝动脉-门静脉或肝动脉-肝静脉瘘，可酌情选用明胶海绵颗粒、微球、弹簧圈等栓塞，再注入碘油或载药微球。

4. 术中应注意保护正常肝组织，尽量超选择插管进行栓塞。对肝功能较差的患者，应根据实际情况使用栓塞剂，避免因追求效果而轻视肝衰竭可能。

六、原发性肝癌经皮肝动脉化疗栓塞术护理规范

1. 告知患者化疗相关药物知识及常见不良反应。

2. 加强患者心理疏导，积极与患者及家属进行沟通，消除患者对治疗的焦虑、恐惧等负面情绪。

七、原发性肝癌经皮肝动脉化疗栓塞术营养治疗规范

1. 治疗期间，饮食宜清淡，营养均衡，注意饮食卫生。

2. 消化道反应严重的患者，应予以适当补液对症支持治疗。

3. 营养干预遵循膳食教育、口服营养补充、肠内营养、肠内加肠外营养、肠外营养的顺序进行。

八、原发性肝癌经皮肝动脉化疗栓塞术患者健康宣讲

1. 保持良好的个人卫生习惯及生活习惯。戒烟戒酒，避免熬夜，劳逸结合，适当进行体力活动，增强体质。

2. 避免进食坚果等质硬、辛辣、过酸、霉变食物。提倡荤素搭配，营养均衡。

3. 尽量避免饮用浓茶、咖啡等饮品。

4. 放松心情，树立信心，积极配合治疗。

九、推荐表单

（一）医师表单

原发性肝细胞癌经皮肝动脉化疗栓塞临床路径医师表单

适用对象：第一诊断为肝细胞癌 ICD-10：C22.001/C22.951）

患者姓名：		性别： 年龄： 门诊号：	住院号：
住院日期： 年 月 日		出院日期： 年 月 日	标准住院日：5~7 天

时间	住院第 1 天	住院第 2 天
主要诊疗工作	□ 询问病史 □ 体格检查 □ 开出各项检验检查项目 □ 完善医患沟通和病历书写 □ 对患者进行有关肝细胞肝癌相关问题的宣教	□ 查看检查/检验报告，明确有无 TACE 禁忌 □ 上级医师查房，明确下一步诊疗计划，并制订治疗方案，交待治疗不良反应及注意事项 □ 完成医师查房记录 □ 根据检查结果，明确诊断和适应证，排除禁忌证 □ 向患者及家属交代病情，解释 TACE 治疗的原理及可能的风险 □ 签署 TACE 知情同意书、化疗知情同意书及碘对比剂知情同意书 □ 完善病历书写
重点医嘱	**长期医嘱：** □ 内科护理常规 □ 二级护理 □ 低盐软食 □ 保肝治疗药物 **临时医嘱：** □ 血常规、尿常规、大便常规+隐血 □ 肝肾功能、电解质、血糖、凝血功能、HBV、HCV、HIV、梅毒抗体、血型、AFP、CEA、CA19-9、CA12-5、CA74-2 等 □ 腹部超声、超声心动图、胸部正侧位 X 线片或 CT 平扫、心电图 □ 必要时行腹部增强 CT 或 MRI 检查 □ 其他检查（酌情）HBV-DNA	**长期医嘱：** □ 内科护理常规 □ 二级护理 □ 低盐软食 □ 必要的基础治疗（如口服抗病毒药物） □ 保肝治疗药物 **临时医嘱：** □ 术前谈话并签字 □ 必要时行：D-二聚体 □ 必要时行：胃镜检查 □ 其他检查（酌情）
病情变异记录	□ 无 □ 有，原因： 1. 2.	□ 无 □ 有，原因： 1. 2.
医师签名		

日期	住院第 3~4 天 （行 TACE 术当日）	住院第 4~5 天 （术后第 1 天）	住院第 5~7 天 （出院日）
主要诊疗工作	□ 上级医师查房 □ 行 TACE □ 术前禁食 6 小时、禁水 4 小时 □ 术中心电、血氧及血压监测 □ 术后严密观察患者病情变化 □ 完成病程记录及手术记录	□ 上级医师查房 □ 观察患者生命体征、腹部症状和体征，注意有无腹痛、发热、消化道出血、感染等并发症 □ 观察动脉穿刺点情况 □ 根据术后临床表现及检查结果进行必要的支持对症治疗 □ 完成病程记录	□ 上级医师查房，进行评估，明确是否可出院 □ 完成出院记录、病案首页、出院证明书等 □ 向患者交代出院后的注意事项，如：返院复诊的时间、地点，定期复查血常规及肝功能等问题，发生紧急情况时的处理等。
重点医嘱	**长期医嘱：** □ 低盐软食（术后酌情禁食 6 小时，禁水 4 小时） □ 一级护理（手术后） □ 静脉输液水化 □ 应用保肝药物 □ 酌情应用止吐剂 □ 应用 PPI □ 酌情确定是否应用抗菌药物 □ 其他医嘱 **临时医嘱：** □ 术中带药 □ 复查血常规、肝功能（必要时） □ 心率、血压、呼吸监护（必要时） □ 腹部 CT 检查（必要时） □ 对症支持（镇痛、止吐药物） □ 其他医嘱	**长期医嘱：** □ 二级护理 □ 低盐软食 □ 酌情确定是否继续应用保肝药物 □ 酌情确定是否停用 PPI 制剂 □ 酌情应用止吐剂 □ 其他医嘱 **临时医嘱：** □ 复查血常规 □ 复查肝肾功能、电解质 □ 对症支持 □ 其他医嘱	**出院医嘱：** □ 出院带药：保肝药物、PPI 制剂，必要时抗肿瘤药物等 □ 其他医嘱 □ 定期门诊随访
病情变异记录	□ 无　□ 有，原因： 1. 2.	□ 无　□ 有，原因： 1. 2.	□ 无　□ 有，原因： 1. 2.
医师签名			

（二）护士表单

原发性肝癌经皮肝动脉化疗栓塞临床路径护士表单

适用对象：第一诊断为第一诊断为原发性肝细胞癌（ICD-10：C22.001/C22.951）（无并发症患者）

患者姓名：	性别：　　年龄：	住院号：
住院日期：　　年　月　日	出院日期：　　年　月　日	标准住院日：5~7天

时间	住院第 1 天	住院第 2 天	住院第 3 天
健康宣教	□ 入院宣教 □ 介绍主管医师、护士 □ 介绍环境、设施 □ 介绍住院注意事项 □ 介绍探视和陪伴制度 □ 介绍贵重物品制度	□ 药物宣教 □ TACE 治疗前宣教 □ 宣教 TACE 治疗前准备及治疗后注意事项 □ 告知 TACE 治疗后饮食 □ 告知患者在治疗中配合医师 □ 主管护士与患者沟通，消除患者紧张情绪 □ 告知治疗后可能出现的情况及应对方式	□ TACE 治疗当日宣教 □ 告知饮食、体位要求 □ 告知 TACE 治疗后卧床休息 24 小时，股动脉穿刺患肢制动 24 小时 □ 给予患者及家属心理支持 □ 再次明确探视陪伴须知
护理处置	□ 核对患者，佩戴腕带 □ 建立入院护理病历 □ 协助患者留取各种标本 □ 测量体重	□ 协助医师完成 TACE 治疗前的相关实验室检查 □ TACE 治疗前准备	□ 备皮、送患者至介入手术室 □ 核对患者资料及带药 □ 接患者 □ 核对患者及资料
基础护理	□ 三级护理 □ 晨晚间护理 □ 患者安全管理	□ 三级护理 □ 晨晚间护理 □ 患者安全管理	□ 二/一级护理 □ 晨晚间护理 □ 患者安全管理
专科护理	□ 护理查体 □ 病情观察 □ 生命体征、腹部体征的观察 □ 需要时，填写跌倒及压疮防范表 □ 需要时，请家属陪伴 □ 确定饮食种类 □ 心理护理	□ 病情观察 □ 生命体征、腹部体征的观察 □ 遵医嘱完成相关检查 □ 心理护理	□ 遵医嘱予补液 □ 病情观察 □ 生命体征、腹部体征的观察 □ 股动脉穿刺点的观察 □ 心理护理
重点医嘱	□ 详见医嘱执行单	□ 详见医嘱执行单	□ 详见医嘱执行单
病情变异记录	□ 无　□ 有，原因： 1. 2.	□ 无　□ 有，原因： 1. 2.	□ 无　□ 有，原因： 1. 2.
护士签名			

时间	住院第 4 天	住院第 5~7 天 （出院日）
健康宣教	□ TACE 治疗后宣教 □ 药物作用及频率 □ 饮食、活动指导	□ 出院宣教 □ 复查时间 □ 服药方法 □ 活动休息 □ 指导饮食 □ 指导办理出院手续
护理处置	□ 遵医嘱完成相关检查	□ 办理出院手续 □ 书写出院小结
基础护理	□ 二级护理 □ 晨晚间护理 □ 患者安全管理	□ 三级护理 □ 晨晚间护理 □ 协助或指导进食、进水 □ 协助或指导活动 □ 患者安全管理
专科护理	□ 病情观察 □ 监测生命体征 □ 发热、恶心、呕吐、腹痛、出血、感染等并发症的观察 □ 腹部体征的观察 □ 心理护理	□ 病情观察 □ 监测生命体征 □ 发热、恶心、呕吐、腹痛、出血、感染等并发症的观察 □ 腹部体征的观察 □ 出院指导（出院后需门诊随访，复查肝肾功、CT，必要时再次入院行巩固治疗） □ 心理护理
重点医嘱	□ 详见医嘱执行单	□ 详见医嘱执行单
病情变异记录	□ 无　□ 有，原因： 1. 2.	□ 无　□ 有，原因： 1. 2.
护士签名		

（三）患者表单

原发性肝癌经皮肝动脉化疗栓塞临床路径患者表单

适用对象：第一诊断为原发性肝细胞癌（ICD-10：C22.001/C22.951）（无并发症患者）

患者姓名：		性别：	年龄：	门诊号：		住院号：
住院日期：	年 月 日	出院日期：		年 月 日		标准住院日：5~7天

时间	入院	TACE 术前	TACE 治疗当天
医患配合	□ 配合询问病史、收集资料，务必详细告知既往史、用药史、过敏史 □ 配合进行体格检查 □ 有任何不适告知医师	□ 配合完善 TACE 治疗前相关检查，如采血、留尿、心电图腹部超声、X 线胸片或 CT、腹部增强 CT 或 MRI □ 医师与患者及家属介绍病情及 TACE 治疗谈话、TACE 治疗前签字	□ 配合完善相关检查 □ 配合医师摆好检查体位
护患配合	□ 配合测量体温、脉搏、呼吸 3 次，血压、体重 1 次 □ 配合完成入院护理评估（简单询问病史、过敏史、用药史） □ 接受入院宣教（环境介绍、病室规定、订餐制度、贵重物品保管等） □ 配合执行探视和陪伴制度 □ 有任何不适告知护士	□ 配合测量体温、脉搏、呼吸 3 次，询问大便 1 次 □ 接受 TACE 治疗前宣教 □ 接受饮食宣教 □ 接受药物宣教	□ 配合测量体温、脉搏、呼吸 3 次 □ 送介入手术室前，协助完成核对，带齐影像资料及用药 □ 返回病房后，配合接受生命体征的测量 □ 配合检查意识（全身麻醉者） □ 配合缓解疼痛 □ 接受 TACE 治疗后宣教 □ 接受饮食宣教：治疗当天禁食或进食流质饮食 □ 接受药物宣教 □ 有任何不适告知护士
饮食	□ 遵医嘱饮食	□ 遵医嘱饮食	□ 治疗当天禁食或进食流质饮食 □ 治疗后，根据医嘱 2 小时后试饮水，无恶心呕吐进少量流质饮食或者半流质饮食
排泄	□ 正常排尿便	□ 正常排尿便	□ 床上排尿便
活动	□ 正常活动	□ 正常活动	□ 卧床休息，股动脉穿刺患肢制动 24 小时

时间	治疗后	出院
医患配合	□ 配合腹部检查 □ 配合完善术后检查：如采血、留尿便等	□ 接受出院前指导 □ 知道复查程序 □ 获取出院诊断书
护患配合	□ 配合定时测量生命体征 □ 配合检查腹部 □ 接受输液、服药等治疗 □ 接受进食、进水、排便等生活护理 □ 配合活动，预防皮肤压力伤 □ 注意活动安全，避免坠床或跌倒 □ 配合执行探视及陪伴	□ 接受出院宣教 □ 办理出院手续 □ 获取出院带药 □ 知道服药方法、作用、注意事项 □ 知道复印病历程序
饮食	□ 遵医嘱饮食	□ 遵医嘱饮食
排泄	□ 正常排尿便	□ 正常排尿便
活动	□ 正常适度活动，避免疲劳	□ 正常适度活动，避免疲劳

附：原表单（2016 年版）

原发性肝癌经皮肝动脉化疗栓塞术临床路径表单

适用对象：第一诊断为肝细胞肝癌 ICD-10：C22.001/C22.951)

患者姓名：		性别：	年龄：	门诊号：		住院号：
住院日期：	年 月 日	出院日期：	年 月 日		标准住院日：4~7 日	

时间	住院第 1 天	住院第 2 天
主要诊疗工作	☐ 询问病史 ☐ 体格检查 ☐ 开出各项检验检查项目 ☐ 完善医患沟通和病历书写 ☐ 对患者进行有关肝癌相关问题的宣教	☐ 查看检查/检验报告，明确有无 TACE 禁忌 ☐ 上级医师查房，明确下一步诊疗计划，并制订治疗方案，交待治疗不良反应及注意事项 ☐ 完成医师查房记录 ☐ 根据检查结果，明确诊断和适应证，排除禁忌证 ☐ 向患者及家属交代病情，解释 TACE 治疗的原理及可能的风险 ☐ 签署化疗同意书 ☐ 完善病历书写
重点医嘱	**长期医嘱：** ☐ 内科护理常规 ☐ 二级护理 ☐ 低盐软食 ☐ 保肝治疗药物 **临时医嘱：** ☐ 血常规、尿常规、大便常规+隐血 ☐ 肝肾功能、电解质、血糖、凝血功能、AFP、HBV、HCV、HIV、梅毒抗体、血型、AFP、CEA、CA19-9。 ☐ 腹部超声、胸部正侧位 X 线片、心电图 ☐ 必要时行：腹部增强 CT 或 MRI 检查 ☐ 其他检查（酌情）HBV-DNA	**长期医嘱：** ☐ 内科护理常规 ☐ 二级护理 ☐ 低盐软食 ☐ 必要的基础治疗（如口服抗病毒药物） ☐ 保肝治疗药物 **临时医嘱：** ☐ 术前谈话并签字 ☐ 必要时行：D-二聚体 ☐ 必要时行：胃镜检查 ☐ 其他检查（酌情）
主要护理工作	☐ 入院宣教 ☐ 健康宣教：疾病相关知识 ☐ 根据医嘱指导患者完成相关检查 ☐ 完成护理记录	☐ 基本生活和心理护理 ☐ 指导 TACE 术前注意事项 ☐ 正确执行医嘱 ☐ 认真完成交接班
病情变异记录	☐ 无 ☐ 有，原因： 1. 2.	☐ 无 ☐ 有，原因： 1. 2.
护士签名		
医师签名		

日期	住院第 3~4 天 （行 TACE 术当日）	住院第 4~5 天 （术后第 1 天）	住院第 5~7 天 （出院日）
主要诊疗工作	□ 上级医师查房 □ 行 TACE □ 术前低盐软食 □ 术中根据病情确定是否需要心电、血氧及血压监测 □ 术后严密观察患者病情变化 □ 完成病程记录	□ 上级医师查房 □ 观察患者生命体征、腹部症状和体征，注意有无腹痛、发热、消化道出血、感染等并发症 □ 观察动脉穿刺点情况 □ 根据术后临床表现及检查结果进行必要的支持对症治疗 □ 完成病程记录	□ 上级医师查房，进行评估，明确是否可出院 □ 完成出院记录、病案首页、出院证明书等 □ 向患者交代出院后的注意事项，如：返院复诊的时间、地点，定期复查血常规及肝功能等问题，发生紧急情况时的处理等。
重点医嘱	**长期医嘱：** □ 低盐软食 □ 一级护理（手术后） □ 静脉输液水化 □ 应用保肝药物 □ 酌情应用止吐剂 □ 酌情应用 PPI □ 酌情确定是否应用抗菌药物 □ 其他医嘱 **临时医嘱：** □ 术中带药 □ 复查血常规、肝功能（必要时） □ 心率、血压、呼吸监护（必要时） □ 腹部 CT 检查（必要时） □ 对症支持（镇痛、止吐药物） □ 其他医嘱	**长期医嘱：** □ 二级护理 □ 低盐软食 □ 酌情确定是否继续应用保肝药物 □ 酌情确定是否停用 PPI 制剂 □ 酌情应用止吐剂 □ 其他医嘱 **临时医嘱：** □ 复查血常规 □ 复查肝肾功能、电解质 □ 对症支持 □ 其他医嘱	**出院医嘱：** □ 出院带药：保肝药物、PPI 制剂 □ 其他医嘱 □ 定期门诊随访
主要护理工作	□ 基本生活和心理护理 □ 检查治疗后常规护理 □ 术后严密观察患者病情变化及血管	□ 基本生活和心理护理 □ 严密观察患者病情变化及血管 □ 检查治疗后常规护理 □ 饮食生活宣教、并发症观察	□ 指导患者办理出院手续 □ 做好患者出院后的饮食指导
病情变异记录	□ 无　□ 有，原因： 1. 2.	□ 无　□ 有，原因： 1. 2.	□ 无　□ 有，原因： 1. 2.
护士签名			
医师签名			

第二十五章

肾细胞癌内科治疗临床路径释义

【医疗质量控制指标】

指标一、治疗前病理诊断及临床 TNM 分期检查。

指标二、治疗后实施疗效评价和不良反应评价。

指标三、平均住院日和平均住院费用。

一、肾细胞癌内科治疗编码

1. 原编码：

疾病名称及编码：肾癌（ICD-10：C64，D09.101）

2. 修改编码：

疾病名称及编码：肾癌（ICD-10：C64）

二、临床路径检索方法

C64

三、国家医疗保障疾病诊断相关分组（CHS-DRG）

MDC 编码：MDCL（肾脏及泌尿系统疾病及功能障碍）

ADRG 编码：LT1（肾及尿路肿瘤）

四、肾细胞癌内科治疗临床路径标准住院流程

（一）适用对象

第一诊断为肾癌（ICD-10：C64，D09.101）

转移性或不可切除的肾细胞癌。

（二）诊断依据

根据《NCCN 肾癌指南（2015 版）》以及 2013 版国家卫生和计划生育委员会《肾细胞癌诊断治疗指南》。

1. 临床症状：血尿、腰痛、腹部肿块，伴随症状如高血压、贫血、消瘦、发热、红细胞沉降率增快及转移引起的症状如骨痛、骨折、咳嗽、高钙血症也常见。

2. 体格检查：腹部检查，锁骨上淋巴结检查等。

3. 一般情况评估：体力状态评估。

4. 辅助检查：胸、腹部影像学检查，血常规及生化检验、血肿瘤标志物，肾功能，肾穿刺活检（明确诊断时）与肾血管造影检查等。

5. 细胞、组织学等病理学诊断阳性为确诊标准。

（三）进入路径标准

1. 第一诊断为肾癌（ICD-10：C64，D09.101），有明确病理细胞学诊断。

2. 符合内科治疗适应证，无相关禁忌证。

3. 当患者合并其他疾病，但住院期间不需要特殊处理也不影响第一诊断的临床路径流程实施时，可以进入路径。

> **释义**
>
> ■ 适用对象为有明确病理或细胞学诊断的局部晚期或转移性肾细胞癌患者。如可接受根治性手术切除则进入其他路径。
>
> ■ 入院常规检查1~2天，第2~3天行CT、骨扫描等检查，必要时行穿刺细胞学或病理检查（如行病理检查，住院日可延长至10~14天）。明确诊断后开始靶向治疗，观察药物不良反应，原则上总住院时间不超过7天符合本路径要求。

（四）住院期间的检查项目

1. 必需的检查项目：
（1）血常规、尿常规、大便常规。
（2）肝功能、肾功能、电解质、血糖、红细胞沉降率、碱性磷酸酶和乳酸脱氢酶、感染性疾病筛查、凝血功能。
（3）腹部B超、胸部CT平扫、腹部CT平扫+增强、心电图。
（4）细胞学检查、病理检查（明确诊断时）。
2. 根据情况可选择的检查项目：
（1）骨扫描。
（2）头颅MRI。
（3）PET-CT。
（3）超声心动图。
（4）肿瘤标志物。
（5）肾血管造影。
（6）合并其他疾病的相关检查。

> **释义**
>
> ■ 血常规、尿常规、大便常规、肝肾功能是常规检查，进入路径的患者均需完成。甲状腺功能、电解质、血糖、凝血功能、传染病四项心电图、超声心动图可评估有无基础疾病，是否影响住院时间、费用及其治疗预后；CT、骨扫描、超声检查可明确病变范围，明确诊断；无禁忌证患者均应行细胞学或组织学活检以明确诊断；头MRI、PET有助于进一步明确病变范围。
>
> ■ 本病需要有明确的组织学或细胞学诊断。

（五）治疗前准备

1. 体格检查、体能状况评分。
2. 无相关禁忌。
3. 患者、监护人或被授权人签署相关同意书。

> **释义**
>
> ■ 治疗前需评估患者体能状况，测量血压，评估心脏功能和心脑血管相关疾病史，了解有无出血风险，如有高血压需将血压控制在正常范围之内。

（六）内科治疗方案

根据《NCCN 肾癌指南（2015 版）》以及 2013 版国家卫生和计划生育委员会《肾细胞癌诊断治疗指南》，结合患者的病理分型、分期和身体状况选择方案和剂量。

1. 免疫治疗：IL-2。
2. 靶向治疗：
（1）索拉非尼。
（2）舒尼替尼。
（3）贝伐珠单抗。
（4）依维莫司。
（5）阿昔替尼。

> 释义
>
> ■ 根据国内外的治疗指南，晚期肾细胞癌首选靶向药物治疗。根据具体病理类型的不同，一类推荐药物选择略有差异，晚期肾透明细胞癌一类推荐舒尼替尼、培唑帕尼、贝伐珠单抗+干扰素治疗和替西罗莫司（高危患者一类推荐替西罗莫司，高危定义为以下因素≥3 个：LDH≥1.5 倍正常值上限，贫血、校正的血钙>10mg/dl，确诊至系统治疗时间<1 年，KPS 评分≤70 分，转移部位≥2）；非透明细胞癌首选推荐舒尼替尼。

（七）治疗期间及治疗后必须复查的检查项目

1. 血常规：建议每周复查 1 次。根据具体治疗方案及血象变化，复查时间间隔可酌情增减。
2. 肝肾功能：每 2 周酌情复查 1 次。根据具体治疗方案及肝肾功能变化，复查时间间隔可酌情增减。

> 释义
>
> ■ 尿常规：每周期酌情复查 1 次。根据具体治疗方案及尿蛋白变化，复查时间间隔可酌情增减。
> ■ 血压：治疗初期每日监测血压，根据具体治疗方案及血压变化，复查时间间隔可酌情增减。血压平稳时，每周至少监测 2~3 次。
> ■ 靶向治疗期间密切观察血压变化，如有血压升高应予降压治疗，并要注意有无蛋白尿、口腔黏膜炎、手足皮肤反应、腹泻等不良反应发生。

（八）治疗中及治疗后治疗。

治疗期间脏器功能损伤的相应防治：止吐、保肝、水化、抑酸、止泻、预防过敏、升白细胞及血小板、纠正贫血。

> 释义
>
> ■ 靶向治疗消化道反应较轻，一般无需止吐治疗，水化。必要时可予抑酸药、止泻药等治疗。

（九）出院标准

1. 完成既定住院治疗流程。
2. 无发热等感染表现。
3. 无Ⅲ度及以上的恶心、呕吐及腹泻（NCI分级）。
4. 无未控制的癌痛。
5. 若行实验室检查，无需干预的异常结果。
6. 无需干预的其他并发症。

> **释义**
>
> ■ 患者出院前应完成所有必须检查的项目，且开始药物治疗，观察临床症状是否减轻或消失，有无明显药物相关不良反应。

（十）变异及原因分析

1. 治疗前、中、后有严重感染、贫血、出血、穿孔、间质性肺炎、肠炎及其他合并症者，需进行相关的诊断和治疗，可能延长住院时间并致费用增加。
2. 治疗中出现严重骨髓抑制，需要对症处理，导致治疗时间延长、费用增加。
3. 药物不良反应需要特殊处理，如过敏反应、神经毒性、心脏毒性等。
4. 高龄患者根据个体化情况具体实施。
5. 医师认可的变异原因分析，如药物减量使用。
6. 其他患者方面的原因等。

> **释义**
>
> ■ 如患者经组织学或细胞学诊断并非肾细胞癌需退出本路径。发现其他严重基础疾病，需调整药物治疗或继续其他基础疾病的治疗，则终止本路径。治疗中出现严重心脑血管、蛋白尿、口腔黏膜炎、手足皮肤反应、腹泻等并发症时，需转入相应路径。
>
> ■ 认可的变异原因主要是指患者入选路径后，在检查及治疗过程中发现患者合并存在事前未预知的、对本路径治疗可能产生影响的情况，需要终止执行路径或延长治疗时间、增加治疗费用。医师需在表单中明确说明。
>
> ■ 因患者方面的主观原因导致执行路径出现变异，需医师在表单中予以说明。

五、肾癌内科治疗给药方案

（一）用药选择

标准药物治疗方案：

1. 针对肾透明细胞性肾细胞癌晚期患者：一线首选方案包括舒尼替尼、培唑帕尼、索拉非尼和贝伐珠单抗+干扰素治疗，一线方案之间疗效基本相近。舒尼替尼、培唑帕尼、索拉非尼均属于VEGFR-TKI类药物，不良反应类型相近，最常见的不良反应包括乏力、手足皮肤反应、高血压、腹泻、蛋白尿、黏膜炎等。舒尼替尼可引起明显的骨髓抑制，贝伐珠单抗+干扰素的不良反应主要表现为高血压、蛋白尿和类流感样反应。可根据不良反应的耐受情况和疗效选择治疗方案，一个方案治疗耐药后或不能耐受，可考虑更换其他方案。阿昔替尼和索拉非尼也可以考虑作为一线方案使用。增加靶向药物的剂量不良反应明显，患者耐受性较差，且疗效与上述靶向药物比较较差，一般不建议作为首选治疗。

（1）舒尼替尼：50mg，每日1次，连服4周，停药2周，每6周为1周期。

（2）培唑帕尼：800mg，每日1次连续口服。

（3）贝伐珠单抗+干扰素-α：贝伐珠单抗10mg/kg，每2周1次；干扰素-α 900万单位/次，每周3次。

（4）索拉非尼：400mg，每日2次，连续口服。

2. 针对非透明细胞性肾细胞癌晚期患者：目前针对非透明细胞癌的治疗尚缺乏大型临床研究数据，总体来说，适用于透明细胞癌治疗方案也适用于非透明细胞癌，但疗效较透明细胞癌差。

（二）药学提示

1. 舒尼替尼、培唑帕尼、索拉非尼、阿昔替尼等均属于VEGFR-TKI类药物，不良反应类型相近，包括手足皮肤反应、高血压、蛋白尿、黏膜炎、腹泻等，不同药物之间各种不良反应的发生率和严重程度可不同。舒尼替尼可引起明显的骨髓抑制。

2. 贝伐珠单抗+干扰素的不良反应主要表现为高血压、蛋白尿和类流感样反应。

（三）注意事项

VEGFR-TKI类药物和贝伐珠单抗均是抗血管类药物，如患者存在心血管疾病或有出凝血异常，应慎用。高血压患者，治疗开始前应控制血压至基本正常水平。

六、肾细胞癌内科治疗护理规范

1. 告知患者各种靶向药物的毒副作用，以便出现不良反应时及时处理。

2. 鼓励患者进食营养丰富的食物，多饮水及富含钾离子的鲜果汁，协助患者制定合理食谱。

3. 针对手足皮肤反应：建议患者穿宽松的衣服；避免直接日晒，建议使用SPF≥30防晒霜；避免热水刺激及过度摩擦；沐浴后或睡觉前涂抹保湿霜，洗护手足；如尿素软膏、手足护理霜等涂抹皮肤硬痂处；修剪脚皮，防止足部受压：穿棉袜或软垫，穿软底鞋，勿长时间站立。

4. 靶向治疗相关的腹泻通常表现为稀便和/或大便次数增加，大多数为可以控制的轻度腹泻，清淡饮食，餐后1小时内避免饮水，避免辛辣和乳制品，避免可加重腹泻的食物等。症状较重者需要口服药物止泻治疗，如洛哌丁胺等。

5. 高血压的监测：治疗期间，患者应每日自行监测血压，既往高血压病史者需在用药前控制血压，服药期间密切监测血压。抗高血压治疗：血管紧张素β受体阻断剂、β受体阻断剂、利尿剂、ACEI等。

6. 甲状腺功能监测：注意鉴别乏力等甲状腺功能减退早期可见的一般症状，每个周期治疗开始前和结束时行甲状腺功能检查，出现甲状腺机能减退后的处理：甲状腺激素替代治疗；咨询内分泌医生；激素替代治疗有效的患者无需调整靶向药物剂量

7. 乏力监测：通常出现在治疗后2~3周，3~4周后可加重，在治疗间期可消失，重新用药又出现，不同的治疗周期情况可能不同。需注意患者治疗中出现乏力的其他常见原因：疼痛、情绪变化、贫血、睡眠障碍、营养不良、活动过多、其他合并疾病等。

8. 恶心、呕吐监测：通常不需要减低剂量或中断治疗，给予合适的合并药物即可控制，减慢饮食速度，细嚼慢咽，避免强烈气味食物，必要时使用5-HT3阻断剂。

9. 口腔改变：包括感觉异常、味觉改变、口干和口腔炎，一般不需要调整剂量或停药，如发生溃疡，暂停2~3天治疗有利于愈合。针对口腔溃疡和口角炎进行缓解治疗（漱口水、镇痛剂和支持疗法）。

七、肾细胞癌内科治疗营养治疗规范

1. 进食营养丰富的食物。

2. 腹痛腹泻患者清淡饮食，避免辛辣和乳制品，避免可加重腹泻的食物等。症状较重者需要口服药物止泻治疗，如洛哌丁胺等。

3. 进食少及腹泻严重者，可适量补液。

八、肾细胞癌内科治疗患者健康宣教

1. 保持良好的个人卫生习惯。

2. 建议患者穿宽松的衣服；避免直接日晒；避免热水刺激及过度摩擦；沐浴后或睡觉前涂抹保湿霜，洗护手足。

3. 避免进食易导致腹泻的食物，包括牛奶及各种奶制品、豆浆及类似产气多的食物、各种凉拌菜及冷食、果汁；减慢饮食速度，细嚼慢咽，避免强烈气味食物。

4. 充分休息，适度体育锻炼。

5. 每日自行监测血压，既往高血压病史者需在用药前控制血压，服药期间密切监测血压。

九、推荐表单

（一）医师表单

肾细胞癌临床路径医师表单

适用对象：第一诊断为肾癌（ICD-10：C64，D09.101）（无并发症患者）

患者姓名：		性别： 年龄： 门诊号：	住院号：
住院日期： 年 月 日		出院日期： 年 月 日	标准住院日：5~7 天

时间	住院第 1 天	住院第 2 天	住院第 3 天
主要诊疗工作	□ 完成询问病史和体格检查，按要求完成病历书写 □ 评估有无急性并发症（如血尿等） □ 检查患者血压 □ 安排完善常规检查 □ 安排 CT、MRI 等检查	□ 上级医师查房 □ 明确下一步诊疗计划 □ 完成上级医师查房记录 □ 做好行肾脏穿刺活检检查准备 □ 对患者进行有关肾脏穿刺活检检查的宣教 □ 向患者及家属交代病情，签署肾脏穿刺活检检查同意书	□ 上级医师查房 □ 完成三级查房记录 □ 行肾脏穿刺活检检查，明确诊断 □ 观察有无肾脏穿刺检查后并发症（如感染、出血等）
重点医嘱	长期医嘱： □ 肿瘤内科护理常规 □ 二级护理 □ 普通饮食 □ 对症治疗 临时医嘱： □ 血常规、尿常规、大便常规+隐血 □ 肝肾功能、电解质、血糖、凝血功能、甲状腺功能、血型、病毒检查 □ 心电图、X 线胸片 □ 其他检查（酌情）：肿瘤标志物筛查，腹部超声、胸、腹部 CT 或 MRI、骨扫描、超声心动图	长期医嘱： □ 肿瘤内科护理常规 □ 二级护理 □ 普通饮食 □ 对症治疗 临时医嘱： □ 次晨肾脏穿刺准备	长期医嘱： □ 肿瘤内科护理常规 □ 二级护理 □ 普通饮食 □ 其他对症治疗 临时医嘱： □ 复查尿常规+隐血 □ 复查血常规
病情变异记录	□ 无 □ 有，原因： 1. 2.	□ 无 □ 有，原因： 1. 2.	□ 无 □ 有，原因： 1. 2.
医师签名			

时间	住院第 4 天	住院第 5~7 天 （出院日）
主 要 诊 疗 工 作	□ 观察患者腹部症状和体征，注意患者小便情况 □ 上级医师查房及诊疗评估 □ 完成查房记录 □ 对患者坚持治疗和预防复发进行宣教 □ 根据穿刺细胞学/病理情况选择靶向治疗方案	□ 上级医师查房，确定能否出院 □ 通知出院处 □ 通知患者及家属准备出院 □ 向患者及家属交代出院后注意事项，预约复诊时间，定期复查血压、血常规、肝肾功能、尿常规等 □ 将出院记录的副本交给患者 □ 如果患者不能出院，在病程记录中说明原因和继续治疗的方案
重 点 医 嘱	**长期医嘱：** □ 肿瘤内科护理常规 □ 二级护理 □ 普通饮食 □ 肾细胞癌后采用适当的靶向治疗方案 □ 其他对症治疗	**临时医嘱：** □ 出院带药（参见标准药物治疗方案） □ 门诊随诊
病情 变异 记录	□ 无　□ 有，原因： 1. 2.	□ 无　□ 有，原因： 1. 2.
医师 签名		

（二）护士表单

肾细胞癌临床路径护士表单

适用对象：第一诊断为肾癌（ICD-10：C64，D09.101）（无并发症患者）

患者姓名：	性别： 年龄：	住院号：
住院日期： 年 月 日	出院日期： 年 月 日	标准住院日：5~7天

时间	住院第1天	住院第2天	住院第3天
健康宣教	□ 入院宣教 □ 介绍主管医师、护士 □ 介绍环境、设施 □ 介绍住院注意事项 □ 介绍探视和陪伴制度 □ 介绍贵重物品制度	□ 药物宣教 □ 肾脏穿刺活检检查前宣教 □ 宣教肾脏穿刺活检检查前准备及检查后注意事项 □ 告知肾脏穿刺活检检查后饮食 □ 告知患者在检查中配合医师 □ 主管护士与患者沟通，消除患者紧张情绪 □ 告知检查后可能出现的情况及应对方式	□ 肾脏穿刺活检检查当日宣教 □ 告知饮食、体位要求 □ 告知肾脏穿刺活检检查后需静卧2~4小时 □ 给予患者及家属心理支持 □ 再次明确探视陪伴须知
护理处置	□ 核对患者，佩戴腕带 □ 建立入院护理病历 □ 协助患者留取各种标本 □ 测量体重、血压	□ 协助医师完成肾脏穿刺活检前的相关实验室检查 □ 肾脏穿刺检查前准备 □ 普通饮食	□ 送患者至穿刺活检中心 □ 核对患者资料及带药 □ 接患者 □ 核对患者及资料
基础护理	□ 三级护理 □ 晨晚间护理 □ 排泄管理 □ 患者安全管理	□ 三级护理 □ 晨晚间护理 □ 排泄管理 □ 患者安全管理	□ 二/一级护理 □ 晨晚间护理 □ 患者安全管理
专科护理	□ 护理查体 □ 病情观察 □ 小便的观察 □ 腹部体征的观察 □ 需要时，填写跌倒及压疮防范表 □ 需要时，请家属陪伴 □ 确定饮食种类 □ 心理护理	□ 病情观察 □ 小便的观察 □ 腹部体征的观察 □ 遵医嘱完成相关检查 □ 心理护理	□ 遵医嘱予补液 □ 病情观察 □ 小便的观察 □ 腹部体征的观察 □ 心理护理
重点医嘱	□ 详见医嘱执行单	□ 详见医嘱执行单	□ 详见医嘱执行单
病情变异记录	□ 无 □ 有，原因： 1. 2.	□ 无 □ 有，原因： 1. 2.	□ 无 □ 有，原因： 1. 2.
护士签名			

时间	住院第 4 天	住院第 5~7 天 （出院日）
健康宣教	□ 肾脏穿刺活检检查后宣教 □ 药物作用及频率 □ 饮食、活动指导	□ 出院宣教 □ 复查时间 □ 服药方法 □ 活动休息 □ 指导饮食 □ 指导办理出院手续
护理处置	□ 遵医嘱完成相关检查	□ 办理出院手续 □ 书写出院小结
基础护理	□ 二级护理 □ 晨晚间护理 □ 排泄管理 □ 患者安全管理	□ 三级护理 □ 晨晚间护理 □ 协助或指导进食、进水 □ 协助或指导活动 □ 患者安全管理
专科护理	□ 病情观察 □ 监测生命体征 □ 出血、感染等并发症的观察 □ 小便的观察 □ 腹部体征的观察 □ 心理护理	□ 病情观察 □ 监测生命体征 □ 出血、感染等并发症的观察 □ 小便的观察 □ 腹部体征的观察 □ 出院指导（胃溃疡者需要治疗后复查胃镜和病理） □ 心理护理
重点医嘱	□ 详见医嘱执行单	□ 详见医嘱执行单
病情变异记录	□ 无　□ 有，原因： 1. 2.	□ 无　□ 有，原因： 1. 2.
护士签名		

（三）患者表单

肾细胞癌临床路径患者表单

适用对象：第一诊断为肾癌（ICD-10：C64，D09.101）（无并发症患者）

患者姓名：	性别：	年龄：	门诊号：	住院号：
住院日期： 年 月 日	出院日期： 年 月 日			标准住院日：5~7天

时间	入院	肾穿刺活检术前	肾穿刺活检当天
医患配合	□ 配合询问病史、收集资料，务必详细告知既往史、用药史、过敏史 □ 配合进行体格检查 □ 有任何不适告知医师	□ 配合完善肾脏穿刺活检检查前相关检查，如采血、留尿、心电图、X线胸片 □ 医师与患者及家属介绍病情及胃镜检查谈话、肾脏穿刺活检检查前签字	□ 配合完善相关检查 □ 如采血、留尿、肾穿刺活检 □ 配合医师摆好检查体位
护患配合	□ 配合测量体温、脉搏、呼吸3次，血压、体重1次 □ 配合完成入院护理评估（简单询问病史、过敏史、用药史） □ 接受入院宣教（环境介绍、病室规定、订餐制度、贵重物品保管等） □ 配合执行探视和陪伴制度 □ 有任何不适告知护士	□ 配合测量体温、脉搏、呼吸3次，询问大便1次 □ 接受肾穿刺活检检查前宣教 □ 接受饮食宣教 □ 接受药物宣教	□ 配合测量体温、脉搏、呼吸3次，询问大小便1次 □ 送穿刺中心前，协助完成核对，带齐影像资料及用药 □ 返回病房后，配合接受生命体征的测量 □ 配合检查意识（全身麻醉者） □ 配合缓解疼痛 □ 接受肾穿刺活检检查后宣教 □ 接受饮食宣教 □ 接受药物宣教 □ 有任何不适告知护士
饮食	□ 遵医嘱饮食	□ 遵医嘱饮食	□ 肾脏穿刺活检检查后，无恶心呕吐可正常进食
排泄	□ 正常排尿便	□ 正常排尿便	□ 正常排尿便
活动	□ 正常活动	□ 正常活动	□ 穿刺后静卧2~4小时

附：原表单（2016 年版）

肾癌内科治疗临床路径表单

适用对象：第一诊断肾癌（ICD-10：C64，D09.101）

患者姓名：		性别：	年龄：	门诊号：	住院号：

住院日期： 年 月 日	出院日期： 年 月 日	标准住院日：≤7 天

日期	住院第 1 天	住院第 2~4 天	住院第 3~5 天	住院第<7 天（出院日）
主要诊疗工作	□ 询问病史及体格检查 □ 交代病情 □ 书写病历 □ 开具实验室检查单	□ 上级医师查房 □ 完成治疗前准备 □ 根据体检、彩超、穿刺病理结果等，行病例讨论，确定治疗方案 □ 完成必要的相关科室会诊 □ 住院医师完成上级医师查房记录等病历书写 □ 签署治疗相关知情同意书、自费用品协议书、输血同意书 □ 向患者及家属交代治疗注意事项 □ 上级医师查房与评估 □ 初步确定治疗方案	□ 免疫/靶向/生物治疗 □ 住院医师完成病程记录 □ 上级医师查房 □ 向患者及家属交代病情及治疗后注意事项	□ 完成出院记录、病案首页、出院证明等书写 □ 向患者交代出院后的注意事项，重点交代复诊时间及发生紧急情况时处理方法
重点医嘱	**长期医嘱：** □ 内科二级护理常规 □ 饮食：普通饮食/糖尿病饮食/其他 **临时医嘱：** □ 血常规、尿常规、大便常规 □ 凝血功能、肝肾功能、电解质、腹部彩超、胸腹部 CT、心电图 □ 超声心动、骨扫描（视患者情况而定）	**长期医嘱：** □ 患者既往基础用药 □ 抗菌药物（必要时） □ 补液治疗（必要时） □ 其他医嘱 **临时医嘱：** □ 免疫/靶向/生物治疗 □ 重要脏器保护 □ 止吐 □ 其他特殊医嘱		**出院医嘱：** □ 出院带药

续　表

日期	住院第1天	住院第2~4天	住院第3~5天	住院第<7天 （出院日）
主要 护理 工作	□ 入院介绍 □ 入院评估 □ 指导患者进行相关 　辅助检查	□ 治疗前准备 □ 宣教 □ 心理护理	□ 观察患者病情变化 □ 定时巡视病房	□ 协助患者办理出院 　手续 □ 出院指导，重点出 　院后用药方法
病情 变异 记录	□ 无　□ 有，原因： 1. 2.	□ 无　□ 有，原因： 1. 2.	□ 无　□ 有，原因： 1. 2.	□ 无　□ 有，原因： 1. 2.
护士 签名				
医师 签名				

第二十六章

结肠癌根治切除手术临床路径释义

【医疗质量控制指标】（2012 年《结直肠癌诊疗质量控制指标（试行）》）

指标一、手术、化疗或放疗前实施临床分期检查。

指标二、化疗、放疗前明确病理诊断。

指标三、手术中探查并记录肿瘤部位、大小及肝脏、盆腔、主要血管周围淋巴结浸润情况。

指标四、病理检查采用 10% 中性福尔马林缓冲液。

指标五、切除病灶的病理报告应当包括肿瘤大体观、分化情况、浸润深度以及切缘、脉管神经浸润的；根治性手术术后病理报告应当包括活检淋巴结个数及阳性淋巴结个数。

指标六、晚期结肠癌化疗适应证及方案选择符合规范。

指标七、晚期结肠癌化疗后应当实施疗效评价。

指标八、化疗、放疗后应当进行不良反应评价。

指标九、为患者提供结肠癌的健康教育。

指标十、患者住院天数与住院费用。

一、结肠癌根治切除手术编码

疾病名称及编码：结肠癌（ICD-10：C18）

手术操作名称及编码：结肠癌根治手术（ICD-9-CM-3：45.73-45.79，45.8）

二、临床路径检索方法

C18 伴（45.73-45.79/45.8）

三、国家医疗保障疾病诊断相关分组（CHS-DRG）

MDC 编码：MDCG 消化系统疾病及功能障碍

ARDC 编码：GR1 消化系统恶性肿瘤

四、结肠癌根治切除手术临床路径标准住院流程

（一）适用对象

1. 第一诊断为结肠癌（ICD-10：C18），行结肠癌根治切除手术（ICD-9-CM-3：45.73-45.79，45.8）。

2. 可 R_0 切除的结肠癌（Ⅰ期、Ⅱ期和部分Ⅲ期）。

3. 对诊断为多原发并多部位的结肠癌（ICD-10：C18），结肠息肉病（如 FAP、HNPCC）和炎性肠病合并癌变的患者，直肠无病变者，可考虑行全结肠切除术。

> 释义
>
> ■ 本路径适用于经外科手术治疗的结肠癌患者，根治性结肠切除+区域性淋巴结清扫是目前结肠癌治疗的主要手段。
>
> ■ 对于根治性术后患者，需要与病理科医师共同讨论确定最终病理分期，根据病理分期结果决定术后是否行辅助化疗以及化疗方案的选择。

■ 以下情况均不纳入本路径：采用内镜下 EMR 或 ESD 患者、以化疗作为主要治疗方式的患者、无法耐受手术或不愿接受手术治疗的患者、Ⅳ期或局部晚期无法行根治性手术的患者。

(二) 诊断依据

根据原卫生部《结直肠癌诊疗规范 (2010 年)》和 NCCN《结肠癌临床实践指南中国版 (2011 年)》等。

1. 症状：便血、脓血便、排便习惯改变、腹痛、贫血、腹部肿块等。

2. 体格检查：

(1) 一般情况评价：体力状况评分、是否有贫血、全身浅表淋巴结肿大。

(2) 腹部检查：是否看到肠型及肠蠕动波、触及肿块、叩及鼓音、听到高调肠鸣音或金属音。

(3) 直肠指诊：是否有指套血染。

3. 实验室检查：大便常规+隐血；血清肿瘤标志物 CEA 和 CA19-9，必要时可查 CA242、CA72-4、AFP 和 CA125。

4. 辅助检查：术前肿瘤定性及 TNM 分期，指导选择正确的术式。

(1) 结肠镜取活检，病理检查明确肿瘤组织类型 (腺癌、黏液腺癌、印戒细胞癌) 和分化程度 (高、中、低)；排除同时性结直肠多原发癌。必要时全结肠直肠气钡双重造影，确定肿瘤位置。

(2) 胸部 X 线检查或胸部平扫 CT 排除肿瘤肺转移。全腹部强化 CT 或超声，排除其他脏器转移。

5. 鉴别诊断：与胃肠道间质瘤 (GIST)、炎性肠疾病、淋巴瘤、肠结核、阑尾炎、寄生虫感染、息肉等常见的结肠疾病，以及腹腔其他脏器疾病累及结肠等鉴别。

> 释义

> ■ 早期结肠癌无明显症状，癌瘤生长到一定程度依据其生长部位不同临床表现亦有不同。
>
> ■ 右半结肠癌的临床表现：腹痛，多为隐痛，约占 70%~80%；贫血，多为癌瘤坏死、脱落引起；腹部肿块亦是右半结肠常见症状。
>
> ■ 左半结肠癌的临床表现：便血、黏液血便，70% 以上患者会出现；腹痛，多为隐痛；腹部肿块，约 40% 患者腹壁可触及肿块。
>
> ■ 大便常规+隐血：可作为结肠癌筛查的最简单、经济的手段，最少 3 次隐血检查为宜，隐血试验阳性的患者建议进一步行纤维结肠镜检查。
>
> ■ CEA 和 CA19-9 对结肠癌的诊断及术后监测具有重要意义，但作为早期诊断敏感度差；CEA 的阳性率与结肠癌 TNM 分期呈正相关。CA72-4 及 CA125 增高提示腹膜转移可能。
>
> ■ 影像学检查主要用于评估术前分期及手术可切除性，为治疗方案及手术方式的选择提供依据。
>
> ■ 诊断金标准：纤维结肠镜检查及活检，对于疑难病例可行免疫组化检查。

■目前结肠癌分期主要依据国际抗癌联盟及美国肿瘤联合会TNM分期标准（第七版），2018年1月1日起将施行第八版分期标准。准确的术前分期对治疗方案的选择及手术方式的确定具有重要意义，准确的术后分期可指导术后辅助治疗。

（三）治疗方案的选择

根据原卫生部《结直肠癌诊疗规范（2010年）》和NCCN《结肠癌临床实践指南（中国版，2011年）》等。

1. 结肠癌根治切除手术。
2. 抗菌药物使用按照《抗菌药物临床应用指导原则》（国办卫医发〔2015〕43号）执行。

> 释义
>
> ■应按照原卫生部《结直肠癌诊疗规范（2015年）》和NCCN《结肠癌临床实践指南（中国版，2017年)》规范诊疗行为。
> ■抗菌药物使用原则应严格按照《抗菌药物临床应用指导原则》（国办卫医发〔2015〕43号）的修订版《抗菌药物临床应用指导原则（2015年版）》规范抗菌药物使用，防止抗菌药物滥用。

（四）标准住院日14~16天

> 释义
>
> ■住院日包括：术前检查及准备、手术过程、术后恢复，总住院时间不应该超过16天。

（五）进入路径标准

1. 第一诊断必须符合ICD-10：C18结肠癌疾病编码。
2. 可R_0切除的结肠癌（Ⅰ期、Ⅱ期和部分Ⅲ期）。
3. 有手术适应证，无绝对禁忌证。
4. 当患者合并其他疾病，但住院期间不需要特殊处理也不影响第一诊断的临床路径流程实施时，可以进入路径。

> 释义
>
> ■进入本路径的患者第一诊断必须为结肠癌，且为可根治性切除的结肠癌，分期为Ⅰ期、Ⅱ期和Ⅲ期。
> ■合并有其他疾病，但不影响手术方式及术后恢复的结肠癌患者可进入本路径。
> ■术前检查发现以往未发现的疾病或既往基础疾病（如高血压、心脏病、糖尿病等），经相关科室会诊后，如对手术及术后无明显影响可进入本路径；若延长住院时间及提高治疗费用，需在临床路径中特殊说明。

（六）术前准备（术前评估）≤3 天

1. 必需的检查：
(1) 血常规、尿常规、大便常规+隐血。
(2) 凝血功能、肝功能、肾功能、电解质、血糖、血清肿瘤标志物、血型、感染性疾病筛查、心电图检查。
(3) 结肠镜。
(4) 胸部 X 线检查或胸部平扫 CT，必要时强化。
(5) 全腹部强化 CT 或超声。

2. 根据患者病情可选择的检查：
(1) 高龄、危重患者应行血气分析、肺功能及超声心动图检查。
(2) 肿瘤定位不准确时可行全结肠直肠气钡双重造影。
(3) 疑似骨转移者应行全身 ECT 进行筛查。
(4) 合并其他疾病应行相关检查，如心肌酶、血糖等。

3. 肠道准备：
(1) 无肠梗阻病例：于术前 12~24 小时开始口服泻药，2~3 小时内服完。
(2) 不完全性肠梗阻病例：于入院当日起每日口服 2 次小剂量泻药。
(3) 完全性肠梗阻病例：禁忌任何方式的肠道准备。

4. 签署手术及其他相关同意书。

释义

■ 血常规、尿常规、大便常规+隐血、凝血功能、肝功能、肾功能、电解质、血糖为入院时基础检查，评估患者一般情况；血清肿瘤标志物检查协助结肠癌诊断；血型、感染性疾病筛查确保医疗安全及为手术及输血做准备。

■ 心电图、胸部 X 线检查或胸部平扫 CT，评估重要脏器功能及有无远端转移。

■ 全腹部强化 CT 或 MRI，可评估肝脏、胆囊、胰腺、脾脏、肾、输尿管、膀胱、子宫、附件等重要器官转移情况，同时可评估腹膜后、腹腔淋巴结的转移情况。对怀疑有肾、输尿管、膀胱、子宫、附件等侵犯者，应请相应科室会诊。疑似骨及全身转移者应行全身 ECT 或 PET-CT 进行筛查。

■ 年龄较大、长期吸烟、饮酒史以及伴有心脑肺等基础疾病患者，可行心肌酶、超声心动、肺功能、脑血流图及颈部血管超声等检查，充分评估重要脏器功能，发现严重病变者，可退出本路径。

■ 术前肠道准备：无肠梗阻病例可选择聚乙二醇电解质，不完全性肠梗阻病例可选用甘油乳果糖、甘露醇，完全性肠梗阻病例禁忌肠道准备；不推荐机械性灌肠作为肠道准备。

（七）预防性抗菌药物选择与使用时机

按照《抗菌药物临床应用指导原则》（国办卫医发〔2015〕43 号）执行，并根据患者的病情决定抗菌药物的选择与使用时间。建议使用第二代头孢菌素或头孢曲松或头孢噻肟，可加用甲硝唑。

预防性应用抗菌药物：术前 0.5~2 小时或麻醉开始时静脉给药，手术超过 3 小时可再给第二剂。

释义

■ 结肠癌根治切除手术为清洁-污染手术（Ⅱ类切口），手术部位存在大量人体寄殖菌群，手术时可能污染手术部位引致感染，故此类手术通常需预防用抗菌药物。

■ 预防性抗菌药物选择：第二代头孢菌素或第三代头孢菌素头孢曲松、头孢噻肟等，可加用甲硝唑。

■ 给药方法：给药途径多为静脉输注。静脉输注时间应在皮肤、黏膜切开前0.5~2小时内或麻醉开始时给药，在输注完毕后开始手术；如手术时间超过3小时或超过所用药物半衰期的2倍以上，或成人出血量超过1500ml，术中应追加1次。结肠癌根治切除手术预防用药时间为24小时，延长用药时间并不能进一步提高预防效果，且预防用药时间超过48小时，耐药菌感染机会增加。

■ 治疗性抗菌药物使用：患者术前发热，结肠肿瘤存在出血、坏死、穿孔或可疑合并感染，应在术前抽血行血细菌培养，根据病原菌种类和药敏结果选用治疗性抗菌药物；术后发生腹腔、泌尿生殖系统、呼吸道等感染应请相应科室会诊，选用合理的治疗性抗菌药物；治疗性抗菌药物时程应根据患者的症状、体温、血常规等检查综合判断。

（八）手术日为入院第4天

1. 麻醉方式：全身麻醉或静脉复合连续硬膜外麻醉。
2. 手术方式：结肠癌根治切除。
3. 手术内固定物：部分患者可能使用肠道吻合器等。
4. 术中用药：麻醉常规用药。
5. 输血：根据术中情况而定。
6. 病理：术前病理诊断不明确者术中应行快速组织活检；术后切除标本全部送病理。病理报告必须符合原卫生部《结直肠癌诊疗规范（2010年)》中病理评估的要求。

释义

■ 术前不常规放置胃管；术前6小时可进食，2小时可进水；术前放置导尿管，术后清醒后可拔除。

■ 结肠癌根治切除手术目前多采用腹腔镜，手术时间较长、术野暴露较大、出血风险较高，建议全身麻醉手术；若患者心肺功能不能耐受全身麻醉手术，可采用静脉复合连续硬膜外麻醉。

■ 结肠癌根治切除手术，除保证癌瘤两端10cm的手术切缘，还需根据术前淋巴结评估情况行相应淋巴结清扫。

■ 术中可根据实际情况使用合适的肠道吻合器，建议薄弱部位可浆肌层间断缝合加固吻合口。

■ 术中除麻醉药、常规补液外，对于存在高血压病、心脏病、慢性支气管炎等基础病的患者，应根据术中情况给予相应药物；术中出血较多的患者可酌情给予止血药物；术中粘连严重，可酌情放置防粘连材料。

■ 结肠癌根治切除术术中不常规输血，对于出血量较大，为保证术中循环稳定和术后恢复，可根据出血量及术中检查血红蛋白的水平决定输血量，提倡成分输血。

■ 术中必要时可送快速冷冻病理检查；术中切除的所有标本均要在术后进行常规石蜡切片组织学检查；所有临床研究行标本取材应术前取得患者同意，且在病理科医师的指导下取材，不可影响病理结果的判读。

■ 不常规推荐放置引流管，若渗出较多、出血风险大，可经腹壁放置引流管。

（九）入院后第5~13天（术后1~9天）治疗

1. 维持水电解质平衡，酌情给予肠外营养治疗。
2. 鼓励术后早期下床活动，排气后可酌情进食流质或半流质。
3. 术后隔日腹部切口换药；切口感染时应及时局部拆线，引流。
4. 术后第1天、3天和5天复查血常规、电解质等，根据检查结果调整抗菌药物和肠外营养治疗。
5. 术后第9天腹部切口拆线。

释义

■ 术后严密监测患者血常规、电解质等，及时发现贫血、电解质紊乱等常见术后并发症，及时对症处理。除常规检查项目外，可根据病情增加相应检查：如怀疑下肢深静脉血栓形成需要进行凝血功能、下肢静脉彩超等检查；怀疑肺栓塞患者应行血气分析、胸部X线或胸部增强CT等检查；怀疑心脏病应行心肌酶学、心电图、超声心动等检查；怀疑肠梗阻患者行立位腹平片或腹部CT检查；怀疑吻合口出血或瘘，行腹部CT或结肠镜检查等。

■ 术后密切观察患者生命体征、出入量及脏器功能恢复情况，尤其关注吻合口及胃肠功能恢复情况；鼓励患者尽早离床活动，术后12小时无出血倾向的患者皮下注射低分子量肝素可预防下肢深静脉血栓形成；早期肠内营养支持，尽量减少输液量，维持出入量平衡；若放置引流管，拔除时机应根据术后引流液的形状和量决定。

■ 导尿管术后应及早拔除，减少导管相关性感染；若有明显前列腺增生伴尿潴留患者，可服用抗前列腺增生药物，并适当延长导尿管放置时间。

■ 术后无感染证据，预防性抗菌药物使用不应超过24小时。

■ 术后关注切口愈合情况，及时发现有无红、肿、热、痛及波动等情况，发现积液或感染及时引流，术后根据切口愈合情况，7~9天给拆线，若减张缝合可14天拆线。

（十）出院标准

1. 患者一般情况良好，基本恢复正常饮食和肠道功能。
2. 体温正常，腹部检查无阳性体征，相关实验室检查结果基本正常。
3. 腹部切口Ⅱ/甲愈合。

> **释义**
>
> ■患者出院时应当生命体征平稳，无发热，胃肠功能恢复，能够经口进流质或半流质饮食，无吻合口瘘发生，实验室检查无严重贫血、电解质紊乱、酸碱平衡紊乱等。
>
> ■切口愈合良好，无红肿、渗出、脂肪液化、感染等可出院。
>
> ■术后恢复良好，无严重手术并发症，或术后出现并发症无需继续住院治疗的患者。
>
> ■术后告知患者或家属如有以下情况需后续辅助化疗：有淋巴结转移者；无淋巴结转移，但存在高危因素的Ⅱ期患者。

（十一）变异及原因分析

1. 有影响手术的合并症，需要进行相关的诊断和治疗。
2. 对于完全肠梗阻患者，可一期行横结肠或末端回肠双腔造口术，缓解梗阻症状后可行化疗。
3. 围术期并发症可能造成住院日延长或费用超出参考标准。
4. 医师认为的变异原因。
5. 结肠癌肝转移切除术者，酌情处理。
6. 患者其他原因的变异。

> **释义**
>
> ■变异是指医疗不能按照预定的路径进行或不能达到预期的医疗目标。
>
> ■微小变异是指由于某种原因，表单中的检查或操作提前或延后进行，但不影响总体治疗进程和康复，或者整体住院日有小的出入，不影响纳入路径。
>
> ■重大变异是指入选临床路径的患者未能按照路径流程完成医疗行为或未达到预期的医疗治疗控制目标，需要终止执行路径；或者是因严重合并症或并发症导致治疗时间延长、治疗费用增加而无法按照规定完成路径。对这些患者，主管医师可决定患者退出临床路径，并进行变异原因分析，且需要在临床路径的表单中予以明确说明变异原因。这包含有以下情况：
>
> （1）术前检查发现严重合并症，如血栓栓塞性疾病需要抗凝治疗，放置下腔静脉滤网等；严重感染需要抗感染治疗；无法控制的活动性出血需要介入治疗；合并未控制的高血压病、糖尿病等需要治疗而影响住院时间和产生额外治疗费用等。
>
> （2）术中发现术前检查未能发现的病变，导致无法按照术前计划实施结肠癌切除术。如：严重的盆腹腔粘连无法完成手术；腹膜后淋巴结广泛转移或无法行根治性切除（可根据具体情况仅行腹膜后淋巴结清扫）；发现合并其他恶性肿瘤如妇科恶性肿瘤等需要改变手术范围及术后治疗方案等。
>
> （3）术中、术后出现严重并发症需要进行相应诊断和治疗，导致住院时间明显延长和费用明显增加。如：肠梗阻患者需要手术治疗或肠外营养支持治疗；术中、术后因严重贫血、感染、肺栓塞等需要转重症监护病房治疗；术中、术后发生肠瘘、泌尿系瘘等并发症等需要进一步治疗等。
>
> （4）因患者主观原因，如：放弃手术治疗改为放疗等，导致本路径无法实施，也需要主管医师在表单中予以说明。

（十二）费用参考标准

4 万~6 万元。

五、结肠癌根治切除手术给药方案

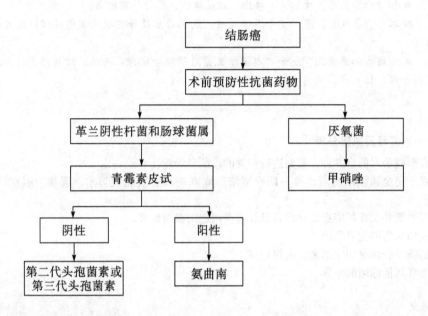

（一）用药选择

1. 预防手术部位感染或全身性感染，需依据手术野污染或可能的污染菌种类选用；结肠手术前应选用对大肠埃希菌、脆弱拟杆菌及厌氧菌等有效的抗菌药物。

2. 第二代头孢菌素可选用头孢呋辛或头孢替安等；第三代头孢菌素可选用头孢曲松或头孢噻肟等；可加用甲硝唑。对青霉素皮试阳性者，可使用氨曲南。

（二）药学提示

1. 给药途径多为静脉输注。静脉输注时间应在皮肤、黏膜切开前 0.5~2 小时内或麻醉开始时给药，在输注完毕后开始手术。

2. 如手术时间超过 3 小时或超过所用药物半衰期的 2 倍以上，或成人出血量超过 1500ml，术中应追加 1 次。

3. 结肠癌根治切除手术预防用药时间为 24 小时，延长用药时间并不能进一步提高预防效果，且预防用药时间超过 48 小时，耐药菌感染机会增加。

（三）注意事项

1. 用药前需仔细询问药物过敏史，尤其是否对青霉素及头孢菌素过敏。

2. 如果肿瘤已经存在出血、坏死、穿孔或合并其他感染者，应当术前行血培养及相应感染部位细菌培养；术中取相应腹水、脓液等送细菌培养；根据病原菌及药敏试验结果选择合理抗菌药物。

3. 手术中若发生手术部位污染者应按照治疗性选择抗菌药物。

4. 治疗性抗菌药物使用时限应根据患者症状、体征、血常规及相应病原学检查等综合因素决定。

六、结肠癌根治切除术护理规范

1. 体位护理：回病房后患者应去枕平卧，头偏向一侧。清醒后病情稳定时患者可半卧，这可减轻呼吸困难，有助于腹腔和盆腔的引流，使炎症局限，并可减轻切口缝合处的张力，有助于切口愈合。

2. 引流管的护理：患者术后带有各种引流管，护理时首先要妥善固定各种引流管，防止扭曲、打折、受压、脱出等，随时观察管道通畅情况，若发现异常情况及时报告医师处理。

3. 排尿护理：每1.5~2小时或患者有尿意时可开放夹管，以训练膀胱收缩功能，促使患者自动排尿的恢复。拔出尿管后观察患者的排尿情况，看是否存在膀胱麻痹、尿潴留，必要时重新插尿管。

4. 加强心肺功能监测：由于创伤、麻醉、疼痛等因素，术后患者易出现生命体征的变化，尤其是老年人本身各器官功能减退，手术可进行吸氧，并进行心电及血氧饱和度监测，定时监测动脉血气分析及血糖。

七、结肠癌根治切除术营养治疗规范

患者术后要禁食，之后逐渐进食。患者可遵医嘱静滴深静脉高营养液并注意水电解质的平衡。待肛门排气后可拔除胃管，患者可先饮少量水，无不良反应后进流质饮食，逐渐过渡至半流饮食。饮食适宜进高营养易消化低渣饮食。

八、结肠癌根治切除术患者健康宣教

1. 适当休息与活动。在医护指导下取平卧或半卧位，可适当左右翻身、活动四肢。

2. 合理安排饮食。术后早期禁食禁水，待肛门排气后，经医师允许可适当进流质饮食。术后2周左右过渡至正常饮食。

3. 如有造口，注意造口清洁。手术后早期睡眠宜采取侧卧位，使造口的一侧在上，这样可避免粪便污染伤口而引起感染。造口周围的皮肤应保持清洁，每次排便后，用温水擦洗干净，并涂以凡士林软膏，以保护皮肤。定时用手指带上指套扩张造口，当大便变细时，扩张更为需要。

九、推荐表单

(一) 医师表单

结肠癌根治切除手术临床路径医师表单

适用对象:(1) 第一诊断为结肠癌 (ICD-10:C18),行结肠癌根治切除手术 (ICD-9-CM-3:45.73-45.79,45.8)。(2) 可 R0 切除的结肠癌 (Ⅰ期、Ⅱ期和部分Ⅲ期)。(3) 对诊断为多原发并多部位的结肠癌 (ICD-10:C18),结肠息肉病 (如 FAP、HNPCC) 和炎性肠病合并癌变的患者,直肠无病变者,可考虑行全结肠切除术

患者姓名:	性别: 年龄: 门诊号:	住院号:
住院日期: 年 月 日	出院日期: 年 月 日	标准住院日:14~16 天

时间	住院第1天 (术前3天)	住院第2天 (术前2天)	住院第3天 (术前1天)
主要诊疗工作	□ 完成询问病史和体格检查,按要求完成病历书写 □ 二级医师查房,完成查房记录 □ 安排完善常规术前检查 □ 对患者进行健康宣教	□ 三级医师查房,完成查房记录 □ 术前讨论,分析检查结果,制订治疗方案 □ 完成相关科室会诊 □ 开始术前肠道准备	□ 向患者及家属交代病情,充分交代围术期的风险及意外 □ 签署手术及麻醉知情同意书、委托书、自费药品协议书、输血同意书、互助献血同意书 □ 完成术前准备 □ 完成术前医嘱及术前小结、术前讨论 □ 麻醉医师术前访视患者及完成记录 □ 通知手术室拟定手术时间
重点医嘱	长期医嘱: □ 普外科护理常规 □ 二级护理 □ 半流质饮食/无渣流质饮食/禁食、禁水 □ 对症治疗 临时医嘱: □ 血、尿、大便常规+隐血 □ 肝肾功能、电解质、血糖、凝血功能、血型、血清肿瘤标志物、感染性疾病筛查及相关合并症筛查 □ 心电图 □ X 线胸片或胸部低剂量平扫 □ 腹盆腔增强 CT □ 结肠镜或超声内镜	长期医嘱: □ 普外科护理常规 □ 二级护理 □ 半流质饮食/无渣流质饮食/禁食、禁水 □ 对症治疗	长期医嘱: □ 普外科护理常规 □ 二级护理 □ 无渣流质饮食/禁食、禁水 □ 对症治疗 临时医嘱: □ 晚 8 点开始服用复方聚乙二醇清洁肠道 □ 备皮 □ ABO 交叉验血确定输血原则,备血 □ 睡前地西泮 (酌情) □ 准备术中特殊器械及耗材 □ 青霉素皮试 (酌情) □ 复查血常规
病情变异记录	□ 无 □ 有,原因: 1. 2.	□ 无 □ 有,原因: 1. 2.	□ 无 □ 有,原因: 1. 2.
医师签名			

时间	住院第 4 天 （手术日）	住院第 5~6 天 （术后第 1~2 天）	住院第 7~8 天 （术后第 3~4 天）
主要诊疗工作	□ 术前安全核查 □ 术前导尿 □ 手术 □ 完成手术记录 □ 完成术后志 □ 向患者及家属交代手术情况及术后注意事项 □ 手术标本常规送病理检查 □ 完成术者查房记录	□ 上级医师查房：观察腹部切口及出入量情况；根据各项检查结果评估重要脏器功能，提出诊治意见 □ 可下床活动，促进排气、预防深静脉血栓 □ 拔除尿管 □ 记录每日病程和上级医师查房意见 □ 根据血常规及相关检查是否需要使用抗菌药物	□ 腹部切口换药，必要时引流 □ 检查腹部临床表现，注意排气、排大便情况 □ 注意腹腔引流管情况 □ 记录每日病程及上级医师查房意见
重点医嘱	**长期医嘱：** □ 全身麻醉术后护理常规 □ 一级护理 □ 禁食、禁水 □ 心电监护、吸氧、留置尿管、留置引流管 □ 记录出入量，注意引流情况 □ 预防性应用抗菌药物 □ 抑酸、化痰和镇痛治疗 □ 静脉肠外营养治疗，补充液量及能量，维持水电解质及酸碱平衡 **临时医嘱：** □ 复查血常规及血生化 □ 复查相关指标	**长期医嘱：** □ 雾化吸入 **临时医嘱：** □ 试饮水 □ 复查血常规、血生化 □ 复查相关指标	**长期医嘱：** □ 酌情进流质饮食或半流质饮食 □ 根据病情停用心电监护、吸氧 **临时医嘱：** □ 腹部切口换药 □ 复查血常规、血生化 □ 复查相关指标
病情变异记录	□ 无　□ 有，原因： 1. 2.	□ 无　□ 有，原因： 1. 2.	□ 无　□ 有，原因： 1. 2.
医师签名			

时间	住院第 9~10 天 （术后第 5~6 天）	住院第 11~12 天 （术后第 7~8 天）	住院第 13~14 天 （术后第 9~10 天）	住院第 14~16 天 （出院日）
主要诊疗工作	□ 上级医师查房 □ 根据临床表现、血常规及相关生化检查结果调整治疗方案 □ 已排气排大便，可拔除引流管 □ 根据患者胃肠道功能决定饮食 □ 腹部切口换药，检查愈合情况	□ 腹部切口换药，可间断拆线 □ 根据病理分期，制订术后化疗方案，向上级医师汇报 □ 记录病程及上级医师查房记录	□ 上级医师查房 □ 询问进食及排大便情况 □ 腹部切口拆线 □ 评估是否可以出院 □ 向患者及家属交代病情	□ 完成出院记录、出院证明、病案首页等 □ 向患者及家属交代出院后注意事项，重点交代复诊时间及发生紧急情况时处理方法
重点医嘱	**长期医嘱：** □ 二级护理 □ 半流质饮食 □ 停用相关药物 □ 停引流管 **临时医嘱：** □ 复查血常规及血生化 □ 复查相关指标 □ 腹部切口换药	**长期医嘱：** □ 二级护理 □ 半流质饮食 **临时医嘱：** □ 腹部切口换药、间断拆线	**长期医嘱：** □ 三级护理 □ 普通饮食 **临时医嘱：** □ 换药、拆线	**长期医嘱：** □ 酌情进流质饮食或半流质饮食 □ 根据病情停用心电监护、吸氧 **临时医嘱：** □ 出院带药
病情变异记录	□ 无　□ 有，原因： 1. 2.	□ 无　□ 有，原因： 1. 2.	□ 无　□ 有，原因： 1. 2.	□ 无　□ 有，原因： 1. 2.
医师签名				

（二）护士表单

结肠癌根治切除手术临床路径护士表单

适用对象：（1）第一诊断为结肠癌（ICD-10：C18），行结肠癌根治切除手术（ICD-9-CM-3：45.73-45.79，45.8）。（2）可 R0 切除的结肠癌（I期、II期和部分III期）。（3）对诊断为多原发并多部位的结肠癌（ICD-10：C18），结肠息肉病（如 FAP、HNPCC）和炎性肠病合并癌变的患者，直肠无病变者，可考虑行全结肠切除术

患者姓名：		性别： 年龄： 门诊号：		住院号：
住院日期： 年 月 日		出院日期： 年 月 日		标准住院日：14~16 天

时间	住院第 1 天	住院第 2~3 天	住院第 3~4 天 （手术日）
健康宣教	□ 入院宣教 □ 介绍主管医师、护士 □ 介绍环境、设施 □ 介绍住院注意事项 □ 介绍探视和陪伴制度 □ 介绍贵重物品制度	□ 术前宣教 □ 宣教疾病知识、术前准备及手术过程 □ 告知准备物品、沐浴 □ 告知术后饮食、活动及探视注意事项 □ 责任护士与患者沟通，了解心理反应指导应对方法	□ 告知家属等待区位置 □ 术后当日宣教 □ 告知饮食、体位要求 □ 告知术后可能出现情况的应对方式 □ 如保留引流管，宣教注意事项 □ 如有造口，宣教注意事项 □ 给予患者及家属心理支持 □ 再次明确探视陪伴须知
护理处置	□ 核对患者，佩戴腕带 □ 建立入院护理病历 □ 协助患者留取各种标本 □ 测量体重	□ 协助医师完成术前的相关实验室检查 □ 术前准备 □ 禁食禁水 □ 备皮	□ 送手术 □ 摘除患者义齿 □ 核对患者资料及带药 □ 填写手术交接班 □ 接患者 □ 核对患者及资料
基础护理	□ 三级护理 □ 晨晚间护理 □ 排泄管理 □ 患者安全管理	□ 三级护理 □ 晨晚间护理 □ 排泄管理 □ 患者安全管理	□ 一级护理 □ 晨晚间护理 □ 患者安全管理 □ 遵照医嘱吸氧及心电监护 □ 协助及指导进食
专科护理	□ 护理查体 □ 病情观察 □ 呕吐物及大便的观察 □ 腹部体征的观察 □ 需要时，填写跌倒及压疮防范表 □ 需要时，请家属陪伴 □ 确定饮食种类 □ 心理护理	□ 遵医嘱完成相关检查 □ 心理护理	□ 病情观察，观察伤口情况 □ 如有引流管，固定并观察引流情况 □ 书写护理记录 □ 口腔护理 □ 心理护理
重点医嘱	□ 详见医嘱执行单	□ 详见医嘱执行单	□ 详见医嘱执行单
病情变异记录	□ 无 □ 有，原因： 1. 2.	□ 无 □ 有，原因： 1. 2.	□ 无 □ 有，原因： 1. 2.
护士签名			

时间	住院第 4~6 天 （术后第 1~2 天）	住院第 6~10 天 （术后第 3~6 天）	住院第 10~14 天 （术后第 7~10 天，入院日）
健康宣教	□ 术后宣教 □ 药物作用及频率 □ 饮食及活动指导 □ 复查患者对宣教内容的掌握程度 □ 疾病恢复期注意事项	□ 术后宣教 □ 饮食指导 □ 疾病恢复期注意事项	□ 出院宣教 □ 复查时间 □ 服药方法 □ 活动休息 □ 饮食指导 □ 指导办理出院手续
护理处置	□ 遵医嘱完成相关治疗	□ 遵医嘱完成相关治疗	□ 遵医嘱完成相关治疗
基础护理	□ 二级护理 □ 晨晚间护理 □ 排泄管理 □ 患者安全管理	□ 二级护理 □ 晨晚间护理 □ 排泄管理 □ 患者安全管理	□ 二级护理 □ 晨晚间护理 □ 排泄管理 □ 患者安全管理
专科护理	□ 病情观察、写护理记录 □ 如保留引流管，观察并记录引流量 □ 需要时，联系主管医师给予相应治疗及处理 □ 口腔护理 □ 心理护理	□ 病情观察、写护理记录 □ 如保留引流管，观察并记录引流量 □ 需要时，联系主管医师给予相应治疗及处理 □ 口腔护理 □ 心理护理	□ 病情观察，写出院记录 □ 口腔护理 □ 心理护理
重点医嘱	□ 详见医嘱执行单	□ 详见医嘱执行单	□ 详见医嘱执行单
病情变异记录	□ 无　□ 有，原因： 1. 2.	□ 无　□ 有，原因： 1. 2.	□ 无　□ 有，原因： 1. 2.
护士签名			

（三）患者表单

结肠癌根治切除手术临床路径患者表单

适用对象：（1）第一诊断为结肠癌（ICD-10：C18），行结肠癌根治切除手术（ICD-9-CM-3：45.73-45.79，45.8）。（2）可 R0 切除的结肠癌（I期、Ⅱ期和部分Ⅲ期）。（3）对诊断为多原发并多部位的结肠癌（ICD-10：C18），结肠息肉病（如 FAP、HNPCC）和炎性肠病合并癌变的患者，直肠无病变者，可考虑行全结肠切除术

患者姓名：	性别： 年龄： 门诊号：	住院号：
住院日期： 年 月 日	出院日期： 年 月 日	标准住院日：14~16 天

时间	住院第 1 天	住院第 2~3 天	住院第 3~4 天 （手术日）
医患配合	□ 配合询问病史、收集资料，务必详细告知既往史、用药史、过敏史 □ 如用抗凝剂，告知医师 □ 配合进行体格检查 □ 有任何不适告知医师	□ 配合完善胃镜检查前相关检查，如采血、留尿、心电图、X 线胸片 □ 医师与患者及家属介绍病情及手术谈话、术前签字 □ 麻醉医师与患者进行交流、术前访视	□ 接受手术治疗 □ 如术后需要，配合监护及检查治疗 □ 交流手术情况及术后注意事项 □ 有任何不适告知医师
护患配合	□ 配合测量体温、脉搏、呼吸3 次，血压、体重 1 次 □ 配合完成入院护理评估（简单询问病史、过敏史、用药史） □ 接受入院宣教（环境介绍、病室规定、订餐制度、贵重物品保管等） □ 配合执行探视和陪伴制度 □ 有任何不适告知护士	□ 配合测量体温、脉搏、呼吸3 次，询问大便 1 次 □ 接受术前宣教 □ 接受术前准备 □ 配合术前备皮 □ 准备术后必要物品	□ 配合测量体温、脉搏、呼吸 □ 术前剃须漱口 □ 取下义齿、饰品等贵重物品交予家属保存 □ 送手术前，协助完成核对，带齐影像资料及用药 □ 返回病房后，配合接受生命体征的测量，完成核对 □ 配合检查意识（全身麻醉者） □ 配合缓解疼痛、输液治疗 □ 配合术后吸氧、心电监护 □ 如保留引流管，配合固定 □ 有任何不适告知护士
饮食	□ 遵医嘱饮食	□ 遵医嘱饮食	□ 术前禁食、禁水 □ 如保留胃管，不能经口进食
排泄	□ 正常排尿便	□ 正常排尿便	□ 需要配合尿管排尿及训练
活动	□ 正常活动	□ 正常活动	□ 术后 6 小时可垫枕，可床上翻身

时间	手术后	出院
医患配合	□ 配合术后检查 □ 配合术后治疗 □ 配合术后换药 □ 如保留引流管，需要配合拔除引流管	□ 接受出院前指导 □ 知道复查程序 □ 获取出院诊断书
护患配合	□ 配合定时测量生命体征、每日询问大便 □ 配合检查腹部 □ 接受输液、服药等治疗 □ 接受进食、进水、排便等生活护理 □ 配合活动，预防皮肤压疮 □ 注意活动安全，避免坠床或跌倒 □ 配合执行探视及陪伴	□ 接受出院宣教 □ 办理出院手续 □ 获取出院带药 □ 知道服药方法、作用、注意事项 □ 知道复印病历程序
饮食	□ 遵医嘱饮食	□ 遵医嘱饮食
排泄	□ 正常排尿便	□ 正常排尿便
活动	□ 正常适度活动，避免疲劳	□ 正常适度活动，避免疲劳

附：原表单（2012 年版）

结肠癌根治性切除手术临床路径表单

适用对象：第一诊断为 Ⅰ、ⅡA（T_3，N_0，M_0）、ⅢA（仅 T_{1-2}、N_1、M_0）或 ⅢB（仅 $T_3N_1M_0$）期的结肠癌（ICD-10：C18）

行结肠癌根治手术（ICD-9-CM-3：45.73-45.79，45.8）

患者姓名：	性别：	年龄：	门诊号：	住院号：
住院日期： 年 月 日	出院日期： 年 月 日		标准住院日：14~16 天	

时间	住院第 1 天（术前 3 天）	住院第 2 天（术前 2 天）	住院第 3 天（术前 1 天）
主要诊疗工作	□ 询问病史、体格检查 □ 书写病历 □ 上级医师查房，完成查房记录 □ 完善相关检查并开始术前肠道准备	□ 三级医师查房 □ 术前讨论，分析检查结果，制订治疗方案 □ 完成上级医师查房记录等病历书写 □ 完成必要相关科室会诊	□ 向患者及家属交代病情，明确告知围术期治疗中可能出现的意外和危险 □ 签署手术及麻醉同意书、委托书、自费药品协议书、输血同意书 □ 完成术前准备 □ 完成手术医嘱及术前小结 □ 麻醉医师术前访视患者及完成记录 □ 通知手术室拟定手术时间
重点医嘱	长期医嘱： □ 二级护理 □ 半流质饮食/无渣流质饮食/禁食、禁水 □ 继续合并症治疗用药 临时医嘱：（如门诊未查） □ 血常规、尿常规、大便常规+隐血 □ 凝血功能、肝功能、肾功能、电解质、血糖，血清肿瘤标志物，感染性疾病筛查 □ 结肠镜 □ 胸部 X 线检查或胸部平扫 CT，必要时强化 □ 全腹部强化 CT 或超声 □ 心电图	长期医嘱： □ 二级护理 □ 半流质饮食/无渣流质饮食/禁食、禁水 □ 继续合并症治疗用药 □ 新制订的治疗方案	长期医嘱： □ 二级护理 □ 半流质饮食/无渣流质饮食/禁食、禁水 □ 继续合并症治疗用药 临时医嘱： □ 晚 8 点开始口服复方聚乙二醇清洁肠道 □ 备皮 □ 检查血型，备血制品 □ 睡前地西泮 10mg im（酌情） □ 准备术中特殊器械及材料 □ 抗菌药物皮试（酌情）
主要护理工作	□ 入院介绍 □ 入院评估：一般情况、营养状况、心理变化、生命体征等 □ 指导患者进行辅助检查	□ 观察患者病情及情绪变化等 □ 心理护理	□ 术前宣教（提醒患者术前禁食禁水） □ 术前准备 □ 沐浴、剪指（趾）甲、更衣
病情变异记录	□ 无 □ 有，原因： 1. 2.	□ 无 □ 有，原因： 1. 2.	□ 无 □ 有，原因： 1. 2.
护士签名			
医师签名			

时间	住院第 4 天 （手术日）	住院第 5~6 天 （术后第 1~2 天）	住院第 7~8 天 （术后第 3~4 天）
主要诊疗工作	□ 手术（包括手术安全核对） □ 完成手术记录 □ 完成术后病程记录 □ 向患者及家属交代术中情况及术后注意事项 □ 手术标本常规送病理检查	□ 上级医师查房：观察腹部切口及出入量（特别注意尿量和引流）情况；根据各项检查结果评价重要脏器功能，提出诊治意见 □ 可下床活动，促进排气、预防 DVT □ 记录每日病程和上级医师查房意见	□ 腹部切口换药，必要时引流 □ 检查腹部临床表现，注意排气、排便情况 □ 注意腹腔引流情况 □ 记录每日病程
重点医嘱	长期医嘱： □ 全身麻醉下经腹结肠癌根治术后护理常规 □ 一级护理 □ 禁食、禁水 □ 心电监护、吸氧、留置导尿 □ 记录出入量，注意引流情况 □ 预防性应用抗菌药物 □ 抑酸、化痰和镇痛治疗 □ 静脉肠外营养治疗，补充液量和能量，维持水电解质平衡 临时医嘱： □ 复查血常规及相关指标	长期医嘱： □ 雾化吸入 临时医嘱： □ 试饮水 □ 尿管 q4h 开放	长期医嘱： □ 酌情进流质或半流质饮食 □ 根据病情停用心电监护和吸氧 □ 停用尿管 □ 根据病情停用预防性抗菌药物 临时医嘱： □ 腹部切口换药 □ 复查血常规及相关指标
主要护理工作	□ 定时巡视病房 □ 观察患者病情变化及腹部切口敷料 □ 术后生活护理 □ 鼓励患者床上活动，尤其下肢，预防 DVT 的发生	□ 观察患者一般状况及腹部切口敷料 □ 术后生活护理 □ 鼓励患者下床活动 □ 拍背排痰	□ 观察患者一般状况及腹部切口敷料 □ 术后生活护理 □ 指导排尿 □ 鼓励患者下床活动
病情变异记录	□ 无 □ 有，原因： 1. 2.	□ 无 □ 有，原因： 1. 2.	□ 无 □ 有，原因： 1. 2.
护士签名			
医师签名			

时间	住院第 9~10 天 （术后第 5~6 天）	住院第 11~12 天 （术后第 7~8 天）	住院第 13~14 天 （术后第 9~10 天）	住院第 14~16 天 （出院日）
主要诊疗工作	□ 上级医师查房 □ 根据临床表现、血常规及相关生化检查结果调整治疗方案 □ 已排气排便，可拔除引流管 □ 根据患者胃肠道功能决定饮食 □ 腹部切口换药，检查愈合情况	□ 腹部切口换药，可间断拆线 □ 根据血常规及相关指标检查结果，决定是否停用治疗性抗菌药物 □ 根据病理分期，制订术后化疗方案，向上级医师汇报 □ 对以上如实记录病程	□ 上级医师查房 □ 询问进食和排便情况 □ 腹部切口换药拆线 □ 上级医师进行术后康复评估，决定出院日期 □ 向患者及家属交代病情	□ 完成出院记录、病案首页、出院证明等书写 □ 向患者交代出院后的注意事项，重点交代复诊时间及发生紧急情况时处理方法
重点医嘱	**长期医嘱：** □ 二级护理 □ 半流质饮食 □ 停用相关治疗 □ 停引流管 **临时医嘱：** □ 复查血常规及相关指标 □ 腹部切口换药	**长期医嘱：** □ 停用治疗性抗菌药物 **临时医嘱：** □ 腹部切口换药、间断拆线	**长期医嘱：** □ 三级护理 □ 普通饮食 **临时医嘱：** □ 换药拆线	**出院医嘱：** □ 出院带药
主要护理工作	□ 观察患者一般状况及腹部切口情况 □ 鼓励患者下床活动 □ 术后生活护理，注意进食和排便情况	□ 观察患者一般状况及腹部切口情况 □ 鼓励患者下床活动 □ 术后生活护理，注意进食情况和排便情况	□ 指导患者术后康复 □ 术后生活护理	□ 协助患者办理出院手续 □ 出院指导，重点出院后用药方法
病情变异记录	□ 无　□ 有，原因： 1. 2.	□ 无　□ 有，原因： 1. 2.	□ 无　□ 有，原因： 1. 2.	□ 无　□ 有，原因： 1. 2.
护士签名				
医师签名				

第二十七章

结肠癌化疗临床路径释义

【医疗质量控制指标】（2012 年《结直肠癌诊疗质量控制指标（试行）》）

指标一、手术、化疗或放疗前实施临床分期检查。

指标二、化疗、放疗前明确病理诊断。

指标三、手术中探查并记录肿瘤部位、大小及肝脏、盆腔、主要血管周围淋巴结浸润情况。

指标四、病理检查采用 10% 中性福尔马林缓冲液。

指标五、切除病灶的病理报告应当包括肿瘤大体观、分化情况、浸润深度以及切缘、脉管神经浸润的；根治性手术术后病理报告应当包括活检淋巴结个数及阳性淋巴结个数。

指标六、晚期结肠癌化疗适应证及方案选择符合规范。

指标七、晚期结肠癌化疗后应当实施疗效评价。

指标八、化疗、放疗后应当进行不良反应评价。

指标九、为患者提供结肠癌的健康教育。

指标十、患者住院天数与住院费用。

一、结肠癌化疗编码

疾病名称及编码：结肠癌（ICD-10：C18）

结肠恶性肿瘤个人史（ICD-10：Z85.006）

恶性肿瘤化疗（ICD-10：Z51.1）

二、临床路径检索方法

C18 伴 Z51.1/Z51.1 伴 Z85.006

三、国家医疗保障疾病诊断相关分组（CHS-DRG）

MDC 编码：MDCG（消化系统疾病及功能障碍）

ARDC 编码：GR1（消化系统恶性肿瘤）

四、结肠癌化疗临床路径标准住院流程

（一）适用对象

第一诊断为结肠癌（ICD-10：C18 伴 Z51.1，Z51.1 伴 Z85.006），符合以下情形：

1. Ⅱ~Ⅲ期需行术后辅助化疗患者。

2. 结肠癌肝转移和/或肺转移，可切除及潜在可切除的患者可行围术期化疗。

3. 晚期/转移性结肠癌需行化疗患者。

> **释义**
>
> ■ 适用对象编码参见第一部分。
>
> ■ 初次诊断的结肠癌需要有病理组织学证据。
>
> ■ 本路径适用于Ⅱ~Ⅲ期需行结肠癌术后化疗患者。
>
> ■ 手术或放化疗后复发转移的患者亦适用本路径。

■ 晚期/转移性结肠癌，无化疗禁忌证患者亦适用本路径。

■ 年老体弱、恶病质、骨髓功能低下、严重贫血或出血、肠穿孔、肠梗阻、严重感染、心肝肾等重要脏器病变患者不适用本路径。

（二）诊断依据

根据原卫生部《结直肠癌诊疗规范（2010年）》和 NCCN《结肠癌临床实践指南中国版（2016年）》等。

1. 症状：便血、脓血便、排便习惯改变、腹痛、贫血、腹部肿块等。

2. 体格检查：

（1）一般情况评价：体力状态评分、是否有贫血、全身浅表淋巴结肿大。

（2）腹部检查：是否看到肠型及肠蠕动波、触及肿块、叩及鼓音、听到高调肠鸣音或金属音。

3. 实验室检查：大便常规及隐血；血清肿瘤标志物 CEA 和 CA19-9，必要时可查 CA242、CA72-4、AFP 和 CA125。

> 释义

> ■ 早期患者可无明显症状和体征，常见症状包括便血、脓血便、排便习惯及性状改变、腹痛、腹部肿块。晚期患者腹部可扪及肿块、蠕动波等。实验室检查大便隐血（+）。肿瘤标志物可有异常增高。

> ■ 影像学主要明确结肠癌的临床分期及判断手术可切除性，CT、MRI、腔内超声均为有效手段。影像学分期主要依靠对肿瘤与周围脏器和盆壁的关系、淋巴结及脏器转移情况综合判定。

> ■ 确诊主要依赖结肠镜活检病理组织学诊断。

> ■ 正确的治疗前分期对制订综合治疗方案具有重要的临床意义。

> ■ 结肠癌主要与炎症性肠病、肠结核、结肠息肉等相鉴别：结肠癌常出现腹泻、黏液脓血便、大便次数增多、腹胀、腹痛、消瘦、贫血等症状，伴有感染者尚可有发热等中毒症状，这些都与特发性溃疡性结肠炎的症状相似，具体可根据病理结果进行鉴别；肠结核常有全身中毒症状，表现为午后低热或不规则发热、盗汗、消瘦乏力等，结核菌素试验阳性和病理检查结果可鉴别。

（三）选择治疗方案的依据

根据原卫生部《结直肠癌诊疗规范（2010年）》。

> 释义

> ■ 结肠癌的治疗遵循分期指导的治疗原则，可参照《结直肠癌诊疗规范（2010年）》，化疗前准确分期是必不可少的。

> ■ 化疗方案的制订应在多学科协作组（MDT）讨论的基础上进行，应充分考虑结肠癌病变位置、病理类型、患者症状、肿瘤分期、化疗目的以及既往治疗经过，由包括肿瘤内科、肿瘤外科、放疗科、影像科、病理科等在内的多学科讨论决定。

■Ⅲ期结肠癌（$T_{1\sim4}N_{1\sim2}M_0$）是辅助化疗的主要适应证和绝对适应证，术后化疗可降低结肠癌根治术后的复发或转移风险，改善患者生存。Ⅲ期结肠癌根治性手术后需给予辅助化疗，按照 NCCN 指南Ⅰ类推荐使用含奥沙利铂的联合方案，根据不同风险分层选择方案和周期。

■Ⅱ期结肠癌术后应根据病理情况，如具有高危因素包括 T_4 肿瘤、伴有肠梗阻、穿孔、肿瘤分化差、伴有神经脉管浸润以及切除或送检淋巴结<12 枚，应选择术后化疗。

■转移性结肠癌或行姑息手术后给予化疗的，如患者 12 个月前曾接受含奥沙利铂方案辅助化疗，一线化疗可延续原化疗方案，如辅助化疗在 12 个月内疾病复发，一线化疗考虑改作其他方案。

■患者一般情况或脏器功能差不能耐受手术者，或病灶无法切除者可行化疗。前一种情况下更应该重视患者脏器功能和营养状况的保护和改善。

（四）标准住院日为 5~8 天

释义

■进入路径前必须有确诊结肠癌的临床病理证据。

■患者收治入院后，化疗前准备（治疗前诊断、评估等），可根据临床科室不同的运行状况在此时间范围内完成诊治均符合路径要求，部分检查可在入院前完成。

■化疗相关的不良反应可发生在化疗过程中或化疗后，故应加强患者教育、及时检测、记录和处理不良反应，避免严重不良反应的发生。

（五）进入路径标准

1. 第一诊断必须符合 ICD-10：C18 伴 Z51.1，Z51.1 伴 Z85.006 结肠癌疾病编码。
2. 符合化疗适应证、无化疗禁忌证。
3. 当患者合并其他疾病，但住院期间无需特殊处理也不影响第一诊断的临床路径流程实施时，可进入路径。

释义

■进入路径前必须有确诊结肠癌的临床病理组织学证据。

■Ⅲ期结肠癌（$T_{1\sim4}N_{1\sim2}M_0$）是辅助化疗的主要适应证和绝对适应证。Ⅱ期结肠癌术后应根据病理情况，如具有高危因素包括 T_4 肿瘤、伴有肠梗阻、穿孔、肿瘤分化差、伴有神经脉管浸润以及切除或送检淋巴结<12 枚，应选择术后化疗，进入本路径。

■入院检查发现其他疾患或伴随疾病时，如该疾病必须于化疗前治疗或调整，否则增大化疗风险，增加并发症出现概率，则不宜进入本路径，如：高血压三级，严重的控制不佳的糖尿病，心肺功能不全，肝肾功能不全，严重出血倾向，严重感染，骨髓功能低下，恶病质等。

■化疗需要结合患者体力状况、症状、复发转移类型等综合判断预期获益，并与患者及家属充分沟通病情及预后。

■治疗前存在感染、严重贫血、出血、梗阻及其他合并症者，需要在及时控制、纠治的前提下方可进入本路径。

（六）住院期间检查项目

1. 必需的检查项目：

（1）血常规、尿常规、大便常规及隐血。

（2）肝功能、肾功能、电解质、凝血功能、血糖、消化道肿瘤标志物（必须检测 CEA、CA19-9，建议检测 CA242、CA72-4，有肝转移患者建议检测 AFP，有卵巢转移患者建议检测 CA125）。

（3）心电图。

2. 根据情况可选择的检查项目：

（1）结肠镜检查和/或钡剂灌肠造影。

（2）B 超检查。

（3）提示转移时，可进行相关部位 CT 或 MRI。

（4）合并其他疾病相关检查：心肺功能检查等。

3. 签署化疗及其他相关同意书。

4. 化疗期间定期复查血常规，建议每周复查 1 次。根据具体化疗方案及血象变化，复查时间间隔可酌情增减。

5. 监测 CEA 等肿瘤标志物。

6. 脏器功能评估。

释义

■化疗前需要完善必要的基础检查，如三大常规、肝肾功能、凝血功能等，以便后期随访观察，尤其是治疗前检查血液肿瘤标志物有升高者，应注意检测肿瘤标志物。如患者出现卵巢转移，建议行 CA125 检测。

■结肠癌化疗前建议行心电图检查、病理检查。对于局部晚期结肠癌患者，应进行相关部位 CT 或 MRI 检查，评价有无其他部位转移灶。

■PET-CT 对发现微小病灶或转移灶，超声内镜对早期病变及肿瘤侵犯深度，淋巴结转移情况能够提供有效的证据，可进一步精确术前分期，明确治疗方向。有条件的医疗机构可以根据诊断具体需要添加。

■高龄患者应进行心肺肾功能评价，治疗前征询患者及家属的治疗意见非常重要。

■化疗前必须告知患者及家属化疗目的、预后和可能出现的不良反应，签署化疗知情同意书。

■化疗需要结合患者体力状况、症状、复发转移类型等综合判断预期获益，并与患者及家属充分沟通病情及预后。

■ 化疗常见的不良反应是胃肠道反应、骨髓抑制、肝肾功能损害等，定期复查血常规和肝肾功能以及早发现和纠治，建议至少每周复查 1 次血常规，每周期复查 1 次肝肾功能，每月复查 1 次肿瘤标志物。在化疗期间及化疗后，对患者应密切监测，并予以积极支持治疗。

■ 在化疗后，应定期进行 CEA 等肿瘤标志物检测及影像学检查，以便及时了解化疗疗效。

■ 化疗期间坚持定期进行肝肾、血液等器官和系统功能评估是减少化疗风险的重要方法之一。

■ 注意询问患者化疗前后症状的变化是判断化疗患者临床获益的重要依据。

(七) 治疗方案和药物选择

根据原卫生部《结直肠癌诊疗规范（2010 年）》，结合患者的疾病状态选择化疗方案及周期数。

1. mFOLFOX6 方案：

药物	给药剂量（mg/m^2）及给药途径	给药时间及周期间隔
奥沙利铂	85, ivdrip	d1, q14d
醛氢叶酸	400, ivdrip	d1, q14d
氟尿嘧啶	400, ivbolus	d1, q14d
氟尿嘧啶	1200, civ	d1~2, q14d

2. FOLFIRI 方案：

药物	给药剂量（mg/m^2）及给药途径	给药时间及周期间隔
伊立替康	180, ivdrip	d1, q14d
醛氢叶酸	400, ivdrip	d1, q14d
氟尿嘧啶	400, ivbolus	d1, q14d
氟尿嘧啶	1200, civ	d1~2, q14d

3. CapeOX 方案：

药物	给药剂量（mg/m^2）及给药途径	给药时间及周期间隔
奥沙利铂	130, ivdrip	d1, q21d
卡培他滨	850~1000, bid, po	d1~14, q21d

4. 卡培他滨方案：

药物	给药剂量（mg/m²）及给药途径	给药时间及周期间隔
卡培他滨	1000~1250, bid, po	d1~14, q21d

5. 简化的双周静脉用 5-FU/LV 方案：

药物	给药剂量（mg/m²）及给药途径	给药时间及周期间隔
醛氢叶酸	400, ivdrip	d1, q14d
氟尿嘧啶	400, ivbolus	d1, q14d
氟尿嘧啶	1200, civ	d1~2, q14d

6. FOLFOXIRI 方案：

药物	给药剂量（mg/m²）及给药途径	给药时间及周期间隔
奥沙利铂	85, ivdrip	d1, q14d
伊立替康	165, ivdrip	d1, q14d
醛氢叶酸	400, ivdrip	d1, q14d
氟尿嘧啶	1600, civ	d1~2, q14d

化疗期间脏器功能损伤的相应防治：止吐、保肝、水化、碱化、防治尿酸肾病（别嘌呤醇）、抑酸、止泻、G-CSF 支持等。

> **释义**
>
> ■ 化疗方案的制订应在多学科讨论的基础上进行，应充分考虑结肠癌病变位置、病理类型、患者症状、肿瘤分期、化疗目的以及既往治疗经过，由包括肿瘤内科、外科、放疗科、影像科、病理科等在内的多学科讨论决定。
>
> ■ 选用化疗方案药物组合时应选用毒性不同，作用机制相异的药物进行组合。除注意一般不良反应如骨髓抑制、胃肠反应外，还应特别注意特殊药物的特殊不良反应。
>
> ■ 化疗药物剂量应根据患者体表面积确定，同时要考虑患者一般状况、年龄、肝肾功能等，尽量做到个体化用药。
>
> ■ 应及时评价化疗疗效，根据化疗疗效和患者状况决定化疗周期数，并根据疗效及时调整化疗方案。对有机会达到无瘤状态（NEO）者，应积极给予相应的局部治疗。
>
> ■ 化疗期间，应补充足够的液体，进行必要的水化和碱化处理。

■依据化疗方案的不同，注意特殊化疗药物的特殊不良反应并及时处理，如使用含伊立替康方案时应特别注意腹泻不良反应，如出现应及时止泻治疗，出现严重腹泻的患者在下个治疗周期用药应适当减量；可考虑在使用前检测 UGT1A1 基因变异体以指导剂量调整；使用含奥沙利铂方案时应注意外周神经毒性。

■化疗药物对患者的消化系统、血液系统等组织和器官造成损害。因此，化疗常见的不良反应是胃肠道反应、骨髓抑制、肝肾功能损害等，化疗中及化疗后应及时处理化疗不良反应。

■化疗期间，应酌情预防性应用止吐、抑酸等药物，昂丹司琼、帕洛诺司琼等 5-HT$_3$ 受体阻断剂以及阿瑞匹坦等 NK-1 受体阻断剂阿瑞匹坦等药物的使用可预防呕吐发生。

■治疗过程中需注意酌情水化、碱化处理，防治尿酸肾病，减轻治疗的不良反应。

■化疗前以及化疗期间的营养评估非常重要，因结肠癌化疗多出现胃肠反应，影响进食，如果热量摄入不足，应该考虑给予肠外或肠内营养。

（八）出院标准

1. 患者一般情况良好，体温正常，无明显化疗不良反应，完成复查项目。
2. 没有需要住院处理的并发症。

释义

■患者一般情况良好，生命体征平稳，无明显不适即可达到出院标准。

■化疗相关的不良反应可发生在化疗后，故应加强出院后患者教育，以及时检测、记录和处理不良反应，避免严重不良反应的发生。

■建议出院应有详细的出院指导包括注意事项、复诊计划、应急处理方案及联系方式等。

■治疗期间出现感染者需控制感染、寻找感染部位，警惕化疗引起的重度骨髓抑制造成的感染，必要时采取隔离等保护措施，待血象恢复正常，感染控制后方可出院。

（九）变异及原因分析

1. 围治疗期有感染、贫血、出血及其他合并症者，需进行相关的诊断和治疗，可能延长住院时间并致费用增加。
2. 化疗后出现骨髓抑制，需要对症处理，导致治疗时间延长、费用增加。
3. 治疗晚期或转移性结肠癌可能使用分子靶向药物等，包括贝伐珠单抗和西妥昔单抗（仅限用于 K-ras 基因野生型患者），导致费用增加。
4. 医师认可的变异原因分析。
5. 其他患者方面的原因等。

> **释义**
>
> ■ 化疗如出现严重的骨髓抑制等不良反应影响下周期化疗，应退出本路径。
>
> ■ 治疗期间出现感染，出血等合并症者，或因合并疾病，如高血压，糖尿病，冠心病等需要进行相关等诊断和治疗，应退出本路径。
>
> ■ 一般情况差的老年患者，易出现不可预料的并发症，应进行个体化治疗，不建议进入该路径。
>
> ■ 对适合分子靶向药物治疗的晚期或转移性结肠癌患者不应该进入本路径。
>
> ■ 治疗期间出现肿瘤复发或转移、病情进展者退出该临床路径。

（十）参考费用标准

1000~20 000 元，针对不同治疗方案。

五、结肠癌化疗给药方案

（一）用药选择

1. 结肠癌的术后辅助治疗部分请参照结直肠癌术后辅助化疗的治疗方案与药物选择。

2. 可切除的转移性结直肠癌，根据复发风险评分，选择是否进行原发灶的治疗，FOLFOX，FOLFIRI 或 XELOX 方案均可选择。需要多学科协作讨论来制定整体治疗方案，由肿瘤内科专科医师制订化疗方案。

3. 不可切除的转移性结直肠癌，若有潜在切除机会，根据肿瘤部位，转移情况，基因情况以及机体条件，可考虑选择两药 FOLFOX，FOLFIRI，XELOX 或三药 FOLFOXIRI 方案联合靶向治疗；若为姑息性化疗，则同样根据上述条件来选择。

（二）药学提示

1. 奥沙利铂：最常见的不良反应为胃肠道系统（腹泻、恶心、呕吐以及黏膜炎）、血液系统（中性粒细胞减少、血小板减少）以及神经系统反应（急性、剂量累积性、外周感觉神经病变）。

2. 5-FU：常见不良反应为消化道反应（如恶心、呕吐、食欲缺乏、腹泻、黏膜炎等）和骨髓抑制。

3. 卡培他滨：为氟尿嘧啶类的口服制剂。单药使用不良反应较轻，耐受性较好。最常见的为消化道反应（如恶心、呕吐、食欲缺乏、腹泻、黏膜炎等）、骨髓抑制和色素沉着。比较特殊的是手足综合征。

4. 伊立替康：最常见的不良反应为胃肠道系统（腹泻、恶心、呕吐以及黏膜炎）、血液系统（中性粒细胞减少、血小板减少）以及急性胆碱能综合征。

（三）注意事项

1. 药物剂量建议足量足疗程，根据不良反应的分级调整剂量。剂量减量后，无特殊情况不再加量。

2. 奥沙利铂必须在 5%葡萄糖溶液里配制。其神经毒性与冷刺激相关，故输注奥沙利铂后不应接触任何冷刺激，注意保暖，以免诱发和加重神经毒性；主要表现为手足的麻木、触电感，以外周感觉神经为主。

3. 卡培他滨的手足综合征主要表现在手足的皮肤，轻度的为皮肤红斑、干裂、脱皮和肿胀，严重者渗液、脱甲。建议使用凡士林等预防性涂抹保护，严重者停用药。

4. 伊立替康的急性胆碱能综合征表现为给药后 24 小时内，腹痛，腹泻，结膜炎，低血压，出汗，头晕，视力障碍，瞳孔缩小，流泪，流涎增多等症状，给予阿托品治疗。出现后在下次用药前推荐预防性给予阿托品处理。

5. 伊立替康的迟发性腹泻发生时间较晚，中位发生时间为用药后的第 5 天，一般会在患者出院期间发生，故出院前一定要进行宣教。在第一次出现水样便或异常肠蠕动时，立即开始口服洛哌丁胺，首剂 4mg，之后每 2 小时 1 次，每次 2mg，直至末次腹泻后继续 12 小时。最长用药时间不超过 48 小时。若腹泻合并中性粒细胞缺乏时，需应用抗菌药物预防性治疗。出现腹泻伴发热，或腹泻持续 48 小时以上应住院治疗。出现严重腹泻，下周期使用需酌情减量。

六、结肠癌化疗护理规范

1. 化疗前做好与化疗相关问题的评估与处理①掌握病史，了解患者各系统的功能状态。②检查血常规及肝肾功能，出现异常情况采取相应措施。③评估静脉条件，选择最佳穿刺部位及方式，强刺激性药物选择深静脉给药。

2. 强刺激性药物外周静脉给药过程中，给予 25%硫酸镁局部湿敷治疗，必须注意床旁监护，防止药液外溢。

3. 按照化疗药物作用机制，采取正确的给药方法及给药顺序。

4. 化疗前了解患者的治疗方案，向患者及家属介绍药物不良反应及用药方法。化疗期间注意观察药物特殊不良反应。

5. 化疗前配置漱口液，指导并督促患者漱口，防治口腔溃疡发生。观察患者排便排气情况，及早发现有无肠梗阻征象。根据患者出现的不良反应给予相应的饮食指导。

6. 化疗期间根据患者自身情况鼓励患者多饮水，保护肾功能。化疗期间嘱患者适当活动，促进胃肠蠕动，防止便秘的发生。加强心理护理，减少患者心理负担。

七、结肠癌化疗营养治疗规范

1. 所有患者入院后应常规进行营养筛查和营养状况评估和综合测定。

2. 治疗过程中每周至少为患者评估 1 次，以便尽早发现患者出现营养风险并采取早期干预。

3. 营养治疗方式的选择：①为了降低感染风险，首选经口摄入；②出现重度口腔/口咽黏膜炎影响吞咽功能者或产生较强的胃肠道反应的患者，肠内营养应经管饲给予。

4. 患者的每日供给量推荐为每日 25～30kcal/kg，如患者合并严重消耗，每日供给量推荐为每日 30～35kcal/kg。

5. 患者可适当提高优质脂肪的供能比例；蛋白质供给量为每日 1.0～1.5g/kg。

6. 根据胃肠功能状况尽早经口营养补充肠内营养制剂。如口服摄入不足目标量的 60%时，推荐管饲肠内营养。肠内营养不能达到目标量 60%时可选用肠外营养药物，以全合一的方式实施（应包含氨基酸、脂肪乳、葡萄糖、维生素、微量元素、电解质注射制剂等）。根据病情变化及营养耐受性选择或调整肠外肠内营养方案。

八、结肠癌化疗患者健康宣教

1. 保持良好的生活作息及个人卫生习惯。

2. 勤洗手，多漱口，少去人群密集的公共场所，避免在免疫低下时期感染病毒和病菌。

3. 加强力所能及的体育锻炼，提高机体免疫力。

4. 健康饮食，忌油炸腌制刺激性食物。

九、推荐表单

（一）医师表单

结肠癌化疗临床路径医师表单

适用对象：第一诊断为结肠癌（ICD-10：C18 伴 Z51.1，Z51.1 伴 Z85.006）

患者姓名：	性别：	年龄：	门诊号：	住院号：
住院日期：　　年　月　日	出院日期：　　年　月　日		标准住院日：≤12天	

日期	住院第1天	住院第2~4天	住院第3~6天（化疗日）
主要诊疗工作	□ 询问病史及体格检查 □ 交代病情 □ 书写病历 □ 开具实验室检查单	□ 上级医师查房 □ 完成化疗前准备 □ 根据体检、结肠镜、CT检查、病理结果等，行病例讨论，确定化疗方案 □ 完成必要的相关科室会诊 □ 住院医师完成上级医师查房记录等病历书写 □ 签署化疗知情同意书、自费用品协议书、输血同意书 □ 向患者及家属交代化疗注意事项 □ 上级医师查房与评估 □ 初步确定化疗方案	□ 化疗 □ 住院医师完成病程记录 □ 上级医师查房 □ 向患者及家属交代病情及化疗后注意事项
重点医嘱	**长期医嘱：** □ 内科二级护理常规 □ 饮食：普通饮食/糖尿病饮食/其他 **临时医嘱：** □ 血常规、尿常规、大便常规及隐血 □ 肝功能、肾功能、电解质、凝血功能、血糖、消化道肿瘤标志物 □ 心电图、病理检查 □ 必要时胸、腹、盆CT	**长期医嘱：** □ 患者既往基础用药 □ 防治尿酸肾病（别嘌呤醇） □ 抗菌药物（必要时） □ 补液治疗（水化、碱化） □ 止泻药（必要时） □ 其他医嘱（化疗期间一级护理） **临时医嘱：** □ 化疗 □ 重要脏器保护 □ 止吐 □ 其他特殊医嘱	
病情变异记录	□ 无　□ 有，原因： 1. 2.	□ 无　□ 有，原因： 1. 2.	□ 无　□ 有，原因： 1. 2.
医师签名			

时间	住院第 7~11 天	住院第 12 天 （出院日）
主要诊疗工作	□ 上级医师查房 □ 上级医师进行评估，决定出院日期 □ 向患者及家属交代病情	□ 完成出院记录、病案首页、出院证明等书写 □ 向患者交代出院后的注意事项，重点交代复诊时间及发生紧急情况时处理方法
重点医嘱	**长期医嘱：** □ 三级护理 □ 普通饮食 **临时医嘱：** □ 定期复查血常规 □ 监测 CEA 等肿瘤标志物 □ 脏器功能评估	**出院医嘱：** □ 出院带药
病情变异记录	□ 无 □ 有，原因： 1. 2.	□ 无 □ 有，原因： 1. 2.
医师签名		

（二）护士表单

结肠癌化疗临床路径护士表单

适用对象：第一诊断为结肠癌（ICD-10：C18 伴 Z51.1，Z51.1 伴 Z85.006）

患者姓名：	性别：　年龄：　门诊号：	住院号：
住院日期：　　年　月　日	出院日期：　　年　月　日	标准住院日：≤12 天

时间	住院第 1~2 天	住院第 2~4 天	住院第 3~6 天
健康宣教	□ 入院宣教 □ 介绍病房环境、设施 □ 介绍主管医师、责任护士、护士长 □ 介绍住院注意事项 □ 介绍探视制度	□ 化疗前宣教 □ 告知化疗前检查项目及注意事项 □ 宣教疾病知识、说明术前化疗的目的 □ 化疗前准备及化疗过程 □ 告知相关药物知识及不良反应预防 □ 责任护士与患者沟通，了解心理反应指导应对方法 □ 告知家属等候区位置	□ 化疗后宣教 □ 告知监护设备的功能及注意事项 □ 告知输液管路功能及化疗过程中的注意事项 □ 告知化疗后可能出现情况的应对方式 □ 给予患者及家属心理支持 □ 再次明确探视陪伴须知
护理处置	□ 核对患者资料，佩戴腕带 □ 卫生处置：剪指（趾）甲、沐浴、更换病号服 □ 入院评估	□ 协助医师完成化疗前检查 □ 化疗前准备	□ 核对患者及资料，签字确认 □ 接通各管路，保持畅通 □ 心电监护
基础护理	□ 三级护理 □ 患者安全管理	□ 二级护理 □ 卫生处置 □ 患者睡眠管理 □ 患者安全管理	□ 特级护理 □ 患者安全管理
专科护理	□ 护理查体 □ 跌倒、压疮等风险因素评估需要时安置危险标志 □ 心理护理	□ 相关指征监测，如血压、血糖等 □ 心理护理 □ 饮食指导	□ 病情观察，记特护记录 □ 评估生命体征、患者症状、穿刺输液部位 □ 心理护理
病情变异记录	□ 无　□ 有，原因： 1. 2.	□ 无　□ 有，原因： 1. 2.	□ 无　□ 有，原因： 1. 2.
护士签名			

时间	住院第 7~11 天 （化疗过程）	住院第 8 天 （出院日）
健康宣教	□ 化疗后宣教 □ 药物作用及频率 □ 饮食、活动指导 □ 强调拍背咳嗽的重要性 □ 复查患者对化疗前宣教内容的掌握程度 □ 告知拔管后注意事项	□ 出院宣教 □ 复查时间 □ 服药方法 □ 活动指导 □ 饮食指导 □ 告知办理出院的流程 □ 指导出院带管的注意事项
护理处置	□ 遵医嘱完成相应检查及治疗	□ 办理出院手续
基础护理	□ 特/一级护理（根据患者病情和资历能力给予相 　应的护理级别） □ 晨晚间护理 □ 患者安全管理	□ 二级护理 □ 晨晚间护理 □ 协助进食 □ 患者安全管理
专科护理	□ 病情观察，记特护记录 □ 评估生命体征、穿刺输液部位、皮肤、水化情况 □ 心理护理	□ 病情观察 □ 心理护理
病情变异记录	□ 无　□ 有，原因： 1. 2.	□ 无　□ 有，原因： 1. 2.
护士签名		

（三）患者表单

结肠癌化疗临床路径患者表单

适用对象：第一诊断为结肠癌（ICD-10：C18 伴 Z51.1，Z51.1 伴 Z85.006）

患者姓名：		性别：　　年龄：　　门诊号：	住院号：
住院日期：　　年　月　日		出院日期：　　年　月　日	标准住院日：≤12 天

时间	住院第 1~2 天	化疗前
医患配合	□ 配合询问病史、收集资料，详细告知既往史、用药史、过敏史、家族史 □ 如服用抗凝药，明确告知 □ 配合进行体格检查 □ 有任何不适告知医师	□ 配合完善化疗前相关检查：采血、留尿便、心电图、肺功能、X 线胸片、胃镜、上消化道造影、腹部 B 超等常规项目。需要时完成特殊检查，如 CT、MRI 等 □ 医师与患者及家属介绍病情及化疗谈话及签字
护患配合	□ 配合测量体温、脉搏、呼吸、血压、体重 □ 配合完成入院护理评估 □ 接受入院宣教（环境介绍、病室规定、订餐制度、探视制度、贵重物品保管等） □ 有任何不适告知护士	□ 配合测量体温、脉搏、呼吸、询问排便次数 □ 接受化疗前宣教 □ 自行卫生处置：剪指（趾）甲、剃胡须、沐浴 □ 准备好必要用物、吸水管、纸巾
饮食	□ 正常饮食	□ 遵医嘱饮食
排泄	□ 正常排尿便	□ 正常排尿便
活动	□ 正常活动	□ 正常活动

时间	住院第 7~11 天 （化疗过程）	出院
医 患 配 合	□ 及时告知化疗过程中特殊情况和症状 □ 向患者及家属交代化疗中情况及化疗后注意事项 □ 上级医师查房 □ 完成病程记录和上级医师查房记录	□ 上级医师查房，对化疗近期反应进行评估 □ 完成病历书写 □ 根据情况决定是否需要复查实验室检查
护 患 配 合	□ 配合定时测量生命体征、每日询问大便 □ 配合冲洗胃管、查看引流量，检查伤口情况 □ 接受输液、注射、服药、雾化吸入等治疗 □ 接受营养管注入肠内营养液 □ 配合晨晚间护理 □ 接受进食、进水、排便等生活护理 □ 配合拍背咳痰，预防肺部并发症 □ 配合活动，预防压疮 □ 注意活动安全，避免坠床或跌倒 □ 配合执行探视及陪伴	□ 接受出院宣教 □ 办理出院手续 □ 获取出院带药 □ 知道服药方法、作用、注意事项 □ 知道复印病历方法
饮食	□ 清淡饮食	□ 普通饮食
排泄	□ 正常排尿便	□ 正常排尿便
活动	□ 根据医嘱，正常适度活动，避免疲劳	□ 正常适度活动，避免疲劳

附：原表单（2012 年版）

结肠癌化疗临床路径表单

适用对象：第一诊断为结肠癌（ICD-10：C18 伴 Z51.1，Z51.1 伴 Z85.006）

患者姓名：	性别： 年龄： 门诊号：	住院号：
住院日期： 年 月 日	出院日期： 年 月 日	标准住院日：≤12 天

日期	住院第 1~2 天	住院第 2~4 天	住院第 3~6 天（化疗日）
主要诊疗工作	□ 询问病史及体格检查 □ 交代病情 □ 书写病历 □ 开具实验室检查单	□ 上级医师查房 □ 完成化疗前准备 □ 根据体检、结肠镜、CT 检查、病理结果等，行病例讨论，确定化疗方案 □ 完成必要的相关科室会诊 □ 住院医师完成上级医师查房记录等病历书写 □ 签署化疗知情同意书、自费用品协议书、输血同意书 □ 向患者及家属交代化疗注意事项 □ 上级医师查房与评估 □ 初步确定化疗方案	□ 化疗 □ 住院医师完成病程记录 □ 上级医师查房 □ 向患者及家属交代病情及化疗后注意事项
重点医嘱	**长期医嘱：** □ 内科二级护理常规 □ 饮食：普通饮食/糖尿病饮食/其他 **临时医嘱：** □ 血常规、尿常规、大便常规及隐血 □ 肝功能、肾功能、电解质、凝血功能、血糖、消化道肿瘤标志物 □ 心电图、病理检查 □ 必要时胸、腹、盆 CT	**长期医嘱：** □ 患者既往基础用药 □ 防治尿酸肾病（别嘌呤醇） □ 抗菌药物（必要时） □ 补液治疗（水化、碱化） □ 止泻药（必要时） □ 其他医嘱（化疗期间一级护理） **临时医嘱：** □ 化疗 □ 重要脏器保护 □ 止吐 □ 其他特殊医嘱	
主要护理工作	□ 入院介绍 □ 入院评估 □ 指导患者进行相关辅助检查	□ 化疗前准备 □ 宣教 □ 心理护理	□ 观察患者病情变化 □ 定时巡视病房
病情变异记录	□ 无 □ 有，原因： 1. 2.	□ 无 □ 有，原因： 1. 2.	□ 无 □ 有，原因： 1. 2.
护士签名			
医师签名			

时间	住院第 7~11 天	住院第 12 天 （出院日）
主要诊疗工作	□ 上级医师查房 □ 上级医师进行评估，决定出院日期 □ 向患者及家属交代病情	□ 完成出院记录、病案首页、出院证明等书写 □ 向患者交代出院后的注意事项，重点交代复诊时间及发生紧急情况时处理方法
重点医嘱	**长期医嘱：** □ 三级护理 □ 普通饮食 **临时医嘱：** □ 定期复查血常规 □ 监测 CEA 等肿瘤标志物 □ 脏器功能评估	**出院医嘱：** □ 出院带药
主要护理工作	□ 观察患者病情变化 □ 定时巡视病房	□ 协助患者办理出院手续 □ 出院指导，重点出院后用药方法
病情变异记录	□ 无　□ 有，原因： 1. 2.	□ 无　□ 有，原因： 1. 2.
护士签名		
医师签名		

第二十八章

直肠癌低位前切除手术临床路径释义

【医疗质量控制指标】(2012 年《结直肠癌诊疗质量控制指标（试行）》)

指标一、手术、化疗或放疗前实施临床分期检查。

指标二、化疗、放疗前明确病理诊断。

指标三、手术中探查并记录肿瘤部位、大小及肝脏、盆腔、主要血管周围淋巴结浸润情况。

指标四、病理检查采用 10% 中性福尔马林缓冲液。

指标五、切除病灶的病理报告应当包括肿瘤大体观、分化情况、浸润深度以及切缘、脉管神经浸润的；根治性手术术后病理报告应当包括活检淋巴结个数及阳性淋巴结个数。

指标六、晚期直肠癌化疗适应证及方案选择符合规范。

指标七、晚期直肠癌化疗后应当实施疗效评价。

指标八、化疗、放疗后应当进行不良反应评价。

指标九、为患者提供直肠癌的健康教育。

指标十、患者住院天数与住院费用。

一、直肠癌低位前切除手术编码

疾病名称及编码：直肠癌（ICD-10：C20）

手术、操作名称及编码：直肠前切除术同时伴结肠造口术（ICD-9-CM-3：48.62）

其他直肠切除术（ICD-9-CM-3：48.63）

二、临床路径检索方法

C20 伴（48.62/48.63）

三、国家医疗保障疾病诊断相关分组（CHS-DRG）

MDC 编码：MDCG（消化系统疾病及功能障碍）

ARDC 编码：GR1（消化系统恶性肿瘤）

四、直肠癌低位前切除手术临床路径标准住院流程

（一）适用对象

1. 第一诊断为直肠癌（ICD-10：C20），行直肠癌低位前切除手术（ICD-9-CM-3：48.62 或 48.63）。

2. 可 R_0 切除的高中位直肠癌（Ⅰ期及部分Ⅱ、Ⅲ期患者）。

（二）诊断依据

根据国家卫生和计划生育委员会《结直肠癌诊疗规范（2010 年)》等。

1. 症状：便血、脓血便、排便习惯改变、里急后重、下腹坠痛等。

2. 体格检查：

（1）一般情况评价：体力状况评估、是否有贫血、全身浅表淋巴结肿大。

（2）腹部检查：是否看到肠型及肠蠕动波、触及肿块、叩及鼓音、听到高调肠鸣音或金属音。

（3）直肠指检：明确肿瘤位于直肠壁的位置，下极距肛缘的距离；占肠壁周径的范围。肿瘤

大体类型（隆起、溃疡、浸润），基底部活动度及与周围脏器的关系，了解肿瘤向肠壁外浸润情况。观察是否有指套血染。

3. 实验室检查：大便常规+隐血；血清肿瘤标志物 CEA 和 CA19-9，必要时可查 CA242、CA72-4、AFP 和 CA125。

4. 辅助检查：术前肿瘤定性及 TNM 分期，指导选择正确的术式。

（1）结肠镜取活检，病理检查明确肿瘤组织类型（腺癌、黏液腺癌、印戒细胞癌）和分化程度（高、中、低）；排除同时性结直肠多原发癌。可使用乙状结肠镜确定直肠肿瘤位置（低位、中位、高位）。

（2）术前应当明确肿瘤分期；行盆腔 MRI 或 CT 明确肿瘤与周围脏器和盆壁的关系，或行直肠腔内超声内镜，诊断肿瘤浸润肠壁深度及周围淋巴结是否转移。

（3）术前还应进行胸部 CT 和腹部增强 CT 扫描，以除外肝肺等部位转移。

5. 鉴别诊断：必要时需行经肛门直肠壁穿刺活检病理，并请相关科室会诊。

（1）其他常见的结直肠疾病：胃肠道间质瘤（GIST）、炎性肠疾病、淋巴瘤、寄生虫感染、息肉等。

（2）腹腔其他脏器疾病累及直肠：妇科肿瘤、子宫内膜异位症及男性前列腺癌累及直肠。

> **释义**
>
> ■本路径的制订主要参考国家卫生和计划生育委员会《结直肠癌诊疗规范（2015 年）》及国内权威参考书籍和诊疗指南。
>
> ■早期直肠癌大多数无症状，直肠癌的主要表现为便血，脓血便，排便习惯改变。直肠指诊为主要检查手段，大约 80% 的直肠癌可以通过直肠指诊发现，必要时辅以肠镜检查。
>
> ■虽然通过硬质乙状结肠镜可以对绝大多数直肠癌患者进行组织学检查，但全结肠的电子结肠镜检查仍十分必要，有助于发现结肠内其他病灶。
>
> ■病理诊断是直肠癌诊断的金标准，建议术前能通过各种方法取得病理诊断。直肠癌的分期根据 AJCC 直肠癌 TNM 分期（第八版）的分期标准。
>
> ■直肠癌的术前分期首选盆腔 MRI，术前准确分期有利于后续诊治工作开展。

（三）治疗方案的选择

根据原卫生部《结直肠癌诊疗规范（2010 年）》和 NCCN《结肠癌临床实践指南中国版（2011 年）》等。

1. 直肠癌低位前切除手术。

2. 抗菌药物使用按照《抗菌药物临床应用指导原则》（国办卫医发〔2015〕43 号）执行。

3. 术前临床分期为 cT_3 或 cN+ 的患者可接受术前放化疗（参考放疗临床路径）。

> **释义**
>
> ■根据国家卫生和计划生育委员会《结直肠癌诊疗规范（2015 年）》和 NCCN《结肠癌临床实践指南中国版（2016 年）》等。
>
> ■本病确诊后即应开始以手术为主的综合性治疗。
>
> ■术前新辅助放化疗目前已成为进展期直肠癌的重要内容，建议有条件的单位采纳。
>
> ■直肠癌低位前切除术应遵循全直肠系膜切除术（TME）原则。

（四）标准住院日 14~16 天

释义

■ 对有症状的患者入院完善各项检查 3 天，术前准备 1 天，手术及术后康复 8~10 天。

（五）进入路径标准

1. 第一诊断必须符合 ICD-10：C20 直肠癌疾病编码。
2. 有手术适应证，无绝对禁忌证。
3. 当患者合并其他疾病，但住院期间不需要特殊处理也不影响第一诊断的临床路径流程实施时，可以进入路径。

释义

■ 进入本路径的患者第一诊断为直肠癌，临床分期为Ⅰ期，部分Ⅱ和Ⅲ期。
■ 同时合并有其他疾病，但不影响手术方式及术后恢复的直肠癌患者可进入本路径。
■ 入院后常规检查发现有基础疾病，如高血压、冠状动脉粥样硬化性心脏病、糖尿病、肝肾功能不全等，经系统评估后对手术治疗无特殊影响者，可进入路径。但可能增加医疗费用，延长住院时间。
■ 对于有明确局部梗阻、出血、穿孔等症状的，可不进入路径。
■ 对于长期服用激素类、抗凝类药物的患者，以及重度贫血、低蛋白等严重营养不良患者，可以不进入路径。

（六）住院期间检查项目

1. 必需的检查项目：
（1）血常规、尿常规、大便常规+隐血。
（2）凝血功能、肝功能、肾功能、电解质、血糖、血清肿瘤标志物、血型、感染性疾病筛查、心电图检查。
（3）结肠镜。
（4）胸部平扫 CT，必要时强化。
（5）腹部强化 CT 或 MRI 或超声主要排除脏器转移。
（6）盆腔 MRI 或盆腔增强 CT，或直肠腔内超声。
2. 根据患者病情可选择的检查：
（1）疑似膀胱或尿道受累者应行膀胱镜检查，疑似阴道受累者应行阴道镜检查，必要时取组织活检。
（2）疑似骨转移应行全身 ECT 骨扫描检查。
（3）高龄、危重患者应行血气分析、肺功能及超声心动图检查。
（4）合并其他疾病应行相关检查，如心肌酶、血糖等。
3. 肠道准备：
（1）无肠梗阻病例：于术前 12~24 小时开始口服泻药，2~3 小时内服完。
（2）不完全性肠梗阻病例：于入院当日起每日口服 2 次小剂量泻药。

（3）完全性肠梗阻病例：禁忌任何方式的肠道准备。

4. 签署手术及其他相关同意书。

> **释义**
>
> ■ 血常规、尿常规、大便常规+隐血是最基本的三大常规检查，每个进入路径的患者均需完成。便隐血试验和血红蛋白检测可以进一步了解患者有无急性或慢性失血；肝肾功能、电解质、血糖、凝血功能、心电图、X 线胸片可评估有无基础疾病，是否影响住院时间、费用及其治疗预后；血型、Rh 因子、感染性疾病筛查用于备血和术前准备；无禁忌证患者均应行肠镜检查。
>
> ■ 本病需与其他引起直肠内占位的疾病如间质瘤、腺瘤、淋巴瘤等疾病相鉴别。
>
> ■ 血清肿瘤标志物可协助判断疗效，并用于术后随访。
>
> ■ 盆腔 MRI 或直肠腔内超声等检查用于评估直肠癌的临床分期至关重要。胸腔、腹腔 CT 或 MRI 等检查排除胸部、腹部转移等异常情况，对于了解术前肾脏等泌尿系统情况、子宫妇科情况也十分必要。
>
> ■ 年龄较大、长期吸烟及伴有心脑肺血管等基础病的患者，应在术前进行充分检查，充分评估手术风险，并积极予以干预，必要时排除出路径。
>
> ■ 术前肠道准备的目的是使肠道清洁空虚便于手术操作，并减少肠道内致病菌的数量以降低术后感染并发症。

（七）预防性抗菌药物选择与使用时机

按照《抗菌药物临床应用指导原则》（卫医发〔2004〕285 号）执行，并根据患者的病情决定抗菌药物的选择与使用时间。建议使用第二代头孢菌素或头孢曲松或头孢噻肟，可加用甲硝唑。预防性应用抗菌药物：术前 0.5~2 小时或麻醉开始时静脉给药，手术超过 3 小时可再给第二剂。

> **释义**
>
> ■ 直肠癌低位前切除术属于清洁-污染手术（Ⅱ类切口），手术创面大，手术时可能污染手术野引致感染，故需要预防性应用抗菌药物。
>
> ■ 治疗性抗菌药物的使用，如果术前患者发热，直肠肿瘤已存在出血坏死穿孔或可疑合并感染者，应在术前抽血行细菌培养，根据病原菌种类和药敏结果选用治疗性抗菌药物。或者根据手术情况，结合患者症状、体温、血常规检查等综合决定。

（八）手术日为入院第 4 天

1. 麻醉方式：全身麻醉或静脉复合连续硬膜外麻醉。

2. 手术方式：直肠癌低位前切除术。

3. 手术内固定物：部分患者可能使用肠道吻合器等。

4. 术中用药：麻醉常规用药。

5. 输血：根据术中情况而定。

6. 病理：术前病理诊断不明确者术中应行快速组织活检；术后切除标本全部送病理。病理报告必须符合原卫生部《结直肠癌诊疗规范（2010 年）》中病理评估的要求。

7. 高危者，如术前行新辅助放疗和化疗等，可行预防性回肠造口。

> **释义**
>
> ■病理报告必须符合国家卫生和计划生育委员会《结直肠癌诊疗规范（2015年)》中病理评估的要求。
>
> ■直肠癌低位前切除术手术创伤较大，建议首选全身麻醉。
>
> ■直肠癌低位前切除术应遵循全直肠系膜切除术原则（TME)。
>
> ■术中必要时可送快速冷冻病理检查，术中切除的所有标本均应术后送常规石蜡切片组织病理学检查。
>
> ■可根据术中情况决定是否经腹或经盆留置引流管。
>
> ■手术多采用双吻合器吻合的方式
>
> ■手术可采用开腹或腹腔镜的方式完成。
>
> ■病理报告应报告癌组织的组织学分型、分级、浸润深度、远近端切缘；环周切缘情况、脉管及神经侵犯情况、错配修复（MMR）蛋白表达情况。
>
> ■手术必要时可做临时预防性造口，造口可于术后3个月或辅助化疗后，经全面检查无转移迹象时回纳。

（九）入院后第5~13天（术后1~9天）治疗

1. 静脉肠外营养治疗5~7天，维持水电解质平衡。
2. 排气后可考虑进食流质或半流质。
3. 术后隔日腹部切口换药；切口感染时应及时局部拆线，引流。
4. 术后第1天、3天和5天复查血常规、电解质等，根据检查结果调整抗菌药物和肠外营养治疗。
5. 术后第7~10天腹部切口拆线。

> **释义**
>
> ■术后必须复查的检查项目应在术后3天内完成，目的是了解患者术后的恢复情况，及时发现贫血、电解质紊乱等常见的异常情况便于及时处理。对异常情况在治疗后应予复查，除必需的检查项目外，可根据病情需要增加检查项目。
>
> ■围手术期应遵循快速康复外科的原则，应用循证医学证据，优化围术期处理，减少创伤应激，减少并发症，缩短住院时间，加速患者康复。

（十）出院标准

1. 患者一般情况良好，基本恢复正常饮食和肠道功能。
2. 体温正常，腹部检查无阳性体征，相关实验室检查结果基本正常。
3. 腹部切口Ⅱ/甲愈合。

> **释义**
>
> ■患者出院前应当生命体征平稳，无发热，肠道功能恢复，无吻合口漏的发生，实验室检查无严重贫血和电解质异常等。
>
> ■伤口愈合良好，无红肿、渗出，无脂肪液化或感染征象。

　　■ 无手术并发症或出现并发症但无需住院治疗的患者可以出院（如术后尿潴留需继续保留导尿管的患者）。

（十一）变异及原因分析

1. 有影响手术的合并症，需要进行相关的诊断和治疗。
2. 对于完全肠梗阻患者，可一期行乙状结肠双腔造口术，缓解梗阻症状后可行新辅助化疗。
3. 围术期并发症可能造成住院日延长或费用超出参考标准。
4. 医师认为的变异原因。
5. 患者其他原因的变异。

> **释义**
>
> 　　■ 认可的变异原因主要是指患者入选路径后，在检查及治疗过程中发现患者合并存在事前未预知的、对本路径治疗可能产生影响的情况，需要终止执行路径或延长治疗时间、增加治疗费用。医师需在表单中明确说明。
> 　　■ 术前检查发现其他严重基础疾病，需调整药物治疗或调整治疗方案的，则终止本路径，如下肢深静脉血栓、难以控制的高血压、糖尿病需要额外治疗等。
> 　　■ 术中发现术前检查未能发现的病变，导致无法按照术前计划实施根治性直肠癌低位前切除。如严重的腹盆腔粘连无法手术或合并其他恶性肿瘤需改变手术方案。
> 　　■ 因患者方面的主观原因导致执行路径出现变异，需医师在表单中予以说明。

（十二）费用参考标准

2 万~5 万元。

五、直肠癌低位前切除手术给药方案

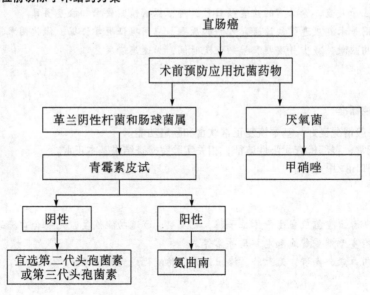

（一）用药选择

1. 为预防术后切口或手术部位感染，应针对革兰阴性杆菌、肠球菌属和厌氧菌选用药物。

2. 第二代头孢菌素常用的注射剂有头孢呋辛、头孢替安等。对于感染较重者可选用第三代头孢菌素+甲硝唑；对青霉素过敏者不宜使用头孢菌素时可用氨曲南替代。

（二）药学提示

1. 预防性抗菌药物给药时机极为关键，应在术前0.5~2小时给药，以保证在发生细菌污染之前血清及组织中的药物达到有效浓度。

2. 如手术时间超过3小时，或失血量大（>1500ml），可手术中给予第2剂。

3. 预防用药时间不超过24小时，必要时延长至48小时。

（三）注意事项

1. 用药前必须详细询问患者先前有否对头孢菌素类、青霉素类或其他药物的过敏史。

2. 如果直肠肿瘤已存在梗阻、坏死、穿孔或可疑合并感染者，应在术前抽血行血细菌培养，根据病原菌种类和药敏结果选用治疗性抗菌药物，手术当中发生手术部位污染者也应选用治疗性抗菌药物。治疗时间应根据患者的症状、体温、血常规检查等综合决定。

六、直肠癌低位前切除术后护理规范

1. 病情观察：密切观察患者生命体征，伤口敷料的渗血、渗液以及引流液的情况，造瘘口血运是否良好；观察切口愈合情况，观察患者的排便性状以及腹部有无不适，有无腹泻、便秘、肠梗阻。

2. 卧位与活动：常规给氧，保暖，防止误吸，麻醉清醒后h（生命体征平稳）给予半卧位，以利于引流。术后的卧床休息使得肌肉萎缩、退化，削弱肺功能，诱发静脉血流和血栓形成。故在疼痛可以忍受的情况下，应该鼓励术后早期下床活动。

3. 多种管道护理：患者同时有管、尿管、氧气管、腹腔引管或会阴部引流管，要注意维持管道的正确位置，保持通畅，注意无菌操作，特别要记录好各管道的引流量、颜色。

4. 饮食指导：

（1）禁食3~4天，待肠动恢复，肛门排气（人工肛门排气是指有气泡从造口溢出）后，可进流食，如无腹胀可进半流食，1周后进半流食，2周左右后可进容易消化的少渣普食，以减轻肠道负担，利于吻合口合。

（2）为了防止人工肛门排出的大便有恶臭，患者宜吃酸奶、藕粉等食物，避免蛋、蒜、葱、虾等食物，以防止食物消化吸收后产生臭气。

5. 预防感染：遵医嘱应用抗菌药物。禁食期间给予补液，保持水、电解质、酸碱平衡。

七、直肠癌低位前切除营养治疗规范

术后饮食应选择易消化、高蛋白、低脂肪和低纤维素的视频。坚持少量多餐，进食温和性食物，避免食用刺激性、过敏性、高渗性食品，以及过冷、过热、产气性食物。

八、直肠癌低位前切除患者健康宣教

1. 术后规律生活，保持心情舒畅，适当进行户外活动。

2. 教会患者自我护理造口的知识（必要时）。正确应用肛门袋。出院后造口每1~2周扩张1次，持续2~3个月。教会患者掌握人工肛门袋的应用方法。

3. 训练定时排便。术后为了养成定时排便习惯，应禁食有刺激的饮食，同时注意饮食卫生，以免发生腹泻。

九、推荐表单

（一）医师表单

直肠癌低位前切除手术临床路径医师表单

适用对象：第一诊断为直肠癌（ICD-10：C20）

行直肠癌低位前切除术（ICD-9-CM-3：48.62 或 48.63）

患者姓名：		性别：	年龄：	门诊号：		住院号：
住院日期： 年 月 日		出院日期： 年 月 日				标准住院日：14~16 天

时间	住院第 1 天 （术前 3 天）	住院第 2 天 （术前 2 天）	住院第 3 天 （术前 1 天）
主要诊疗工作	□ 询问病史、体格检查 □ 书写病历 □ 上级医师查房，完成查房记录 □ 完善相关检查并开始术前肠道准备	□ 三级医师查房 □ 术前讨论，分析检查结果，制订治疗方案 □ 完成上级医师查房记录等病历书写 □ 完成必要相关科室会诊	□ 向患者及家属交代病情，明确告知围术期治疗中可能出现的意外和危险 □ 签署手术及麻醉同意书、委托书、自费药品协议书、输血同意书 □ 完成术前准备 □ 完成手术医嘱及术前小结 □ 麻醉医师术前访视患者及完成记录 □ 通知手术室拟定手术时间
重点医嘱	**长期医嘱：** □ 二级护理 □ 半流质饮食/无渣流质饮食/禁食、禁水 □ 口服抗菌药物 □ 继续合并症治疗用药 **临时医嘱：**（如门诊未查） □ 血常规、尿常规、大便常规+隐血 □ 凝血功能、肝功能、肾功能、电解质、血糖、血清肿瘤标志物、血型、感染性疾病筛查、心电图检查 □ 结肠镜 □ 胸部 X 线检查或胸部平扫 CT，必要时强化 □ 盆腔 MRI 或盆腔增强 CT，或直肠腔内超声	**长期医嘱：** □ 二级护理 □ 半流质饮食/无渣流质饮食/禁食、禁水 □ 口服抗菌药物 □ 继续合并症治疗用药 □ 新制订的治疗方案	**长期医嘱：** □ 二级护理 □ 半流质饮食/无渣流质饮食/禁食、禁水 □ 口服抗菌药物 □ 继续合并症治疗用药 **临时医嘱：** □ 晚 8 点开始口服复方聚乙二醇清洁肠道 □ 备皮 □ 检查血型，备血制品 □ 准备术中特殊器械及材料 □ 抗菌药物皮试
病情变异记录	□ 无 □ 有，原因： 1. 2.	□ 无 □ 有，原因： 1. 2.	□ 无 □ 有，原因： 1. 2.
医师签名			

时间	住院第 4 天 (手术日)	住院第 5~6 天 (术后第 1~2 天)	住院第 7~8 天 (术后第 3~4 天)
主要诊疗工作	□ 手术（包括手术安全核对） □ 完成手术记录 □ 完成术后病程记录 □ 向患者及家属交代术中情况及术后注意事项 □ 手术标本常规送病理检查	□ 上级医师查房：观察切口及出入量（特别注意尿量和引流）情况；根据各项检查结果评价重要脏器功能，提出诊治意见 □ 直肠指诊促进排气 □ 记录每日病程和上级医师查房意见	□ 切口换药，必要时引流 □ 检查腹部临床表现，注意排气情况 □ 记录每日病程
重点医嘱	**长期医嘱：** □ 全身麻醉下经腹直肠癌根治术后护理常规 □ 一级护理 □ 禁食、禁水 □ 心电监护、吸氧、留置尿管长期开放 □ 记录出入量，注意引流情况 □ 预防性应用抗菌药物 □ 抑酸、化痰和镇痛治疗 □ 静脉肠外营养治疗，补充液量和能量，维持水电解质平衡 **临时医嘱：** □ 复查血常规及相关指标	**长期医嘱：** □ 雾化吸入 **临时医嘱：** □ 试饮水 □ 直肠指诊	**长期医嘱：** □ 酌情进流质饮食 □ 根据病情停用心电监护和吸氧 □ 尿管 q4h 开放 □ 根据病情停用预防性抗菌药物治疗 **临时医嘱：** □ 切口换药 □ 复查血常规及相关指标
病情变异记录	□ 无 □ 有，原因： 1. 2.	□ 无 □ 有，原因： 1. 2.	□ 无 □ 有，原因： 1. 2.
医师签名			

时间	住院第 9~10 天 （术后第 5~6 天）	住院第 11~12 天 （术后第 7~8 天）	住院第 13~14 天 （术后第 9~10 天）	住院第 14~16 天 （出院日）
主要诊疗工作	□ 上级医师查房 □ 根据临床表现、血常规及相关生化检查结果调整治疗方案 □ 已排气排便，可拔除引流管 □ 依根据患者胃肠道功能决定饮食 □ 切口换药，检查愈合情况 □ 拔除尿管	□ 切口换药，可间断拆线 □ 根据血常规及相关指标检查结果，决定是否停用治疗性抗菌药物 □ 根据病理分期，制订术后放化疗方案 □ 书写病程记录	□ 上级医师查房 □ 询问进食情况 □ 观察排尿和排便情况 □ 切口换药拆线 □ 上级医师进行术后康复评估，决定出院日期 □ 向患者及家属交代病情	□ 完成出院记录、病案首页、出院证明等书写 □ 向患者交代出院后的注意事项，重点交代复诊时间及发生紧急情况时处理方法
重点医嘱	长期医嘱： □ 二级护理 □ 半流质饮食 □ 停用相关治疗 □ 停导尿管和引流管 临时医嘱： □ 复查血常规及相关指标 □ 切口换药	长期医嘱： □ 停用治疗性抗菌药物 临时医嘱： □ 切口换药、间断拆线	长期医嘱： □ 三级护理 □ 普通饮食 临时医嘱： □ 换药拆线	出院医嘱： □ 出院带药
病情变异记录	□ 无　□ 有，原因： 1. 2.	□ 无　□ 有，原因： 1. 2.	□ 无　□ 有，原因： 1. 2.	□ 无　□ 有，原因： 1. 2.
医师签名				

（二）护士表单

直肠癌低位前切除手术临床路径护士表单

适用对象：第一诊断为直肠癌（ICD-10：C20）

行直肠癌低位前切除术（ICD-9-CM-3：48.62 或 48.63）

患者姓名：		性别：　　年龄：　　门诊号：		住院号：
住院日期：　　年　月　日		出院日期：　　年　月　日		标准住院日：≤14 天

时间	住院第 1 天 （术前 3 天）	住院第 2 天 （术前 2 天）	住院第 3 天 （术前 1 天）
健康宣教	□ 入院宣教 □ 介绍主管医师、护士 □ 介绍环境、设施 □ 介绍住院注意事项	□ 术前宣教 □ 宣教疾病知识、术前准备及手术过程 □ 告知准备物品、沐浴 □ 告知术后饮食、活动及探视注意事项 □ 主管护士与患者沟通，了解并指导心理应对	□ 术前宣教 □ 宣教疾病知识、术前准备及手术过程 □ 告知准备物品、沐浴 □ 告知术后饮食、活动及探视注意事项 □ 主管护士与患者沟通，了解并指导心理应对
护理处理	□ 核对患者，佩戴腕带 □ 建立入院护理病历 □ 卫生处置：剪指（趾）甲、沐浴、更换病号服	□ 协助医师完成术前检查 □ 术前准备 □ 禁食、禁水 □ 需要时备皮	□ 协助医师完成术前检查 □ 术前准备 □ 禁食、禁水 □ 需要时备皮
基础护理	□ 三级护理 □ 晨晚间护理 □ 患者安全管理	□ 三级护理 □ 晨晚间护理 □ 患者安全管理	□ 三级护理 □ 晨晚间护理 □ 患者安全管理
专科护理	□ 入院介绍 □ 入院评估：一般情况、营养状况、心理变化、生命体征等 □ 指导患者进行辅助检查	□ 观察患者病情及情绪变化等 □ 心理护理	□ 术前宣教（提醒患者术前禁食禁水） □ 术前准备 □ 沐浴、更衣
重点医嘱	□ 详见医嘱执行单	□ 详见医嘱执行单	□ 详见医嘱执行单
病情变异记录	□ 无　□ 有，原因： 1. 2.	□ 无　□ 有，原因： 1. 2.	□ 无　□ 有，原因： 1. 2.
护士签名			

时间	住院第 4 天 （手术日）	住院第 5~6 天 （术后第 1~2 天）	住院第 7~8 天 （术后第 3~4 天）
健康宣教	□ 告知家属等候区位置 □ 术后当日宣教 □ 告知饮食、体位要求 □ 告知术后可能出现情况的应对方式 □ 如保留引流管，造口宣教注意事项 □ 如保留胃管，宣教注意事项 □ 给予患者及家属心理支持 □ 再次明确探视陪伴须知	□ 术后宣教 □ 药物作用及频率 □ 饮食、活动指导 □ 复查患者对宣教内容的掌握程度 □ 疾病恢复期注意事项	□ 术后宣教 □ 药物作用及频率 □ 饮食、活动指导 □ 复查患者对宣教内容的掌握程度 □ 疾病恢复期注意事项
护理处理	□ 送手术 □ 摘除患者各种活动物品 □ 核对患者资料及带药 □ 填写手术交接单，签字确认 □ 接手术 □ 核对患者及资料，签字确认	□ 遵医嘱完成相关治疗	□ 遵医嘱完成相关治疗
基础护理	□ 一级护理 □ 晨晚间护理 □ 患者安全管理 □ 遵医嘱吸氧及监护治疗 □ 协助及指导进食	□ 二级护理 □ 晨晚间护理 □ 协助或指导进食 □ 患者安全管理	□ 二级护理 □ 晨晚间护理 □ 协助或指导进食 □ 患者安全管理
专科护理	□ 病情观察，观察伤口情况 □ 如保留引流管，固定并观察引流管情况 □ 如保留胃管，观察胃管长度并固定 □ 书写护理记录 □ 遵医嘱予抗感染治疗 □ 口腔清洁 □ 心理护理	□ 观察患者一般状况及切口敷料 □ 术后生活护理 □ 鼓励患者床上活动预防 DVT □ 拍背排痰	□ 观察患者一般状况及切口敷料 □ 术后生活护理 □ 指导排尿 □ 鼓励患者下床活动，促进肠功能恢复
重点医嘱	□ 详见医嘱执行单	□ 详见医嘱执行单	□ 详见医嘱执行单
病情变异记录	□ 无 □ 有，原因： 1. 2.	□ 无 □ 有，原因： 1. 2.	□ 无 □ 有，原因： 1. 2.
护士签名			

时间	住院第 9~10 天 （术后第 5~6 天）	住院第 11~12 天 （术后第 7~8 天）	住院第 13~14 天 （术后第 9~10 天）	住院第 14~16 天 （出院日）
健康宣教	□ 术后宣教 □ 药物作用及频率 □ 饮食、活动指导 □ 复查患者对宣教内容的掌握程度 □ 疾病恢复期注意事项	□ 术后宣教 □ 药物作用及频率 □ 饮食、活动指导 □ 复查患者对宣教内容的掌握程度 □ 疾病恢复期注意事项	□ 术后宣教 □ 饮食指导 □ 疾病恢复期注意事项	□ 出院宣教 □ 复查时间 □ 服药方法 □ 活动休息 □ 指导饮食 □ 指导办理出院手续
护理处置	□ 遵医嘱完成相关治疗	□ 遵医嘱完成相关治疗	□ 遵医嘱完成相关治疗	□ 遵医嘱完成相关治疗
基础护理	□ 二级护理 □ 晨晚间护理 □ 协助或指导进食 □ 患者安全管理	□ 二级护理 □ 晨晚间护理 □ 协助或指导进食 □ 患者安全管理	□ 二级护理 □ 晨晚间护理 □ 协助或指导进食 □ 患者安全管理	□ 二级护理 □ 晨晚间护理 □ 协助及指导进食 □ 患者安全管理
专科护理	□ 观察患者一般状况及切口情况 □ 鼓励患者下床活动，促进肠功能恢复 □ 术后生活护理，注意进食情况	□ 观察患者一般状况及切口情况 □ 鼓励患者下床活动，促进肠功能恢复 □ 术后生活护理，注意进食情况和体温	□ 指导患者术后康复 □ 术后生活护理	□ 协助患者办理出院手续 □ 出院指导，重点出院后用药方法
重点医嘱	□ 详见医嘱执行单	□ 详见医嘱执行单	□ 详见医嘱执行单	□ 详见医嘱执行单
病情变异记录	□ 无　□ 有，原因： 1. 2.	□ 无　□ 有，原因： 1. 2.	□ 无　□ 有，原因： 1. 2.	□ 无　□ 有，原因： 1. 2.
护士签名				

（三）患者表单

直肠癌低位前切除手术临床路径患者表单

适用对象：第一诊断为直肠癌（ICD-10：C20）
行直肠癌低位前切除术（ICD-9-CM-3：48.62 或 48.63）

患者姓名：		性别： 年龄： 门诊号：		住院号：
住院日期： 年 月 日		出院日期： 年 月 日		标准住院日：≤14 天

时间	住院第 1 天	住院第 2~3 天	住院第 3~4 天（手术日）
医患配合	□ 配合询问病史收集资料，务必详细告知既往史、用药史、过敏史 □ 如服用抗凝剂激素类药物、降压药，明确告知 □ 配合进行体格检查 □ 有任何不适告知医师	□ 配合完善术前相关检查，如采血、留尿、心电图、X 线胸片等 □ 医师与患者及家属介绍病情及手术谈话、书前签字 □ 麻醉师与患者进行术前访视	□ 接受手术治疗 □ 如术后需要，配合监护及检查治疗 □ 交流手术情况及术后注意事项 □ 有任何不适告知医师
护患配合	□ 配合测量体温、脉搏、呼吸、血压、体重 1 次 □ 配合完成入院护理评估（简单询问病史、过敏史、用药时） □ 接受入院宣教（环境介绍、病室规定、订餐制度、贵重物品保管等） □ 有任何不适告知护士	□ 配合测量体温、脉搏、呼吸 □ 接受术前宣教 □ 接受术前准备 □ 需要时配合备皮 □ 准备好必要用物	□ 清晨测量体温、脉搏、呼吸 1 次 □ 术晨剃须、漱口 □ 取下义齿、饰品等贵重物品交家属保管 □ 送手术室前，协助完成核对，带齐影像资料，脱去衣物，上手术车 □ 返回病房后，协助完成核对，配合过病床 □ 配合输液治疗 □ 需要时配合术后吸氧，监护仪监测 □ 如保留引流管或胃管，配合固定，保持有效性 □ 如术后需要，配合监护及检查治疗 □ 有任何不适告知护士
饮食	□ 正常普通饮食或半流质饮食	□ 术前 12 小时禁食、禁水	□ 术前禁食、禁水 □ 如保留胃管，不能经口进食、进水
排泄	□ 正常排尿便	□ 正常排尿便	□ 如果需要配合尿管排尿和锻炼
活动	□ 正常活动	□ 正常活动	□ 术后 6 小时可垫枕，可床上翻身术

时间	手术后	出院
医患配合	□ 配合术后检查 □ 配合术后治疗 □ 配合术后换药 □ 如保留引流管，需要时配合拔除引流管 □ 如保留胃管，需要时配合拔除胃管	□ 接受出院前指导 □ 知道复查程序 □ 获取出院诊断书
护患配合	□ 配合定时测量生命体征、每日询问大便 □ 接受输液、服药等治疗 □ 接受饮食宣教 □ 接受用药及治疗宣教 □ 如保留引流管，配合固定及记量 □ 如保留胃管 □ 注意活动安全，避免坠床或跌倒 □ 配合执行探视及陪伴 □ 配合口腔清洁	□ 接受出院宣教 □ 办理出院手续 □ 获取出院带药 □ 知道服药方法、作用、注意事项 □ 术后禁烟酒 □ 知道复印病历方法
饮食	□ 遵医嘱配合护士调整饮食	□ 遵医嘱配合护士调整饮食
排泄	□ 正常排尿便	□ 正常排尿便
活动	□ 遵医嘱配合护士调整活动量	□ 遵医嘱配合护士调整活动量

附：原表单（2012 年版）

直肠癌低位前切除手术临床路径表单

适用对象：第一诊断为直肠癌（ICD-10：C20）

行直肠癌低位前切除术（ICD-9-CM-3：48.62 或 48.63）

患者姓名：		性别：	年龄：	门诊号：	住院号：
住院日期： 年 月 日		出院日期： 年 月 日			标准住院日：14~16 天

时间	住院第 1 天 （术前 3 天）	住院第 2 天 （术前 2 天）	住院第 3 天 （术前 1 天）
主要诊疗工作	□ 询问病史、体格检查 □ 书写病历 □ 上级医师查房，完成查房记录 □ 完善相关检查并开始术前肠道准备	□ 三级医师查房 □ 术前讨论，分析检查结果，制订治疗方案 □ 完成上级医师查房记录等病历书写 □ 完成必要相关科室会诊	□ 向患者及家属交代病情，明确告知围术期治疗中可能出现的意外和危险 □ 签署手术及麻醉同意书、委托书、自费药品协议书、输血同意书 □ 完成术前准备 □ 完成手术医嘱及术前小结 □ 麻醉医师术前访视患者及完成记录 □ 通知手术室拟定手术时间
重点医嘱	**长期医嘱：** □ 二级护理 □ 半流质饮食/无渣流质饮食/禁食、禁水 □ 口服抗菌药物 □ 继续合并治疗用药 **临时医嘱：**（如门诊未查） □ 血常规、尿常规、大便常规+隐血 □ 凝血功能、肝功能、肾功能、电解质、血糖、血清肿瘤标志物、血型、感染性疾病筛查、心电图检查 □ 结肠镜 □ 胸部 X 线检查或胸部平扫 CT，必要时强化 □ 盆腔 MRI 或盆腔增强 CT，或直肠腔内超声	**长期医嘱：** □ 二级护理 □ 半流质饮食/无渣流质饮食/禁食、禁水 □ 口服抗菌药物 □ 继续合并症治疗用药 □ 新制订的治疗方案	**长期医嘱：** □ 二级护理 □ 半流质饮食/无渣流质饮食/禁食、禁水 □ 口服抗菌药物 □ 继续合并症治疗用药 **临时医嘱：** □ 晚 8 点开始口服复方聚乙二醇清洁肠道 □ 备皮 □ 检查血型，备血制品 □ 睡前地西泮 10mg im □ 准备术中特殊器械及材料 □ 抗菌药物皮试
主要护理工作	□ 入院介绍 □ 入院评估：一般情况、营养状况、心理变化、生命体征等 □ 指导患者进行辅助检查	□ 观察患者病情及情绪变化等 □ 心理护理	□ 术前宣教（提醒患者术前禁食、禁水） □ 术前准备 □ 沐浴、剪指（趾）甲、更衣
病情变异记录	□ 无 □ 有，原因： 1. 2.	□ 无 □ 有，原因： 1. 2.	□ 无 □ 有，原因： 1. 2.
护士签名			
医师签名			

时间	住院第4天 （手术日）	住院第5~6天 （术后第1~2天）	住院第7~8天 （术后第3~4天）
主要诊疗工作	□ 手术（包括手术安全核对） □ 完成手术记录 □ 完成术后病程记录 □ 向患者及家属交代术中情况及术后注意事项 □ 手术标本常规送病理检查	□ 上级医师查房：观察切口及出入量（特别注意尿量和引流）情况；根据各项检查结果评价重要脏器功能，提出诊治意见 □ 直肠指诊促进排气 □ 记录每日病程和上级医师查房意见	□ 切口换药，必要时引流 □ 检查腹部临床表现，注意排气情况 □ 记录每日病程
重点医嘱	长期医嘱： □ 全身麻醉下经腹直肠癌根治术后护理常规 □ 一级护理 □ 禁食、禁水 □ 心电监护、吸氧、留置尿管长期开放 □ 记录出入量，注意引流情况 □ 预防性应用抗菌药物 □ 抑酸、化痰和镇痛治疗 □ 静脉肠外营养治疗，补充液量和能量，维持水电解质平衡 临时医嘱： □ 复查血常规及相关指标	长期医嘱： □ 雾化吸入 临时医嘱： □ 试饮水 □ 直肠指诊	长期医嘱： □ 酌情进流质饮食 □ 根据病情停用心电监护和吸氧 □ 尿管 q4h 开放 □ 根据病情停用预防性抗菌药物治疗 临时医嘱： □ 切口换药 □ 复查血常规及相关指标
主要护理工作	□ 定时巡视病房 □ 观察患者病情变化及切口敷料 □ 术后生活护理 □ 鼓励患者床上活动，尤其下肢，预防 DVT 的发生	□ 观察患者一般状况及切口敷料 □ 术后生活护理 □ 鼓励患者床上活动预防 DVT □ 拍背排痰	□ 观察患者一般状况及切口敷料 □ 术后生活护理 □ 指导排尿 □ 鼓励患者下床活动，促进肠功能恢复
病情变异记录	□ 无　□ 有，原因： 1. 2.	□ 无　□ 有，原因： 1. 2.	□ 无　□ 有，原因： 1. 2.
护士签名			
医师签名			

时间	住院第 9~10 天 （术后第 5~6 天）	住院第 11~12 天 （术后第 7~8 天）	住院第 13~14 天 （术后第 9~10 天）	住院第 14~16 天 （出院日）
主要诊疗工作	□ 上级医师查房 □ 根据临床表现、血常规及相关生化检查结果调整治疗方案 □ 已排气排便，可拔除引流管 □ 依根据患者胃肠道功能决定饮食 □ 切口换药，检查愈合情况 □ 拔除尿管	□ 切口换药，可间断拆线 □ 根据血常规及相关指标检查结果，决定是否停用治疗性抗菌药物 □ 根据病理分期，制订术后放化疗方案 □ 书写病程记录	□ 上级医师查房 □ 询问进食情况 □ 观察排尿和排便情况 □ 切口换药拆线 □ 上级医师进行术后康复评估，决定出院日期 □ 向患者及家属交代病情	□ 完成出院记录、病案首页、出院证明等书写 □ 向患者交代出院后的注意事项，重点交代复诊时间及发生紧急情况时处理方法
重点医嘱	**长期医嘱：** □ 二级护理 □ 半流质饮食 □ 停用相关治疗 □ 停导尿管和引流管 **临时医嘱：** □ 复查血常规及相关指标 □ 切口换药	**长期医嘱：** □ 停用治疗性抗菌药物 **临时医嘱：** □ 切口换药、间断拆线	**长期医嘱：** □ 三级护理 □ 普通饮食 **临时医嘱：** □ 换药拆线	**出院医嘱：** □ 出院带药
主要护理工作	□ 观察患者一般状况及切口情况 □ 鼓励患者下床活动，促进肠功能恢复 □ 术后生活护理，注意进食情况	□ 观察患者一般状况及切口情况 □ 鼓励患者下床活动，促进肠功能恢复 □ 术后生活护理，注意进食情况和体温	□ 指导患者术后康复 □ 术后生活护理	□ 协助患者办理出院手续 □ 出院指导，重点出院后用药方法
病情变异记录	□ 无 □ 有，原因： 1. 2.	□ 无 □ 有，原因： 1. 2.	□ 无 □ 有，原因： 1. 2.	□ 无 □ 有，原因： 1. 2.
护士签名				
医师签名				

第二十九章

直肠癌腹会阴联合切除手术临床路径释义

【医疗质量控制指标】（2012 年《结直肠癌诊疗质量控制指标（试行）》）

指标一、手术、化疗或放疗前实施临床分期检查。

指标二、化疗、放疗前明确病理诊断。

指标三、手术中探查并记录肿瘤部位、大小及肝脏、盆腔、主要血管周围淋巴结浸润情况。

指标四、病理检查采用 10% 中性福尔马林缓冲液。

指标五、切除病灶的病理报告应当包括肿瘤大体观、分化情况、浸润深度以及切缘、脉管神经浸润的；根治性手术术后病理报告应当包括活检淋巴结个数及阳性淋巴结个数。

指标六、晚期直肠癌化疗适应证及方案选择符合规范。

指标七、晚期直肠癌化疗后应当实施疗效评价。

指标八、化疗、放疗后应当进行不良反应评价。

指标九、为患者提供直肠癌的健康教育。

指标十、患者住院天数与住院费用。

一、直肠癌腹会阴联合切除手术编码

1. 原编码：

疾病名称及编码：直肠癌（ICD-10：C20）

手术操作名称及编码：直肠癌腹会阴联合切除手术（ICD-9-CM-3：48.49 或 48.65）

2. 修改编码：

疾病名称与编码：直肠癌（ICD-10：C20）

手术操作名称及编码：腹会阴直肠切除术（ICD-9-CM-3：48.5）

二、临床路径检索方法

C20 伴 48.5

三、国家医疗保障疾病诊断相关分组（CHS-DRG）

MDC 编码：MDCG（消化系统疾病及功能障碍）

ARDC 编码：GR1（消化系统恶性肿瘤）

四、直肠癌腹会阴联合切除手术临床路径标准住院流程

（一）适用对象

1. 第一诊断为直肠癌（ICD-10：C20），行直肠癌腹会阴联合切除手术（ICD-9-CM-3：48.49 或 48.65）。

2. 可 R_0 切除的低位直肠癌（Ⅰ期及部分Ⅱ、Ⅲ期患者，$cT_{1\sim4}N_{0\sim2}M_0$）。

> **释义**
>
> ■ 本路径适用对象为将进行根治性切除作为首选治疗手段的低位直肠癌患者。
>
> ■ 可以进行低位或超低位保肛手术（开腹或腹腔镜手术）的中低位直肠癌患者不纳入本路径。
>
> ■ 原位癌（T分期为Tis）及部分早期浸润癌（T分期为T_1期）可行经肛门肿瘤局部切除术的低位直肠癌患者不进入本路径。
>
> ■ 对于无法手术或不愿意进行手术，采用根治性放疗作为首选治疗方式的中低位直肠癌患者或采用放化疗等综合治疗的晚期或复发性直肠癌患者均不进入本路径。

（二）诊断依据

依据国家卫生和计划生育委员会《结直肠癌诊疗规范（2015年）》。

1. 症状：便血、脓血便、排便习惯改变、里急后重、下腹坠痛等。

2. 体格检查：

（1）一般情况评价：体力状况评估、是否有贫血、全身浅表淋巴结肿大。

（2）腹部检查：是否看到肠型及肠蠕动波、触及肿块、叩及鼓音、听到高调肠鸣音或金属音。

（3）直肠指检：明确肿瘤位于直肠壁的位置，下极距肛缘的距离；占肠壁周径的范围。肿瘤大体类型（隆起、溃疡、浸润），基底部活动度及与周围脏器的关系，了解肿瘤向肠壁外浸润情况。观察是否有指套血染。

3. 实验室检查：大便常规+隐血；血清肿瘤标志物CEA、CA19-9，必要时可查AFP和CA125。

4. 辅助检查：明确肿瘤性质及临床分期（cTNM），指导选择正确的术式。

（1）结肠镜：可以取活检，病理检查明确肿瘤组织类型（腺癌、黏液腺癌、印戒细胞癌）和分化程度（高、中、低）；全结肠镜检查排除同时性结直肠多原发癌。可使用乙状结肠镜确定直肠肿瘤位置（低位、中位、高位）。

（2）盆腔MRI或CT：盆腔MRI或CT明确肿瘤与周围脏器和盆壁的关系，肿瘤浸润肠壁深度及周围淋巴结是否转移，确定肿瘤的临床分期（cTNM）。

（3）直肠腔内超声或内镜超声：可以辅助判断肿瘤浸润肠壁深度及周围淋巴结是否转移。

5. 鉴别诊断：必要时需行经肛门直肠壁穿刺活检病理，并请相关科室会诊。

（1）其他常见的结直肠疾病：恶性黑色素瘤、肛管癌、胃肠道间质瘤（GIST）、炎性肠疾病、淋巴瘤、寄生虫感染、息肉等。

（2）腹腔其他脏器疾病累及直肠：妇科肿瘤、子宫内膜异位症、腹腔肿瘤转移至盆底及男性前列腺癌累及直肠。

> **释义**
>
> ■ 依据国家卫生和计划生育委员会《结直肠癌诊疗规范（2015年）》。
>
> ■ 早期直肠癌大多数无症状，直肠癌的主要表现为便血、脓血便、排便习惯改变。直肠指诊为主要检查手段，大约80%的直肠癌可以通过直肠指诊发现，必要时辅以硬质乙状结肠镜检查。

■ 通过硬质乙状结肠镜可以对绝大多数直肠癌患者进行组织学活检，并送病理学检查。直肠癌的治疗依据必须为组织病理学诊断，如通过硬质乙状结肠镜去活检困难或考虑患者存在多发原发结肠肿瘤的情况，应进行全结肠的纤维结肠镜检查。

■ 直肠癌的术前分期检查首选盆腔 MRI 检查或直肠腔内超声检查。

■ 直肠癌分期根据 AJCC 直肠癌 TNM 分期（第八版）的分期标准。

■ PET-CT：不推荐常规使用，但对于病情复杂、常规检查无法明确诊断的患者可作为有效的辅助检查。术前检查提示为Ⅲ期以上肿瘤，为了解有无远端转移，推荐使用。

■ 直肠癌患者在诊断、治疗前、评价疗效、随访时必须检测 CEA、CA19-9；有肝转移患者建议检测 AFP；疑有卵巢转移患者建议检测 CA125。

（三）治疗方案的选择

根据国家卫生和计划生育委员会《结直肠癌诊疗规范（2015 年）》和 NCCN《Clinical Practice Guidelines in Oncology-Rectal Cancer. Version 2（2017）》等。

1. 直肠癌腹会阴联合切除手术。

2. 抗菌药物使用按照《抗菌药物临床应用指导原则》（国卫办医发〔2015〕43 号）执行。

3. 术前临床分期（cTNM）为 cT_3 以上或 cN+ 的患者可推荐术前新辅助放化疗（参考放疗临床路径）。

> **释义**
>
> ■ 根据国家卫生和计划生育委员会《结直肠癌诊疗规范（2015 年）》和 NCCN《Clinical Practice Guidelines in Oncology-Rectal Cancer. Version 2（2017）》等。
>
> ■ 下段直肠癌行腹会阴联合切除手术必须遵循直肠癌全系膜切除术原则，尽可能锐性游离直肠系膜，连同肿瘤远侧系膜整块切除，尽量保证环周切缘阴性，对可疑环周切缘阳性者，应加后续治疗。
>
> ■ 直肠癌的新辅助放化疗：①直肠癌术前治疗推荐以氟尿嘧啶类药物为基础的新辅助放化疗；②$T_{1-2}N_0M_0$ 或有放化疗禁忌的患者推荐直接手术，不推荐新辅助治疗；③T_3 和/或 N+ 的可切除直肠癌患者，推荐术前新辅助放化疗；④T_4 或局部晚期不可切除的直肠癌患者，必须行新辅助放化疗。治疗后必须重新评价，多学科讨论是否可行手术。

（四）标准住院日 19~21 天

> **释义**
>
> ■ 住院治疗包括术前检查和术前准备、手术治疗、术后恢复，共三个部分，总住院时间不应超过 16 天。

■部分患者在手术治疗前行新辅助放化疗或术后接受辅助放化疗，均不计算在本路径的住院时间内。

（五）进入路径标准

1. 第一诊断必须符合 ICD-10：C20 直肠癌疾病编码。
2. 可 R_0 切除的低位直肠癌（Ⅰ期和部分Ⅱ、Ⅲ期，$cT_{1\sim4}N_{0\sim2}M_0$）。
3. 有手术适应证，无绝对禁忌证。
4. 当患者合并其他疾病，但住院期间不需要特殊处理也不影响第一诊断的临床路径流程实施时，可以进入路径。

释义

■进入本路径的患者第一诊断为直肠癌，临床分期为Ⅰ期和部分Ⅱ、Ⅲ期。

■同时合并有其他疾病，但不影响手术方式及术后恢复的直肠癌患者可以进入本路径。

■术前检查发现以往未发现的疾病或既往基础疾病（如高血压病、心脏病、糖尿病等），经相关科室会诊后，如果仅需要药物维持治疗，对手术及术后恢复无影响，可进入本路径。但可能会增加治疗费用，延长住院时间，需要主管医师在临床路径的表单中予以说明。

（六）术前准备（术前评估）≤3 天

1. 必需的检查项目：
(1) 血常规、尿常规、大便常规+隐血。
(2) 凝血功能、肝功能、肾功能、电解质、血糖、血清肿瘤标志物、血型、感染性疾病筛查、心电图检查。
(3) 结肠镜及活检病理。
(4) 胸部 X 线检查或胸部平扫 CT，必要时强化。
(5) 中上腹部强化 CT 或 MRI 或超声排除腹腔脏器转移。
(6) 盆腔 MRI 或盆腔增强 CT，或直肠腔内超声。
2. 根据患者病情可选择的检查：
(1) 疑似膀胱或尿道受累者应行膀胱镜检查，疑似阴道受累者应行阴道镜检查，必要时取组织活检。
(2) 疑似骨转移应行全身 ECT 骨扫描检查。
(3) 疑似输尿管受累者，行静脉尿路造影（IVU）或磁共振尿路造影（MRU）。
(4) 高龄、危重患者应行血气分析、肺功能及超声心动图、颈动脉超声、下肢深静脉超声等检查。
(5) 合并其他疾病应行相关检查，如心肌酶、糖化血红蛋白等。
3. 肠道准备：
(1) 无肠梗阻病例：于术前 12~24 小时开始口服泻药，2~3 小时内服完。
(2) 不完全性肠梗阻病例：于入院当日起每日口服两次小剂量泻药。

（3）完全性肠梗阻病例：禁忌任何方式的肠道准备。

4. 签署手术及其他相关同意书。

> **释义**
>
> ■血、尿、大便常规是最基本的三大常规检查，每个进入路径的患者均需要完成；肝肾功能、电解质、血糖、凝血功能、心电图及X线胸片检查主要是评估有无基础疾病，排除手术禁忌；感染性疾病筛查是为住院治疗期间的医疗安全以及为输血等治疗做准备。
>
> ■盆腔MRI或直肠腔内超声等检查用于评估直肠癌的临床分期至关重要。胸腔、腹腔CT或MRI等检查排除肺脏、肝脏、胆囊、胰腺、脾脏和肾脏等腹腔脏器以及盆腹腔淋巴结有无增大等异常情况，对于了解术前肾脏及输尿管等泌尿系统的情况也十分必要。对于可疑宫旁浸润影响输尿管或肾脏的患者，建议行静脉肾盂造影或CT、磁共振尿路成像等泌尿系统检查。根据临床情况，部分患者需要术前进一步评估肾功能（如肾脏血流图检查）以及尿动力学检查。
>
> ■直肠癌的血清学肿瘤标志物CEA、CA19-9应作为常规检查项目。
>
> ■年龄较大、长期吸烟以及伴有心脑肺血管等基础病的患者，应在术前进行充分的检查，如心脏超声、血管超声、血气分析及肺功能检查等，充分评估手术风险，必要时予以干预，排除出本路径。

（七）预防性抗菌药物选择与使用时机

按照《抗菌药物临床应用指导原则》（国卫办医发〔2015〕43号）执行，并根据患者的病情决定抗菌药物的选择与使用时间。建议使用第一、二代头孢菌素±甲硝唑，或头霉素类，或头孢曲松±甲硝唑。

预防性应用抗菌药物：术前0.5~1小时或麻醉开始时静脉给药，手术超过3小时可再给第二剂。

> **释义**
>
> ■预防性抗菌药物首选第二代头孢菌素，可以联合使用抗厌氧菌类药物。
>
> ■预防性抗菌药物的使用：预防用药从术前0.5~1小时内给药，或麻醉开始时给药，使手术切口暴露时局部组织中已达到足以杀灭手术过程中入侵切口细菌的药物浓度。如果手术时间超过3小时或超过所用药物半衰期的2倍以上，或失血量大（>1500ml），可手术中给予第2剂。预防用药时间不超过24小时，必要时延长至48小时。
>
> ■治疗性抗菌药物的使用：如果术前患者发热，直肠肿瘤已存在出血、坏死、穿孔或可疑合并感染者，应抽血行血细菌培养，根据病原菌种类和药敏结果选用治疗性抗菌药物。治疗时间应根据患者的症状、体温、血常规检查等综合决定。

（八）手术日为入院第4天

1. 麻醉方式：全身麻醉或静脉复合连续硬膜外麻醉。

2. 手术方式：直肠癌腹会阴联合切除术。

3. 手术内固定物：部分患者可能使用肠道吻合器等。

4. 术中用药：麻醉常规用药，必要时腹腔化疗药物等。

5. 输血：根据术中情况而定。

6. 病理：术前病理诊断不明确者术中应行快速组织活检；术后切除标本全部送病理。病理报告必须符合国家卫生和计划生育委员会《结直肠癌诊疗规范（2015年）》中病理评估的要求。

7. 高危患者，如术前行新辅助放疗和化疗等，可行预防性回肠造口。

> **释义**
>
> ■ 直肠癌腹会阴联合切除术存在腹部和会阴两个手术切口、手术野暴露较大、手术时间较长、出血等手术风险较大，应当选择全身麻醉。
>
> ■ 术中除麻醉药、常规补液外，对于存在高血压病、心脏病等基础病的患者，应根据术中情况给予相应药物；术中出血较多的患者可酌情给予止血药物。
>
> ■ 直肠癌腹会阴联合切除术术中不进行常规输血。对于出血量较大的患者，为保证术中循环稳定和术后恢复，可根据出血量及术中检查血红蛋白的水平决定输血的治疗量。提倡成分输血。
>
> ■ 手术标本的病理报告内容和要求：①患者基本信息及送检信息；②大体情况：肿瘤大小、大体类型、肉眼所见浸润深度、切除肠管两端距肿瘤远近端的长度；③肿瘤分化程度（肿瘤分型、分级）；④肿瘤浸润深度（T分期）（T分期或ypT是根据有活力的肿瘤细胞来决定的，经过新辅助治疗的标本内无细胞的黏液湖不认为是肿瘤残留）；⑤检出淋巴结数目和阳性淋巴结数目（N分期）以及淋巴结外肿瘤种植（ENTD，Extra Nodal Tumor Deposit）（指沉积于远离原发肿瘤边缘的结直肠周围脂肪组织内的不规则肿瘤实性结节，没有残余淋巴结组织学证据，但分布于肿瘤的淋巴引流途径上）；⑥近端切缘、远端切缘的状况；⑦建议报告系膜/环周切缘的状况（如果肿瘤距切缘很近，应当在显微镜下测量并报告肿瘤与切缘的距离，肿瘤距切缘1mm以内报切缘阳性）；⑧新辅助放和/或化疗疗效评估：0级，完全反应，无肿瘤残留；1级，中度反应，少量肿瘤残留；2级，低度反应，大部分肿瘤残留；3级，无反应；⑨脉管侵犯情况（以V代表血管，V1为镜下血管浸润，V2为肉眼血管浸润，L代表淋巴管）。建议尽量区分血管与淋巴管浸润；⑩神经侵犯；⑪错配修复（MMR）蛋白（MLH1、MSH2、MSH6、PMS2）表达情况。建议选择检测错配修复蛋白的基因状态和甲基化状态；⑫确定为复发或转移性结直肠癌时，推荐检测K-ras、N-ras、BRAF基因状态。如无手术切除标本可从活检标本中测定。
>
> ■ 一般应经盆腔留置引流管。
>
> ■ 手术中如发现切除肿瘤标本的环周切缘可疑阳性，应在盆腔内可疑肿瘤残留部位留置银夹，以利术后放疗定位。

（九）入院后第5~18天（术后1~14天）治疗

1. 静脉肠外营养治疗5~7天，维持水电解质平衡。

2. 术后排气后即可进食流质或半流质饮食。

3. 术后隔日腹部切口换药；切口感染时应及时局部拆线，引流。

4. 术后第1天、3天、5天和10天复查血常规、电解质等，根据检查结果调整抗菌药物和肠外营养治疗。

5. 术后第7~10天腹部切口拆线；术后第14天会阴伤口拆线。

【释义】

■ 术后必须复查的检查项目应在术后3天内完成。目的是了解患者术后的恢复情况，及时发现贫血、电解质紊乱等常见的异常情况便于及时处理。对异常情况在治疗后应予以复查。除必须检查的项目外，可根据病情需要增加检查项目，如：怀疑血栓形成的患者需要进行凝血功能检查、双下肢静脉B超等；怀疑肺栓塞的患者需进一步检查血气分析及胸部CT等；怀疑肠梗阻的患者应进行X线腹部平片或立位片检查；怀疑泌尿系瘘的患者应进行膀胱甲亚蓝注射检查或静脉肾盂造影检查等。

■ 术后应常规观察患者的生命体征、出入量及各脏器功能恢复情况以确定对症治疗的手段与时间；尤其应关注患者的伤口愈合情况、胃肠道功能恢复情况；鼓励患者尽早离床活动，预防血栓形成；尽量减少输液治疗；留置引流管的拔除时机应根据术中情况和术后引流液的性状等决定。

■ 直肠癌腹会阴联合切除术由于手术创面较大，对周围组织损伤范围较广，术后容易出现尿潴留，因此在拔除导尿管前应间断夹闭尿管进行膀胱功能锻炼以增加导尿管拔除后患者能够自主排尿的机会。导尿管拔除后应继续密切观察患者排尿情况，并通过B超检查测量残余尿量确认患者排尿功能的恢复；对于存在尿潴留的患者，应再次予以保留导尿管。

■ 如果患者术后无感染证据，需及时停用预防性应用抗菌药物。

■ 根据患者的症状、体征及血、尿常规等实验室检查结果诊断为细菌性感染者以及经病原微生物检查确诊为感染者，具有治疗性应用抗菌药物的指征。抗菌药物的使用因感染不同而异，一般宜使用至体温正常、症状消退后72~96小时。特殊情况，妥善处理。

■ 术后辅助治疗应根据患者原发部位、病理分期、分子指标及术后恢复状况来决定。

（1）术后病理分期pT_3以上或pN+、手术远近端切缘或环周切缘肿瘤阳性，如术前未进行新辅助放化疗，术后需要进行辅助放化疗。

（2）术前已经进行过术前新辅助放化疗，则进行术后辅助化疗。

（3）术后辅助治疗推荐术后8周内开始，辅助时限应当不超过6个月。

■ 会阴部伤口缝合线可以根据会阴部伤口的愈合情况延迟拆线。如遇到盆腔积液、感染等情况，可以根据情况局部拆除会阴缝合线以利盆腔引流。

■ 告知：术后主管医师应注意结合患者病情与患者本人及或患者委托人及时沟通。

（十）出院标准

1. 患者一般情况良好，基本恢复正常饮食和肠道功能。
2. 体温正常，腹部检查无阳性体征，相关实验室检查基本正常。
3. 切口Ⅱ/甲愈合。

【释义】

■ 患者出院前应当生命体征平稳，无发热，肠道功能恢复，无吻合口漏的发生（腹-会阴联合切除无吻合口），实验室检查无严重贫血和电解质异常等。

■腹部伤口对合良好，无红肿、渗出，无脂肪液化或感染征象的患者可以出院。会阴部伤口因愈合所需时间较长，部分患者可以拆线出院，部分患者根据伤口情况，出院后可返回医院拆线。

■术后恢复满意，无手术并发症，或术后出现并发症但无需继续住院治疗的患者可出院（如术后尿潴留需继续保留导尿管的患者）。

■告知：出院前主管医师应注意结合患者病理报告与患者本人及或患者委托人及时沟通，内容包括患者的预后、术后是否需要辅助放化疗、复查及随访要求。

（十一）变异及原因分析

1. 有影响手术的合并症，需要进行相关的诊断和治疗。
2. 对于完全肠梗阻患者，可一期行乙状结肠或横结肠双腔造口术，缓解梗阻症状后可行新辅助放化疗后再行手术治疗。
3. 围术期并发症可能造成住院日延长或费用超出参考标准。
4. 医师认为的变异原因。
5. 患者其他原因的变异。

释义

■变异是指医疗不能按照预定的路径进行或不能达到预期的医疗目标。

■微小变异是指由于某种原因，表单中的检查或操作提前或延后进行，但不影响总体治疗进程和康复，或者整体住院日有小的出入，不影响纳入路径。

■重大变异是指入选临床路径的患者未能按照路径流程完成医疗行为或未达到预期的医疗治疗控制目标，需要终止执行路径；或者是因严重合并症或并发症导致治疗时间延长、治疗费用增加而无法按照规定完成路径。对这些患者，主管医师可决定患者退出临床路径，并进行变异原因分析，且需要在临床路径的表单中予以明确说明变异原因。这包含有以下情况。

（1）术前检查发现严重合并症，如血栓栓塞性疾病需要抗凝治疗、放置下腔静脉滤网等；严重感染需要抗感染治疗；无法控制的活跃出血需要介入治疗；合并未能控制的高血压病、糖尿病等需要治疗而影响住院时间和产生额外治疗费用等。

（2）术中发现术前检查未能发现的病变，导致无法按照术前计划实施根治性直肠癌低位腹会阴联合切除术。如：术中发现肝脏其他脏器发生转移无法完成手术；严重的盆腹腔粘连无法完成手术；腹膜后淋巴结广泛转移或无法行根治性直肠切除（可根据具体情况仅行腹膜后淋巴结清扫）；发现合并盆腔其他恶性肿瘤如妇科恶性肿瘤等需要改变手术范围及术后治疗方案等。

（3）术后组织病理学检查发现存在高危因素，需要术后进行放化疗等辅助治疗，影响患者住院时间及治疗费用等。

（4）术中、术后出现严重并发症需要进行相应诊断和治疗，导致住院时间明显延长和费用明显增加。如：肠梗阻患者需要手术治疗或肠道外营养支持治疗；术中、术后因严重贫血、感染、肺栓塞等需要转重症监护病房治疗；术中、术后发生吻合口漏、肠瘘、泌尿系瘘等并发症等需要进一步治疗等。

（5）因患者主观原因，如放弃手术治疗改为放疗等，导致本路径无法实施，也需要主管医师在表单中予以说明。

（十二）费用参考标准

3万~6万元。

五、直肠癌腹会阴联合切除手术给药方案

（一）围术期预防性应用抗菌药物用药选择

给药应选用针对肠道革兰阴性菌和脆弱拟杆菌等厌氧菌的抗菌药物。第一、二代头孢菌素±甲硝唑，或头霉素类，或头孢曲松±甲硝唑。如果对头孢菌素过敏患者可以可选择使用氨曲南或氨基苷类。

（二）药学提示

给药途径大部分为静脉输注，仅有少数为口服给药。静脉输注应在皮肤、黏膜切开前0.5~1小时内或麻醉开始时给药，在输注完毕后开始手术，保证手术部位暴露时局部组织中抗菌药物已达到足以杀灭手术过程中沾染细菌的药物浓度。

（三）注意事项

抗菌药物的有效覆盖时间应包括整个手术过程。手术时间较短（<2小时）的清洁手术术前给药1次即可。如手术时间超过3小时或超过所用药物半衰期的2倍以上，或成人出血量>1500ml，术中应追加1次。清洁手术的预防用药时间不超过24小时，清洁-污染手术和污染手术的预防用药时间亦为24小时，污染手术必要时延长至48小时。过度延长用药时间并不能进一步提高预防效果，且预防用药时间超过48小时，耐药菌感染机会增加。

六、直肠癌腹会阴联合切除手术术后护理规范

1. 病情观察：密切观察患者生命体征，伤口敷料的渗血、渗液以及引流液的情况，造瘘口血运是否良好；观察切口愈合情况，观察患者的排便性状以及腹部有无不适，有无腹泻、便秘、肠梗阻。

2. 卧位与活动：常规给氧，保暖，防止误吸，麻醉清醒后4~6h（生命体征平稳）给予半卧位，以利于引流。术后的卧床休息使得肌肉萎缩、退化，削弱肺功能，诱发静脉血流和血栓形成。故在疼痛可以忍受的情况下，应该鼓励术后早期下床活动。

3. 多种管道护理：患者同时有胃管、尿管、氧气管、腹腔引管管或会阴部引流管，要注意维持管道的正确位置，保持通畅，注意无菌操作，特别要记录好各管道的引流量、颜色。

4. 饮食指导：

（1）禁食3~4天，待肠蠕动恢复，人工肛门排气（人工肛门排气是指有气泡从造口溢出）后，可进流食，如无腹胀可进半流食，1周后进软食，2周左右后可进容易消化的少渣普食，以减轻肠道负担。

（2）为了防止人工肛门排出的大便有恶臭，患者宜吃酸奶、藕粉等食物，避免蛋、蒜、葱、虾等食物，以减少食物消化吸收后产生臭气。

5. 预防感染：遵医嘱应用抗菌药物。禁食期间给予补液，保持水、电解质、酸碱平衡。

七、直肠癌腹会阴联合切除手术营养治疗规范

术后饮食应选择易消化、高蛋白、低脂肪和低纤维素的食品。坚持少量多餐，进食温和性食

物，避免食用刺激性、过敏性、高渗性食品，以及过冷、过热、产气性食物。

八、直肠癌腹会阴联合切除手术患者健康宣教

1. 术后规律生活，保持心情舒畅，适当进行户外活动。

2. 教会患者自我护理造口的知识（必要时）。正确应用造口袋。出院后造口每 1~2 周扩张 1 次，持续 2~3 个月。教会患者掌握造口袋的应用方法。

3. 训练定时排便。术后为了养成定时排便习惯，应禁食有刺激的饮食，同时注意饮食卫生，以免发生腹泻。

九、推荐表单

（一）医师表单

直肠癌腹会阴联合切除手术临床路径医师表单

适用对象：第一诊断为直肠癌（ICD-10：C20）

行直肠癌腹会阴联合切除手术（ICD-9-CM-3：48.49 或 48.65）

患者姓名：	性别：　　年龄：　　门诊号：	住院号：
住院日期：　　年　月　日	出院日期：　　年　月　日	标准住院日：19~21 天

时间	住院第 1 天 （术前 3 天）	住院第 2 天 （术前 2 天）	住院第 3 天 （术前 1 天）
诊疗工作	□ 询问病史、体格检查 □ 书写病历 □ 上级医师查房，完成查房记录 □ 完善相关检查并开始术前肠道准备	□ 三级医师查房 □ 术前讨论，分析检查结果，制订治疗方案 □ 完成上级医师查房记录等病历书写 □ 完成必要相关科室会诊	□ 向患者及家属交代病情，明确告知术期治疗中可能出现的意外和危险 □ 签署手术及麻醉同意书、委托书、自费药品协议书、输血同意书 □ 完成术前准备 □ 完成手术医嘱及术前小结 □ 麻醉医师术前访视患者及完成记录 □ 通知手术室拟定手术时间
重点医嘱	**长期医嘱：** □ 二级护理 □ 半流质饮食/无渣流质饮食/禁食、禁水 □ 口服抗菌药物 □ 继续合并症治疗用药 **临时医嘱：**（如门诊未查） □ 血常规和凝血功能、尿常规、大便常规+隐血；肝肾功能、电解质、血糖及CEA；感染疾病筛查 □ 中上腹部增强 CT；盆腔增强 MRI 或 CT；电子结肠镜，取活检病理及乙状结肠镜检查；胸部平扫 CT □ 心电图，肺功能，超声心动图	**长期医嘱：** □ 二级护理 □ 半流质饮食/无渣流质饮食/禁食、禁水 □ 口服抗菌药物 □ 继续合并症治疗用药 □ 新制订的治疗方案	**长期医嘱：** □ 二级护理 □ 半流质饮食/无渣流质饮食/禁食、禁水 □ 口服抗菌药物 □ 继续合并症治疗用药 **临时医嘱：** □ 晚 8 点开始口服复方聚乙二醇清洁肠道 □ 备皮 □ 检查血型，备血制品 □ 睡前地西泮 10mg im □ 准备术中特殊器械及材料 □ 抗菌药物皮试 □ 乙状结肠造口定位
病情变异记录	□ 无　□ 有，原因： 1. 2.	□ 无　□ 有，原因： 1. 2.	□ 无　□ 有，原因： 1. 2.
医师签名			

时间	住院第 4 天 （手术日）	住院第 5~6 天 （术后第 1~2 天）	住院第 7~8 天 （术后第 3~4 天）
诊疗工作	□ 手术（包括手术安全核对） □ 完成手术记录 □ 完成术后病程记录 □ 向患者及家属交代术中情况及术后注意事项 □ 手术标本常规送病理检查	□ 上级医师查房：观察切口及出入量（特别注意尿量和引流）情况以及造口情况、根据各项检查结果评价重要脏器功能，提出诊治意见 □ 乙状结肠指诊促进排气 □ 记录每日病程和上级医师查房意见	□ 切口换药，必要时引流 □ 检查腹部临床表现，注意排气情况及造口情况 □ 记录每日病程
重点医嘱	**长期医嘱：** □ 全身麻醉下经腹直肠癌根治术后护理常规 □ 一级护理 □ 禁食、禁水 □ 心电监护、吸氧、尿管长期开放 □ 记录出入量，注意引流情况 □ 预防性应用抗菌药物 □ 抑酸、化痰和镇痛治疗 □ 静脉肠外营养治疗，补充液量和能量，维持水电解质平衡 **临时医嘱：** □ 复查血常规及相关指标	**长期医嘱：** □ 雾化吸入 **临时医嘱：** □ 试饮水 □ 乙状结肠造口指诊	**长期医嘱：** □ 酌情进流质饮食 □ 根据病情停用心电监护和吸氧 □ 尿管 q4h 开放 □ 根据病情停用预防性抗菌药物治疗 **临时医嘱：** □ 腹部和会阴切口换药 □ 复查血常规及相关指标
病情变异记录	□ 无　□ 有，原因： 1. 2.	□ 无　□ 有，原因： 1. 2.	□ 无　□ 有，原因： 1. 2.
医师签名			

时间	住院第 9~10 天 （术后第 5~6 天）	住院第 11~12 天 （术后第 7~8 天）	住院第 13~14 天 （术后第 9~10 天）
诊疗工作	□ 上级医师查房 □ 根据临床表现、血常规及相关生化检查结果调整治疗方案 □ 会阴切口引流量<20ml 可拔除引流管 □ 根据患者胃肠道功能决定饮食 □ 腹部和会阴切口换药，检查愈合情况 □ 男性患者可拔除尿管 □ 更换乙状结肠造口袋	□ 腹部和会阴切口换药，腹部切口可间断拆线 □ 根据血常规及相关指标检查结果，决定是否停用抗菌药物治疗 □ 根据病理分期，制订术后放化疗方案，向上级医师汇报 □ 向家属交代病理结果及放化疗方案，家属签字 □ 对以上如实记录病程	□ 上级医师查房 □ 询问进食情况 □ 询问排尿和排便情况 □ 观察腹部情况 □ 腹部和会阴切口换药，腹部切口拆线 □ 更换乙状结肠造口袋
重点医嘱	**长期医嘱：** □ 二级护理 □ 半流质饮食 □ 停用相关治疗 □ 男性患者停导尿管 □ 停会阴引流管 **临时医嘱：** □ 复查血常规及相关指标 □ 腹部和会阴切口换药 □ 乙状结肠造口护理	**长期医嘱：** □ 停用抗菌药物 **临时医嘱：** □ 腹部和会阴切口换药，腹部间断拆线	**长期医嘱：** □ 三级护理 □ 普通饮食 **临时医嘱：** □ 腹部和会阴切口换药，腹部切口拆线 □ 复查血常规及相关指标
病情变异记录	□ 无　□ 有，原因： 1. 2.	□ 无　□ 有，原因： 1. 2.	□ 无　□ 有，原因： 1. 2.
医师签名			

时间	住院第 14~16 天 （术后第 10~12 天）	住院第 16~18 天 （术后第 12~14 天）	住院第 19~21 天 （术后第 15~17 天，出院日）
诊疗工作	□ 询问患者进食和排便情况 □ 会阴切口换药，可间断拆线 □ 女性患者拔除尿管	□ 上级医师查房 □ 询问进食情况 □ 询问排尿和排便情况 □ 会阴切口换药、拆线 □ 上级医师进行术后康复评估，决定出院日期 □ 向患者及家属交代病情 □ 更换乙状结肠造口袋	□ 完成出院记录、病案首页、出院证明等书写 □ 向患者交代出院后的注意事项，重点交代复诊时间及发生紧急情况时处理方法
重点医嘱	□ 会阴切口换药，间断拆线 □ 女性患者停尿管 □ 复查血常规及相关指标	**长期医嘱：** □ 三级护理 □ 普通饮食 **临时医嘱：** □ 会阴切口换药拆线 □ 乙状结肠造口护理	**出院医嘱：** □ 出院带药
病情变异记录	□ 无 □ 有，原因： 1. 2.	□ 无 □ 有，原因： 1. 2.	□ 无 □ 有，原因： 1. 2.
医师签名			

（二）护士表单

直肠癌腹会阴联合切除手术临床路径护士表单

适用对象：第一诊断为直肠癌（ICD-10：C20）

行直肠癌腹会阴联合切除手术（ICD-9-CM-3：48.49 或 48.65）

患者姓名：	性别：　年龄：　门诊号：	住院号：
住院日期：　　年　月　日	出院日期：　　年　月　日	标准住院日：19~21 天

时间	住院第 1 天 （术前 3 天）	住院第 2 天 （术前 2 天）	住院第 3 天 （术前 1 天）
主要护理工作	□ 入院宣教 □ 介绍主管医师、护士 □ 介绍病室环境、设施 □ 介绍常规制度及注意事项 □ 介绍疾病相关注意事项 □ 核对患者，佩戴腕带 □ 建立住院病历 □ 评估患者并书写护理评估单 □ 卫生处置：剪指（趾）甲、沐浴，更换病号服 □ 二级护理 □ 晨晚间护理 □ 患者安全管理 □ 遵医嘱通知实验室检查	□ 化疗前宣教 □ 宣教疾病知识、化疗前准备及化疗过程 □ 告知准备物品 □ 告知化疗过程中饮食、活动及探视注意事项 □ 告知化疗后可能出现的不良反应及应对方式等 □ 告知家属探视须知 □ 二级护理 □ 晨晚间护理 □ 患者安全管理 □ 抽血，大小便常规检查 □ 指导患者到相关科室进行检查并讲明各种检查的目的 □ 给予患者和家属心理支持	□ 化疗当日宣教 □ 告知监护设备、管理功能及注意事项 □ 告知饮食等要求 □ 告知化疗后可能出现的不良反应及应对方式 □ 再次明确探视陪伴须知 □ 化疗前监测生命体征 □ 给予患者和家属心理支持 □ 一/二级护理 □ 晨晚间护理 □ 患者安全管理 □ 药物配置、输液及抽血 □ 观察化疗期间患者反应及血管
重点医嘱	□ 详见医嘱执行单	□ 详见医嘱执行单	□ 详见医嘱执行单
病情变异记录	□ 无　□ 有，原因： 1. 2.	□ 无　□ 有，原因： 1. 2.	□ 无　□ 有，原因： 1. 2.
护士签名			

时间	住院第 4 天 （手术日）	住院第 5~6 天 （术后第 1~2 天）	住院第 7~8 天 （术后第 3~4 天）
主要护理工作	□ 定时巡视病房 □ 观察患者病情变化及切口敷料 □ 术后生活护理 □ 鼓励患者床上活动，尤其下肢，预防 DVT 的发生	□ 观察患者一般状况及切口敷料 □ 术后生活护理 □ 鼓励患者床上活动预防 DVT □ 拍背排痰 □ 针对乙状结肠造口进行心理护理	□ 观察患者一般状况及切口敷料 □ 术后生活护理 □ 指导排尿 □ 鼓励患者床上活动，促进肠功能恢复 □ 针对乙状结肠造口进行心理护理
重点医嘱	□ 详见医嘱执行单	□ 详见医嘱执行单	□ 详见医嘱执行单
病情变异记录	□ 无 □ 有，原因： 1. 2.	□ 无 □ 有，原因： 1. 2.	□ 无 □ 有，原因： 1. 2.
护士签名			

时间	住院第 9~10 天 （术后第 5~6 天）	住院第 11~12 天 （术后第 7~8 天）	住院第 13~14 天 （术后第 9~10 天）
主要护理工作	□ 观察患者一般状况及切口情况 □ 鼓励患者床上活动，促进肠功能恢复 □ 术后生活护理，注意进食情况	□ 观察患者一般状况及切口情况 □ 鼓励患者下床活动，促进肠功能恢复 □ 术后生活护理，注意进食情况和体温	□ 指导患者和家属更换乙状结肠造口袋 □ 术后生活护理
重点医嘱	□ 详见医嘱执行单	□ 详见医嘱执行单	□ 详见医嘱执行单
病情变异记录	□ 无 □ 有，原因： 1. 2.	□ 无 □ 有，原因： 1. 2.	□ 无 □ 有，原因： 1. 2.
护士签名			

时间	住院第 14~16 天 （术后第 10~12 天）	住院第 16~18 天 （术后第 12~14 天）	住院第 19~21 天 （术后第 15~17 天，出院日）
主要 护理 工作	□ 向患者及家属宣教乙状结肠 造口护理常识	□ 指导患者和家属更换乙状结 肠造口袋	□ 协助患者办理出院手续 □ 出院指导，重点出院后用药 方法
重点 医嘱	□ 详见医嘱执行单	□ 详见医嘱执行单	□ 详见医嘱执行单
病情 变异 记录	□ 无 □ 有，原因： 1. 2.	□ 无 □ 有，原因： 1. 2.	□ 无 □ 有，原因： 1. 2.
护士 签名			

（三）患者表单

直肠癌腹会阴联合切除手术临床路径患者表单

适用对象：第一诊断为直肠癌（ICD-10：C20）

行直肠癌腹会阴联合切除手术（ICD-9-CM-3：48.49 或 48.65）

患者姓名：	性别： 年龄： 门诊号：	住院号：
住院日期： 年 月 日	出院日期： 年 月 日	标准住院日：19~21 天

时间	住院第 1 天（术前 3 天）	住院第 2 天（术前 2 天）	住院第 3 天（术前 1 天）
医患配合	□ 配合询问病史，务必详细告知既往史、用药史、过敏史 □ 如服用抗凝药物，明确告知 □ 配合测量生命体征和体格检查 □ 接受入院宣教 □ 遵守医院的相关规定和家属探视制度 □ 有不适症状及时告知医师和护士	□ 配合完善化疗前相关实验室检查，如采血，留尿、心电图、中上腹部增强 CT；盆腔增强 MRI 或 CT；电子结肠镜，取活检病理及乙状结肠镜检查；胸部平扫 CT 等 □ 有不适症状及时告知医师和护士	□ 签署手术及麻醉同意书、委托书、自费药品协议书、输血同意书 □ 配合完成术前准备 □ 配合乙状结肠造口定位
重点诊疗及检查	诊疗重点： □ 协助医师记录病史 □ 告知医师既往的基础疾病并继续治疗 □ 半流质饮食/无渣流质饮食/禁食、禁水 □ 口服抗菌药物 重要检查： □ 测量生命体征，身高体重 □ 进行全身体格检查	诊疗重点： □ 半流质饮食/无渣流质饮食/禁食、禁水 □ 口服抗菌药物 重要检查： □ 血常规和凝血功能、尿常规、大便常规+隐血；肝肾功能、电解质、血糖及 CEA；感染疾病筛查 □ 中上腹部增强 CT；盆腔增强 MRI 或 CT；电子结肠镜，取活检病理及乙状结肠镜检查；胸部平扫 CT	诊疗重点： □ 禁食、禁水 □ 口服抗菌药物 □ 晚 8 点开始口服复方聚乙二醇清洁肠道 □ 备皮 □ 睡前地西泮 10mg im □ 乙状结肠造口定位 □ 静脉营养治疗

时间	住院第 4 天 （手术日）	住院第 5~6 天 （术后第 1~2 天）	住院第 7~8 天 （术后第 3~4 天）
医患配合	□ 配合麻醉医师和手术医师完成手术治疗	□ 配合医师观察切口及出入量情况以及造口情况 □ 配合医师进行乙状结肠指诊促进排气 □ 配合医师护士下地活动 □ 少量饮水	□ 配合医师切口换药，必要时引流 □ 配合医师护士下地活动 □ 饮水，视情况流质饮食 □ 配合锻炼排尿功能
重点诊疗及检查	诊疗重点： □ 禁食、禁水 □ 心电监护、吸氧、尿管长期开放 □ 记录出入量，注意引流情况 □ 预防性应用抗菌药物 □ 抑酸、化痰和镇痛治疗 □ 静脉肠外营养治疗，补充液量和能量，维持水电解质平衡 **重要检查：** □ 复查血常规及相关指标	诊疗重点： □ 心电监护、吸氧、尿管长期开放 □ 记录出入量，注意引流情况 □ 预防性应用抗菌药物 □ 抑酸、化痰和镇痛治疗 □ 静脉肠外营养治疗，补充液量和能量，维持水电解质平衡 □ 雾化吸入	诊疗重点： □ 酌情进流质饮食 □ 根据病情停用心电监护和吸氧 □ 静脉肠外营养治疗，补充液量和能量，维持水电解质平衡 □ 雾化吸入 □ 尿管 q4h 开放 **重要检查：** □ 复查血常规及相关指标

时间	住院第 9~10 天 （术后第 5~6 天）	住院第 11~12 天 （术后第 7~8 天）	住院第 13~14 天 （术后第 9~10 天）
诊疗工作	□ 进食半流质饮食 □ 配合医师拔除引流管 □ 配合医师腹部和会阴切口换药 □ 配合医师拔除尿管 □ 配合护士更换乙状结肠造口袋	□ 配合医师腹部和会阴切口换药和间断拆线 □ 与医师沟通了解病理结果及放化疗方案，配合签字	□ 进食普通饮食 □ 配合配合腹部和会阴切口换药，腹部切口拆线 □ 配合护士更换乙状结肠造口袋
重点诊疗及检查	诊疗重点： □ 半流质饮食 □ 停用相关治疗 □ 男性患者停导尿管 □ 停会阴引流管 **重要检查：** □ 复查血常规及相关指标	诊疗重点： □ 腹部和会阴切口换药，腹部间断拆线	诊疗重点： □ 普通饮食 □ 腹部和会阴切口换药，腹部切口拆线 **重要检查：** □ 复查血常规及相关指标

时间	住院第 14~16 天 （术后第 10~12 天）	住院第 16~18 天 （术后第 12~14 天）	住院第 19~21 天 （术后第 15~17 天，出院日）
诊疗 工作	□ 配合医师会阴切口换药和间 断拆线	□ 配合医师会阴切口换药、 拆线	□ 了解医师的交代出院后的注 意事项，重点交代复诊时间 及发生紧急情况时处理方法
重点 诊疗 及检 查	诊疗重点： □ 会阴切口换药，间断拆线 重要检查： □ 复查血常规及相关指标	诊疗重点： □ 会阴切口换药拆线 □ 乙状结肠造口护理	诊疗重点： □ 出院带药

附：原表单（2012 年版）

直肠癌腹会阴联合切除手术临床路径表单

适用对象：第一诊断为直肠癌（ICD-10：C20）

行直肠癌腹会阴联合切除手术（ICD-9-CM-3：48.49 或 48.65）

患者姓名：		性别：	年龄：	门诊号：	住院号：
住院日期： 年 月 日		出院日期： 年 月 日			标准住院日：19~21 天

时间	住院第 1 天（术前 3 天）	住院第 2 天（术前 2 天）	住院第 3 天（术前 1 天）
主要诊疗工作	□ 询问病史、体格检查 □ 书写病历 □ 上级医师查房，完成查房记录 □ 完善相关检查并开始术前肠道准备	□ 三级医师查房 □ 术前讨论，分析检查结果，制订治疗方案 □ 完成上级医师查房记录等病历书写 □ 完成必要相关科室会诊	□ 向患者及家属交代病情，明确告知围术期治疗中可能出现的意外和危险 □ 签署手术及麻醉同意书、委托书、自费药品协议书、输血同意书 □ 完成术前准备 □ 完成手术医嘱及术前小结 □ 麻醉医师术前访视患者及完成记录 □ 通知手术室拟定手术时间
重点医嘱	**长期医嘱：** □ 二级护理 □ 半流质饮食/无渣流质饮食/禁食、禁水 □ 口服抗菌药物 □ 继续合并症治疗用药 **临时医嘱：**（如门诊未查） □ 血常规和凝血功能、尿常规、大便常规+隐血；肝肾功能、电解质、血糖及CEA；感染疾病筛查 □ 中上腹部强化CT；盆腔MRI或CT；电子结肠镜，取活检病理及乙状结肠镜检查；胸部强化CT □ 心电图，肺功能，超声心动图	**长期医嘱：** □ 二级护理 □ 半流质饮食/无渣流质饮食/禁食、禁水 □ 口服抗菌药物 □ 继续合并症治疗用药 □ 新制订的治疗方案	**长期医嘱：** □ 二级护理 □ 半流质饮食/无渣流质饮食/禁食、禁水 □ 口服抗菌药物 □ 继续合并症治疗用药 **临时医嘱：** □ 晚8点开始口服复方聚乙二醇清洁肠道 □ 备皮 □ 检查血型，备血制品 □ 睡前地西泮 10mg im □ 准备术中特殊器械及材料 □ 抗菌药物皮试 □ 乙状结肠造口定位
主要护理工作	□ 入院介绍 □ 入院评估：一般情况、营养状况、心理变化、生命体征等 □ 指导患者进行辅助检查	□ 观察患者病情及情绪变化等 □ 心理护理	□ 术前宣教（提醒患者术前禁食、禁水） □ 术前准备 □ 沐浴、剪指（趾）甲、更衣
病情变异记录	□ 无 □ 有，原因： 1. 2.	□ 无 □ 有，原因： 1. 2.	□ 无 □ 有，原因： 1. 2.
护士签名			
医师签名			

时间	住院第 4 天 （手术日）	住院第 5~6 天 （术后第 1~2 天）	住院第 7~8 天 （术后第 3~4 天）
主要诊疗工作	□ 手术（包括手术安全核对） □ 完成手术记录 □ 完成术后病程记录 □ 向患者及家属交代术中情况及术后注意事项 □ 手术标本常规送病理检查	□ 上级医师查房：观察切口及出入量（特别注意尿量和引流）情况以及造口情况，根据各项检查结果评价重要脏器功能，提出诊治意见 □ 乙状结肠指诊促进排气 □ 记录每日病程和上级医师查房意见	□ 切口换药，必要时引流 □ 检查腹部临床表现，注意排气情况及造口情况 □ 记录每日病程
重点医嘱	**长期医嘱：** □ 全身麻醉下经腹直肠癌根治术后护理常规 □ 一级护理 □ 禁食、禁水 □ 心电监护、吸氧、尿管长期开放 □ 记录出入量，注意引流情况 □ 预防性应用抗菌药物 □ 抑酸、化痰和镇痛治疗 □ 静脉肠外营养治疗，补充液量和能量，维持水电解质平衡 **临时医嘱：** □ 复查血常规及相关指标	**长期医嘱：** □ 雾化吸入 **临时医嘱：** □ 试饮水 □ 乙状结肠造口指诊	**长期医嘱：** □ 酌情进流质饮食 □ 根据病情停用心电监护和吸氧 □ 尿管 q4h 开放 □ 根据病情停用预防性抗菌药物治疗 **临时医嘱：** □ 腹部和会阴切口换药 □ 复查血常规及相关指标
主要护理工作	□ 定时巡视病房 □ 观察患者病情变化及切口敷料 □ 术后生活护理 □ 鼓励患者床上活动，尤其下肢，预防 DVT 的发生	□ 观察患者一般状况及切口敷料 □ 术后生活护理 □ 鼓励患者床上活动预防 DVT □ 拍背排痰 □ 针对乙状结肠造口进行心理护理	□ 观察患者一般状况及切口敷料 □ 术后生活护理 □ 指导排尿 □ 鼓励患者床上活动，促进肠功能恢复 □ 针对乙状结肠造口进行心理护理
病情变异记录	□ 无 □ 有，原因： 1. 2.	□ 无 □ 有，原因： 1. 2.	□ 无 □ 有，原因： 1. 2.
护士签名			
医师签名			

时间	住院第 9~10 天 （术后第 5~6 天）	住院第 11~12 天 （术后第 7~8 天）	住院第 13~14 天 （术后第 9~10 天）
主要诊疗工作	□ 上级医师查房 □ 根据临床表现、血常规及相关生化检查结果调整治疗方案 □ 会阴切口引流量<20ml 可拔除引流管 □ 根据患者胃肠道功能决定饮食 □ 腹部和会阴切口换药，检查愈合情况 □ 男性患者可拔除尿管 □ 更换乙状结肠造口袋	□ 腹部和会阴切口换药，腹部切口可间断拆线； □ 根据血常规及相关指标检查结果，决定是否停用抗菌药物治疗 □ 根据病理分期，制订术后放化疗方案，向上级医师汇报 □ 向家属交代病理结果及放化疗方案，家属签字 □ 对以上如实记录病程	□ 上级医师查房 □ 询问进食情况 □ 询问排尿和排便情况 □ 观察腹部情况 □ 腹部和会阴切口换药，腹部切口拆线 □ 更换乙状结肠造口袋
重点医嘱	长期医嘱： □ 二级护理 □ 半流质饮食 □ 停用相关治疗 □ 男性患者停导尿管 □ 停会阴引流管 临时医嘱： □ 复查血常规及相关指标 □ 腹部和会阴切口换药 □ 乙状结肠造口护理	长期医嘱： □ 停用抗菌药物 临时医嘱： □ 腹部和会阴切口换药，腹部间断拆线	长期医嘱： □ 三级护理 □ 普通饮食 临时医嘱： □ 腹部和会阴切口换药，腹部切口拆线 □ 复查血常规及相关指标
主要护理工作	□ 观察患者一般状况及切口情况 □ 鼓励患者床上活动，促进肠功能恢复 □ 术后生活护理，注意进食情况	□ 观察患者一般状况及切口情况 □ 鼓励患者下床活动，促进肠功能恢复 □ 术后生活护理，注意进食情况和体温	□ 指导患者和家属更换乙状结肠造口袋 □ 术后生活护理
病情变异记录	□ 无　□ 有，原因： 1. 2.	□ 无　□ 有，原因： 1. 2.	□ 无　□ 有，原因： 1. 2.
护士签名			
医师签名			

时间	住院第 14~16 天 （术后第 10~12 天）	住院第 16~18 天 （术后第 12~14 天）	住院第 19~21 天 （术后第 15~17 天，出院日）
主要诊疗工作	□ 询问患者进食和排便情况 □ 会阴切口换药，可间断拆线 □ 女性患者拔除尿管	□ 上级医师查房 □ 询问进食情况 □ 询问排尿和排便情况 □ 会阴切口换药、拆线 □ 上级医师进行术后康复评估，决定出院日期 □ 向患者及家属交代病情 □ 更换乙状结肠造口袋	□ 完成出院记录、病案首页、出院证明等书写 □ 向患者交代出院后的注意事项，重点交代复诊时间及发生紧急情况时处理方法
重点医嘱	□ 会阴切口换药，间断拆线 □ 女性患者停尿管 □ 复查血常规及相关指标	**长期医嘱：** □ 三级护理 □ 普通饮食 **临时医嘱：** □ 会阴切口换药拆线 □ 乙状结肠造口护理	**出院医嘱：** □ 出院带药
主要护理工作	□ 向患者及家属宣教乙状结肠造口护理常识	□ 指导患者和家属更换乙状结肠造口袋	□ 协助患者办理出院手续 □ 出院指导，重点出院后用药方法
病情变异记录	□ 无　□ 有，原因： 1. 2.	□ 无　□ 有，原因： 1. 2.	□ 无　□ 有，原因： 1. 2.
护士签名			
医师签名			

第三十章

直肠癌术前放疗临床路径释义

【医疗质量控制指标】（专家建议）

指标一、诊断及分期需结合临床表现、影像结果和病理诊断。

指标二、综合治疗的选择应重视分期和危险度评估。

指标三、放疗治疗过程中应重视患者毒副反应。

指标四、对症治疗药物需有用药指征。

一、直肠癌术前放疗编码

疾病名称与编码：直肠癌（ICD-10：C20）

恶性肿瘤术前放疗（ICD-10：Z51.001）

二、临床路径检索方法

C20 伴 Z51.001

三、国家医疗保障疾病诊断相关分组（CHS-DRG）

MDC 编码：MDCG 消化系统疾病及功能障碍

ARDC 编码：GR1 消化系统恶性肿瘤

四、直肠癌术前放疗临床路径标准住院流程

（一）适用对象

第一诊断为直肠癌需行术前放疗。

> **释义**
>
> ■ 适用对象编码参见第一部分。
>
> ■ 本路径适用对象为临床诊断为直肠癌术前拟行常规分割放疗的患者，直肠癌术后或复发患者，需进入其他相应路径；拟行直肠癌大分割放疗的患者，需进入其他路径。
>
> ■ 推荐术前放化疗用于肿瘤分期 $T_{3\sim4}N_0M_0$ 或任何 T、N+M_0。12cm 以上病变及 $T_{1\sim2}N_0M_0$ 建议直接手术。

（二）诊断依据

根据《肿瘤放射治疗学（第 5 版）》（中国协和医科大学出版社）、中国结直肠癌诊疗规范（2020 年版）（中华人民共和国国家卫生健康委员会医政医管局）。

1. 临床症状：主要为：①排便习惯改变；②大便性状改变（变细、血便、黏液便等）；③腹痛或腹部不适；④腹部肿块；⑤肠梗阻相关症状；⑥全身症状：如贫血、消瘦、乏力、低热等。

2. 辅助检查：直肠指检、电子肠镜、直肠腔内超声、CT 和 MRI 提示直肠占位性病变。

释义

■ 本路径的制订主要根据《肿瘤放射治疗学（第5版）》（中国协和医科大学出版社）、中国结直肠癌诊疗规范（2020年版）（中华人民共和国国家卫生健康委员会医政医管局；中华医学会肿瘤学分会）。

■ 病史和临床症状是诊断直肠癌的初步依据，多数患者表现为大便习惯改变，如便秘与腹泻交替；大便性状的改变，如出现大便变细、凹痕、血便或黏液血便等，可伴有贫血、消瘦、乏力、低热等症状。直肠指诊可发现中低位直肠癌，表现为直肠壁隆起型、溃疡型或浸润型肿物，肿物可侵犯部分或全部肠周，通常质硬、活动度较差，与正常肠壁分界不清，可伴有肠壁僵硬、肠腔变窄、指套染血等。直肠镜适用于病变位置较低的肿瘤，乙状结肠镜和电子结肠镜检查可发现位置较高的病变。电子结肠镜还可同时进行结肠检查。如无禁忌证，推荐所有疑似直肠癌的患者行电子结肠镜检查。胸腹CT和盆腔MRI对明确肿瘤分期有帮助，避免不必要的术前放疗。

3. 病理：活检证实。

释义

■ 直肠肿物病理活检明确占位性质是直肠癌放疗前的必要依据，也是与其他疾病鉴别的重要手段。

（三）进入路径标准

第一诊断必须符合直肠癌。

当患者同时具有其他疾病诊断，但在住院期间不需要特殊处理也不影响第一诊断的临床路径流程实施时，可以进入路径。

释义

■ 因患有其他疾病且影响直肠癌放化疗实施及局部肿瘤较晚无法按计划完成术前放疗和计划性手术者，需退出本路径。

（四）标准住院日 35~45 天

释义

■ 确诊直肠癌的患者入院后，第1天明确病史及查体、病历记录、完善检查。第2~9天上级医师查房，行CT模拟定位、勾画靶区和正常器官、制订治疗计划、确认治疗计划。第5~11天开始放疗。第6~45天，放疗及同步化疗，观察临床症状变化、肿瘤退缩情况及对症处理放化疗不良反应。总住院时间不超过45天符合本路径要求。

（五）住院期间的检查项目

1. 必需的检查项目：

（1）血常规、尿常规、大便常规。

（2）肝肾功能。

（3）凝血功能、血型、感染性疾病筛查（乙型肝炎、丙型肝炎、艾滋病、梅毒等）。

（4）消化道肿瘤标志物。

（5）肠镜、腔内超声、盆腔 MRI、胸部+腹部 CT、心电图。

（6）CT 放疗定位。

释义

■ 血常规、尿常规、大便常规+隐血是最基本的三大常规检查，进入路径的患者均需完成。大便隐血试验和血红蛋白检测可以进一步了解患者有无急性或慢性失血；肝肾功能、消化道肿瘤标志物、凝血功能、感染性疾病筛查、心电图可用于肠镜检查前准备，同时评估有无基础疾病，是否影响放化疗实施、影响住院时间、费用及其治疗预后；血型筛查用于输血前准备。

无禁忌证患者均应行电子肠镜检查。直肠腔内超声和 MRI 检查是诊断及分期的常规检查。胸腹部 CT 可以协助诊断盆腔以外脏器或淋巴结转移情况，最常见的转移部位如肝脏、肺、腹膜后淋巴结等。

■ 电子肠镜检查并取活检病理是确诊直肠癌的重要方法，有条件施行电子肠镜检查的医疗单位且患者无禁忌证的情况下均应进行电子肠镜检查。

■ 经过肠镜病理活检尚不能明确诊断且高度怀疑直肠癌，出现肠梗阻、可疑肠穿孔、肿瘤明显出血等急诊情况者建议先行手术解决急诊问题，需急行手术者，退出本路径。

■ 本病需与一些其他疾病鉴别，如痔、直肠息肉、肛瘘、阿米巴肠炎等。痔一般多为便后鲜血，血色鲜红不与大便相混合，直肠癌便血常伴有黏液而出现黏液血便或大便与血相混合。对便血患者必须常规行直肠指诊。痔为静脉团形成，触之柔软，与周围组织界限尚清晰。直肠息肉与直肠癌的鉴别主要为活检病理，部分直肠癌即为息肉癌变形成。肛瘘常由肛窦炎而形成肛旁脓肿所致。患者有肛周脓肿病史，局部红肿疼痛，与直肠癌症状差异较大。阿米巴肠炎症状为腹痛、腹泻，病变累及直肠可伴里急后重。粪便为暗红色或紫红色血液及黏液。肠炎可致肉芽及纤维组织增生，使肠壁增厚，肠腔狭窄，易误诊为直肠癌，电子结肠镜检查及活检为有效鉴别手段。

■ 以上检查如果近期内门诊或其他医院已完成并结果可靠则不必重复检查。

■ CT 放疗定位：定位前 1 小时排空膀胱，饮水 1000ml（其中含对比剂碘化醇 20ml），充盈膀胱并显影小肠。患者俯卧位，身下垫有孔腹部定位板，双臂前伸，下颌着床。高龄或俯卧困难者也可仰卧放疗。热塑体模或真空垫固定，碘对比剂血管增强。有对比剂过敏、高龄、严重并发症等不适合增强的患者，仅行平扫。扫描范围：腰椎 1~2 水平至坐骨结节下 10cm，层厚 5mm。放疗期间每次放疗前膀胱充盈准备跟定位时一致，但不用再在水中加入碘化醇。

2. 根据患者病情进行的检查项目：心脏彩超（老年人或既往相关病史者）、全身骨 ECT（疑有骨转移者）、SPECT（疑有其余部位转移者）、PET-CT。

> **释义**
>
> ■ 骨 ECT 在患者存在骨痛或血碱性磷酸酶升高时可以应用，SPECT、PET-CT 不推荐常规使用，但对于常规检查无法明确的病灶可作为有效的辅助检查。

（六）治疗方案的选择

1. 根据《肿瘤放射治疗学（第5版）》（中国协和医科大学出版社）、中国结直肠癌诊疗规范（2020年版）（中华人民共和国国家卫生健康委员会医政医管局；中华医学会肿瘤学分会）。

2. 术前适形或调强放疗，并同步化疗。

> **释义**
>
> ■ 本路径适用于直肠癌术前行常规分割放疗的患者。
>
> ■ 放疗建议采用适形或调强放疗或更先进的放疗技术，如容积弧形调强和螺旋断层调强。适形或调强放疗技术有助于提高肿瘤区域的照射剂量，以达到更好的杀灭肿瘤细胞、提高根治性手术切除率和病理完全缓解率的目的；同时可降低周围正常组织受量，有利于小肠、膀胱、阴道、股骨头等的保护。推荐放疗剂量 DT 45～50.4Gy，每次 1.8～2.0Gy，共 25～28 次，5～6 周完成。
>
> ■ 同步化疗在放疗期间使用。化疗方案建议卡培他滨单药口服或者静脉应用 5-FU 及甲酰四氢叶酸。

（七）预防性抗菌药物选择与使用时机

发热、腹痛、腹泻明显患者建议立即进行病原微生物培养并使用抗菌药物。

> **释义**
>
> ■ 放疗期间出现腹痛、腹泻明显，伴有发热、黏液血便、里急后重的患者，应当停止放化疗，需及时行血常规、大便常规、肝肾功能检查及血液和粪便的病原微生物培养。因放疗本身可造成放射性肠炎，同时 5-FU 或卡培他滨也可造成药物性腹泻，临床首先需要鉴别何种原因造成的腹泻。即使不能立即确诊腹泻原因，如患者出现发热、血象升高等情况，也建议先停止放化疗，使用抗菌药物缓解病情，以免延误治疗导致症状恶化。

（八）必要的升血、针对放射性消化和泌尿系统反应等的药物

> **释义**
>
> ■ 如果放化疗期间出现 I～II 度骨髓抑制，建议给予口服升血药物，每周复查观察血象变化。若白细胞、血红蛋白、血小板等出现 III 度及以上不良反应，建议暂停放化疗，给予集落刺激因子、白细胞介素 2 或重组人血小板生成素等治疗。

■针对恶心、食欲缺乏、胃部不适、胃灼热等上消化道不良反应，可给予增进食欲药物如甲地孕酮、抑酸药如奥美拉唑或胃黏膜保护剂如胶体铋、硫糖铝等，也可使用多巴胺受体阻断剂如甲氧氯普胺、$5-HT_3$受体阻断剂、糖皮质激素、抗组胺类药物等。针对腹痛腹泻、里急后重等下消化道不良反应，在排除感染因素后，仅考虑药物性腹泻或放射性肠炎时，可给予止泻剂，如蒙脱石、盐酸洛哌丁胺等。腹痛一般与腹泻伴随，不建议应用镇痛药，以免掩盖临床症状变化情况。里急后重严重者可考虑局部药物保留灌肠。严重的恶心、食欲下降、体重下降、腹泻脱水、电解质紊乱、肝肾功能异常应当考虑停止放化疗，积极输液对症支持治疗，待症状改善后再考虑继续放化疗。

■放疗期间如出现尿频、尿急、尿痛的泌尿系症状，在排除泌尿系感染因素后，首先考虑膀胱受到照射后产生的放射性膀胱或尿道炎。多饮水、多排尿、严格重复充盈膀胱的放疗前准备以及合理的放疗靶区勾画，可大大降低放射性膀胱炎及尿道炎的发生率。若临床症状较重，可给予选择性α_1受体阻断剂或抗胆碱能性质的药品缓解症状。女性患者放疗期间可能出现阴道分泌物增多情况，建议每日冲洗阴道，保持阴道清洁。

（九）放疗日

开始时间为入院第5~11天。

> **释义**
>
> ■入院前已经在门诊完善检查，入院即行放疗模拟定位及制订治疗计划的患者，放疗可于入院后第5天左右即开始。门诊检查不完善，需要入院后再行检查的患者，则可于入院后第11天左右开始放疗，另外各医院的放疗病例数和放疗机器紧张程度的不同也决定了放疗前期的准备时间一般需要5~11天。放疗时间是周一至周五，每日1次，周六、日休息。

（十）出院标准

1. 一般情况良好。
2. 没有需要住院处理的并发症和/或合并症。
3. 没有需要住院处理的严重放化疗不良反应。

> **释义**
>
> ■患者出院前应完成全部放疗及化疗，观察临床症状是否减轻或消失、有无严重放化疗不良反应（包括Ⅲ度以上血象毒性和肝肾功能异常以及严重感染等）、有无影响患者生命安全和生活质量的并发症和/或控制不稳定的合并症。

（十一）变异及原因分析

1. 有影响放化疗的并发症或合并症，需要进行相关的诊断和治疗，并适当延长住院时间。

2. 放化疗后产生严重放化疗不良反应，需继续住院处理，并适当延长住院时间。

3. 发现有远处转移或因无法耐受治疗、患者主观原因、意外情况等终止放化疗者，退出此临床路径。

4. 术前放疗结束时复查、评估发现仍无法手术，需行根治性放疗，退出此临床路径。

> **释义**
>
>   ■ 疗前检查发现患者存在其他系统严重疾病，需要在直肠癌放疗前首先治疗的，则终止本路径；出现肿瘤出血、肠穿孔、梗阻等并发症需外科介入处理时，需转入相应路径；出现严重的放化疗不良反应，导致治疗疗程延长、治疗费用高者需退出本路径；疗中出现远端转移或因无法耐受、患者主观原因、意外情况等终止放化疗者，需退出本路径；术前放疗结束时复查、评估发现仍无法手术，需行根治性放疗，退出此临床路径。
>
>   ■ 认可的变异原因主要是指患者入选路径后，在检查及治疗过程中发现患者合并存在事前未预知的、对本路径治疗可能产生影响的情况，需要终止执行路径或延长治疗时间、增加治疗费用，医师需在表单中明确说明。
>
>   ■ 因患者方面的主观原因导致执行路径出现变异，需医师在表单中予以说明。
>
>   ■ 因放疗加速器故障的客观原因导致执行路径出现变异，需医师在表单中予以说明。

五、直肠癌术前放疗给药方案

（一）用药选择：

同步化疗药：

1. 卡培他滨：$825mg/m^2$，每天 2 次，每周 5 天，建议放疗日口服。

2. 5-FU：$225mg/m^2/$天，放疗期间持续静脉滴注，每天 24 h，每周 5~7d。

其他对症治疗药物：

①抗菌药物，②升血类药物，③缓解消化系统反应类药物，④缓解泌尿系统反应类药物。

（二）药学提示

1. 腹泻：卡培他滨可引起腹泻，有时比较严重。对于出现严重腹泻的患者应给予密切监护，若患者开始出现脱水，应立即补充液体和电解质。在适当的情况下，应及早开始使用标准止泻治疗药物（如洛哌丁胺）。必要时需降低给药剂量。

2. 手足综合征（手掌-足底红肿疼痛或化疗引起肢端红斑）：是一种皮肤毒性。严重程度为 1~3 级（1 级手足综合征定义为出现下列任一现象：手和/或足的麻木、感觉迟钝/感觉异常、麻刺感、红斑和/或不影响正常活动的不适。2 级手足综合征定义为手和/或足的疼痛性红斑和肿胀和/或影响患者日常生活的不适。3 级手足综合征定义为手和/或足湿性脱屑、溃疡、水疱或严重的疼痛和/或使患者不能工作或进行日常活动的严重不适）。出现 2 或 3 级手足综合征时应暂停使用卡培他滨，直至恢复正常或严重程度降至 1 级。

3. 对于同时服用卡培他滨和香豆素类衍生物抗凝药如华法林和苯丙香豆素的患者，应该频繁监测抗凝反应指标，如 INR 或凝血酶原时间，以调整抗凝剂的用量。在合并用药期间，曾有凝血参数改变和/或出血，包括死亡的报告。

4. 5-FU：对本品有严重过敏者禁用；孕妇及哺乳期妇女禁用；伴发水痘或带状疱疹时禁用。

六、直肠癌术前放疗护理规范

1. 标记保护：患者在接受治疗期间，必须保持皮肤上标记的清晰。勿将标记洗去，如有褪色，应及时告诉医师。

2. 肛门局部皮肤相关护理：局部皮肤切勿用肥皂、盐水清洗。局部禁用碘酒等刺激性药品，避免冷、热、摩擦等不良刺激，内裤以宽松柔软、吸湿性较好的棉制品为宜。放射野内皮肤有痒的感觉，可以用手轻轻拍打，切勿用手搔抓。局部皮肤出现红斑、有烧灼感和刺痒感时，可涂冰片滑石粉止痒。

3. 放射性肠炎相关护理：如果患者出现黏液血便、腹痛或腹泻等症状，应考虑放射性肠炎的发生，腹泻严重者，应及时按医嘱服用止泻药。若有水电解质、酸碱平衡失调，应静脉补液。

4. 放射性膀胱炎相关护理：若患者出现尿频、尿急、尿痛等，应考虑放射性膀胱反应。注意多喝水，多排尿，以起到尿路自洁作用，并在放疗前充盈膀胱，减少膀胱照射。

七、直肠癌术前放疗营养治疗规范

1. 所有患者入院后应常规进行营养筛查和营养状况评估和综合测定。

2. 治疗过程中每周至少为患者评估 1 次，以便尽早发现患者出现营养风险并采取早期干预。

3. 营养治疗方式的选择：①为了降低感染风险，首选经口摄入；②出现重度口腔/口咽黏膜炎影响吞咽功能者或产生较强的胃肠道反应的患者，肠内营养应经管饲给予。

4. 患者的每日供给量推荐为每日 25～30kcal/kg，如患者合并严重消耗，每日供给量推荐为每日 30～35kcal/kg。

5. 患者可适当提高优质脂肪的供能比例；蛋白质供给量为每日 1.0～1.5g/kg。

6. 根据胃肠功能状况尽早经口营养补充肠内营养制剂。如口服摄入不足目标量的 60% 时，推荐管饲肠内营养。肠内营养不能达到目标量 60% 时可选用肠外营养药物，以全合一的方式实施（应包含氨基酸、脂肪乳、葡萄糖、维生素、微量元素、电解质注射制剂等）。根据病情变化及营养耐受性选择或调整肠外肠内营养方案。

八、直肠癌术前放疗患者健康宣教

1. 患者在家中应注意休息，避免过度劳累和精神紧张，保证充足的睡眠，规律作息。

2. 在日常饮食上，应戒烟酒，忌暴饮暴食，养成良好的饮食习惯。少食烟熏食物、高盐食品以及油炸刺激性食物，多进食高热量、高维生素、高蛋白食物，多吃新鲜水果、蔬菜。切忌"生、冷、硬"及刺激性食物，以吃容易消化的食物为主。

3. 适量多饮水，每天不少于 1500ml。

4. 切忌食用野生动物、渠道不明的补品以及未经过正规医院处方开具的"民间偏方"。

5. 如果体力允许，可以适当运动，保持身体良好状态，增强免疫力。

九、推荐表单

(一) 医师表单

直肠癌术前放疗临床路径医师表单

适用对象：第一诊断为直肠癌，需术前放疗（无并发症患者）

患者姓名：	性别： 年龄： 门诊号：	住院号：
住院日期： 年 月 日	出院日期： 年 月 日	标准住院日：35~45 天

时间	住院第 1 天	住院第 2~9 天	住院第 5~11 天 （放疗开始）
主要诊疗工作	□ 询问病史及体格检查 □ 完成病历书写 □ 开实验室检查单 □ 上级医师查房与放疗前评估	□ 上级医师查房 □ 完成相关检查 □ 住院医师完成上级医师查房记录等病历书写 □ 完成必要的相关科室会诊 □ 向患者或其家属交代病情，并签署 72 小时入院谈话，介绍诊疗计划 □ CT 定位，靶区正常器官勾画，治疗计划准备	□ 上级医师查房 □ 完成入院检查 □ 完成上级医师查房记录等病历书写 □ 向患者或其家属交代病情，并签署放疗知情同意书，化疗知情同意书、激素使用知情同意书等 □ 开始放疗
重点医嘱	**长期医嘱：** □ 护理常规 □ 二/三级护理 □ 饮食：普通饮食/半流质饮食/流质饮食/其他 □ 其他医嘱 **临时医嘱：** □ 血常规、尿常规、便常规、肝肾功能、电解质、消化道肿瘤标志物、凝血功能、血型 □ 肠镜、盆腔 MRI、胸部+上腹 CT、腹股沟 B 超、心电图 □ 必要时行超声心动、全身骨 ECT、SPECT、PET-CT	**长期医嘱：** □ 患者既往疾病基础用药 □ 护理常规 □ 二/三级护理 □ 饮食：普通饮食/半流质饮食/流质饮食/其他 □ 其他医嘱 **临时医嘱：** □ CT 定位	**长期医嘱：** □ 患者既往疾病基础用药 □ 护理常规 □ 二/三级护理 □ 饮食：普通饮食/半流质饮食/流质饮食/其他 □ 通便治疗（必要时） □ 其他医嘱 **临时医嘱：** □ 其他特殊医嘱
病情变异记录	□ 无 □ 有，原因： 1. 2.	□ 无 □ 有，原因： 1. 2.	□ 无 □ 有，原因： 1. 2.
医师签名			

时间	住院第 6~44 天	出院日
主要诊疗工作	□ 上级医师查房，注意病情变化 □ 住院医师完成常规病历书写 □ 根据情况决定是否需要复查血常规、肝肾功能、电解质、X 线胸片、淋巴结 B 超、盆腔 CT 等 □ 注意观察生命体征、疼痛评分等 □ 注意放射性皮炎、放射性肠炎等的观察 □ 予以卡培他滨或 5-FU 类同步化疗（化疗禁忌者单纯放疗）	□ 上级医师查房，确定有无并发症情况，明确是否出院 □ 完成出院记录、病案首页、出院证明书等 □ 告知患者出院后 4~6 周行手术治疗 □ 向患者交代出院后的注意事项，如：返院复诊的时间、地点，发生紧急情况时的处理等
重点医嘱	**长期医嘱：** □ 护理常规 □ 二/三级护理 □ 患者既往基础用药 □ 饮食：普通饮食/半流质饮食/流质饮食/其他 □ 其他医嘱 **临时医嘱：** □ 血常规、尿常规、大便常规 □ 肝肾功能、电解质 □ 病原微生物培养（必要时） □ X 线胸片、淋巴结 B 超、盆腔 CT 等 □ 奥沙利铂、卡培他滨等 5-FU 类同步化疗 □ 止吐、补液、护肝、抗炎、通便或止泻等 □ 其他医嘱	**出院医嘱：** □ 出院带药 □ 定期门诊随访、复查 □ 继续皮肤护理至少半月 □ 需序贯化疗患者按时来院化疗
病情变异记录	□ 无　□ 有，原因： 1. 2.	□ 无　□ 有，原因： 1. 2.
医师签名		

（二）护士表单

直肠癌术前放疗临床路径护士表单

适用对象：第一诊断为直肠癌，需术前放疗（无并发症患者）

患者姓名：	性别： 年龄： 门诊号：	住院号：
住院日期： 年 月 日	出院日期： 年 月 日	标准住院日：35~45 天

时间	住院第 1 天	住院第 2~9 天	住院第 5~11 天 （放疗开始）
健康宣教	□ 入院宣教 □ 介绍主管医师、护士 □ 介绍环境、设施 □ 介绍住院注意事项 □ 介绍探视和陪伴制度 □ 介绍贵重物品制度 □ 宣教放疗相关知识	□ 药物宣教 □ 宣教放疗相关知识 □ 告知相关检验项目及注意事项，指导并协助患者到相关科室进行检查 □ 告知检查后可能出现的情况及应对方式	□ 放疗开始当日再次宣教 □ 告知饮食、体位要求 □ 告知放疗前需充盈膀胱 □ 给予患者及家属心理支持 □ 再次明确探视陪伴须知
护理处置	□ 核对患者，佩戴腕带 □ 建立入院护理病历 □ 协助患者留取各种标本 □ 测量体重	□ 协助医师完成 CT 定位前的膀胱充盈准备，告知注意事项	□ 协助医师完成放疗前的膀胱充盈准备，告知注意事项
基础护理	□ 实施相应级别护理及饮食护理 □ 晨晚间护理 □ 排泄管理 □ 患者安全管理	□ 实施相应级别护理及饮食护理 □ 晨晚间护理 □ 排泄管理 □ 患者安全管理	□ 实施相应级别护理及饮食护理 □ 晨晚间护理 □ 排泄管理 □ 患者安全管理
专科护理	□ 护理查体 □ 病情观察 □ 呕吐物及大便的观察 □ 腹部体征的观察 □ 需要时，填写跌倒及压疮防范表 □ 需要时，请家属陪伴 □ 确定饮食种类 □ 心理护理	□ 病情观察 □ 呕吐物或大小便的观察 □ 腹部体征的观察 □ 遵医嘱完成相关检查 □ 心理护理	□ 遵医嘱予口服药物或静脉输液 □ 病情观察 □ 呕吐物或大小便的观察 □ 腹部体征的观察 □ 皮肤护理 □ 心理护理
重点医嘱	□ 详见医嘱执行单	□ 详见医嘱执行单	□ 详见医嘱执行单
病情变异记录	□ 无 □ 有，原因： 1. 2.	□ 无 □ 有，原因： 1. 2.	□ 无 □ 有，原因： 1. 2.
护士签名			

时间	住院第 6~44 天	出院日
健康宣教	□ 放疗中宣教放疗不良反应，药物作用及饮食、活动指导	□ 出院宣教 □ 复查时间 □ 服药方法 □ 活动休息 □ 指导饮食 □ 指导办理出院手续 □ 告知出院后皮肤护理注意事项
护理处置	□ 遵医嘱完成相关检查	□ 办理出院手续 □ 书写出院小结
基础护理	□ 实施相应级别护理及饮食护理 □ 晨晚间护理 □ 皮肤护理 □ 排泄管理 □ 患者安全管理	□ 实施相应级别护理及饮食护理 □ 晨晚间护理 □ 皮肤护理 □ 排泄管理 □ 患者安全管理
专科护理	□ 病情观察 □ 监测生命体征 □ 出血、穿孔、感染等并发症的观察 □ 大小便的观察 □ 腹部体征的观察 □ 心理护理	□ 病情观察 □ 监测生命体征 □ 出血、穿孔、感染等并发症的观察 □ 大小便的观察 □ 腹部体征的观察 □ 出院指导 □ 心理护理
重点医嘱	□ 详见医嘱执行单	□ 详见医嘱执行单
病情变异记录	□ 无　□ 有，原因： 1. 2.	□ 无　□ 有，原因： 1. 2.
护士签名		

（三）患者表单

直肠癌术前放疗临床路径患者表单

适用对象：第一诊断为直肠癌，需术前放疗（无并发症患者）

患者姓名：		性别： 年龄： 门诊号：		住院号：
住院日期： 年 月 日		出院日期： 年 月 日		标准住院日：35~45 天

时间	住院第 1 天	住院第 2~9 天	住院第 5~11 天（放疗开始）
医患配合	□ 配合询问病史、收集资料，务必详细告知既往史、用药史、过敏史 □ 配合进行体格检查 □ 有任何不适告知医师	□ 配合完善放疗前相关检查，如采血、留尿便、心电图、影像检查等 □ 医师与患者及家属介绍病情，介绍诊疗计划 □ 配合医师完善 CT 定位前准备工作，充盈膀胱	□ 配合完善相关检查，如采血、留尿便 □ 配合医师签署放疗知情同意书，化疗知情同意书等 □ 摆好放疗体位及做好每次放疗前充盈膀胱准备
护患配合	□ 配合测量体温、脉搏、呼吸 3 次、血压、体重 1 次 □ 配合完成入院护理评估（简单询问病史、过敏史、用药史） □ 接受入院宣教（环境介绍、病室规定、订餐制度、贵重物品保管等） □ 配合执行探视和陪伴制度 □ 有任何不适告知护士	□ 配合测量体温、脉搏、呼吸 3 次、询问大便 1 次 □ 接受放疗前宣教 □ 接受饮食宣教 □ 接受药物宣教	□ 配合测量体温、脉搏、呼吸 3 次、询问大便 1 次 □ 接受放疗宣教 □ 接受饮食宣教 □ 接受药物宣教 □ 有任何不适告知护士
饮食	□ 遵医嘱饮食	□ 遵医嘱饮食	□ 遵医嘱饮食
排泄	□ 正常排尿便	□ 正常排尿便	□ 正常排尿便
活动	□ 正常活动	□ 正常活动	□ 正常活动

时间	住院第 6~44 天	出院日
医患配合	☐ 配合查体 ☐ 配合完善相关检查：如采血、留尿、便等 ☐ 摆好放疗体位及做好每次放疗前充盈膀胱准备	☐ 接受出院前指导 ☐ 知道复查程序 ☐ 知道放疗后 4~6 周准备手术 ☐ 获取出院诊断书 ☐ 知晓出院后的注意事项，如：继续皮肤护理至少半月，返院复诊的时间、地点，发生紧急情况时的处理等
护患配合	☐ 配合定时测量生命体征、每日观察大便 ☐ 配合检查 ☐ 注意放射野皮肤保护 ☐ 接受输液、服药等治疗 ☐ 接受进食、进水、排便等生活护理 ☐ 配合活动 ☐ 注意活动安全，避免坠床或跌倒 ☐ 配合执行探视及陪伴	☐ 接受出院宣教 ☐ 办理出院手续 ☐ 获取出院带药 ☐ 知道服药方法、作用、注意事项 ☐ 知道复印病历程序
饮食	☐ 遵医嘱饮食	☐ 遵医嘱饮食
排泄	☐ 正常排尿便	☐ 正常排尿便
活动	☐ 正常适度活动，避免疲劳	☐ 正常适度活动，避免疲劳

附：原表单（2016 年版）

直肠癌术前放疗临床路径表单

适用对象：第一诊断为直肠癌；行术前放疗

患者姓名：	性别：	年龄：	门诊号：	住院号：
住院日期：　年　月　日	出院日期：　年　月　日			标准住院日：35~45 天

时间	住院第 1 天	住院第 2~9 天	住院第 5~11 天（放疗开始）
主要诊疗工作	□ 询问病史及体格检查 □ 完成病历书写 □ 开实验室检查单 □ 上级医师查房与术前评估	□ 上级医师查房 □ 完成相关检查 □ 住院医师完成上级医师查房记录等病历书写 □ 完成必要的相关科室会诊 □ 向患者或其家属交代病情，并签署 72 小时入院谈话，介绍诊疗计划 □ CT 定位，靶区正常器官勾画，治疗计划准备	□ 上级医师查房 □ 完成入院检查 □ 完成上级医师查房记录等病历书写 □ 向患者或其家属交代病情，并签署放疗知情同意书，化疗知情同意书等 □ 开始放疗
重点医嘱	**长期医嘱：** □ 护理常规 □ 二/三级护理 □ 饮食：普通饮食/半流质饮食/流质饮食/其他 □ 其他医嘱 **临时医嘱：** □ 血常规、尿常规、大便常规、肝肾功能、电解质、消化道肿瘤标志物、凝血功能、血型 □ 肠镜、盆腔 MRI、胸部+上腹 CT、腹股沟 B 超、心电图 □ 必要时行超声心动、全身骨 ECT、SPECT、PET-CT	**长期医嘱：** □ 患者既往疾病基础用药 □ 护理常规 □ 二/三级护理 □ 饮食：普通饮食/半流质饮食/流质饮食/其他 □ 其他医嘱 **临时医嘱：** □ CT 定位	**长期医嘱：** □ 患者既往疾病基础用药 □ 护理常规 □ 二/三级护理 □ 饮食：普通饮食/半流质饮食/流质饮食/其他 □ 通便治疗（必要时） □ 其他医嘱 **临时医嘱：** □ 其他特殊医嘱
主要护理工作	□ 介绍病房环境、设施和设备 □ 入院护理评估 □ 实施相应级别护理及饮食护理 □ 告知相关检验项目及注意事项，指导并协助患者到相关科室进行检查	□ 实施相应级别护理及饮食护理 □ 告知特殊检查注意事项、指导并协助患者进行检查 □ 给予心理疏导	□ 宣教（放疗知识） □ 实施相应级别护理及饮食护理 □ 药物宣教及疗效观察
病情变异记录	□ 无　□ 有，原因： 1. 2.	□ 无　□ 有，原因： 1. 2.	□ 无　□ 有，原因： 1. 2.
护士签名			
医师签名			

时间	住院第 6~44 天	出院日
主要诊疗工作	□ 上级医师查房，注意病情变化 □ 住院医师完成常规病历书写 □ 根据情况决定是否需要复查血常规、肝肾功能、电解质、X 线胸片、淋巴结 B 超、盆腔 CT 等 □ 注意观察生命体征、疼痛评分等 □ 注意放射性皮炎、放射性肠炎等的观察 □ 必要可予以卡培他滨或 5-FU 类同步化疗	□ 上级医师查房，确定有无并发症情况，明确是否出院 □ 完成出院记录、病案首页、出院证明书等 □ 告知患者出院后 4~6 周行手术治疗 □ 向患者交代出院后的注意事项，如：返院复诊的时间、地点，发生紧急情况时的处理等
重点医嘱	长期医嘱： □ 护理常规 □ 二/三级护理 □ 患者既往基础用药 □ 饮食：普通饮食/半流质饮食/流质饮食/其他 □ 其他医嘱 临时医嘱： □ 血常规、尿常规、大便常规 □ 肝肾功能、电解质 □ 病原微生物培养（必要时） □ X 线胸片、淋巴结 B 超、盆腔 CT 等 □ 奥沙利铂、卡培他滨等 5-FU 类同步化疗 □ 止吐、补液、护肝、抗炎、通便或止泻等 □ 其他医嘱	出院医嘱： □ 出院带药 □ 定期门诊随访、复查 □ 继续皮肤护理至少半月 □ 需序贯化疗患者按时来院化疗
主要护理工作	□ 观察患者病情变化 □ 心理与生活护理 □ 加强皮肤护理 □ 深静脉护理	□ 指导患者办理出院手续 □ 出院后的健康教育
病情变异记录	□ 无 □ 有，原因： 1. 2.	□ 无 □ 有，原因： 1. 2.
护士签名		
医师签名		

（有条件的单位患者也可以在门诊治疗）

第三十一章

直肠癌放射治疗临床路径释义

【医疗质量控制指标】

指标一、治疗前明确病理诊断。

指标二、治疗前实施临床分期检查。

指标三、明确放疗适应证、方案、剂量、周期符合规范。

指标四、治疗后应进行不良反应评价。

指标五、为患者提供相关的健康教育。

一、直肠癌放射治疗编码

1. 原编码：

疾病名称及编码：直肠癌（ICD-10：C20 伴 Z51.0，Z51.0 伴 Z85.007，C78.501 伴 Z51.0）行放射治疗。

2. 修改编码：

疾病名称及编码：直肠癌（ICD.10：C20）

恶性肿瘤放射治疗（ICD-10：Z51.0）

二、临床路径检索方法

C20 伴 Z51.0

三、国家医疗保障疾病诊断相关分组（CHS-DRG）

MDC 编码：MDCG（消化系统疾病及功能障碍）

ARDC 编码：GR1（消化系统恶性肿瘤）

四、直肠癌放射治疗临床路径标准住院流程

（一）适用对象

第一诊断为中、下段直肠癌（ICD-10：C20 伴 Z51.0，Z51.0 伴 Z85.007，C78.501 伴 Z51.0），行放射治疗。

1. 临床分期 $T_{3~4}N_0$ 或者 $T_{1~4}N_{1~2}$、可手术切除的直肠癌病例，应推荐行术前同步放化疗。

2. 对术后病理分期 T_3N_0 或者 $T_{1~3}N_{1~2}$ 的直肠癌病例，应推荐行术后同步放化疗。

3. 不可切除的局部晚期、无远端转移直肠癌病例放化疗综合治疗。

4. 对因患者一般情况差或合并其他疾病而不能手术的局部、无远端转移的直肠癌病例的放疗化疗综合治疗。

5. 可手术切除的单纯吻合口复发的直肠癌病例。

> 释义
>
> ■ 对于无远转的局部、临床分期 $T_{3~4}$ 或 $T_{1~4}N_{1~2}$、可手术切除的直肠癌患者，行术前同步放化疗可以降低复发率、提高保肛率。与单纯手术相比手术难度和不良反应没有明显增加，与术后放疗相比复发率更低、不良反应更低。

　　■ 对于直肠肿瘤局部固定或已有盆壁受侵等不可切除的局部晚期直肠癌应进行放化疗的综合治疗，部分患者肿瘤转化为可手术切除，部分患者可达到延长生命、减轻症状体征的目的。

　　■ 单纯吻合口复发的直肠癌病例，可手术切除者类比术前放疗的患者进行术前放化疗。

　　■ 复发或远端转移的直肠癌患者，可以根据病情进行放疗化疗，但情况多变，不能统一，故不入本路径。

（二）诊断依据

根据《肿瘤放射治疗学（第 5 版）》（中国协和医科大学出版社）、中国结直肠癌诊疗规范（2020 年版）（中华人民共和国国家卫生健康委员会医政医管局）。

1. 症状：①排便习惯改变；②大便性状改变；③腹痛或腹部不适；④腹部肿块；⑤肠梗阻相关症状；⑥全身症状：如贫血、消瘦、乏力、低热等。

2. 体格检查：

（1）一般情况评价：体力状况评分、是否有贫血、全身浅表淋巴结肿大。

（2）腹部检查：是否看到肠型及肠蠕动波、触及肿块、叩及鼓音、听到高调肠鸣音或金属音。

（3）直肠指检：明确肿瘤位于直肠壁的位置，下极距肛缘的距离；占肠壁周径的范围。肿瘤大体类型（隆起、溃疡、浸润），基底部活动度及与周围脏器的关系，了解肿瘤向肠壁外浸润情况。观察是否有指套血染。

3. 实验室检查：血清肿瘤标志物 CEA 和 CA19-9，必要时可查 CA242、CA72-4、AFP 和 CA125；大便常规+隐血。

4. 辅助检查：术前肿瘤定性及 TNM 分期，指导选择正确的式式。

（1）结肠镜检查及活检：使用结肠镜确定直肠肿瘤位置、形态、大小；是否同时性结直肠多原发癌。取活检病理检查明确肿瘤组织类型（腺癌、黏液腺癌、印戒细胞癌）和分化程度（高、中、低）；可做病理基因分型检查。

（2）术前应当明确肿瘤分期；行盆腔 MRI 和/或 CT 明确肿瘤与周围脏器和盆壁的关系，或行直肠腔内超声内镜，诊断肿瘤浸润肠壁深度及周围淋巴结是否转移。

> 释义
>
> 　　■ 本路径的制订主要根据《肿瘤放射治疗学（第 5 版）》（中国协和医科大学出版社）、中国结直肠癌诊疗规范（2020 年版）（中华人民共和国国家卫生健康委员会医政医管局；中华医学会肿瘤学分会）。
>
> 　　■ 病史和临床症状是诊断直肠癌的初步依据，多数患者表现为大便习惯改变，如便秘与腹泻交替；大便性状的改变，如出现大便变细、凹痕、血便或黏液血便等，可伴有贫血、消瘦、乏力、低热等症状。直肠指诊可发现中低位直肠癌，表现为直肠壁隆起型、溃疡型或浸润型肿物，肿物可侵犯部分或全部肠周，通常质硬、活动度较差，与正常肠壁分界不清，可伴有肠壁僵硬、肠腔变窄、指套染血等。直肠镜适用于病变位置较低的肿瘤，乙状结肠镜和结肠镜检查可发现位置较高的病变。结肠镜还可同时进行结肠检查。如无禁忌证，推荐所有疑似直肠癌的患者行电子结肠镜检查。胸腹 CT 和盆腔 MRI 对明确肿瘤分期有帮助，避免不必要的术前放疗。

5. 鉴别诊断：必要时需行经肛门直肠壁穿刺活检病例，并请相关科室会诊。

（1）其他常见的结直肠疾病：胃肠道间质瘤（GIST）、炎性肠道疾病、淋巴细胞瘤、寄生虫感染、息肉、其他特殊类型的癌症等。

（2）腹腔其他脏器疾病累及直肠：妇科肿瘤、子宫内膜异位症及男性前列腺癌累及直肠，必要时需行经肛门直肠壁穿刺活检病理。

（3）转移性直肠肿瘤：库肯勃瘤较为常见。

> **释义**
>
> ■ 根据根据《肿瘤放射治疗学（第5版）》（中国协和医科大学出版社）、中国结直肠癌诊疗规范（2020年版）（中华人民共和国国家卫生健康委员会医政医管局；中华医学会肿瘤学分会）。

（三）选择放疗方案

根据根据《肿瘤放射治疗学（第5版）》（中国协和医科大学出版社）、中国结直肠癌诊疗规范（2020年版）（中华人民共和国国家卫生健康委员会医政医管局；中华医学会肿瘤学分会）。

（四）标准住院日≤59天

> **释义**
>
> ■ 确诊直肠癌的患者入院后，第1天明确病史及查体、病历记录、完善检查。第2~9天上级医师查房，行CT模拟定位、勾画靶区和正常器官、制订治疗计划、确认治疗计划。第5~11天开始放疗。第6~59天，放疗及同步化疗，观察临床症状变化、肿瘤退缩情况及对症处理放化疗不良反应。根治性放疗临床路径，标准住院日≤59天。

（五）进入路径标准

1. 第一诊断必须符合ICD-10：C20伴Z51.0，Z51.0伴Z85.007，C78.501伴Z51.0直肠癌疾病编码。

2. 无放疗禁忌证。

3. 当患者合并其他疾病，但住院期间不需要特殊处理也不影响第一诊断的临床路径流程实施时，可以进入路径。

> **释义**
>
> ■ 完全性肠梗阻、恶病质、严重贫血、中重度骨髓抑制或既往做过放疗的患者不能进入本路径。
>
> ■ 入院检查发现新的或门诊未发现的疾病，而且该疾病可能影响放疗计划的实施或影响预后，则不宜进入本路径，或先治疗该疾病后再入本路径。该疾病影响较小的可以进入本路径，但可能会增加医疗费用、延长住院时间。

（六）放射治疗前准备

1. 必需的检查项目：

（1）血常规。

（2）肝功能、肾功能。

（4）肿瘤标志物。

（5）心电图。

（6）X线胸片或胸部CT。

（7）盆腔增强CT和/或MRI扫描。

（8）上腹部CT增强扫描或腹部超声检查。

2. 根据情况可选择的检查项目：

（1）肺功能、超声心动图。

（2）凝血功能。

（3）ECT骨扫描。

（4）尿常规、大便常规。

（5）临床需要的其他检查项目（如PET-CT）。

3. 签署放射治疗及其他相关同意书。

> **释义**
>
> ■血常规、尿常规、大便常规+隐血是最基本的三大常规检查，进入路径的患者均需完成。大便隐血试验和血红蛋白检测可以进一步了解患者有无急性或慢性失血；肝肾功能、消化道肿瘤标志物、凝血功能、感染性疾病筛查、心电图可用于肠镜检查前准备，同时评估有无基础疾病，是否影响放化疗实施、影响住院时间、费用及其治疗预后；血型筛查用于输血前准备。
>
> 　无禁忌证患者均应行电子肠镜检查。直肠腔内超声和MRI检查是诊断及分期的常规检查。胸腹部CT可以协助诊断盆腔以外脏器或淋巴结转移情况，最常见的转移部位如肝脏、肺、腹膜后淋巴结等。
>
> ■肠镜检查并取活检病理是确诊直肠癌的重要方法，有条件施行肠镜检查的医疗单位且患者无禁忌证的情况下均应进行肠镜检查。
>
> ■经过肠镜病理活检尚不能明确诊断且高度怀疑直肠癌，出现肠梗阻、可疑肠穿孔、肿瘤明显出血等急诊情况者建议先行手术解决急诊问题，需急行手术者，退出本路径。
>
> ■本病需与一些其他疾病鉴别，如痔、直肠息肉、肛瘘、阿米巴肠炎等。痔一般多为便后鲜血，血色鲜红不与大便相混合，直肠癌便血常伴有黏液而出现黏液血便或大便与血相混合。对便血患者必须常规行直肠指诊。痔为静脉团形成，触之柔软，与周围组织界限尚清晰。直肠息肉与直肠癌的鉴别主要为活检病理，部分直肠癌即为息肉癌变形成。肛瘘常由肛窦炎而形成肛旁脓肿所致。患者有肛周脓肿病史，局部红肿疼痛，与直肠癌症状差异较大。阿米巴肠炎症状为腹痛、腹泻，病变累及直肠可伴里急后重。粪便为暗红色或紫红色血液及黏液。肠炎可致肉芽及纤维组织增生，使肠壁增厚，肠腔狭窄，易误诊为直肠癌，电子结肠镜检查及活检为有效鉴别手段。

■ 常见传染病的检查（如乙型肝炎、丙型肝炎、艾滋病、梅毒）。

■ 以上检查如果近期内门诊或其他医院已完成并结果可靠则不必重复检查。

■ 鉴定上述知情同意书时，应告知患者诊断及治疗过程中的相关风险及获益，告知患者入临床路径的意义；加强医患沟通，有助于患者及家属了解病情，积极配合治疗。

（七）放射治疗方案

1. 术前同步放化疗：推荐行卡培他滨同步放化疗或 5-FU 类药物同步放化疗。照射范围应包括肿瘤以及区域淋巴结引流区域。照射剂量 DT 45~50.4Gy/25~28 次/5~6 周，可选择性局部加量 5.4Gy/3 次。或采用调强放疗技术同步给予到相当的照射剂量。

2. 术后放化疗：术后化疗推荐行 5-FU 或卡培他滨，照射范围为瘤床及区域淋巴结引流区，剂量同术前放疗。放疗最好在术后 3 个月内开始。照射剂量 DT 45~50.4Gy/25~28 次/5~6 周。

【释义】

■ 具体靶区勾画请参照根据《肿瘤放射治疗学（第 5 版）》（中国协和医科大学出版社）、中国结直肠癌诊疗规范（2020 年版）（中华人民共和国国家卫生健康委员会医政医管局；中华医学会肿瘤学分会）。

3. T_4 或局部不可切除的肿瘤，应先行 5-FU 同步放化疗或卡培他滨同步放化疗，照射范围和剂量同术前放疗，然后评价可切除性，若仍不可切除，应加量同步放化疗，肿瘤局部剂量可加到 60~66Gy。

【释义】

■ 原发肿瘤加量区应包括肿瘤及相应的肠系膜，常用序贯加量，慎用大分割同步加量；转移淋巴结 GTVnd 的加量最好在盆腔照射时同步加量，单次分割量 2.4~2.5Gy。

4. 复发性直肠癌：吻合口复发，若复发病灶不可切除，且既往未行盆腔放疗，可行同步放化疗（剂量同术前放化疗），再评估手术可能性。若不可切除，肿瘤局部剂量可加到 60~70Gy。盆腔复发，若既往未行盆腔放疗，可给全盆腔或局部扩大野照射 DT 50Gy 后，复发灶局部加量照射（至 60~70Gy）。若曾经接受盆腔放疗，则行局部放疗 DT 40~60Gy。放疗期间可同期化疗。

5. 盆腔复发、盆腔以外转移病灶：可配合肿瘤外科或肿瘤内科行局部放射治疗，如肺肝转移灶及转移淋巴结在正常组织耐受的前提下可行放疗。

> **释义**
>
> ■ 盆腔复发的患者，肿瘤多数不能切除，且往往与重要器官相邻或粘连，放疗目的、放疗剂量不能统一。
>
> ■ 有远端转移的患者需先行全身化疗，是否放疗及放疗的时机、放疗的范围等不能统一，故不入本路径。

（八）放射治疗技术

1. 有条件的地区，推荐使用调强适形放疗技术（包括容积调强技术）。
2. 三维适形放疗技术。
3. 常规放疗技术。

（1）定位前准备：定位前1小时，依据个人的情况间断饮水约500~1000ml 使膀胱充盈，后续治疗期间仍保持同样的膀胱充盈状态。

（2）体位：俯卧位，推荐使用腹盆定位板（belly-board 板）。

> **释义**
>
> ■ CT 放疗定位：定位前1小时排空膀胱，饮水 500~1000ml，充盈膀胱并显影小肠。患者俯卧位，身下垫有孔腹盆定位板，双臂前伸，下额着床。高龄或俯卧困难者也可仰卧放疗。热塑体模或真空垫固定，碘对比剂血管增强。有对比剂过敏、高龄、严重并发症等不适合增强的患者，仅行平扫。
>
> ■ 扫描范围：腰椎1~2水平至坐骨结节下10cm，层厚5mm。放疗期间每次放疗前膀胱充盈准备跟定位时一致。
>
> ■ 注意 belly-board 与患者的位置。目前的 belly-board 尚需改进。

（3）螺旋 CT 扫描。

（4）三维计划系统做放疗计划。

（5）脏器保护：膀胱 V50<50%，股骨头 V50<5%~10%。应尽量减少射野中的小肠，其剂量 V50<5%~10%，Vmax≤50Gy。

4. 加速器实施放疗，同时做化疗。

（九）放射治疗中的检查和不良反应的治疗处理

1. 至少每周1次体格检查。
2. 每周复查血常规，必要时复查肝肾功能。
3. 密切观察病情，针对急性不良反应，给予必要的治疗，避免可治疗的不良反应造成治疗中断和剂量缩减。
4. 治疗中根据病情复查影像学检查，酌情对治疗计划进行调整或重新定位。

> **释义**
>
> ■ 对血象低和肝功能异常、腹泻等情况的对应治疗。
>
> ■ 出血患者的止血治疗。
>
> ■ 感染性腹泻的抗菌治疗。

（十）治疗后复查

1. 血常规、肝功能、肾功能、肿瘤标志物。
2. 盆腔 CT 或 MRI。
3. 其他合并症的复查。

（十一）出院标准

1. 完成全部放射治疗计划。
2. 无严重毒性反应需要住院处理。
3. 无需要住院处理的其他合并症/并发症。

（十二）参考费用标准

1. 二维外照射治疗：1 万~2 万元。
2. 适形/调强外照射：4 万~7 万元。

> **释义**
>
> ■ 适形/调强外照射建议参考费用标准：4 万~10 万元。

（十三）变异及原因分析

1. 有影响放化疗的并发症或合并症，需要进行相关的诊断和治疗，并适当延长住院时间。
2. 放化疗后产生严重放化疗不良反应，需继续住院处理，并适当延长住院时间。
3. 发现有远端转移或因无法耐受、患者主观原因、意外情况等终止放化疗者，退出此临床路径。
4. 术前放疗结束时复查、评估发现仍无法手术，需行根治性放疗，退出此临床路径。

> **释义**
>
> ■ 疗前检查发现患者存在其他系统严重疾病，需要在直肠癌放疗前首先治疗的，则终止本路径；出现肿瘤出血、肠穿孔、梗阻等并发症需外科介入处理时，需转入相应路径；出现严重的放化疗不良反应，导致治疗疗程延长、治疗费用高者需退出本路径；疗中出现远端转移或因无法耐受、患者主观原因、意外情况等终止放化疗者，需退出本路径；术前放疗结束时复查、评估发现仍无法手术，需行根治性放疗，退出此临床路径。
>
> ■ 认可的变异原因主要是指患者入选路径后，在检查及治疗过程中发现患者合并存在事前未预知的、对本路径治疗可能产生影响的情况，需要终止执行路径或延长治疗时间、增加治疗费用，医师需在表单中明确说明。
>
> ■ 因患者方面的主观原因导致执行路径出现变异，需医师在表单中予以说明。
>
> ■ 因放疗加速器故障的客观原因导致执行路径出现变异，需医师在表单中予以说明。

五、直肠癌术前/术后放疗给药方案

（一）用药选择：

1. 同步化疗药：

（1）卡培他滨：825mg/m^2，每天 2 次，每周 5 天，建议放疗日口服。

（2）氟尿嘧啶：225mg/（m^2·d），放疗期间持续静脉滴注，每天 24 小时，每周 5~7 天。

2. 其他对症治疗药物：

（1）抗菌药物：发热、腹痛、腹泻明显患者建议立即进行病原微生物培养并使用抗菌药物。放疗期间出现腹痛、腹泻明显，伴有发热、黏液血便、里急后重的患者，应当停止放化疗，需及时行血常规、大便常规、肝肾功能检查及血液和粪便的病原微生物培养。因放疗本身可造成放射性肠炎，同时 5-FU 或卡培他滨也可造成药物性腹泻，临床首先需要鉴别何种原因造成的腹泻。即使不能立即确诊腹泻原因，如患者出现发热、血象升高等情况，也建议先停止放化疗，使用抗菌药物缓解病情，以免延误治疗导致症状恶化。

（2）升血类药物：如果放化疗期间出现Ⅰ~Ⅱ度骨髓抑制，建议给予口服升血药物，每周复查观察血象变化。若白细胞、血红蛋白、血小板等出现Ⅲ度及以上不良反应，建议暂停放化疗，给予集落刺激因子、白细胞介素 2 或重组人血小板生成素等治疗。

（3）缓解消化系统反应类药物：针对恶心、食欲缺乏、胃部不适、胃灼热等上消化道不良反应，可给予增进食欲药物如甲地孕酮、抑酸药如奥美拉唑或胃黏膜保护剂如胶体铋、硫糖铝等，也可使用多巴胺受体拮抗剂如甲氧氯普胺、5-HT$_3$ 受体阻断剂、糖皮质激素、抗组胺类药物等。针对腹痛腹泻、里急后重等下消化道不良反应，在排除感染因素后，仅考虑药物性腹泻或放射性肠炎时，可给予止泻剂，如蒙脱石、盐酸洛哌丁胺等。腹痛一般与腹泻伴随，不建议应用镇痛药，以免掩盖临床症状变化情况。里急后重严重者可考虑局部药物保留灌肠。严重的恶心、食欲下降、体重下降、腹泻脱水、电解质紊乱、肝肾功能异常应当考虑停止放化疗，积极输液对症支持治疗，待症状改善后再考虑继续放化疗。

（4）缓解泌尿系统反应类药物：放疗期间如出现尿频、尿急、尿痛的泌尿系症状，在排除泌尿系感染因素后，首先考虑膀胱受到照射后产生的放射性膀胱或尿道炎。多饮水、多排尿、严格重复充盈膀胱的放疗前准备以及合理的放疗靶区勾画，可大大降低放射性膀胱炎及尿道炎的发生率。若临床症状较重，可给予选择性 α1 受体阻断剂或抗胆碱能性质的药品缓解症状。女性患者放疗期间可能出现阴道分泌物增多情况，建议每日冲洗阴道，保持阴道清洁。

（二）药学提示

1. 腹泻：卡培他滨可引起腹泻，有时比较严重。对于出现严重腹泻的患者应给予密切监护，若患者开始出现脱水，应立即补充液体和电解质。在适当的情况下，应及早开始使用标准止泻治疗药物（如洛哌丁胺）。必要时需降低给药剂量。

2. 手足综合征：手掌-足底红肿疼痛或化疗引起肢端红斑，是一种皮肤毒性。严重程度为 1~3 级（1 级手足综合征定义为出现下列任一现象：手和/或足的麻木、感觉迟钝/感觉异常、麻刺感、红斑和/或不影响正常活动的不适。2 级手足综合征定义为手和/或足的疼痛性红斑和肿胀和/或影响患者日常生活的不适。3 级手足综合征定义为手和/或足湿性脱屑、溃疡、水疱或严重的疼痛和/或使患者不能工作或进行日常活动的严重不适）。出现 2 或 3 级手足综合征时应暂停使用卡培他滨，直至恢复正常或严重程度降至 1 级。

3. 对于同时服用卡培他滨和香豆素类衍生物抗凝药如华法林和苯丙香豆素的患者，应该频繁监测抗凝反应指标，如 INR 或凝血酶原时间，以调整抗凝剂的用量。在合并用药期间，曾有凝血参数改变和/或出血，包括死亡的报告。

4. 氟尿嘧啶：对本品有严重过敏者禁用；孕妇及哺乳期妇女禁用；伴发水痘或带状疱疹时禁用。

六、直肠癌放射治疗护理规范

1. 标记保护：患者在接受治疗期间，必须保持皮肤上标记的清晰。勿将标记洗去，如有褪色，应及时告诉医生。

2. 肛门局部皮肤相关护理：局部皮肤切勿用肥皂、盐水清洗。局部禁用碘酒等刺激性药品，避免冷、热、摩擦等不良刺激，内裤以宽松柔软、吸湿性较好的棉制品为宜。放射野内皮肤有痒的感觉，可以用手轻轻拍打，切勿用手搔抓。局部皮肤出现红斑、有烧灼感和刺痒感时，可涂冰片滑石粉止痒。

3. 放射性肠炎相关护理：如果患者出现黏液血便、腹痛或腹泻等症状，应考虑放射性肠炎的发生，腹泻严重者，应及时按医嘱服用止泻药。若有水电解质、酸碱平衡失调，应静脉补液。

4. 放射性膀胱炎相关护理：若患者出现尿频、尿急、尿痛等，应考虑放射性膀胱反应。注意多喝水，多排尿，以起到尿路自洁作用，并在放疗前充盈膀胱，减少膀胱照射。

七、直肠癌放射治疗营养治疗规范

1. 所有患者入院后应常规进行营养筛查和营养状况评估和综合测定。

2. 治疗过程中每周至少为患者评估 1 次，以便尽早发现患者出现营养风险并采取早期干预。

3. 营养治疗方式的选择：①为了降低感染风险，首选经口摄入；②出现重度口腔/口咽黏膜炎影响吞咽功能者或产生较强的胃肠道反应的患者，肠内营养应经管饲给予。

4. 患者的每日供给量推荐为每日 25~30kcal/kg，如患者合并严重消耗，每日供给量推荐为每日 30~35kcal/kg。

5. 患者可适当提高优质脂肪的供能比例；蛋白质供给量为每日 1.0~1.5g/kg。

6. 根据胃肠功能状况尽早经口营养补充肠内营养制剂。如口服摄入不足目标量的60%时，推荐管饲肠内营养。肠内营养不能达到目标量60%时可选用肠外营养药物，以全合一的方式实施（应包含氨基酸、脂肪乳、葡萄糖、维生素、微量元素、电解质注射制剂等）。根据病情变化及营养耐受性选择或调整肠外肠内营养方案。

八、直肠癌放射治疗患者健康宣教

1. 患者在家中应注意休息，避免过度劳累和精神紧张，保证充足的睡眠，规律作息。

2. 在日常饮食上，应戒烟酒，忌暴饮暴食，养成良好的饮食习惯。少食烟熏食物、高盐食品以及油炸刺激性食物，多进食高热量、高维生素、高蛋白食物，多吃新鲜水果、蔬菜。切忌"生、冷、硬"及刺激性食物，以吃容易消化的食物为主。

3. 适量多饮水，每天不少于 1500ml。

4. 切忌食用野生动物、渠道不明的补品以及未经过正规医院处方开具的"民间偏方"。

5. 如果体力允许，可以适当做一些身体锻炼，增强免疫力。

九、推荐表单

（一）医师表单

直肠癌放疗临床路径医师表单（术前术后放疗）

适用对象：第一诊断为直肠癌（ICD－10：C20 伴 Z51.0，Z51.0 伴 Z85.007，C78.501 伴 Z51.0）

患者姓名：		性别：	年龄：	门诊号：	住院号：
住院日期：	年　月　日	出院日期：	年　月　日		标准住院日：≤45 天

日期	住院第 1 天	住院第 2~3 天	住院第 3~7 天
主要诊疗工作	□ 询问病史及体格检查 □ 交代病情 □ 书写病历 □ 开具检查申请 □ 初步确定放射治疗靶区和剂量	□ 上级医师查房和评估 □ 完成放疗前检查、准备 □ 根据病理结果影像资料等，结合患者的基础疾病和综合治疗方案，行放疗前讨论，确定放疗方案 □ 完成必要的相关科室会诊 □ 住院医师完成上级医师查房记录等病历书写 □ 签署放疗知情同意书、自费用品协议书（如有必要）、向患者及家属交代放疗注意事项	□ 放疗定位，可二维定位，推荐三维治疗，定位后 CT 扫描或直接行模拟定位 CT □ 医师勾画靶区 □ 物理师完成计划制订 □ 模拟机及加速器计划确认和核对 □ 住院医师完成必要病程记录 □ 上级医师查房 □ 向患者及家属交代病情及放疗注意事项
重点医嘱	**长期医嘱：** □ 放疗科　级护理常规 □ 饮食：普通饮食/糖尿病饮食/其他 **临时医嘱：** □ 血常规、尿常规、便常规 □ 肝功能、肾功能 □ 肿瘤标志物 □ 心电图、X 线胸片 □ 盆腔增强 CT 或 MRI 扫描 □ 上腹部 CT 扫描或腹部超声检查 □ 其他	**长期医嘱：** □ 患者既往基础用药 □ 其他医嘱 **临时医嘱：** □ 其他特殊医嘱	
主要护理工作	□ 入院介绍 □ 入院评估 □ 指导患者进行相关辅助检查	□ 放疗前准备 □ 放疗前宣教 □ 心理护理	□ 观察患者病情变化 □ 定时巡视病房
病情变异记录	□ 无　□ 有，原因： 1. 2.	□ 无　□ 有，原因： 1. 2.	□ 无　□ 有，原因： 1. 2.
医师签名			

日期	住院第 8~43 天 （放疗过程）	住院第 43~45 天 （出院日）
主 要 诊 疗 工 作	□ 放疗开始，化疗开始 □ 上级医师查房，注意病情变化 □ 住院医师完成常规病历书写 □ 注意记录患者放疗后正常组织的不良反应的发生 　　日期和程度	□ 上级医师查房，对放疗区域不良反应等进 　　行评估，明确是否出院 □ 住院医师完成常规病历书写及完成出院记 　　录、病案首页、出院证明书等，向患者交 　　代出院后的注意事项，如：返院复诊的时 　　间、地点，后续治疗方案及用药方案 □ 完善出院前检查
重 点 医 嘱	**长期医嘱：** □ 患者既往基础用药 □ 其他医嘱 **临时医嘱：** □ 同期化疗 　　5-FU 　　卡培他滨 　　其他化疗药物 □ 正常组织放疗保护剂 □ 针对放疗急性反应的对症处理药物 □ 其他特殊医嘱	**长期医嘱：** □ 患者既往基础用药 □ 其他医嘱，可包括内分泌治疗 **临时医嘱：** □ 血常规、肝肾功能 □ 上腹部/盆腔 CT 检查 **出院医嘱：** □ 出院带药
主要 护理 工作	□ 观察患者病情变化 □ 定时巡视病房	□ 指导患者放疗结束后注意事项 □ 出院指导 □ 协助办理出院手续
病情 变异 记录	□ 无　□ 有，原因： 1. 2.	□ 无　□ 有，原因： 1. 2.
医师 签名		

直肠癌放疗临床路径医师表单（根治性放疗）

适用对象：第一诊断为直肠癌（ICD-10：C20 伴 Z51.0，Z51.0 伴 Z85.007，C78.501 伴 Z51.0）

患者姓名：	性别：　　年龄：　　门诊号：	住院号：
住院日期：　　年　月　日	出院日期：　　年　月　日	标准住院日：≤59 天

日期	住院第 1 天	住院第 2~3 天	住院第 3~7 天
主要诊疗工作	□ 询问病史及体格检查 □ 交代病情 □ 书写病历 □ 开具检查申请 □ 初步确定放射治疗靶区和剂量	□ 上级医师查房和评估 □ 完成放疗前检查、准备 □ 根据病理结果影像资料等，结合患者的基础疾病和综合治疗方案，行放疗前讨论，确定放疗方案 □ 完成必要的相关科室会诊 □ 住院医师完成上级医师查房记录等病历书写 □ 签署放疗知情同意书、自费用品协议书（如有必要）、向患者及家属交代放疗注意事项	□ 放疗定位，可二维定位，推荐三维治疗，定位后 CT 扫描或直接行模拟定位 CT □ 医师勾画靶区 □ 物理师完成计划制订 □ 模拟机及加速器计划确认和核对 □ 住院医师完成必要病程记录 □ 上级医师查房 □ 向患者及家属交代病情及放疗注意事项
重点医嘱	**长期医嘱：** □ 放疗科__级护理常规 □ 饮食：普通饮食/糖尿病饮食/其他 **临时医嘱：** □ 血常规、尿常规、便常规 □ 肝功能、肾功能 □ 肿瘤标志物 □ 心电图、X 线胸片 □ 盆腔增强 CT 或 MRI 扫描 □ 上腹部 CT 扫描或腹部超声检查 □ 其他	**长期医嘱：** □ 患者既往基础用药 □ 其他医嘱 **临时医嘱：** □ 其他特殊医嘱	
主要护理工作	□ 入院介绍 □ 入院评估 □ 指导患者进行相关辅助检查	□ 放疗前准备 □ 放疗前宣教 □ 心理护理	□ 观察患者病情变化 □ 定时巡视病房
病情变异记录	□ 无　□ 有，原因： 1. 2.	□ 无　□ 有，原因： 1. 2.	□ 无　□ 有，原因： 1. 2.
医师签名			

日期	住院第 8~43 天 （放疗过程）	住院第 44~57 天	住院第 57~59 天 （出院日）
主要诊疗工作	□ 放疗开始，化疗开始 □ 上级医师查房，注意病情变化 □ 住院医师完成常规病历书写 □ 注意记录患者放疗后正常组织的不良反应的发生日期和程度	□ 第二段治疗，合并化疗 □ 上级医师查房，注意病变是否好转 □ 住院医师完成常规病历书写 □ 注意记录患者放疗后正常组织的不良反应的发生日期和程度	□ 上级医师查房，对放疗区域不良反应等进行评估，明确是否出院 □ 住院医师完成常规病历书写及完成出院记录、病案首页、出院证明书等，向患者交代出院后的注意事项，如：返院复诊的时间、地点，后续治疗方案及用药方案 □ 完善出院前检查
重点医嘱	长期医嘱： □ 患者既往基础用药 □ 其他医嘱 临时医嘱： □ 同期化疗 　5-FU 　卡培他滨 　其他化疗药物 □ 正常组织放疗保护剂 □ 针对放疗急性反应的对症处理药物 □ 其他特殊医嘱	长期医嘱： □ 患者既往基础用药 □ 其他医嘱 临时医嘱： □ 同期化疗 　5-FU 　卡培他滨 　其他化疗药物 □ 正常组织放疗保护剂 □ 针对放疗急性反应的对症处理药物 □ 其他特殊医嘱	长期医嘱： □ 患者既往基础用药 □ 其他医嘱，可包括内分泌治疗 临时医嘱： □ 血常规、肝肾功能 □ 上腹部/盆腔 CT 检查 出院医嘱： □ 出院带药
主要护理工作	□ 观察患者病情变化 □ 定时巡视病房	□ 观察患者病情变化 □ 定时巡视病房	□ 指导患者放疗结束后注意事项 □ 出院指导 □ 协助办理出院手续
病情变异记录	□ 无　□ 有，原因： 1. 2.	□ 无　□ 有，原因： 1. 2.	□ 无　□ 有，原因： 1. 2.
医师签名			

（二）护士表单

直肠癌放疗临床路径护士表单

适用对象：第一诊断为直肠癌（ICD‐10：C20 伴 Z51.0，Z51.0 伴 Z85.007，C78.501 伴 Z51.0）

患者姓名：		性别：　年龄：　门诊号：	住院号：
住院日期：　　年　月　日		出院日期：　　年　月　日	标准住院日：≤59天

时间	住院第1天	住院第2~3天	住院第3~7天
健康宣教	□ 入院宣教 □ 介绍病房环境、设施 □ 介绍主管医师、责任护士、护士长 □ 介绍住院注意事项 □ 告知探视制度	□ 放疗前宣教 □ 告知放疗前检查项目及注意事项 □ 宣教疾病知识、说明术前放疗的目的 □ 放疗前准备及化疗过程 □ 告知相关药物知识及不良反应预防 □ 责任护士与患者沟通，了解心理反应指导应对方法 □ 告知家属等候区位置	□ 放疗后宣教 □ 告知监护设备的功能及注意事项 □ 告知输液管路功能及放疗过程中的注意事项 □ 告知放疗后可能出现情况的应对方式 □ 给予患者及家属心理支持 □ 再次明确探视陪伴须知
护理处置	□ 核对患者信息，佩戴腕带 □ 卫生处置：剪指（趾）甲、沐浴，更换病号服 □ 入院评估	□ 协助医师完成放疗前检查 □ 放疗前准备	□ 核对患者及资料，签字确认 □ 接通各管路，保持畅通 □ 心电监护
基础护理	□ 三级护理 □ 患者安全管理	□ 三级护理 □ 卫生处置 □ 患者睡眠管理 □ 患者安全管理	□ 特级护理 □ 患者安全管理
专科护理	□ 护理查体 □ 跌倒、压疮等风险因素评估需要时安置危险标志 □ 心理护理	□ 相关指征监测，如血压、血糖等 □ 心理护理 □ 饮食指导	□ 病情观察，记特护记录 □ 评估生命体征、患者症状、穿刺输液部位 □ 心理护理
病情变异记录	□ 无　□ 有，原因 1. 2.	□ 无　□ 有，原因 1. 2.	□ 无　□ 有，原因 1. 2.
护士签名			

时间	住院第 8~43 天 （放疗过程）	住院第 43~45 天 （出院日）
健康宣教	□ 放疗后宣教 □ 药物作用及频率 □ 饮食、活动指导 □ 强调拍背咳嗽的重要性 □ 复查患者对放疗前宣教内容的掌握程度 □ 告知拔管后注意事项	□ 出院宣教 □ 复查时间 □ 服药方法 □ 活动指导 □ 饮食指导 □ 告知办理出院的流程 □ 指导出院带管的注意事项
护理处置	□ 遵医嘱完成相应检查及治疗	□ 办理出院手续
基础护理	□ 特/一级护理（根据患者病情和自理能力给予相应的护理级别） □ 晨晚间护理 □ 患者安全管理	□ 二级护理 □ 晨晚间护理 □ 协助进食 □ 患者安全管理
专科护理	□ 病情观察，记特护记录 □ 评估生命体征、穿刺输液部位、皮肤、水化情况 □ 心理护理	□ 病情观察 □ 心理护理
病情变异记录	□ 无 □ 有，原因： 1. 2.	□ 无 □ 有，原因： 1. 2.
护士签名		

（三）患者表单

直肠癌放疗临床路径患者表单

适用对象：第一诊断为直肠癌（ICD-10：C20 伴 Z51.0，Z51.0 伴 Z85.007，C78.501 伴 Z51.0）

患者姓名：	性别：	年龄：	门诊号：	住院号：
住院日期： 年 月 日	出院日期： 年 月 日			标准住院日：≤59 天

时间	住院第 1 天	住院第 2~3 天
医患配合	□ 配合询问病史、收集资料，详细告知既往史、用药史、过敏史、家族史 □ 如服用抗凝药，明确告知 □ 配合进行体格检查 □ 有任何不适及时告知主管医师	□ 配合完善放疗前相关检查：采血、留尿便、心电图、肺功能、胸部 CT、胃镜、上消化道造影、腹部 B 超等常规项目。需要时完成特殊检查，如：CT、PET-CT、MRI 等 □ 医师与患者及家属介绍病情及放疗谈话及签字
护患配合	□ 配合测量体温、脉搏、呼吸、血压、体重 □ 配合完成入院护理评估 □ 接受入院宣教（环境介绍、病室规定、订餐制度、探视制度、贵重物品保管等） □ 有任何不适及时告知护士	□ 配合测量体温、脉搏、呼吸、询问排便次数 □ 接受放疗前宣教 □ 自行卫生处置：剪指（趾）甲、剃胡须、沐浴 □ 准备好必要用物、吸水管、纸巾
饮食	□ 正常饮食	□ 半流质饮食；术前 12 小时禁食、禁水
排泄	□ 正常排尿便	□ 正常排尿便
活动	□ 正常活动	□ 正常活动

时间	住院第 8~43 天 （放疗过程）	住院第 43~45 天 （出院日）
医患配合	□ 遵守医院的管理和查房制度，医师查房时患者本人应在病房的床位，等待上级医师的查房 □ 及时告知放疗过程中特殊情况和症状 □ 向患者及家属交代放疗中情况及放疗后注意事项 □ 完成病程记录和上级医师查房记录	□ 上级医师查房，对放疗近期反应进行评估 □ 完成病历书写 □ 根据情况决定是否需要复查实验室检查
护患配合	□ 配合定时测量生命体征、每日询问排便 □ 接受输液、注射、服药、雾化吸入等治疗 □ 配合晨晚间护理 □ 配合拍背咳痰，预防肺部并发症 □ 配合活动，预防压疮 □ 注意活动安全，避免坠床或跌倒 □ 配合执行探视及陪伴	□ 接受出院宣教 □ 办理出院手续 □ 获取出院带药 □ 知道服药方法、作用、注意事项 □ 知道复印病历方法
饮食	□ 普通饮食	□ 普通饮食
排泄	□ 保留尿管至正常排尿便	□ 正常排尿便
活动	□ 根据医嘱，半卧位至床边或下床活动 □ 注意保护管路，勿牵拉、脱出等	□ 正常适度活动，避免疲劳

附：原表单（2012 年版）

直肠癌放疗临床路径表单

适用对象：第一诊断为直肠癌（ICD-10：C20 伴 Z51.0，Z51.0 伴 Z85.007，C78.501 伴 Z51.0）

患者姓名：	性别：　　年龄：　　门诊号：	住院号：
住院日期：　　　年　月　日	出院日期：　　　年　月　日	标准住院日：≤45 天

日期	住院第 1 天	住院第 2~3 天	住院第 3~7 天
主要诊疗工作	□ 询问病史及体格检查 □ 交代病情 □ 书写病历 □ 开具检查申请 □ 初步确定放射治疗靶区和剂量	□ 上级医师查房和评估 □ 完成放疗前检查、准备 □ 根据病理结果影像资料等，结合患者的基础疾病和综合治疗方案，行放疗前讨论，确定放疗方案 □ 完成必要的相关科室会诊 □ 住院医师完成上级医师查房记录等病历书写 □ 签署放疗知情同意书、自费用品协议书（如有必要）、向患者及家属交代放疗注意事项	□ 放疗定位，可二维定位，推荐三维治疗，定位后 CT 扫描或直接行模拟定位 CT □ 医师勾画靶区 □ 物理师完成计划制订 □ 模拟机及加速器计划确认和核对 □ 住院医师完成必要病程记录 □ 上级医师查房 □ 向患者及家属交代病情及放疗注意事项
重点医嘱	长期医嘱： □ 放疗科__级护理常规 □ 饮食：普通饮食/糖尿病饮食/其他 临时医嘱： □ 血常规、尿常规、便常规 □ 肝功能、肾功能 □ 肿瘤标志物 □ 心电图、X 线胸片 □ 盆腔增强 CT 或 MRI 扫描 □ 上腹部 CT 扫描或腹部超声检查 □ 其他	长期医嘱： □ 患者既往基础用药 □ 其他医嘱 临时医嘱： □ 其他特殊医嘱	
主要护理工作	□ 入院介绍 □ 入院评估 □ 指导患者进行相关辅助检查	□ 放疗前准备 □ 放疗前宣教 □ 心理护理	□ 观察患者病情变化 □ 定时巡视病房
病情变异记录	□ 无　□ 有，原因： 1. 2.	□ 无　□ 有，原因： 1. 2.	□ 无　□ 有，原因： 1. 2.
护士签名			
医师签名			

日期	住院第 8~43 天 （放疗过程）	住院第 43~45 天 （出院日）
主要诊疗工作	□ 放疗开始，化疗开始 □ 上级医师查房，注意病情变化 □ 住院医师完成常规病历书写 □ 注意记录患者放疗后正常组织的不良反应的发生日期和程度	□ 上级医师查房，对放疗区域不良反应等进行评估，明确是否出院 □ 住院医师完成常规病历书写及完成出院记录、病案首页、出院证明书等，向患者交代出院后的注意事项，如：返院复诊的时间、地点，后续治疗方案及用药方案 □ 完善出院前检查
重点医嘱	长期医嘱： □ 患者既往基础用药 □ 其他医嘱 临时医嘱： □ 同期化疗 　5-FU 　卡培他滨 　其他化疗药物 □ 正常组织放疗保护剂 □ 针对放疗急性反应的对症处理药物 □ 其他特殊医嘱	长期医嘱： □ 患者既往基础用药 □ 其他医嘱，可包括内分泌治疗 临时医嘱： □ 血常规、肝肾功能 □ 上腹部/盆腔 CT 检查 出院医嘱： □ 出院带药
主要护理工作	□ 观察患者病情变化 □ 定时巡视病房	□ 指导患者放疗结束后注意事项 □ 出院指导 □ 协助办理出院手续
病情变异记录	□ 无　□ 有，原因： 1. 2.	□ 无　□ 有，原因： 1. 2.
护士签名		
医师签名		

第三十二章

直肠癌化疗临床路径释义

【医疗质量控制指标】（专家建议）

指标一、诊断需结合既往病史、肿瘤家族史、临床表现、内镜/影像和病理/细胞学检查。

指标二、化疗方案的制订应在多学科讨论的基础上进行。

指标三、化疗前对患者一般状况、器官功能充分评估，并进行健康宣教。

指标四、化疗期间及化疗后注意监测和处理不良反应、及时评估治疗的疗效。

一、直肠癌化疗编码

疾病名称及编码：直肠癌（ICD-10：C20 伴 Z51.1，Z51.1 伴 Z85.007，C78.501 伴 Z51.1）

二、临床路径检索方法

C20 伴 Z51.1/Z51.1 伴 Z85.007/C78.501 伴 Z51.1

三、国家医疗保障疾病诊断相关分组（CHS-DRG）

MDC 编码：MDCG（消化系统疾病及功能障碍）

ADRG 编码：GR1（消化系统恶性肿瘤）

四、直肠癌化疗临床路径标准住院流程

（一）适用对象

第一诊断为直肠癌（ICD-10：C20 伴 Z51.1，Z51.1 伴 Z85.007，C78.501 伴 Z51.1），符合以下情形：

1. Ⅱ~Ⅲ期需行术后辅助化疗患者。

2. 新辅助化疗。

3. 晚期/转移性直肠癌患者。

> **释义**
>
> ■ 适用对象编码参见第一部分。
>
> ■ 初次诊断的直肠癌需要有病理组织学证据。
>
> ■ 本路径适用于如下情况：①Ⅱ期直肠癌如存在以下情况可行术后化疗：T_3 或 T_4 期肿瘤，组织学分化差且未错配修复蛋白完整（pMMR）或微卫星稳定（MSS），淋巴管/血管侵犯，神经侵犯，术前肠梗阻/局部穿孔，手术切缘阳性或不确定，标本检出的淋巴结数量不足 12 枚；②Ⅲ期直肠癌术后化疗；③晚期/转移性直肠癌化疗；④局部晚期直肠癌无法切除或手术切除困难可行术前新辅助化疗；⑤局部复发性直肠癌可行化疗。

（二）诊断依据

根据原卫生部《结直肠癌诊疗规范（2010 年）》等。

1. 症状：便血、脓血便、排便习惯改变、里急后重、下腹坠痛等。

2. 体格检查：

（1）一般情况评价：体力状况评估、是否有贫血、全身浅表淋巴结肿大。

（2）腹部检查：是否看到肠型及肠蠕动波、触及肿块、叩及鼓音、听到高调肠鸣音或金属音。

（3）直肠指检：明确肿瘤位于直肠壁的位置，下极距肛缘的距离；占肠壁周径的范围。肿瘤大体类型（隆起、溃疡、浸润），基底部活动度及与周围脏器的关系，了解肿瘤向肠壁外浸润情况。观察是否有指套血染。

3. 实验室检查：大便常规+隐血；血清肿瘤标志物 CEA 和 CA19-9，必要时可查 AFP 和 CA125。

4. 辅助检查：术前肿瘤定性及 TNM 分期，指导选择正确的术式。

（1）全结肠镜检查并取活检，病理检查明确肿瘤组织类型（腺癌、黏液腺癌、印戒细胞癌）和分化程度（高、中、低）；排除同时性结直肠多原发癌；可使用乙状结肠镜确定直肠肿瘤位置（低位、中位、高位）。

（2）术前应当明确肿瘤分期；行盆腔 MRI 或 CT 明确肿瘤与周围脏器和盆壁的关系，或行直肠腔内超声内镜，诊断肿瘤浸润肠壁深度及周围淋巴结是否转移。

5. 鉴别诊断：必要时需行经肛门直肠壁穿刺活检病理，并请相关科室会诊。

（1）其他常见的结直肠疾病：胃肠道间质瘤（GISTs）、炎症性肠病、淋巴瘤、寄生虫感染、息肉等。

（2）腹、盆腔其他脏器疾病累及直肠：妇科肿瘤、子宫内膜异位症及男性前列腺癌累及直肠。

释义

■ 根据国家卫健委《中国结直肠癌诊疗规范（2020 年版）》等。

■ 疾病史和家族史：直肠息肉、直肠腺瘤病史；结直肠癌家族史、遗传性结直肠癌综合征家族史（林奇综合征、家族性腺瘤性息肉病等）。

■ 直肠癌早期可无症状和体征，常见的症状为便血、脓血便、排便习惯改变、里急后重、下腹坠痛等。晚期腹部可触及肿块，直肠指诊可触及质硬、易出血肿块。实验室检查隐血（+）。肿瘤标志物（CEA 等）可有异常升高。

■ 确诊主要依赖结肠镜活检病理组织学诊断。

■ 影像学主要明确直肠癌的临床分期及判断手术可切除性，CT、MRI、腔内超声均为有效手段。需要对肿瘤与周围脏器和盆壁的关系、淋巴结及脏器转移情况进行综合判定。

■ 正确的治疗前分期对综合治疗方案具有重要的临床意义。

■ 直肠癌主要与常见结直肠疾病、其他疾病累及结直肠以及转移性直肠肿瘤进行鉴别。与肛肠良性疾病如痔疮、肛裂、息肉的鉴别：肛肠良性疾病常表现为肛门出血，血色鲜红，一般量不多，多为大便干结时或进食辛辣刺激食物后出现，不伴腹痛、腹胀、肠梗阻，无大便变细或大便性状改变，直肠指诊可触及柔软肿块，指套可染血。而直肠癌可引起肠梗阻症状，可引起乏力、体重下降等全身症状。直肠指诊可触及直硬肿块，指套可染血。行 PET-CT、盆腔 CT、MRI 和肿瘤标志物检查可鉴别是否其他脏器疾病累及直肠。

（三）选择化疗方案

根据原卫生部《结直肠癌诊疗规范（2010年）》。

> **释义**
>
> ■直肠癌的治疗遵循分期指导下的治疗原则，可参照国家卫健委《中国结直肠癌诊疗规范（2020年版）》；化疗前准确分期是必不可少的。
>
> ■化疗方案的制订应在多学科讨论的基础上进行。应充分考虑直肠癌病变位置、患者症状、肿瘤分期、化疗目的以及既往治疗经过，由包括肿瘤内科、外科、放疗科、影像科、病理科等在内的多学科讨论决定。
>
> ■T_2以上或淋巴结阳性的局部进展期病变，术前卡培他滨或5-FU单药同步放化疗可降低肿瘤分期，提高根治性手术切除率，降低局部复发率。
>
> ■术后辅助化疗可降低直肠癌根治术后复发和转移率，改善患者生存。
>
> ■一般情况或脏器功能差不能耐受手术或者病灶无法切除的患者，可行同步放化疗。前一种情况下更应该重视患者脏器功能和营养状况的保护与改善。

（四）标准住院日8~12天

> **释义**
>
> ■患者收治入院后，化疗前准备（治疗前诊断、评估等），可根据临床科室不同的运行状况，在此时间范围内完成诊治均符合路径要求。部分检查可在入院前完成。
>
> ■化疗相关的不良反应可发生在化疗过程中或化疗后，应加强患者教育，及时检测、记录和处理不良反应，避免严重不良反应的发生。

（五）进入路径标准

1. 第一诊断必须符合ICD-10：C20伴Z51.1，Z51.1伴Z85.007，C78.501伴Z51.1直肠癌疾病编码。
2. 符合化疗适应证、无化疗禁忌证。
3. 当患者合并其他疾病，但住院期间不需要特殊处理也不影响第一诊断的临床路径流程实施时，可以进入路径。

> **释义**
>
> ■进入路径前必须有确诊直肠癌的组织病理学证据。
>
> ■入院检查发现其他疾患或伴随疾病时，如该疾病必须于化疗前治疗或调整，否则增大化疗风险，增加并发症出现概率，则不宜进入本路径，如高血压三级、严重的未良好控制的糖尿病、心肺功能不全、肝肾功能不全、严重出血倾向、严重感染等。
>
> ■治疗前存在感染、严重贫血、出血、梗阻及其他肿瘤相关合并症者，需要在及时控制、纠治的前提下方可进入本路径。
>
> ■化疗需要结合患者体力状况、症状、复发转移类型等综合判断预期获益，并与患者及家属充分沟通病情及预后。

（六）化疗前准备需3~5天

1. 必需的检查项目：

（1）血常规、尿常规、大便常规及隐血。

（2）肝功能、肾功能、电解质、凝血功能、血糖、消化道肿瘤标志物（必须检测 CEA、CA19-9；有肝转移患者建议检测 AFP；有卵巢转移患者建议检测 CA125）。

（3）心电图、病理检查。

2. 根据情况可选择的检查项目：

（1）直、结肠镜检查和/或钡剂灌肠造影。

（2）经直肠腔内超声。

（3）B超检查：了解患者有无复发转移。

（4）提示转移时，可进行相关部位 CT 或 MRI 检查。

（5）直肠癌分期、评价肝转移病灶及怀疑腹膜以及肝被膜下病灶时首选 MRI 检查。

（6）合并其他疾病相关检查：心肺功能检查等。

3. 签署化疗及其他相关知情同意书。

> 释义
>
> ■ 化疗前需完善必要的基础检查，如三大常规、肝肾功能、心电图等，以了解脏器功能情况，并在治疗中定期随访观察。
>
> ■ 对于高龄患者，应进行心肺肾功能评价，治疗前征询患者及家属的治疗意见非常重要。
>
> ■ 化疗前行体格检查是必需的，尤其应注意腹股沟淋巴结有无肿大，切口部位有无可疑肿物等。
>
> ■ 化疗前对肿瘤情况进行评估，包括血液肿瘤标志物、CT 或 MRI 检查，MRI 可提高对肝转移的诊断准确性。PET-CT 不应作为常规检查项目。
>
> ■ 化疗前须告知患者及家属化疗的目的、预后及可能出现的不良反应，签署化疗知情同意书。

（七）化疗方案

根据原卫生部《结直肠癌诊疗规范（2010 年）》，结合患者的疾病状态选择化疗方案及周期数。

1. mFOLFOX6 方案：

药物	给药剂量（mg/m^2）及给药途径	给药时间及周期间隔
奥沙利铂	85，iv drip	d1，q14d
醛氢叶酸	400，iv drip	d1，q14d
氟尿嘧啶	400，iv bolus	d1，q14d
氟尿嘧啶	1200，civ	d1~2，q14d

2. FOLFIRI 方案：

药物	给药剂量（mg/m²）及给药途径	给药时间及周期间隔
伊立替康	180，iv drip	d1，q14d
醛氢叶酸	400，iv drip	d1，q14d
氟尿嘧啶	400，iv bolus	d1，q14d
氟尿嘧啶	1200，civ	d1~2，q14d

3. CapeOX 方案：

药物	给药剂量（mg/m²）及给药途径	给药时间及周期间隔
奥沙利铂	130，iv drip	d1，q21d
卡培他滨	850~1000，bid，po	d1~14，q21d

4. 卡培他滨方案：

药物	给药剂量（mg/m²）及给药途径	给药时间及周期间隔
卡培他滨	1000~1250，bid，po	d1~14，q21d

5. 简化的双周静脉用 5-FU/LV 方案：

药物	给药剂量（mg/m²）及给药途径	给药时间及周期间隔
醛氢叶酸	400，iv drip	d1，q14d
氟尿嘧啶	400，iv bolus	d1，q14d
氟尿嘧啶	1200，civ	d1~2，q14d

6. FOLFOXIRI 方案：

药物	给药剂量（mg/m²）及给药途径	给药时间及周期间隔
奥沙利铂	85，iv drip	d1，q14d
伊立替康	165，iv drip	d1，q14d
醛氢叶酸	400，iv drip	d1，q14d
氟尿嘧啶	1200，civ	d1~2，q14d

释义

■ 选用化疗方案药物组合时应选用毒性不同、作用机制相异的药物进行组合。除主要一般不良反应如骨髓抑制、胃肠反应外，还应特别注意特殊药物的特殊不良反应。

■ 如使用含伊立替康的方案时，应特别注意腹泻的不良反应，如出现应及时治疗，出现严重腹泻的患者在下个周期用药应适当减量或停用；使用含奥沙利铂方案时应注意神经毒性和过敏反应。5-FU及其口服衍生物的心脏毒性也应该引起重视。其发生率虽然不高（1.2%~18%），但通常比较严重，包括急性冠脉综合征、心肌病、血管痉挛性心绞痛、冠状动脉血栓形成、恶性心律失常和心源性猝死等。其中伴心脏基础疾病如冠心病、结构性心脏病或心肌病的患者，其心脏毒性发生率普遍较高，呈现正相关性。其他相关因素包括给药剂量、频率和时间等。

■ 临床中5-FU治疗一旦出现心脏毒性，不推荐再使用该药剂，建议在治疗期间密切监测，并可使用硝酸酯类或钙离子通道阻滞剂等治疗，同时对于具有潜在心脏毒性风险者，胸苷酸合成酶（TS）的特异性抑制剂雷替曲塞是一个安全的替代选择，其心脏毒性发病率约2.4%。

■ 化疗药物剂量应根据患者体表面积确定，同时要考虑患者一般状况、年龄、肝肾功能等，尽量做到个体化用药。

■ 化疗期间应及时进行疗效评价，根据化疗疗效和患者状况决定化疗周期数，同时根据化疗疗效及时调整化疗方案。

（八）化疗后必须复查的检查项目

1. 化疗期间定期复查血常规，建议每周复查1~2次。根据具体化疗方案及血象变化，复查时间间隔可酌情增减。
2. 脏器功能评估。

释义

■ 注意询问患者化疗前后症状的变化，包括肿瘤引起相关症状的变化以及化疗引起的不良反应症状如恶心、呕吐、疲乏等。同时，化疗期间应行详细的体格检查。这些是对于判断化疗患者临床获益以及发现远端转移、开具有针对性检查项目的基础。

■ 化疗常见的不良反应包括胃肠道反应、骨髓抑制、肝肾功能损害等，应定期复查血常规和肝肾功能，早期发现异常并给予相应治疗。

■ 化疗期间坚持定期进行肝肾、血液等器官和系统功能评估是降低化疗风险的重要方法之一。

（九）化疗中及化疗后治疗

化疗期间脏器功能损伤的相应防治：止吐、保肝、水化、碱化、防治尿酸肾病（别嘌呤醇）、抑酸、止泻、G-CSF支持等。

> **释义**
>
> ■ 化疗常见的不良反应包括胃肠道反应、骨髓抑制、肝肾功能损害等。为避免中断治疗，发生急性毒性反应时应给予及时正确处理。
>
> ■ 化疗期间，应预防性给予止吐（如 5-TH$_3$ 受体阻断剂）、抑酸（如质子泵抑制剂等）、拮抗化疗心肌毒性（如磷酸肌酸等）等药物。适当进行水化、碱化尿液治疗，防止发生尿酸肾病。
>
> ■ 化疗前以及化疗期间的营养评估非常重要，如果化疗期间出现严重胃肠道反应，如严重呕吐、腹泻等，应给予积极对症支持治疗，如果热量摄入不足，应该考虑给予肠外或肠内营养。

（十）出院标准

1. 患者一般情况良好，体温正常，完成复查项目。
2. 没有需要住院处理的并发症。

> **释义**
>
> ■ 患者一般情况良好，生命体征平稳，无明显不适即可达到出院标准。
>
> ■ 化疗相关的不良反应可发生在化疗后，故应加强出院后患者教育，及时检测、记录和处理不良反应，避免严重不良反应的发生。
>
> ■ 建议出院应有详细的出院指导包括注意事项、复诊计划、应急处理方案及联系方式等。

（十一）变异及原因分析

1. 围治疗期有感染、贫血、出血及其他合并症者，需进行相关的诊断和治疗，可能延长住院时间并致费用增加。
2. 化疗后出现骨髓抑制，需要对症处理，导致治疗时间延长、费用增加。
3. 70 岁以上的结肠癌患者根据个体化情况具体实施。
4. 治疗晚期或转移性直肠癌可能使用靶向药物等，包括贝伐珠单抗和西妥昔单抗（推荐用于 ras/braf 基因野生型患者），导致费用增加。
5. 医师认可的变异原因分析。
6. 其他患者方面的原因等。

> **释义**
>
> ■ 围治疗期如出现肿瘤导致的感染、贫血、出血及其他合并症者，需进行相关的诊断和治疗，导致住院时间延长、费用增加者应退出本路径。
>
> ■ 化疗后出现严重骨髓抑制等不良反应影响下周期化疗，应退出本路径。
>
> ■ 老年患者因脏器储备功能差，易出现不可预料的并发症，应进行个体化治疗，不适合本路径。
>
> ■ 对于适合靶向药物治疗的晚期或转移性直肠癌患者不适合进入本路径。
>
> ■ 治疗期间出现肿瘤复发或转移、疾病进展者，应退出本路径。

（十二）参考费用标准

每周期 1000~20 000 元，针对不同治疗方案。

五、直肠癌化疗给药方案

（一）用药选择

1. 根治性手术后病理分期为 Ⅱ 期和 Ⅲ 期的患者，术后辅助化疗的药物仅包括 5-FU 或卡培他滨单药，或在此基础上联合奥沙利铂，如 mFOLFOX6、CapeOX、卡培他滨方案、简化的双周静脉用 5-FU/LV 方案。辅助化疗的时间为 6 个月，即双周方案 12 周期、三周方案 8 周期。含伊立替康的方案不推荐用于术后辅助治疗。

2. 晚期或转移性直肠癌患者，5-FU 或卡培他滨、伊立替康、奥沙利铂均可作为治疗选择。需根据患者的身体一般状况选择给予不同的治疗强度。①一般状况较差，不能耐受强烈治疗的患者，选择单药 5-FU 或卡培他滨或伊立替康治疗；②一般状况好，能耐受较强烈治疗者，需要根据不同的治疗目标选择不同强度的联合化疗方案。经多学科讨论，认为有可能通过化疗使潜在可切除或不可切除的肿瘤转化成可切除或可通过局部治疗（如介入消融、立体定向放疗等）达到无病状态者，可考虑给予强烈的化疗如三药联合方案，如 FOLFOXIRI。

3. 晚期或转移性直肠癌患者经 4~6 个月联合化疗（诱导治疗）后疾病缓解或稳定，可考虑给予单药卡培他滨方案维持治疗，直到疾病进展，或出现不可耐受的不良反应。

（二）药学提示

1. 奥沙利铂：

适应证包括：①与 5-FU 和亚叶酸钙（甲酰四氢叶酸钙）联合一线应用治疗转移性结直肠癌；②辅助治疗原发肿瘤完全切除后的 Ⅲ 期结肠癌。用于该适应证是基于国外临床研究结果。

禁忌证包括：①已知对奥沙利铂过敏者；②哺乳期妇女；③开始化疗前已有骨髓抑制者，如中性粒细胞计数$<2\times10^9$/L 和/或血小板计数$<100\times10^9$/L；④开始化疗前有周围感觉神经病变伴功能障碍者；⑤有严重肾功能不全者（血清肌酐清除率<30ml/min）。

特殊人群：中度肾功能不全患者，用药前应权衡利弊，用药时密切监测肾功能，根据毒性大小调整剂量；轻度肾功能不全者，无需调整剂量；肝功能异常者不需要进行特别的剂量调整；老年患者，没有特殊的剂量调整。

2. 伊立替康：

适应证包括：①与 5-FU 和亚叶酸钙联合治疗既往未接受化疗的晚期结直肠癌患者；②作为单一用药，治疗经含 5-FU 化疗方案治疗失败的患者。

禁忌证包括：①慢性炎性肠病和/或肠梗阻；②胆红素超过正常值上限的 3 倍；③严重骨髓抑制；④体力状况评分>2 分者；⑤禁用于对该药物或辅料过敏的患者；⑥禁用于准备怀孕的妇女以及怀孕期和哺乳期妇女。

特殊人群：体力状态差的、年老和曾接受过盆腔/腹部放疗的患者接受伊立替康治疗时，要特别注意监测不良反应；不推荐透析患者使用本药物；高胆红素血症的患者，伊立替康的清除率下降，其发生血液学毒性的风险增加；胆红素糖脂化过程异常患者，如有吉尔伯特综合征的患者，接受伊立替康治疗后发生骨髓抑制的风险较高；伊立替康具有胆碱能效应，有哮喘或心血管疾病的患者使用时要谨慎；65 岁以上老年人中药物清除率下降，建议使用较低的初始剂量。

3. 卡培他滨：

适应证包括：①结肠癌的辅助化疗；②单药或与奥沙利铂联合适用于转移性结直肠癌的一线治疗。

禁忌证包括：①已知对卡培他滨或其他任何成分过敏者禁用；②既往对氟尿嘧啶有严重、非预期的反应或已知对氟尿嘧啶过敏患者；③已知二氢嘧啶脱氢酶（DPD 酶）缺陷的患者；④不应与索利夫定或其类似物（如溴夫定）同时给药；⑤严重肾功能损伤（肌酐清除率<30ml/min）；⑥联合化疗时，如存在任一联合药物相关的禁忌证，则应避免使用该药物。

特殊人群：肝转移引起的轻到中度肝功能障碍患者不必调整起始剂量；轻度肾功能不全不必调整剂量；中度肾功能不全须降低起始剂量至标准剂量的 75%；老年患者不必调整起始剂量。

4. 5-FU：抗瘤谱广，消化道肿瘤是主要的适应证。禁忌证包括：妊娠及哺乳期妇女；伴发水痘或带状疱疹时禁用；禁用于衰弱的患者。

（三）注意事项

1. 奥沙利铂的剂量限制性毒性反应是神经系统毒性。主要为外周感觉神经病变，表现为肢体末端感觉障碍和/或感觉异常，治疗间歇期症状通常会减轻，但随着治疗周期的增加，症状会逐渐加重。奥沙利铂也可发生急性感觉神经症状，通常在用药后几小时内出现，多发于遇冷空气时，症状特征表现为一过性感觉异常、感觉迟钝或感觉减退，或有可能发生急性咽喉感觉异常综合征（发生率 1% ~ 2%）。主要特征是伴有吞咽困难和呼吸困难的主观感觉，但并无任何呼吸困难的客观征象（无发绀和缺氧症发生），也不伴有喉痉挛或支气管痉挛（无哮鸣和喘鸣），也有报道出现颌痉挛、舌部感觉异常以及随后可能出现的语言障碍和胸闷等症状。发生以上症状时，可给予抗组胺药和支气管扩张剂，但即使不做任何处理，这些症状也可以迅速逆转。在以后的治疗中延长输注时间可以减少症状的发生。

2. 奥沙利铂与 5-FU/亚叶酸钙联合使用期间，可观察到的最常见的不良反应为：胃肠道（腹泻、恶心、呕吐以及黏膜炎），血液系统（中性粒细胞减少、血小板减少）以及神经系统反应（急性、剂量累积性、外周感觉神经病变）。总体上，这些不良反应在奥沙利铂与 5-FU/亚叶酸钙联合使用时比单独使用 5-FU/亚叶酸钙时更常见、更严重。

3. 伊立替康的主要不良反应包括腹泻、恶心、呕吐、中性粒细胞减少和脱发。腹泻可以很严重。患者可能出现鼻炎、流涎增多、瞳孔缩小、流泪、出汗、潮红和可引起腹部痉挛或早发性腹泻（用药后的 24 小时内发生）的肠蠕动亢进等胆碱能综合征。这些症状在滴注药物同时或结束后短时间内发生，高剂量时更容易发生。阿托品有助于缓解这些症状。

4. 卡培他滨可引起腹泻，有时比较严重，对出现严重腹泻的患者应密切监护，要预防脱水，开始出现脱水时及时给予纠正。卡培他滨可引起手足综合征，出现 2 ~ 3 级手足综合征时应暂停卡培他滨治疗，直到恢复正常或降至 1 级。如出现 3 级手足综合征，再次给药时应减量。卡培他滨还可导致高胆红素血症。当药物导致的血胆红素升高超过正常值上限的 3 倍，或转氨酶升高超过正常值上限的 2.5 倍，应立即停止使用卡培他滨直至分别恢复至 3 倍或 2.5 倍以下，方可恢复使用。卡培他滨的心脏毒性与氟尿嘧啶类似，包括心肌梗死、心绞痛、心律不齐、心脏停搏、心功能衰竭和心电图改变。既往有冠状动脉疾病史的患者中这些不良事件可能更常见。对于同时服用卡培他滨和香豆素类衍生物抗凝药如华法林和苯丙香豆素的患者，应该频繁监测抗凝反应指标，如 INR 或凝血酶原时间，以调整抗凝剂的用量。

六、直肠癌化疗护理规范

1. 应充分了解各种化疗药物的毒副作用，以便出现不良反应时做出相应的处理。
2. 鼓励患者进食营养丰富的食物，多饮水及富含钾离子的鲜果汁，协助患者制定合理食谱。
3. 白细胞低下时感染概率大，应做好保护性隔离措施，条件允许时让患者住单间。
4. 血小板低下时，避免磕碰，避免进食辛辣刺激及硬的食物。

七、直肠癌化疗营养治疗规范

1. 化疗期间宜进食高热量、高蛋白、高维生素、易消化的食物。

2. 腹痛腹泻患者进食清淡、低渣饮食，避免进食产气食物。

3. 进食少及腹泻严重者，可适量补液。

八、直肠癌化疗患者健康宣教

1. 保持良好的个人卫生习惯，保持口腔、会阴处清洁。

2. 化疗期间多饮水，进食营养丰富的食物。

3. 避免进食易导致腹泻的食物，包括牛奶及各种奶制品、豆浆及类似产气多的食物、各种凉拌菜及冷食、各种果汁；禁食西瓜、葡萄、草莓、香蕉、菠萝、橙子、桃，可吃苹果、橘子。

4. 注射奥沙利铂后，要忌食冷食，注意保暖肢体，不洗冷水。

5. 化疗后因周围神经毒性出现四肢感觉异常或麻木时，要注意保持四肢清洁，可戴手套穿袜子保护，避免手足受压和冷热刺激，防止烫伤和冻伤，避免皮肤受损，尤其手（足）指（趾）。

6. 充分休息，适度体育锻炼。

九、推荐表单

(一) 医师表单

直肠癌化疗临床路径医师表单

适用对象：第一诊断为直肠癌（ICD-10：C20 伴 Z51.1，Z51.1 伴 Z85.007，C78.501 伴 Z51.1）

患者姓名：	性别： 年龄： 门诊号：	住院号：
住院日期： 年 月 日	出院日期： 年 月 日	标准住院日：≤12天

日期	住院第1~2天	住院第2~4天	住院第3~6天 （化疗日）
主要诊疗工作	□ 询问病史及体格检查 □ 交代病情 □ 书写病历 □ 开具实验室检查单	□ 上级医师查房 □ 完成化疗前准备 □ 根据体检、结肠镜、CT检查、病理结果等，行病例讨论，确定化疗方案 □ 完成必要的相关科室会诊 □ 住院医师完成上级医师查房记录等病历书写 □ 签署化疗知情同意书、自费用品协议书、输血同意书 □ 向患者及家属交代化疗注意事项 □ 上级医师查房与评估 □ 初步确定化疗方案	□ 化疗 □ 住院医师完成病程记录 □ 上级医师查房 □ 向患者及家属交代病情及化疗后注意事项
重点医嘱	**长期医嘱：** □ 内科二级护理常规 □ 饮食：普通饮食/糖尿病饮食/其他 **临时医嘱：** □ 血常规、尿常规、大便常规及隐血 □ 肝功能、肾功能、电解质、凝血功能、血糖、消化道肿瘤标志物 □ 心电图、病理检查 □ 必要时胸、腹、盆CT	**长期医嘱：** □ 患者既往基础用药 □ 防治尿酸肾病（别嘌呤醇） □ 抗菌药物（必要时） □ 补液治疗（水化、碱化） □ 止泻药（必要时） □ 其他医嘱（化疗期间一级护理） **临时医嘱：** □ 化疗 □ 重要脏器保护 □ 止吐 □ 其他特殊医嘱	
病情变异记录	□ 无 □ 有，原因： 1. 2.	□ 无 □ 有，原因： 1. 2.	□ 无 □ 有，原因： 1. 2.
医师签名			

时间	住院第 7~11 天	住院第 12 天 （出院日）
主要诊疗工作	□ 上级医师查房 □ 上级医师进行评估，决定出院日期 □ 向患者及家属交代病情	□ 完成出院记录、病案首页、出院证明等书写 □ 向患者交代出院后的注意事项，重点交代复诊时间及发生紧急情况时处理方法
重点医嘱	**长期医嘱：** □ 三级护理 □ 普通饮食 **临时医嘱：** □ 定期复查血常规 □ 监测 CEA 等肿瘤标志物 □ 脏器功能评估	**出院医嘱：** □ 出院带药
病情变异记录	□ 无　□ 有，原因： 1. 2.	□ 无　□ 有，原因： 1. 2.
医师签名		

（二）护士表单

直肠癌化疗临床路径护士表单

适用对象：第一诊断为直肠癌（ICD-10：C20 伴 Z51.1，Z51.1 伴 Z85.007，C78.501 伴 Z51.1）

患者姓名：		性别： 年龄： 门诊号：	住院号：
住院日期： 年 月 日		出院日期： 年 月 日	标准住院日：≤12 天

日期	住院第 1~2 天	住院第 2~4 天	住院第 3~6 天 （化疗日）
健康宣教	□ 入院宣教 □ 介绍主管医师、护士 □ 介绍环境、设施 □ 介绍住院注意事项 □ 介绍探视和陪伴制度 □ 介绍贵重物品制度	□ 化疗前宣教 □ 告知化疗前检查项目及注意事项 □ 宣教疾病知识、说明化疗的目的 □ 化疗前准备及化疗过程 □ 告知相关药物知识及不良反应预防 □ 责任护士与患者沟通，了解心理反应指导应对方法 □ 告知家属等候区位置	□ 化疗当日宣教 □ 告知监护设备的功能及注意事项 □ 告知输液管路功能及化疗过程中的注意事项 □ 告知化疗后可能出现情况的应对方式 □ 给予患者及家属心理支持 □ 再次明确探视陪伴须知
护理处置	□ 核对患者，佩戴腕带 □ 卫生处置：剪指（趾）甲、沐浴，更换病号服 □ 入院评估	□ 协助医师完成化疗前检查 □ 化疗前准备	□ 核对患者及资料，签字确认接通各管路，保持畅通 □ 心电监护
基础护理	□ 三级护理 □ 患者安全管理	□ 三级护理 □ 卫生处置 □ 患者睡眠管路 □ 患者安全管理	□ 特级护理 □ 患者安全管理
专科护理	□ 护理查体 □ 跌倒、压疮等风险因素评估需要时安置危险标志 □ 心理护理	□ 相关指征监测，如血压、血糖等 □ 心理护理 □ 饮食指导	□ 病情观察，记特护记录 □ 评估生命体征、患者症状、穿刺输液部位 □ 心理护理
病情变异记录	□ 无 □ 有，原因： 1. 2.	□ 无 □ 有，原因： 1. 2.	□ 无 □ 有，原因： 1. 2.
护士签名			

时间	住院第 7~11 天 （化疗过程日）	住院第 12 天 （出院日）
健康宣教	□ 化疗后宣教 □ 药物作用及频率 □ 饮食、活动指导 □ 复查患者对化疗前宣教内容的掌握程度 □ 告知拔管后注意事项	□ 出院宣教 □ 复查时间 □ 服药方法 □ 活动休息 □ 指导饮食 □ 告知办理出院的流程 □ 指导出院带管的注意事项
护理处置	□ 遵医嘱完成相关检查及质量	□ 办理出院手续
基础护理	□ 特/一级护理（根据患者病情和自理能力给予相应的护理级别） □ 晨晚间护理 □ 患者安全管理	□ 三级护理 □ 晨晚间护理 □ 患者安全管理
专科护理	□ 病情观察，记特护记录 □ 评估生命体征、穿刺输液部位、皮肤情况 □ 心理护理	□ 病情观察 □ 心理护理
病情变异记录	□ 无　□ 有，原因： 1. 2.	□ 无　□ 有，原因： 1. 2.
护士签名		

（三）患者表单

直肠癌化疗临床路径患者表单

适用对象：第一诊断为胃十二指肠溃疡（ICD-10：K25.7/K26.7/K27.7）（无并发症患者）

患者姓名：		性别：　　年龄：　　门诊号：	住院号：
住院日期：　　年　月　日		出院日期：　　年　月　日	标准住院日：≤12 天

时间	住院第 1~2 天	住院第 2~6 天
医患配合	□ 配合询问病史、收集资料，详细告知既往史、用药史、过敏史、家族史 □ 如服用抗凝药，明确告知 □ 配合进行体格检查 □ 有任何不适告知医师	□ 配合完善化疗前相关检查：采血、留尿便、心电图、肺功能、X 线胸片、胃镜、上消化道造影、腹部 B 超等常规项目。需要时完成特殊检查，如 CT、MRI 等 □ 医师与患者及家属介绍病情及化疗谈话和签字 □ 化疗
护患配合	□ 配合测量体温、脉搏、呼吸 3 次，血压、体重 1 次 □ 配合完成入院护理评估 □ 接受入院宣教（环境介绍、病室规定、订餐制度、探视制度、贵重物品保管等） □ 有任何不适告知护士	□ 配合测量体温、脉搏、呼吸，询问排便次数 □ 接受化疗前宣教 □ 自行卫生处置：剪指（趾）甲、剃胡须、沐浴 □ 准备好必要用物、吸水管、纸巾
饮食	□ 正常饮食	□ 正常饮食
排泄	□ 正常排尿便	□ 正常排尿便
活动	□ 正常活动	□ 正常活动

时间	住院第 7~11 天 （化疗过程）	住院第 12 天 （出院日）
医患配合	□ 及时告知化疗过程中特殊情况和正在 □ 向患者及家属交代化疗中情况及化疗后注意事项 □ 上级医师查房 □ 完成病程记录和上级医师查房记录	□ 上级医师查房，对化疗近期反应进行评估 □ 完成病历书写 □ 根据情况决定是否需要复查实验室检查
护患配合	□ 配合定时测量生命体征，每日询问排便 □ 配合冲洗胃管，查看引流管，检查伤口情况 □ 接受输液、注射、服药、雾化吸入等治疗 □ 接受营养管注入肠内营养液 □ 配合晨晚间护理 □ 接受进食、进水、排便等生活护理 □ 配合拍背咳嗽，预防肺部并发症 □ 注意活动安全，避免坠床或跌倒 □ 配合执行探视及陪伴	□ 接受出院宣教 □ 办理出院手续 □ 获取出院带药 □ 知道服药方法、作用、注意事项 □ 知道复印病历程序
饮食	□ 清淡饮食	□ 清淡饮食
排泄	□ 正常排尿便	□ 正常排尿便
活动	□ 根据医嘱，正常适度活动，避免疲劳	□ 正常适度活动，避免疲劳

附：原表单（2012 年版）

直肠癌化疗临床路径表单

适用对象：第一诊断为直肠癌（ICD - 10：C20 伴 Z51.1，Z51.1 伴 Z85.007，C78.501 伴 Z51.1）

患者姓名：	性别： 年龄： 门诊号：	住院号：
住院日期： 年 月 日	出院日期： 年 月 日	标准住院日：≤12 天

日期	住院第 1~2 天	住院第 2~4 天	住院第 3~6 天 （化疗日）
主要诊疗工作	□ 询问病史及体格检查 □ 交代病情 □ 书写病历 □ 开具实验室检查单	□ 上级医师查房 □ 完成化疗前准备 □ 根据体检、结肠镜、CT 检查、病理结果等，行病例讨论，确定化疗方案 □ 完成必要的相关科室会诊 □ 住院医师完成上级医师查房记录等病历书写 □ 签署化疗知情同意书、自费用品协议书、输血同意书 □ 向患者及家属交代化疗注意事项 □ 上级医师查房与评估 □ 初步确定化疗方案	□ 化疗 □ 住院医师完成病程记录 □ 上级医师查房 □ 向患者及家属交代病情及化疗后注意事项
重点医嘱	长期医嘱： □ 内科二级护理常规 □ 饮食：普通饮食/糖尿病饮食/其他 临时医嘱： □ 血常规、尿常规、大便常规及隐血 □ 肝功能、肾功能、电解质、凝血功能、血糖、消化道肿瘤标志物 □ 心电图、病理检查 □ 必要时胸、腹、盆 CT	长期医嘱： □ 患者既往基础用药 □ 防治尿酸肾病（别嘌呤醇） □ 抗菌药物（必要时） □ 补液治疗（水化、碱化） □ 止泻药（必要时） □ 其他医嘱（化疗期间一级护理） 临时医嘱： □ 化疗 □ 重要脏器保护 □ 止吐 □ 其他特殊医嘱	
主要护理工作	□ 入院介绍 □ 入院评估 □ 指导患者进行相关辅助检查	□ 化疗前准备 □ 宣教 □ 心理护理	□ 观察患者病情变化 □ 定时巡视病房
病情变异记录	□ 无 □ 有，原因： 1. 2.	□ 无 □ 有，原因： 1. 2.	□ 无 □ 有，原因： 1. 2.
护士签名			
医师签名			

时间	住院第 7~11 天	住院第 12 天 （出院日）
主要诊疗工作	□ 上级医师查房 □ 上级医师进行评估，决定出院日期 □ 向患者及家属交代病情	□ 完成出院记录、病案首页、出院证明等书写 □ 向患者交代出院后的注意事项，重点交代复诊时间及发生紧急情况时处理方法
重点医嘱	长期医嘱： □ 三级护理 □ 普通饮食 临时医嘱： □ 定期复查血常规 □ 监测 CEA 等肿瘤标志物 □ 脏器功能评估	出院医嘱： □ 出院带药
主要护理工作	□ 观察患者病情变化 □ 定时巡视病房	□ 协助患者办理出院手续 □ 出院指导，重点出院后用药方法
病情变异记录	□ 无 □ 有，原因： 1. 2.	□ 无 □ 有，原因： 1. 2.
护士签名		
医师签名		

第三十三章

结直肠癌术后化疗临床路径释义

【医疗质量控制指标】2012 年《结直肠癌诊疗质量控制指标（试行）》

指标一、手术、化疗或放疗前实施临床分期检查。

指标二、化疗、放疗前明确病理诊断。

指标三、手术中探查并记录肿瘤部位、大小及肝脏、盆腔、主要血管周围淋巴结浸润情况。

指标四、病理检查采用 10% 中性福尔马林缓冲液。

指标五、切除病灶的病理报告应当包括肿瘤大体观、分化情况、浸润深度以及切缘、脉管神经浸润的；根治性手术术后病理报告应当包括活检淋巴结个数及阳性淋巴结个数。

指标六、T_3 和/或 N+的中下段直肠癌应当接受规范的术前或术后放化疗。

指标七、化疗、放疗后应当进行不良反应评价。

指标八、为患者提供结直肠癌的健康教育。

指标九、患者住院天数与住院费用。

一、结直肠癌术后化疗编码

疾病名称及编码：结直肠癌术后化疗（ICD-10：Z51.102）

二、临床路径检索方法

Z51.102

三、国家医疗保障疾病诊断相关分组（CHS-DRG）

MDC 编码：MDCG（消化系统疾病及功能障碍）

ARDC 编码：GR1（消化系统恶性肿瘤）

四、结直肠癌术后化疗临床路径标准住院流程

（一）适用对象

第一诊断为结直肠恶性肿瘤术后（ICD-10：Z51.102），病理为腺癌。

需要术后辅助性化疗者：术后分期为 Ⅱ 期含有以下高危因素：T_4 肿瘤，组织学分级差（3/4 级的病灶），脉管或神经浸润，肿瘤周围淋巴结受累，肠梗阻，局部穿孔，手术切缘阳性或不确定，切除的淋巴结数量小于 12 枚，微卫星稳定。术后分期为 Ⅲ 期。

> 释义
>
> ■ 适用对象编码参见第一部分。
>
> ■ 初次诊断的结直肠癌需要有病理组织学证据。
>
> ■ 本路径适用于如下情况：
>
> （1）未进行术前治疗者，术后病理分期为 Ⅱ 期且伴有高危因素：T_4、组织学分化差（3~4 级、不包括 MSI-H 者）、脉管浸润、神经浸润、肠梗阻、肿瘤部位穿孔、切缘阳性或情况不明、送检淋巴结不足 12 枚。
>
> （2）未进行术前治疗者，术后病理分期为 Ⅲ 期者。

（3）中低位直肠癌（距肛缘 10cm 以下者）因各种原因未行术前放疗者，术后分期为 $pT_{3\sim4}N_0$ 或任何 $pTN_{1\sim2}$ 者，术后辅助治疗应包括辅助化疗及辅助放化疗，需进入放疗相应路径。

（4）经过术前治疗的结直肠癌术后化疗，需进入相应临床路径。

（二）诊断依据

根据国家卫生和计划生育委员会《结直肠诊疗规范》和 NCCN《结直肠癌临床实践指南中国版》。

1. 症状：血便为主要症状，可出现腹痛和腹泻。
2. 体格检查：腹部检查，全身浅表淋巴结肿大情况，直肠指诊。
3. 一般情况评估：体力状态评估。
4. 实验室检查：大便隐血试验、结肠镜检查；血清肿瘤标志物检查如 CEA、CA19-9 等。
5. 病理证实结直肠癌腺癌。

释义

■ 早期可无症状和体征，常见症状包括腹痛、乏力、便血、脓血便、排便习惯改变、里急后重等。

■ 确定病理分期主要依赖术后病理报告，需含有大体标本描述及镜下描述，必要时需进行错配修复（MMR）蛋白或微卫星不稳定性检测。

■ 为正确制订术后治疗方案，亦需了解术前分期以及术中所见等，以帮助明确是否伴有肠梗阻等临床高危因素。且术后 CT 或 MRI 等确认为根治术后无远端转移。

（三）进入路径标准

1. 第一诊断必须符合 ICD-10：Z51.102 手术后恶性肿瘤化疗疾病编码。
2. 符合化疗适应证，无化疗禁忌。
3. 当患者同时具有其他疾病诊断，但在住院期间不需要特殊处理也不影响第一诊断的临床路径流程实施时，可以进入路径。

释义

■ 进入路径前，必须有结直肠癌术后病理诊断依据。

■ 结直肠癌术后化疗适合于结直肠癌根治术后患者；骨髓及肝、肾、心、肺功能基本正常者。

■ 术后应恢复良好后进行辅助化疗，一般在根治术后 3~4 周进行，最好不超过 2 个月。

■ 如发现其他疾患或伴随疾病时，需在进行术后辅助化疗前治疗或调整，需要疾病稳定时，方可进行化疗，否则增加化疗后并发症出现概率。

（四）标准住院日5天

> **释义**
>
> ■患者收治入院后，化疗前准备（疾病诊断及体力状况评估等），可根据临床科室不同运行状况在此时间范围内完成，部分检查可在入院前完成。
>
> ■化疗相关不良反应可能发生在化疗过程中及化疗后，故应加强患者教育，院外定期监测骨髓及重要脏器功能，准确记录，门诊随诊，及时处理不良反应，避免严重不良反应的发生。

（五）住院期间的检查项目

1. 必需的检查项目：

（1）血常规、尿常规、大便常规+隐血。

（2）肝肾功能、电解质；CEA、CA19-9、CA72-4等肿瘤标志物。

（3）心电图、胸部正位片和肝胆胰脾超声检查。

2. 根据患者病情选择：

（1）超声心动图、肺功能检查等。

（2）其他病理检测包括相关的免疫组化等。

（3）骨扫描。

（4）电子结肠镜检查。

（5）PET-CT。

> **释义**
>
> ■化疗前需完善必要的基础检查，如三大常规、肝肾功能、心电图等，以便后期随访观察。
>
> ■化疗前应行肿瘤情况评估，包括（胸）腹盆CT或MRI以及肿瘤标志物检查，留作基线，便于今后随访过程中进行对比。
>
> ■高龄或伴有相关基础疾病患者，可根据临床情况考虑补充心肺功能检查。
>
> ■随访过程中的检查包括超声、CT/MRI等影像学以及血液肿瘤标志物检查，必要时补充骨扫描、肠镜及PET-CT等。

（六）化疗前准备

1. 体格检查、体能状况评分。

2. 排除化疗禁忌。

3. 患者、监护人或被授权人签署相关同意书。

> **释义**
>
> ■化疗前应向患者及家属详细告知术后辅助化疗的目的、疗程、可能发生的不良反应、药物经济学等，并签署化疗知情同意书。

> ■ 化疗前应了解术后恢复情况及排便习惯等，需进行体格检查，了解切口愈合情况等。
> ■ 体力状况评分为 ECOG 0~1 分者，方可进行术后辅助化疗。
> ■ 治疗前存在感染、严重贫血、脏器功能不全等化疗禁忌证时，需先进行纠正。

（七）治疗方案的选择

化疗方案（以下方案选一）：

1. FOLFOX6。
2. FOLFOX4。
3. XELOX。
4. 卡培他滨单药。

> 释义
>
> ■ 所有Ⅱ期患者均应考虑进行错配修复蛋白（MMR）检测，MMR 蛋白缺失或 MSI-H（高度微卫星不稳定）的Ⅱ期患者可能预后较好，且不会从单药 5-FU 的辅助化疗中获益。
> ■ 根据 IDEA 研究结果，推荐患者根据高低风险进行治疗选择。若为 T_4 或 N_2，建议 6 个月的 mFOLFOX6 或 3~6 个月的 XELOX 方案化疗；若为 T_3 或 N_1，建议 3 个月的 XELOX 方案或 3~6 个月的 mFOLFOX 方案化疗。
> ■ 低危Ⅱ期推荐观察，或单药氟尿嘧啶治疗。高危Ⅱ期参考Ⅲ期治疗，给予双药联合方案。
> ■ 推荐的单药氟尿嘧啶方案包括：口服卡培他滨（首选），5-FU/LV 持续静脉输注双周方案。
> ■ 推荐的联合化疗方案包括 XELOX（又称 CapeOx）和 mFOLFOX6。
> ■ 辅助化疗的具体方案需要考虑年龄、身体状况、合并基础疾病等综合考虑；尚无证据显示增加奥沙利铂至 5-FU/LV 可以使 70 岁或以上的患者受益。

（八）化疗后必须复查的检查项目

1. 血常规：建议每周复查 1~2 次。根据具体化疗方案及血象变化，复查时间间隔可酌情增减。
2. 肝肾功能：每化疗周期复查 1 次。根据具体化疗方案及血象变化，复查时间间隔可酌情增减。

> 释义
>
> ■ 注意询问患者化疗后发生不良反应的出现时间、持续时间及严重程度，有助于判断不良反应相关的药物，并进行相应处理，如剂量调整或延期给药等。

■ 化疗期间常见的不良反应包括胃肠道反应、骨髓抑制及肝肾功能损害等，需定期进行血液学检查。发生的严重程度与患者伴随基础疾病等个体状况有关，需按照不良反应处理原则，结合具体情况进行处理。

（九）化疗中及化疗后治疗

化疗期间脏器功能损伤的相应防治：止吐、保肝、水化、抑酸、止泻、预防过敏、升白细胞及血小板、纠正贫血。

> **释义**
>
> ■ 化疗药物对患者的消化系统、血液系统等组织和器官造成损害，上述血液学毒性和非血液学毒性发生时间、持续时间等均各有特点，需进行预防性处理，或治疗中治疗后严密监测及时处理。化疗后白细胞减少、免疫功能低下的患者，酌情给予注射用黄芪多糖等药物，改善患者生活质量。
>
> ■ 预防性处理包括预防性应用止吐药物，如 $5-HT_3$ 受体阻断剂。
>
> ■ 化疗前及化疗期间应定期进行营养评估，可由营养师或接受过肿瘤营养培训的医师进行膳食指导，或营养补充。

（十）出院标准

1. 完成既定化疗流程。
2. 无发热等感染表现。
3. 无Ⅲ度及以上的恶心、呕吐及腹泻（NCI分级）。
4. 无未控制的癌痛。
5. 若行实验室检查，无需干预的异常结果。
6. 无需干预的其他并发症。

> **释义**
>
> ■ 患者一般情况良好，生命体征平稳，无明显不适即可达到出院标准。
>
> ■ 化疗相关不良反应可能发生在化疗过程中及化疗后，故应加强患者教育，院外定期监测骨髓及重要脏器功能，准确记录，门诊随诊，及时处理不良反应，避免严重不良反应的发生。

（十一）变异及原因分析

1. 注意化疗期间的并发症，需要进行相关的诊断和治疗，避免导致住院时间延长、费用增加。
2. 因化疗严重不良反应导致的方案、药物或剂量的临时调整。
3. 手术的并发症，如肠粘连、梗阻、伤口裂开等。

> **释义**
>
> ■ 化疗期间如出现感染、贫血、营养不良、急性过敏反应、累积神经毒性等合并症和/或并发症，需进行相关的诊断和治疗，如导致住院时间延长、费用增加者应退出本路径。
>
> ■ 化疗如出现严重的骨髓抑制等不良反应影响下周期化疗者，应退出本路径。
>
> ■ 老年患者或合并较严重基础疾病患者，易出现不可预料的并发症，应进行个体化治疗，不适合进入本路径。
>
> ■ 治疗期间出现肿瘤复发或转移等情况，退出本路径。治疗期间出现其他需要停止术后辅助化疗的病情变化等原因，退出该临床路径。

五、结直癌术后辅助化疗给药方案

（一）用药选择

1. FOLFOX 方案（奥沙利铂+5-FU+亚叶酸钙）：奥沙利铂 85mg/m^2，d1；亚叶酸钙 400mg/m^2，d1；5-FU 400mg/m^2，静脉推注，d1；5-FU 2400mg/m^2，静脉泵入 46 小时，d1。14 天为 1 个周期。

2. XELOX 方案（奥沙利铂+卡培他滨）：奥沙利铂 130mg/m^2，d1；卡培他滨 1000mg/m^2，每天 2 次，早餐晚餐后 30 分钟服用，d1~14。21 天为 1 个周期。

3. 卡培他滨：卡培他滨 1250mg/m^2，每天 2 次，早餐晚餐后 30 分钟服用，d1~14。21 天为 1 个周期。

（二）药学提示

1. 奥沙利铂：最常见的不良反应为胃肠道系统（腹泻、恶心、呕吐以及黏膜炎）、血液系统（中性粒细胞减少、血小板减少）以及神经系统反应（急性、剂量累积性、外周感觉神经病变）。

2. 5-FU：常见不良反应为消化道反应（如恶心、呕吐、食欲缺乏、腹泻、黏膜炎等）和骨髓抑制。

3. 卡培他滨：为氟尿嘧啶类的口服制剂。单药使用不良反应较轻，耐受性较好。最常见的为消化道反应（如恶心、呕吐、食欲缺乏、腹泻、黏膜炎等）、骨髓抑制和色素沉着。比较特殊的是手足综合征。

（三）注意事项

1. 药物剂量建议足量足疗程，根据不良反应的分级调整剂量。剂量减量后，无特殊情况不再加量。

2. 奥沙利铂必须在 5% 葡萄糖溶液里配制。其神经毒性与冷刺激相关，故输注奥沙利铂后不应接触任何冷刺激，注意保暖，以免诱发和加重神经毒性；主要表现为手足的麻木、触电感，以外周感觉神经为主。

3. 卡培他滨的手足综合征主要表现在手足的皮肤，轻度的为皮肤红斑、干裂、脱皮和肿胀，严重者渗液、脱甲。建议使用凡士林等预防性涂抹保护，严重者停用药物。

六、结直肠癌术后辅助化疗护理规范

1. 化疗前做好与化疗相关问题的评估与处理：①掌握病史，了解患者各系统的功能状态；②检查血常规及肝肾功能，出现异常情况采取相应措施；③评估静脉条件，选择最佳穿刺部位及方式，强刺激性药物选择深静脉给药。

2. 强刺激性药物外周静脉给药过程中，给予 25%硫酸镁局部湿敷治疗，必须注意床旁监护，防止药液外溢。

3. 按照化疗药物作用机制，采取正确的给药方法及给药顺序。

4. 化疗前了解患者的治疗方案，向患者及家属介绍药物不良反应及用药方法。化疗期间注意观察药物特殊不良反应。

5. 化疗前配置漱口液，指导并督促患者漱口，防治口腔溃疡发生。观察患者排便排气情况，及早发现有无肠梗阻征象。根据患者出现的不良反应给予相应的饮食指导。

6. 直肠麦氏术后患者，观察造口血运及功能，指导帮助患者进行造瘘口换药、换袋、扩肛及训练定时排便，有腹泻者指导患者保护造口周围皮肤。伤口未愈合者，观察患者伤口有无分泌物，教会患者坐浴的方法。

7. 化疗期间根据患者自身情况鼓励患者多饮水，保护肾功能。化疗期间嘱患者适当活动，促进胃肠蠕动，防止便秘的发生加强心理护理，减少患者心理负担。

七、结直肠癌术后辅助化疗营养治疗规范

1. 所有患者入院后应常规进行营养筛查和营养状况评估和综合测定。

2. 治疗过程中每周至少为患者评估 1 次，以便尽早发现患者出现营养风险并采取早期干预。

3. 营养治疗方式的选择：①为了降低感染风险，首选经口摄入；②出现重度口腔/口咽黏膜炎影响吞咽功能者或产生较强的胃肠道反应的患者，肠内营养应经管饲给予。

4. 患者的每日供给量推荐为每日 25～30kcal/kg，如患者合并严重消耗，每日供给量推荐为每日 30～35kcal/kg。

5. 患者可适当提高优质脂肪的供能比例；蛋白质供给量为每日 1.0～1.5g/kg。

6. 根据胃肠功能状况尽早经口营养补充肠内营养制剂。如口服摄入不足目标量的 60%时，推荐管饲肠内营养。肠内营养不能达到目标量 60%时可选用肠外营养药物，以全合一的方式实施（应包含氨基酸、脂肪乳、葡萄糖、维生素、微量元素、电解质注射制剂等）。根据病情变化及营养耐受性选择或调整肠外肠内营养方案。

八、结直肠癌术后辅助化疗患者健康宣教

1. 保持良好的生活作息及个人卫生习惯。

2. 勤洗手，多漱口，少去人群密集的公共场所，避免在免疫低下时期感染病毒和病菌。

3. 加强力所能及的体育锻炼，提高机体免疫力。

4. 健康饮食，忌油炸腌制刺激性食物。

九、推荐表单

(一) 医师表单

结直肠癌术后辅助化疗临床路径医师表单

适用对象：第一诊断为结直肠恶性肿瘤 (ICD-10：Z51-102) 行结直肠癌根治术术后患者进行首次辅助化疗

患者姓名：		性别： 年龄： 门诊号：		住院号：
住院日期： 年 月 日		出院日期： 年 月 日		标准住院日：5~7天

时间	住院第 1 天	住院第 2 天	住院第 3~4 天	住院第 5~7 天
诊疗工作	□ 询问病史 □ 体格检查 □ 开出各项检验检查项目 □ 完善医患沟通和病历书写 □ 上级医师查房	□ 查看检查/检验报告，明确有无化疗禁忌 □ 上级医师查房，并制订化疗方案，交代化疗不良反应及注意事项 □ 签署化疗同意书 □ 完善病历书写	□ 给予化疗及对症治疗 □ 观察患者化疗过程中的病情变化及不良反应 □ 上级医师查房，完善病历书写	□ 复查血常规及肝肾功能 □ 根据患者检查结果及病情是否决定出院 □ 若出院，则交代出院随访事宜，并开具出院证明 □ 若病情不允许出院，根据病情制订下一步治疗方案 □ 完善病历书写
重点医嘱	**长期医嘱：** □ 肿瘤科护理常规 □ 二级护理 □ 饮食 □ 根据患者一般情况给予相应治疗 **临时医嘱：** □ 血常规、尿常规、大便常规+隐血 □ 肝肾功能、电解质、血糖、消化道肿瘤标志物 □ X 线胸片/胸 CT、心电图 □ 腹部及盆腔 CT □ 病理或会诊病理 □ 必要时超声心动图、PET-CT、超声内镜检查	**长期医嘱：** □ 肿瘤科护理常规 □ 二级护理 □ 饮食 □ 根据患者一般情况给予相应治疗 **临时医嘱：** □ 明日行化疗	**长期医嘱：** □ 肿瘤科护理常规 □ 二级护理 □ 饮食 □ 根据患者一般情况给予相应治疗 □ 化疗药物 □ 止吐药物 □ 其他对症治疗药物 **临时医嘱：** □ 化疗药物 □ 其他对症治疗药物	**出院医嘱：** □ 出院带药
病情变异记录	□ 无 □ 有，原因： 1. 2.	□ 无 □ 有，原因： 1. 2.	□ 无 □ 有，原因： 1. 2.	□ 无 □ 有，原因： 1. 2.
医师签名				

（二）护士表单

结直肠癌术后辅助化疗临床路径护士表单

适用对象：第一诊断为结直肠恶性肿瘤（ICD-10：Z51-102）行结直肠癌根治术术后患者进行首次辅助化疗

患者姓名：		性别： 年龄： 门诊号：	住院号：
住院日期： 年 月 日		出院日期： 年 月 日	标准住院日：5~7 天

时间	住院第 1 天	住院第 2 天	住院第 3~4 天	住院第 5~7 天
健康宣教	□ 入院宣教 □ 介绍主管医师、护士 □ 介绍环境、设施 □ 介绍住院注意事项 □ 介绍探视和陪伴制度	□ 指导患者到相关科室进行检查并讲明各种检查的目的	□ 进行化疗期间饮食、防护及心理宣教	□ 进行出院后饮食、防护等健康宣教
护理处置	□ 核对患者，佩戴腕带 □ 建立入院护理病历	□ 抽血，大小便常规检查	□ 执行医嘱单	□ 协助患者办理出院手续
基础护理	□ 二级护理	□ 二级护理	□ 二级护理	□ 三级护理
专科护理	□ 病情观察 □ 需要时，填写跌倒及压疮防范表 □ 需要时，请家属陪伴 □ 确定饮食种类 □ 心理护理	□ 病情观察 □ 遵医嘱完成相关检查 □ 心理护理	□ 遵医嘱治疗 □ 观察不良反应的发生 □ 心理护理	□ 观察不良反应的发生 □ 出院指导 □ 心理护理
重点医嘱	□ 详见医嘱执行单	□ 详见医嘱执行单	□ 详见医嘱执行单	□ 详见医嘱执行单
护士签名				

（三）患者表单

结直肠癌术后辅助化疗临床路径患者表单

适用对象：第一诊断为结直肠恶性肿瘤（ICD-10：Z51-102）行结直肠癌根治术术后患者进行首次辅助化疗

患者姓名：	性别： 年龄： 门诊号：	住院号：

住院日期： 年 月 日	出院日期： 年 月 日	标准住院日：5~7天

时间	住院第1天	住院第2天	住院第3~4天	住院第5~7天
医患配合	□ 配合病史采集 □ 配合体格检查	□ 配合完善相关检查 □ 医师与患者及家属介绍病情及化疗谈话签字	□ 配合化疗药物的治疗 □ 配合治疗注意事项	□ 接受出院前指导 □ 知道下次返院时间 □ 了解出院后定期复查时间和项目
护患配合	□ 配合测量生命体征 □ 配合完成入院护理评估（简单询问病史、过敏史、用药史） □ 接受入院宣教（环境介绍、病室规定等） □ 配合执行探视和陪伴制度 □ 有任何不适告知护士	□ 配合测量体温、脉搏、呼吸 □ 接受化疗前宣教 □ 接受饮食宣教	□ 配合测量体温、脉搏、呼吸 □ 接受化疗宣教 □ 接受饮食宣教 □ 接受心理宣教	□ 接受出院宣教 □ 办理出院手续 □ 获取出院带药 □ 知道服药方法、作用、注意事项 □ 知道复印病历程序
饮食	□ 遵医嘱饮食	□ 遵医嘱饮食	□ 遵医嘱饮食	□ 遵医嘱饮食
活动	□ 正常适度活动	□ 正常适度活动	□ 正常适度活动，避免疲劳	□ 正常适度活动，避免疲劳

附：原表单（2016 年版）

结直肠肿瘤术后化疗临床路径表单

适用对象：第一诊断为手术后恶性肿瘤化疗（ICD-10：Z51-102）
包括结肠恶性肿瘤个人史、直肠恶性肿瘤个人史

患者姓名：	性别：	年龄：	门诊号：	住院号：
住院日期： 年 月 日	出院日期： 年 月 日			标准住院日：5 天

时间	住院第 1 天	住院第 2~4 天 （输化疗药物）	住院第 5 天 （出院日）
主要诊疗工作	□ 询问病史，体格检查，完善病历 □ 开检查单 □ 上级医师查房与化疗前评估	□ 上级医师查房并评估患者情况，确定化疗方案 □ 改善一般情况，如应用升白细胞药物、保肝药物等 □ 完成病历书写 □ 向患者及家属交代输液时注意事项、签署化疗同意书	□ 办理出院 □ 完成病历书写 □ 上级医师查房 □ 向患者及家属交代出院注意事项（包括定期监测血象、生化）
重点医嘱	**长期医嘱：** □ 普通内科护理常规 □ 二级护理 □ 饮食：按病情 □ 自由体位 **临时医嘱：** □ 血常规、尿常规、大便常规+隐血 □ 肝肾功能、电解质、血糖、出凝血功能 □ 肿瘤标志物大全套或 CEA、CA19-9、CA72-4 等 □ 心电图、胸部 X 线正位片、肝胆胰脾超声	**长期医嘱：** □ 同前 □ 应用止吐、抑酸、护肝等药物 **临时医嘱：** □ 输注奥沙利铂注射液，根据化疗方案选药物，根据体表面积计算药量 □ 输注氟尿嘧啶/口服卡培他滨，根据体表面积计算量	**长期医嘱：** □ 停止全部长期医嘱 □ 开立：今日出院 **临时医嘱：** □ 肝肾功能、血常规 □ 根据实验室检查结果是否应用升白细胞/血小板药物或保肝药物等 □ 开立出院带药
主要护理工作	□ 环境介绍、护理评估 □ 制订护理计划 □ 指导患者到相关科室进行检查 □ 饮食、心理、生活指导 □ 服药指导	□ 静脉抽血 □ 应用输液泵控制液体低速 □ 根据医嘱用药	□ 拔除留置针 □ 根据医嘱用药
病情变异记录	□无 □有，原因： 1. 2.	□无 □有，原因： 1. 2.	□无 □有，原因： 1. 2.
护士签名			
医师签名			

参考文献

［1］CSCO 黑色素瘤专家委员会．中国黑色素瘤诊治指南（2015 版）．北京：人民卫生出版社，2015.

［2］白雪，杜峻峰，苑树俊，等．手术后应用尖吻蝮蛇血凝酶止血的安全性评价．中国临床药理学杂志，2011，27（4）：255-258.

［3］曹轶俊，周梁，吴海涛，等．下咽癌 386 例临床特征及疗效分析．中华耳鼻咽喉头颈外科杂志，2016，51（6）：433-439.

［4］储大同．当代肿瘤内科治疗方案评价．第 3 版．北京：北京大学医学部，2010.

［5］段梅梅，张耀晴，付佳佳，等．注射用磷酸肌酸钠联合注射用复合辅酶对蒽环类药物所致恶性肿瘤患儿心肌损伤的防治效果研究．实用心脑肺血管病杂志，2016，24（9）：29-32.

［6］葛均波，徐永健．内科学．第 8 版．北京：人民卫生出版社，2013.

［7］郭军．黑色素瘤．北京：人民卫生出版社，2014.

［8］郭晓冬，韩克起，方盛泉，等．紫杉醇、顺铂和替吉奥联合化疗方案治疗晚期胃癌的疗效和安全性．肿瘤，2012，32（6）：457-453.

［9］何丽琳，沈永祥，许晓东．紫杉醇联合奥沙利铂为主的化疗方案治疗晚期胃癌的临床观察．中国医药导报，2014，11（6）：56-58，61.

［10］黄伟炜，郑弘宇，陈强，等．预防乳腺癌术后辅助化疗心脏毒性初探．实用肿瘤杂志，2010，25（3）：342-345.

［11］金涛，李铁晶，吴桐，等．紫杉醇抗肿瘤机理与毒副作用．东北农业大学学报，2005，36（6）：816-819.

［12］抗菌药物临床应用指导原则．国卫办医发〔2015〕43 号．

［13］兰迎春，刘明芝，王敏，等．单病种限价评价及其发展趋势．中国卫生质量管理，2011，2：95-98.

［14］李宝林，周彩云，孙红革，等．重组人血管内皮抑素联合化疗治疗晚期胃癌的临床观察．中国医药导报，2013，10（7）：40-41.

［15］李刚，夏玉军．胸腺五肽对胃癌患者化疗前后淋巴细胞亚群的影响及其临床意义．泰山医学院学报，2009，30（11）：838-840.

［16］李怡斯，敖舒婷，金言．胸腺五肽辅助治疗肺癌对免疫功能影响及其疗效的系统评价．集成技术，2015（4）：75-81.

［17］连宝涛，黄超原，庄振杰，等．康莱特注射液联合放疗用于非小细胞肺癌的系统评价．中国药房，2016，27（12）：1634-1637.

［18］刘春香，王辉，翟静波，等．紫龙金治疗非小细胞肺癌的系统评价．辽宁中医杂志，2013，40（12）：2448-2453，2637.

［19］刘罡，向明飞，邹江，等．临床路径在肿瘤专科医院应用情况分析．四川医学，2015，36（8）：1095-1098.

［20］龙惠东，林云恩，王桦，等．磷酸肌酸钠对含紫杉烷类药物化疗非小细胞肺癌患者心脏的影响．中华临床医师杂志：电子版，2013，7（14）：6666-6668.

［21］马云飞，孙旭，念家云，等．香菇多糖联合化疗治疗晚期胃癌的 Meta 分析．辽宁中医杂

志，2016（11）：2260-2265.

［22］欧阳超珩，马建辉，何铁强，等．结肠癌临床路径导入精细化目标管理模式探讨．中国肿瘤，2015，24（3）：204-207.

［23］彭东旭，方晓娟，杜均详，等．奥沙利铂联合替吉奥或紫杉醇脂质体化疗方案一线治疗晚期胃癌的疗效比较．中国肿瘤临床与康复，2016，23（6）：686-688.

［24］盛蕾，李岩，陈健鹏．斑蝥酸钠维生素 B_6 注射液联合化疗治疗非小细胞肺癌的系统评价．中国循证医学杂志，2012，12（5）：589-595.

［25］石远凯，顾晋．临床路径释义·肿瘤疾病分册．北京：中国协和医科大学出版社，2015.

［26］石远凯，孙燕，于金明，等．中国晚期原发性肺癌诊治专家共识（2016年版）．中国肺癌杂志，2016，19（1）：1-15.

［27］石远凯，孙燕．临床肿瘤内科手册．6版．北京：人民卫生出版社，2015.

［28］孙燕．抗肿瘤药物手册．北京：北京大学医学出版社，2007.

［29］王峰，胡世莲，赵卫刚．斑蝥酸钠对晚期非小细胞肺癌治疗之 Meta 分析．中国循证医学杂志，2010，9（增刊）：130-131.

［30］徐兵河．乳腺癌．北京：北京大学医学出版社，2006.

［31］徐晓卫，林观样，袁拯忠，等．康莱特联合化疗治疗非小细胞肺癌的系统评价．中华中医药学刊，2014，32（4）：733-739.

［32］许夕霞，檀碧波，宿桂霞，等．磷酸肌酸钠对胃癌术后疲劳综合征患者免疫功能的影响．中国中西医结合外科杂志，2014，20（2）：120-123.

［33］许钟，曹辉，白班俊．斑蝥酸钠注射液联合肝动脉化疗栓塞术治疗原发性肝癌的 Meta 分析．中国生化药物杂志，2015，35（5）：66-71.

［34］游如旭，王凯平，黄璞，等．香菇多糖注射液联合化疗治疗非小细胞肺癌的疗效与安全性的 Meta 分析．中国药房，2014，11（32）：3033-3037.

［35］郑舒文，马建辉，尹世全，等．肿瘤医院电子化临床路径管理系统实施效果评价．中国肿瘤，2016，25（5）：353-356.

［36］支修益，石远凯，于金明，等．中国原发性肺癌诊疗规范（2015年版）．中华肿瘤杂志，2015，37（1）：67-78.

［37］中国鼻咽癌临床分期工作委员会．2010鼻咽癌调强放疗靶区及剂量设计指引专家共识．中华放射肿瘤学杂志，2011，20（4）：267-269.

［38］中国抗癌协会癌症康复与姑息治疗专业委员会．肿瘤姑息治疗中成药使用专家共识（2013版）．中国中西医结合杂志，2016，36（3）：269-279.

［39］中国抗癌协会鼻咽癌专业委员会．中国鼻咽癌诊疗指南．南宁：第八届全国鼻咽癌学术会议，2007.

［40］中国抗癌协会肝癌专业委员会，中国抗癌协会临床肿瘤学协作委员会，中华医学会肝病学分会肝癌学组．原发性肝癌规范化诊治专家共识．临床肿瘤学杂志，2009，14（3）：259-269.

［41］中国抗癌协会头颈肿瘤专业委员会，中国抗癌协会放射肿瘤专业委员会．头颈部肿瘤综合治疗专家共识．中华耳鼻咽喉头颈外科杂志，2010，45（7）：535-541.

［42］中华耳鼻咽喉头颈外科杂志编辑委员会头颈外科组，中华医学会耳鼻咽喉头颈外科学分会头颈外科学组．下咽癌外科手术及综合治疗专家共识．中华耳鼻咽喉头颈外科杂志，2017，52（1）：16-24.

［43］中华医学会．临床治疗指南·耳鼻喉头颈外科分册．北京：人民卫生出版社，2009.

［44］中华医学会肠外肠内营养学分会加速康复外科协作组．结直肠手术应用加速康复外科中国专家共识（2015年版）．中国实用外科杂志，2015，35（8）：841-843.

［45］中华医学会放射学分会介入学组协作组．原发性肝细胞癌经导管肝动脉化疗性栓塞治疗技

术操作规范专家共识. 中华放射学杂志, 2011, 45 (10): 908-912.

[46] 中华医学会内分泌学分会, 中华医学会外科学分会内分泌学组, 中国抗癌协会头颈肿瘤专业委员会, 等. 甲状腺结节和分化型甲状腺癌诊治指南. 中华内分泌代谢杂志, 2012, 28 (10): 779-797.

[47] 周际昌. 抗癌药物的临床应用. 北京: 化学工业出版社, 2003.

[48] 周际昌. 实用肿瘤内科治疗. 第2版. 北京: 北京科学技术出版社, 2016.

[49] André T, Boni C, Mounedji-Boudiaf L, et al. Oxaliplatin, fluorouracil, and leucovorin as adjuvant treatment for colon cancer. N Engl J Med, 2004, 350 (23): 2343-2351.

[50] André T, Louvet C, Maindrault-Goebel F, et al. CPT-11 (irinotecan) addition to bimonthly, high-dose leucovorin and bolus and continuous-infusion 5-fluorouracil (FOLFIRI) for pretreated meta static colorectal cancer. GERCOR. Eur J Cancer, 1999, 35 (9): 1343-1347.

[51] Cheeseman SL, Joel SP, Chester JD, et al. A ′modified de Gramont′ regimen of fluorouracil, alone and with oxaliplatin, for advanced colorectal cancer. Br J Cancer, 2002, 87 (4): 393 -399.

[52] Cunningham D, Pyrhönen S, James RD, et al. Randomised trial of irinotecan plus supportivecare versus supportive care alone after fluorouracil failure for patients with metastatic colorectalcancer. Lancet, 1998, 352 (9138): 1413-1418.

[53] Dummer R, Hauschild A, Guggenheim M, et al. Cutaneous melanoma: ESMO Clinical Practice Guidelines for diagnosis, treatment and follow-up. Ann Oncol, 2012, 23 Suppl 7: vii86-91.

[54] Early Breast Cancer Trialists' Group. Tamoxifen for early breast cancer: an overview of the randomized trials. Lancet, 1998, 351 (9114): 1451-1467.

[55] Escudier B, Pluzanska A, Koralewski P, et al. Bevacizumab plus interferon alfa-2a for treatment of metastatic renal cell carcinoma: a randomised, double-blind phase Ⅲ trial. Lancet, 2007, 370 (9605): 2103-2111.

[56] Falcone A, Ricci S, Brunetti I, et al. Phase Ⅲ trial of infusional fluorouracil, leucovorin, oxaliplatin, and irinotecan (FOLFOXIRI) compared with infusional fluorouracil, leucovorin, and irinotecan (FOLFIRI) as first-line treatment for metastatic colorectal cancer: The Gruppo Oncologico Nord Ovest. J Clin Oncol, 2007, 25 (13): 1670-1676.

[57] Fuchs CS, Marshall J, Mitchell E, et al. Randomized, controlled trial of irinotecan plus infusional, bolus, or oral fluoropyrimidines in first-line treatment of metastatic colorectal cancer: resultsfrom the BICC-C Study. J Clin Oncol, 2007, 25 (30): 4779-4786.

[58] Fuchs CS, Moore MR, Harker G, et al. Phase Ⅲ comparison of two irinotecan dosing regimens in second-line therapy of metastatic colorectal cancer. J Clin Oncol, 2003, 21 (5): 807-814.

[59] Golden EB, Chhabra A, Chachoua A, et al. Local radiotherapy and granulocyte-macrophage colony-stimulating factor to generate abscopal responses in patients with metastatic solid tumours: a proof-of-principle trial. Lancet Oncol, 2015, 16 (7): 795-803.

[60] Haller DG, Tabernero J, Maroun J, et al. Capecitabine plus oxaliplatin compared with fluorouracil and folinic acid as adjuvant therapy for stage Ⅲ colon cancer. J Clin Oncol, 2011, 29 (11): 1465-1471.

[61] Haugen BR, Alexander EK, Bible KC, et al. 2015 American Thyroid Association Management Guidelines for Adult Patients with Thyroid Nodules and Differentiated Thyroid Cancer: The American ThyroidAssociation Guidelines Task Force on Thyroid Nodules and Differentiated Thyroid Cancer. Thyroid, 2016, 26 (1): 1-133.

[62] Maindrault-Goebel F, de Gramont A, Louvet C, et al. Evaluation of oxaliplatin dose intensity in bimonthly leucovorin and 48-hour 5-fluorouracil continuous infusion regimens (FOLFOX) in pre-

treatedmetastatic colorectal cancer. Ann Oncol, 2000, 11（11）：1477-1483.

［63］ Motzer RJ, Hutson TE, Tomczak P, et al. Sunitinib versus interferon alfa in metastatic renal-cell carcinoma. N Engl J Med, 2007, 356（2）：115-124.

［64］ Noh SH, Park SR, Yang HK, et al. Adjuvant capecitabine plus oxaliplatin for gastric cancer after D2 gastrectomy（CLASSIC）：5 - year follow - up of an open - label, randomised phase 3 trial. Lancet Oncol, 2014, 15（12）：1389-1396.

［65］ Reddy GK. Efficacy of adjuvant capecitabine compared with bolus 5 - fluorouracil/leucovorin regimen in dukes C colon cancer：results from the X-ACT trial. Clin Colorectal Cancer, 2004, 4（2）：87-88.

［66］ Ribic CM, Sargent DJ, Moore MJ, et al. Tumor microsatellite-instability status as a predictor of benefit from fluorouracil-based adjuvant chemotherapy for colon cancer. N Engl J Med, 2003, 349（3）：247-257.

［67］ Saltz LB, Clarke S, Díaz-Rubio E, et al. Bevacizumab in combination with oxaliplatin-based chemotherapy as first - line therapy in metastatic colorectal cancer：a randomized phase Ⅲ study. JClinOncol, 2008, 26（12）：2013-2019.

［68］ Sargent DJ, Marsoni S, Monges G, et al. Defective mismatch repair as a predictive marker for lack of efficacy of fluorouracil-based adjuvant therapy in colon cancer. J ClinOncol, 2010, 28（20）：3219-3226.

［69］ Sasako M, Sakuramoto S, Katai H, et al. Five-year outcomes of a randomized phase Ⅲ trial comparing adjuvant chemotherapy with S-1 versus surgery alone in stage Ⅱ or Ⅲ gastric cancer. J Clin Oncol, 2011, 29（33）：4387-4393.

［70］ Schmoll HJ, Cartwright T, Tabernero J, et al. Phase Ⅲ trial of capecitabine plus oxaliplatin as adjuvant therapy for stage Ⅲ colon cancer：a planned safety analysis in 1, 864 patients. JClin Oncol, 2007, 25（1）：102-109.

［71］ Schmoll HJ, Tabernero J, Maroun J, et al. Capecitabine Plus Oxaliplatin Compared With Fluorouracil/Folinic Acid As Adjuvant Therapy for Stage Ⅲ Colon Cancer：Final Results of the NO16968RandomizedControlled Phase Ⅲ Trial. J Clin Oncol, 2015, 33（32）：3733 - 3740. Sternberg CN, Davis ID, Mardiak J, et al. Pazopanib in locally advanced or metastatic renal cell carcinoma：results of a randomized phase Ⅲ trial. J Clin Oncol, 2010, 28（6）：1061 -1068.

［72］ Twelves C, Wong A, Nowacki MP, et al. Capecitabine as adjuvant treatment for stage Ⅲ colon cancer. N Engl J Med, 2005, 352（26）：2696-2704.

［73］ Yamakido M, Ishioka S, Onari K, et al. Changes in natural killer cell, antibody-dependent cell -mediated cytotoxicity and interferon activities with administration of Nocardia rubra cell wall skeletonto subjects with high risk of lung cancer. Gan, 1983, 74（6）：896-901.

附录1

非小细胞肺癌化疗临床路径病案质量监控表单

1. 进入临床路径标准：

疾病诊断：无化疗禁忌的患者第一诊断为非小细胞肺癌（ICD-10：C34，病理除 M80410/3 外），需行新辅助、根治性化疗、姑息性化疗及同步放化疗。

2. 病案质量监控表：

监控项目 / 住院时间		评估要点		监控内容	分数	减分理由	备注
病案首页		主要诊断名称及编码		非小细胞肺癌（ICD-10：C34，病理除 M80410/3 外）	5□ 4□ 3□		
		其他诊断名称及编码		无遗漏，编码准确	1□ 0□		
		其他项目		内容完整、准确、无遗漏	5□ 4□ 3□ 1□ 0□		
住院第1天	入院记录		主诉	简明扼要的提炼主要症状和体征及持续时间	5□ 4□ 3□ 1□ 0□		入院24小时内完成
		现病史	主要症状	是否描述：1. 主要症状发热、咳嗽、咳痰或原有呼吸道疾病症状加重 2. 发病加重诱因、咳嗽特点、咳痰性状、发热特点等 3. 原有呼吸道疾病症状加重的具体情况	5□ 4□ 3□ 1□ 0□		
			病情演变过程	是否描述病情的演变过程，如：1. 咳嗽、痰的性状、痰量、体温变化 2. 逐渐出现一些严重情况，如呼吸困难、胸痛，直至出现呼吸衰竭、循环衰竭	5□ 4□ 3□ 1□ 0□		

续 表

监控项目 住院时间 \ 监控重点		评估要点	监控内容	分数	减分理由	备注
		其他伴随症状	是否记录伴随症状,如:呼吸困难、寒战、乏力、肌肉酸痛、食欲缺乏、恶心、呕吐、腹泻、精神、睡眠改变及意识状态体重、二便等	5□ 4□ 3□ 1□ 0□		
		院外诊疗过程	是否记录诊断、治疗情况,如: 1. 是否做过血常规检查、胸部 X 线检查等 2. 胸部 CT 等 3. 是否做过病理检查、何种病理检查 4. 是否做过手术、放疗、化疗、靶向治疗等	5□ 4□ 3□ 1□ 0□		
		既往史 个人史 家族史	是否按照病历书写规范记录,并重点记录: 1. 饮食习惯、环境因素、精神因素及烟酒嗜好 2. 慢性疾病史 3. 家族中有无肿瘤家族史	5□ 4□ 3□ 1□ 0□		
		体格检查	是否按照病历书写规范记录,并记录重要体征,无遗漏,如: 1. 身高、体重、体表面积 2. 肺部体征等	5□ 4□ 3□ 1□ 0□		
		辅助检查	是否记录辅助检查结果,如: 1. 血常规、血肝肾功能、C 反应蛋白等 2. 胸部 X 线检查 3. 胸部 CT 检查 4. 腹部 B 超检查 5. 血气检查 6. 其他实验室检查:心电图、病理等	5□ 4□ 3□ 1□ 0□		
首次病程记录		病例特点	是否简明扼要,重点突出,无遗漏: 1. 年龄、特殊的生活习惯及烟酒嗜好等 2. 病情特点 3. 突出的症状和体征 4. 辅助检查结果 5. 其他疾病史	5□ 4□ 3□ 1□ 0□		入院 8 小时内完成
		初步诊断	第一诊断为:非小细胞肺癌(ICD-10:C34,病理除 M80410/3 外)	5□ 4□ 3□ 1□ 0□		

续 表

监控项目＼监控重点＼住院时间	评估要点	监控内容	分数	减分理由	备注
	诊断依据	是否充分、分析合理： 1. 临床症状：咳嗽、咯血、呼吸困难、上腔静脉压迫综合征、远处转移引起的症状及肺外非特异性表现等 2. 体征：浅表淋巴结肿大、呼吸音改变及远处转移所致的体征 3. 辅助检查：胸部 CT；纤维支气管镜、腹部 CT 或超声，头颅 CT 或 MRI，骨扫描等 4. 病理学诊断明确：包括胸水脱落细胞学、痰脱落细胞学、纤支镜活检、经皮肺穿刺活检、淋巴结穿刺活检或术后病理	5□ 4□ 3□ 1□ 0□		
	鉴别诊断	是否根据病例特点与下列疾病鉴别： 1. 肺结核 2. 肺真菌病 3. 肺寄生虫病 4. 非感染性疾病：肺不张，肺水肿，肺栓塞，肺嗜酸性粒细胞浸润症，肺间质性疾病，肺血管炎等	5□ 4□ 3□ 1□ 0□		
	诊疗计划	是否全面并具有个性化： 1. 必需的检查项目 （1）血常规、尿常规、大便常规 （2）肝肾功、电解质、凝血功能、肿瘤标志物 （3）心电图 （4）胸部 CT，腹部 CT 或 B 超，头颅 CT 或 MRI；ECT 全身骨扫描 2. 根据患者病情进行的检查项目 （1）PET/CT （2）提示肿瘤有转移时，相关部位 CT、MRI （3）肺功能和心功能测定 （4）合并其他疾病需进行相关检查：如心肌酶谱、24 小时动态心电图、心肺功能检查、BNP、痰培养等 （5）基因检测 3. 化疗前准备 （1）体格检查、体能状况评分 （2）排除化疗禁忌 （3）患者、监护人或被授权人签署相关同意书 4. 化疗方案	5□ 4□ 3□ 1□ 0□		

续　表

监控项目 / 住院时间		评估要点	监控内容	分数	减分理由	备注
	病程记录	上级医师查房记录	是否有重点内容并结合本病例： 1. 补充病史和查体 2. 诊断、鉴别诊断分析 3. 病情评估和预后评估 4. 治疗方案分析，提出诊疗意见，如化疗方案选择，提示需要观察和注意的内容、评价指标	5□ 4□ 3□ 1□ 0□		入院48小时内完成
		住院医师查房记录	是否记录、分析全面，如： 1. 病情：发热、咳嗽、咳痰、胸痛、呼吸困难等体征 2. 具体治疗措施 3. 分析：辅助检查结果、治疗方案、病情及评估、预后评估等 4. 记录：上级医师查房意见的执行情况；患者及家属意见以及医师的解释内容，是否签署了知情同意书；非患者本人签署知情同意书，是否有委托书	5□ 4□ 3□ 1□ 0□		
住院期间	病程记录	住院医师查房记录	是否记录、分析如下内容： 1. 病情变化、化疗药物的不良反应 2. 辅助检查结果，对诊断治疗的影响 3. 治疗效果、更改的治疗措施及原因 4. 上级医师查房意见的执行情况	5□ 4□ 3□ 1□ 0□		
		上级医师查房记录	是否记录： 对病情、已完成的诊疗进行总结分析，并提出下一步诊疗意见，补充、更改诊断分析和确定诊断分析	5□ 4□ 3□ 1□ 0□		
住院第2~3天	病程记录	住院医师查房记录	是否记录、分析如下内容： 1. 病情变化、化疗药物的不良反应 2. 辅助检查结果，对诊断治疗的影响 3. 治疗效果、更改的治疗措施及原因 4. 上级医师查房意见的执行情况			
		上级医师查房记录	是否记录： 对病情、已完成的诊疗进行总结分析，并提出下一步诊疗意见，补充、更改诊断分析和确定诊断分析			

续　表

监控项目 / 住院时间	监控重点	评估要点	监控内容	分数	减分理由	备注
住院第4~6天	病程记录	住院医师查房记录	是否记录、分析： 1. 疗效评估，预期目标完成情况 2. 化疗的不良反应及其处理 3. 症状、体征改善情况	5□ 4□ 3□ 1□ 0□		
		上级医师查房记录	是否记录、分析： 1. 化疗中病情的变化 2. 化疗的不良反应及其处理 3. 化疗后复查血常规、血生化的结果 4. 化疗中出现严重不良反应抢救情况	5□ 4□ 3□ 1□ 0□		
住院第7~10天（出院日）	病程记录	住院医师查房记录	是否记录： 1. 病情的变化 2. 化疗不良反应、处理及其结果 3. 复查辅助检查的结果 4. 下一步的治疗 5. 上级医师查房的情况，是否同意患者出院	5□ 4□ 3□ 1□ 0□		
	出院记录		记录是否齐全，重要内容无遗漏，如： 1. 入院情况 2. 诊疗经过 3. 出院情况：症状体征等 4. 出院医嘱：出院带药需写明药物名称、用量、服用方法，需要调整的药物要注明调整的方法；出院后患者需要注意的事项；门诊复查时间及项目等	5□ 4□ 3□ 1□ 0□		
	操作记录		内容包括：自然项目（另页书写时），操作名称、操作时间、操作步骤、结果及患者一般情况，记录过程是否顺利、有无不良反应，术后注意事项及是否向患者说明，操作医师签名	5□ 4□ 3□ 1□ 0□		
	特殊检查、特殊治疗同意书等医学文书		内容包括：自然项目（另页书写时），特殊检查、特殊治疗项目名称、目的，可能出现的并发症及风险或替代治疗方案，患者或家属签署是否同意检查或治疗，患者签名、医师签名等	5□ 4□ 3□ 1□ 0□		

监控项目 监控重点 住院时间		评估要点	监控内容	分数	减分理由	备注
	病危（重）通知书		自然项目（另页书写时）、目前诊断、病情危重情况，患方签名、医师签名并填写日期	5□ 4□ 3□ 1□ 0□		
医嘱	长期医嘱	住院第 1 天	1. 肿瘤科护理常规 2. 二级护理饮食 3. 根据患者一般情况给予相应治疗	5□ 4□ 3□ 1□ 0□		
		住院第 2~3 天	1. 肿瘤科护理常规 2. 二级护理 3. 饮食 4. 根据患者一般情况给予相应治疗			
		住院第 4~6 天	1. 肿瘤科护理常规 2. 一级护理 3. 饮食 4. 根据患者一般情况给予相应治疗 5. 化疗药物 6. 止吐药物 7. 水化、利尿药物 8. 其他对症治疗药物			
		住院第 7~10 天	1. 肿瘤科护理常规 2. 一级护理 3. 饮食 4. 根据患者一般情况给予相应治疗			
	临时医嘱	住院第 1 天	1. 血常规 2. 生化 3. 肿瘤标志物 4. 心电图 5. 尿液分析 6. 大便常规+隐血 7. 根据病情选择：颈部 CT 或 MRI/X 线胸片或胸部 CT/腹部 CT 或彩超/骨扫描/纤维支气管镜等 8. 其他			
		住院第 2~3 天	1. 紫杉醇预处理治疗 2. 其他			

续 表

监控项目 住院时间 监控重点	评估要点	监控内容	分数	减分 理由	备注
	住院第4~6天	1. 化疗药物 2. 紫杉醇预处理 3. 其他对症治疗药物			
	住院第7~10天	1. 血常规 2. 生化 3. 出院 4.（若不能出院）根据病情制定相应治疗方案			
一般书写规范	各项内容	完整、准确、清晰、签字	5□ 4□ 3□ 1□ 0□		
变异情况	变异条件及原因	1. 治疗前、中、后有骨髓抑制、感染、贫血、出血及其他合并症者，需进行相关的诊断和治疗，可能延长住院时间并导致费用增加 2. 化疗后出现骨髓抑制，需要对症处理，导致治疗时间延长、费用增加 3. 需要结合放疗 4. 80岁以上的肺癌患者根据个体化情况具体实施 5. 医师认可的变异原因分析 6. 因出现严重咯血或气道阻塞导致治疗时间延长、费用增加 7. 其他患者方面的原因等	5□ 4□ 3□ 1□ 0□		

附录 2

制定/修订《临床路径释义》的基本方法与程序

曾宪涛　蔡广研　陈香美　陈新石　葛立宏　高润霖　顾　晋　韩德民
贺大林　胡盛寿　黄晓军　霍　勇　李单青　林丽开　母义明　钱家鸣
任学群　申昆玲　石远凯　孙　琳　田　伟　王　杉　王行环　王宁利
王拥军　邢小平　徐英春　鱼　锋　张力伟　郑　捷　郎景和

中华人民共和国国家卫生和计划生育委员会采纳的临床路径（Clinical pathway）定义为针对某一疾病建立的一套标准化治疗模式与诊疗程序，以循证医学证据和指南为指导来促进治疗和疾病管理的方法，最终起到规范医疗行为，减少变异，降低成本，提高质量的作用。世界卫生组织（WHO）指出临床路径也应当是在循证医学方法指导下研发制定，其基本思路是结合诊疗实践的需求，提出关键问题，寻找每个关键问题的证据并给予评价，结合卫生经济学因素等，进行证据的整合，诊疗方案中的关键证据，通过专家委员会集体讨论，形成共识。可以看出，遵循循证医学是制定/修订临床路径的关键途径。

临床路径在我国已推行多年，但收效不甚理想。当前，在我国推广临床路径仍有一定难度，主要是因为缺少系统的方法论指导和医护人员循证医学理念薄弱[1]。此外，我国实施临床路径的医院数量少，地域分布不平衡，进入临床路径的病种数量相对较少，病种较单一；临床路径实施的持续时间较短[2]，各学科的临床路径实施情况也参差不齐。英国国家与卫生保健研究所（NICE）制定临床路径的循证方法学中明确指出要定期检索证据以确定是否有必要进行更新，要根据惯用流程和方法对临床路径进行更新。我国三级综合医院评审标准实施细则（2013 年版）中亦指出"根据卫生部《临床技术操作规范》《临床诊疗指南》《临床路径管理指导原则（试行）》和卫生部各病种临床路径，遵循循证医学原则，结合本院实际筛选病种，制定本院临床路径实施方案"。我国医疗资源、医疗领域人才分布不均衡[3]，并且临床路径存在修订不及时和篇幅限制的问题，因此依照国家卫生和计划生育委员会颁发的临床路径为蓝本，采用循证医学的思路与方法，进行临床路径的释义能够为有效推广普及临床路径、适时优化临床路径起到至关重要的作用。

基于上述实际情况，为规范《临床路径释义》制定/修订的基本方法与程序，本团队使用循证医学[4]的思路与方法，参考循证临床实践的制定/修订的方法[5]制定本共识。

一、总则

1. 使用对象：本《制定/修订<临床路径释义>的基本方法与程序》适用于临床路径释义制定/修订的领导者、临床路径的管理参加者、评审者、所有关注临床路径制定/修订者，以及实际制定临床路径实施方案的人员。

2. 临床路径释义的定义：临床路径释义应是以国家卫生和计划生育委员会颁发的临床路径为蓝本，克服其篇幅有限和不能及时更新的不足，结合最新的循证医学证据和更新的临床实践指南，对临床路径进行解读；同时在此基础上，制定出独立的医师表单、护士表单、患者表单、临床药师表单，从而达到推广和不断优化临床路径的目的。

3. 制定/修订必须采用的方法：制定/修订临床路径释义必须使用循证医学的原理及方法，更要结合我国的国情，注重应用我国本土的医学资料，整个过程避免偏倚，符合便于临床使用的需求。所有进入临床路径释义的内容均应基于对现有证据通过循证评价形成的证据以及对各种可选的干预方式进行利弊评价之后提出的最优指导意见。

4. 最终形成释义的要求：通过提供明晰的制定/修订程序，保证制定/修订临床路径释义的流程化、标准化，保证所有发布释义的规范性、时效性、可信性、可用性和可及性。

5. 临床路径释义的管理：所有临床路径的释义工作均由卫生和计划生育委员会相关部门统一管理，并委托相关学会、出版社进行制定/修订，涉及申报、备案、撰写、表决、发布、试用反馈、实施后评价等环节。

二、制定/修订的程序及方法

1. 启动与规划：临床路径释义制定/修订前应得到国家相关管理部门的授权。被授权单位应对已有资源进行评估，并明确制定/修订的目的、资金来源、使用者、受益者及时间安排等问题。应组建统一的指导委员会，并按照学科领域组建制定/修订指导专家委员会，确定首席专家及所属学科领域各病种的组长、编写秘书等。

2. 组建编写工作组：指导委员会应由国家相关管理部门的领导、临床路径所涉及的各个学科领域的专家、医学相关行业学会的领导、卫生经济学领域专家、循证医学领域专家、期刊编辑与传播领域专家、出版社领导、病案管理专家、信息部门专家、医院管理者等构成。按照学科组建编写工作小组，编写小组由首席专家、组长、编写秘书等人员组成，首席专家应由该学科领域具有权威性与号召力的专家担任，负责总体的设计和指导，并具体领导工作的开展。应为首席专家配备 1~2 名编写秘书，负责整个制定/修订过程的联络工作。按照领域疾病具体病种来遴选组长，再由组长遴选参与制定/修订的专家及秘书。例如，以消化系统疾病的临床路径释义为例，选定首席专家及编写秘书后，再分别确定肝硬化腹水临床路径释义、胆总管结石临床路径释义、胃十二指肠临床路径释义等的组长及组员。建议组员尽量是由具有丰富临床经验的年富力强的且具有较高编写水平及写作经验的一线临床专家组成。

3. 召开专题培训：制定/修订工作小组成立后，在开展释义制定/修订工作前，就流程及管理原则、意见征询反馈的流程、发布的注意事项、推广和实施后结局（效果）评价等方面，对工作小组全体成员进行专题培训。

4. 确定需要进行释义的位点：针对国家正式发布的临床路径，由各个专家组根据各级医疗机构的理解情况、需要进一步解释的知识点、当前相关临床研究及临床实践指南的进展进行讨论，确定需要进行释义的位点。

5. 证据的检索与重组：对于固定的知识点，如补充解释诊断的内容可以直接按照教科书、指南进行释义。诊断依据、治疗方案等内容，则需要检索行业指南、循证医学证据进行释义。与循证临床实践指南[5]类似，其证据检索是一个"从高到低"的逐级检索的过程。即从方法学质量高的证据向方法学质量低的证据的逐级检索。首先检索临床实践指南、系统评价/Meta 分析、卫生技术评估、卫生经济学研究。如果有指南、系统评价/Meta 分析则直接作为释义的证据。如果没有，则进一步检索是否有相关的随机对照试验（RCT），再通过 RCT 系统评价/Meta 分析的方法形成证据体作为证据。除临床大数据研究或因客观原因不能设计为 RCT 和诊断准确性试验外，不建议选择非随机对照试验作为释义的证据。

6. 证据的评价：若有质量较高、权威性较好的临床实践指南，则直接使用指南的内容；指南未涵盖的使用系统评价/Meta 分析、卫生技术评估及药物经济学研究证据作为补充。若无指南或指南未更新，则主要使用系统评价/Meta 分析、卫生技术评估及药物经济学研究作为证据。此处需注意系统评价/Meta 分析、卫生技术评估是否需要更新或重新制作，以及有无临床大数据研究的结果。需要采用 AGREE Ⅱ 工具[5]对临床实践指南的方法学质量进行评估，使用 AMSTAR 工具或 ROBIS 工具评价系统评价/Meta 分析的方法学质量[6-7]，使用 Cochrane 风险偏倚评估工具评价 RCT 的方法学质量[7]，采用 QUADAS-2 工具评价诊断准确性试验的方法学质量[8]，采用 NICE 清单、SIGN 清单或 CASP 清单评价药物经济学研究的方法学质量[9]。

证据质量等级及推荐级别建议采用 GRADE 方法学体系或牛津大学循证医学中心（Oxford Centre for Evidence - Based Medicine，OCEBM）制定推出的证据评价和推荐强度体系[5]进行评价，亦可由临床路径释义编写工作组依据 OCEBM 标准结合实际情况进行修订并采用修订的标准。为确保整体工作的一致性和完整性，对于质量较高、权威性较好的临床实践指南，若其采用的证据质量等级及推荐级别与释义工作组相同，则直接使用；若不同，则重新进行评价。应优先选用基于我国人群的研究作为证据；若非基于我国人群的研究，在进行证据评价和推荐分级时，应由编写专家组制定适用性评价的标准，并依此进行证据的适用性评价。

7. 利益冲突说明：WHO 对利益冲突的定义为："任何可能或被认为会影响到专家提供给 WHO 建议的客观性和独立性的利益，会潜在地破坏或对 WHO 工作起负面作用的情况。"因此，其就是可能被认为会影响专家履行职责的任何利益。

因此，参考国际经验并结合国内情况，所有参与制定/修订的专家都必须声明与《临床路径释义》有关的利益关系。对利益冲突的声明，需要做到编写工作组全体成员被要求公开主要经济利益冲突（如收受资金以与相关产业协商）和主要学术利益冲突（如与推荐意见密切相关的原始资料的发表）。主要经济利益冲突的操作定义包括咨询服务、顾问委员会成员以及类似产业。主要学术利益冲突的操作定义包括与推荐意见直接相关的原始研究和同行评议基金的来源（政府、非营利组织）。工作小组的负责人应无重大的利益冲突。《临床路径释义》制定/修订过程中认为应对一些重大的冲突进行管理，相关措施包括对相关人员要求更为频繁的对公开信息进行更新，并且取消与冲突有关的各项活动。有重大利益冲突的相关人员，将不参与就推荐意见方向或强度进行制定的终审会议，亦不对存在利益冲突的推荐意见进行投票，但可参与讨论并就证据的解释提供他们的意见。

8. 研发相关表单：因临床路径表单主要针对医师，而整个临床路径的活动是由医师、护师、患者、药师和检验医师共同完成的。因此，需要由医师、护师和方法学家共同制定/修订医师表单、护士表单和患者表单，由医师、药师和方法学家共同制定/修订临床药师表单。

9. 形成初稿：在上述基础上，按照具体疾病的情况形成初稿，再汇总全部初稿形成总稿。初稿汇总后，进行相互审阅，并按照审阅意见进行修改。

10. 发布/出版：修改完成，形成最终的文稿，通过网站进行分享，或集结成专著出版发行。

11. 更新：修订《临床路径释义》可借鉴医院管理的 PDSA 循环原理 [计划（plan），实施（do），学习（study）和处置（action）] 对证据进行不断的评估和修订。因此，发布/出版后，各个编写小组应关注研究进展、读者反馈信息，适时的进行《临床路径释义》的更新。更新/修订包括对知识点的增删、框架的调改等。

三、编制说明

在制/修订临床路径释义的同时，应起草《编制说明》，其内容应包括工作简况和制定/修订原则两大部分。

1. 工作简况：包括任务来源、经费来源、协作单位、主要工作过程、主要起草人及其所做工作等。

2. 制定/修订原则：包括以下内容：（1）文献检索策略、信息资源、检索内容及检索结果；（2）文献纳入、排除标准，论文质量评价表；（3）专家共识会议法的实施过程；（4）初稿征求意见的处理过程和依据：通过信函形式、发布平台、专家会议进行意见征询；（5）制/修订小组应认真研究反馈意见，完成意见汇总，并对征询意见稿进行修改、完善，形成终稿；（6）上一版临床路径释义发布后试行的结果：对改变临床实践及临床路径执行的情况，患者层次、实施者层次和组织者层次的评价，以及药物经济学评价等。

参考文献

[1] 于秋红, 白水平, 栾玉杰, 等. 我国临床路径相关研究的文献回顾 [J]. 护理学杂志, 2010, 25 (12): 85 - 87. DOI: 10.3870/hlxzz.2010.12.085.

[2] 陶红兵, 刘鹏珍, 梁婧, 等. 实施临床路径的医院概况及其成因分析 [J]. 中国医院管理, 2010, 30 (2): 28 - 30. DOI: 10.3969/j.issn.1001-5329.2010.02.013.

[3] 彭明强. 临床路径的国内外研究进展 [J]. 中国循证医学杂志, 2012, 12 (6): 626 - 630. DOI: 10.3969/j.issn.1672-2531.2010.06.003.

[4] 曾宪涛. 再谈循证医学 [J]. 武警医学, 2016, 27 (7): 649-654. DOI: 10.3969/j.issn.1004-3594.2016.07.001.

[5] 王行环. 循证临床实践指南的研发与评价 [M]. 北京: 中国协和医科大学出版社, 2016: 1-188.

[6] Whiting P, Savović J, Higgins JP, et al. ROBIS: A new tool to assess risk of bias in systematic reviews was developed [J]. JClinEpidemiol, 2016, 69: 225 - 234. DOI: 10.1016/j.jclinepi.2015.06.005.

[7] 曾宪涛, 任学群. 应用 STATA 做 Meta 分析 [M]. 北京: 中国协和医科大学出版社, 2017: 17-24.

[8] 邬兰, 张永, 曾宪涛. QUADAS-2 在诊断准确性研究的质量评价工具中的应用 [J]. 湖北医药学院学报, 2013, 32 (3): 201 - 208. DOI: 10.10.7543/J.ISSN.1006-9674.2013.03.004.

[9] 桂裕亮, 韩晟, 曾宪涛, 等. 卫生经济学评价研究方法学治疗评价工具简介 [J]. 河南大学学报 (医学版), 2017, 36 (2): 129 - 132. DOI: 10.15991/j.cnki.41-1361/r.2017.02.010.

DOI: 10.3760/cma.j.issn.0376-2491.2017.40.004

基金项目: 国家重点研发计划专项基金 (2016YFC0106300)

作者单位: 430071 武汉大学中南医院泌尿外科循证与转化医学中心 (曾宪涛、王行环); 解放军总医院肾内科 (蔡广研、陈香美), 内分泌科 (母义明); 《中华医学杂志》编辑部 (陈新石); 北京大学口腔医学院 (葛立宏); 中国医学科学院阜外医院 (高润霖、胡盛寿); 北京大学首钢医院 (顾晋); 首都医科大学附属北京同仁医院耳鼻咽喉头颈外科 (韩德民), 眼科中心 (王宁利); 西安交通大学第一附属医院泌尿外科 (贺大林); 北京大学人民医院血液科 (黄晓军), 胃肠外科 (王杉); 北京大学第一医院心血管内科 (霍勇); 中国医学科学院北京协和医院胸外科 (李单青), 消化内科 (钱家鸣), 内分泌科 (邢小平), 检验科 (徐英春), 妇产科 (郎景和); 中国协和医科大学出版社临床规范诊疗编辑部 (林丽开); 河南大学淮河医院普通外科 (任学群); 首都医科大学附属北京儿童医院 (申昆玲、孙琳); 中国医学科学院肿瘤医院 (石远凯); 北京积水潭医院脊柱外科 (田伟、鱼锋); 首都医科大学附属北京天坛医院 (王拥军、张力伟); 上海交通大学医学院附属瑞金医院皮肤科 (郑捷)

通信作者: 郎景和, Email: langjh@hotmil.com